Palliative Viszeralchirurgie

Michael Ghadimi

Kia Homayounfar

Jörg C. Kalff

Hrsg.

Palliative Viszeralchirurgie

Chirurgisches und perioperatives Management

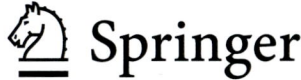 Springer

Hrsg.
Prof. Dr. Michael Ghadimi
Universitätsmedizin Göttingen
Klinik für Allgemein-, Viszeral- und
Kinderchirurgie
Göttingen, Deutschland

Dr. Kia Homayounfar
Klinik für Allgemein, Viszeral- und
Gefäßchirurgie
DRK-Kliniken Nordhessen
Kassel, Deutschland

Prof. Dr. Jörg C. Kalff
Klinik und Poliklinik für Allgemein-
Universitätsklinikum Bonn Klinik und
Poliklinik für Allgemein-
Bonn, Deutschland

Zusatzmaterial zum Buch finden Sie auf http://extras.springer.com unter
ISBN 978-3-662-57361-7

ISBN 978-3-662-57361-7   ISBN 978-3-662-57362-4   (eBook)
https://doi.org/10.1007/978-3-662-57362-4

Die Deutsche Nationalbibliothek verzeichnet diese Publikation in der Deutschen National-bibliografie;
detaillierte bibliografische Daten sind im Internet über http://dnb.d-nb.de abrufbar.

Springer

Umschlaggestaltung: deblik Berlin

Fotonachweis Umschlag: © Gorodenkoff / stock.adobe.com

Springer ist ein Imprint der eingetragenen Gesellschaft Springer-Verlag GmbH, DE und ist ein Teil von
Springer Nature.
Die Anschrift der Gesellschaft ist: Heidelberger Platz 3, 14197 Berlin, Germany

Vorwort

Liebe Leserinnen und Leser, liebe Kolleginnen und Kollegen,

die Palliativmedizin hat in den letzten 15 Jahren in Deutschland eine beeindruckende Entwicklung genommen. Diese Entwicklung war überfällig und muss weiter unterstützt werden, nicht zuletzt aufgrund einer weiteren Zunahme von Krebserkrankungen und der demografischen Entwicklung hierzulande.

Die Entwicklung der Palliativmedizin in Deutschland war und ist zunächst geprägt von einer intensiven Beschäftigung mit dem Aufbau von fehlender oder unzureichender Infrastruktur für Palliativpatienten. Erheblicher Nachholbedarf besteht aber auch bei der wissenschaftlichen Untersuchung von Patienten am Ende ihrer Tumorerkrankung. Die Individualität der palliativen Krankheitssituation und die Komplexität der bis zu diesem Punkt erfolgten Behandlungen bedingen eine besondere Heterogenität dieser Patientengruppe, die sehr hohe Anforderungen an eine patientenorientierte klinische Forschung stellt. Dies trifft ganz besonders für die Chirurgie in der palliativen Situation zu, die ein anspruchsvolles und wenig entwickeltes Gebiet darstellt. Bemerkenswerterweise sind selbst im internationalen Standardwerk der Palliativmedizin, dem *Oxford Textbook of Palliative Medicine*, nur wenige Seiten der Chirurgie gewidmet.

Bei der großen Anzahl von Palliativpatienten mit gastrointestinalen Malignomen wiegt dies schwer, deutet es doch darauf hin, dass das Potenzial der Chirurgie zur Verbesserung der Lebensqualität einerseits sowie zur Verlängerung der Lebenszeit trotz Inkurabilität andererseits nicht ausreichend wahrgenommen wird. Letztlich ist die Viszeralchirurgie die Fachdisziplin, die viele Patienten mit gastrointestinalen Tumoren in der Longitudinalität ihrer Erkrankung am längsten begleitet –

von der Primärdiagnose mit kurativ intendierter Operation über die Rezidiv- und Metastasenchirurgie bis hin zur Palliativsituation.

Ein deutschsprachiges viszeralchirurgisches Lehrbuch für die komplexe palliative Situation existiert nicht und der Springer-Verlag in Person von Herrn Kraemer hat enormes Engagement gezeigt, ein solches zu initiieren und zur Veröffentlichung zu bringen. Hierfür danken wir sehr.

Die Herausgeber waren von Anfang an von der Wichtigkeit eines solches Werkes überzeugt und haben ein durch und durch interdisziplinäres Konzept verfolgt. Grundlage dieses Buches ist die Gewissheit, dass Palliativpatienten ganz besondere Patienten sind, für die andere Regeln gelten müssen als für Patienten, die am Anfang ihrer Tumorerkrankung stehen. Diese Besonderheit beruht auf der speziellen und einzigartigen Verbindung von medizinischen, biologischen, psychologischen, persönlichen, juristischen und gesellschaftlichen Aspekten. Allein diese Aufzählung erklärt das notwendige weite Spektrum der ausgewählten Themen.

Der Fokus dieses Buches liegt dennoch klar auf den Möglichkeiten und Grenzen der Viszeralchirurgie bei Palliativpatienten mit gastrointestinalen Tumorerkrankungen. Die Herausgeber sind dankbar, dass namhafte Experten die Autorenschaft der einzelnen Kapitel übernommen haben und so die Bedeutung dieses Werkes unterstreichen.

Dieses Buch folgt einer klaren Konzeption: Indikationsstellung und Durchführung der operativen Therapie sind im palliativen Setting besonders sorgfältig zu wählen und stets multiprofessionell. Die dabei wichtigen perioperativen Aspekte werden in eigenen Kapiteln gezielt beschrieben. Für die häufigsten klinischen Leitsymptome, die als Komplikationen der gastrointestinalen Tumorerkrankungen auftreten können, sind die interventionellen und chirurgischen Behandlungsoptionen fundiert und praxisorientiert beschrieben worden. Ausgewiesene Experten analysieren für die wichtigsten Tumorerkrankungen die bestehenden Behandlungsmöglichkeiten und -ergebnisse und leiten daraus Empfehlungen zum therapeutischen Vorgehen ab.

Wir sind überzeugt, dass dieses Buch aufgrund seiner Konzeption und Themenauswahl für alle viszeralchirurgisch Tätigen, aber auch für internistische Onkologen und Palliativmediziner eine bestehende Lücke in der Literatur schließen und die Behandlung unserer Patienten verbessern wird.

Michael Ghadimi
Göttingen, Deutschland

Kia Homayounfar
Kassel, Deutschland

Jörg C. Kalff
Bonn, Deutschland

Inhaltsverzeichnis

III   Klinische Leitsymptome

IV   Krankheitsentitäten

Herausgeber- und Autorenverzeichnis

Über die Herausgeber

Prof. Dr. Michael Ghadimi
Direktor der Klinik für Allgemein-, Viszeral- und Kinderchirurgie, Universitätsmedizin Göttingen, Göttingen, Deutschland

Priv.-Doz. Dr. Kia Homayounfar
Chefarzt der Klinik für Allgemein-, Viszeral- und Endokrine Chirurgie, DRK-Kliniken Nordhessen gemeinnützige GmbH, Kassel, Deutschland

Prof. Dr. Jörg C. Kalff
Direktor der Klinik für Allgemein-, Viszeral- und Gefäßchirurgie, Universitätsklinikum Bonn Bonn, Deutschland

Autorenverzeichnis

Prof. Dr. Bernd Alt-Epping
Klinik für Palliativmedizin, Universitätsmedizin Göttingen, Göttingen, Deutschland

Dr. Gesine Benze
Klinik für Palliativmedizin, Universitätsmedizin Göttingen, Göttingen, Deutschland

Dr. Florian Bösch
Klinik für Allgemein-, Viszeral-, Gefäß- und Transplantationschirurgie, Klinikum der Universität München Campus Großhadern und Innenstadt, München, Deutschland

Prof. Dr. Christiane J. Bruns
Klinik für Allgemein-, Viszeral- und Tumorchirurgie, Universitätsklinik Köln, Köln, Deutschland

Dr. Nina Eulitz
Medizinische Klinik, Schwerpunkt Palliativmedizin, DRK-Kliniken Nordhessen gemeinnützige GmbH, Kassel, Deutschland

Prof. Dr. Stefan Fichtner-Feigl
Klinik für Allgemein- und Viszeralchirurgie Universitätsklinikum Freiburg, Freiburg, Deutschland

Priv.-Doz. Dr. Markus Ghadimi
Klinik für Allgemein-, Viszeral- und Tumorchirurgie, Universitätsklinik Köln, Köln, Deutschland

Prof. Dr. Michael Ghadimi
Klinik für Allgemein-, Viszeral- und Kinderchirurgie, Universitätsmedizin Göttingen, Göttingen, Deutschland

Prof. Dr. Karl-Ernst Grund
Zentrum für Medizinische Forschung, Experimentelle Chirurgische Endoskopie (CETEX) Tübingen, Deutschland

Priv.-Doz. Dr. Gerd-Gunnar Hanekop
Klinik für Anästhesiologie, Universitätsmedizin Göttingen, Göttingen, Deutschland

Priv.-Doz. Dr. Kia Homayounfar
Klinik für Allgemein-, Viszeral- und Endokrine Chirurgie, DRK-Kliniken Nordhessen gemeinnützige GmbH, Kassel, Deutschland

Verena Hüsemann
Klinik für Allgemein-, Viszeral- und Endokrine Chirurgie, DRK-Kliniken Nordhessen gGmbH Kassel, Deutschland

Dr. Benjamin Ilse
Klinik für Neurologie, Universitätsklinikum Jena Jena, Deutschland

Prof. Dr. Jörg C. Kalff
Klinik für Allgemein-, Viszeral- und Gefäßchirurgie Universitätsklinikum Bonn, Bonn, Deutschland

Prof. Dr. Tobias Keck
Klinik für Chirurgie, Universitätsklinikum
Schleswig-Holstein, Campus Lübeck,
Lübeck, Deutschland

Dr. Mignon-Denise Keyver-Paik
Abteilung für Allgemeine Frauenheilkunde und
Gynäkologische Onkologie, Universitätsklini-
kum Bonn, Bonn, Deutschland

Priv.-Doz. Dr. Arne Koscielny
Klinik für Allgemein-, Viszeral-, Thorax- und
Gefäßchirurgie, Universitätsklinikum Bonn
Bonn, Deutschland

Prof. Dr. Alfred Königsrainer
Klinik für Allgemeine, Viszeral- und Transplanta-
tionschirurgie, Universitätsklinikum Tübingen
Tübingen, Deutschland

Prof. Dr. Walther Kuhn
Zentrum für Frauenheilkunde, Donauisar
Klinikum Deggendorf, Deggendorf
Deutschland

Dr. Petra Kühn
Klinik für Allgemein-, Visceral- und Endokrine
Chirurgie, Alexianer Zentrum für Endokrine
Chirurgie, Alexianer Krefeld GmbH,
Krefeld, Deutschland

Dr. Eduardo Lauinger
Klinik für Allgemein-, Viszeral- und Endokrine
Chirurgie, DRK-Kliniken Nordhessen gemein-
nützige GmbH, Kassel, Deutschland

Hubert Leebmann
Klinik für Allgemein- und Viszeralchirurgie,
Krankenhaus Barmherzige Brüder Regensburg
Regensburg, Deutschland

Prof. Dr. Christian Löser
Medizinische Klinik, DRK-Kliniken Nordhessen
gemeinnützige GmbH, Kassel, Deutschland

Priv.-Doz. Dr. Steffen Manekeller
Klinik für Allgemein-, Viszeral-, Thorax- und
Gefäßchirurgie, Universitätsklinikum Bonn
Bonn, Deutschland

Priv.-Doz. Dr. Hanno Matthaei
Klinik für Allgemein-, Viszeral-, Thorax- und
Gefäßchirurgie, Universitätsklinikum Bonn
Bonn, Deutschland

Dipl.-Psych. Urs Münch
Klinik für Allgemein- und Viszeralchirurgie,
Darmzentrum Westend, DRK-Kliniken Berlin
Westend, Berlin, Deutschland

Prof. Dr. Friedemann Nauck
Klinik für Palliativmedizin, Universitätsmedizin
Göttingen, Göttingen, Deutschland

Prof. Dr. Dr. h. c. Pompiliu Piso
Klinik für Allgemein- und Viszeralchirurgie
Krankenhaus Barmherzige Brüder Regensburg
Regensburg, Deutschland

Prof. Dr. Alfred Simon
Akademie für Ethik in der Medizin e. V.
Göttingen, Deutschland

Priv.-Doz. Dr. Thilo Sprenger
Klinik für Allgemein-, Viszeral- und Kinderchirur-
gie, Universitätsmedizin Göttingen,
Göttingen, Deutschland

Dr. jur Tobias Voigt
Universität zu Köln, Institut für Medizinrecht
Köln, Deutschland

Susanne Weingardt
DRK-Kliniken Nordhessen gemeinnützige
GmbH, Kassel, Deutschland

Priv.-Doz. Dr. Ulrich F. Wellner
Klinik für Chirurgie, Universitätsklinikum
Schleswig-Holstein, Campus Lübeck,
Lübeck, Deutschland

Prof. Dr. Jens Werner
Klinik für Allgemein-, Viszeral-, Gefäß- und
Transplantationschirurgie, Klinikum der
Universität München Campus Großhadern und
Innenstadt, München, Deutschland

Einführung

Inhaltsverzeichnis

Palliative Viszeralchirurgie aus Sicht des Chirurgen

Verena Hüsemann und Kia Homayounfar

© Springer-Verlag GmbH Deutschland, ein Teil von Springer Nature 2019
M. Ghadimi et al. (Hrsg.), *Palliative Viszeralchirurgie*,
https://doi.org/10.1007/978-3-662-57362-4_1

Die Palliativmedizin hat sich in den letzten 50 Jahren rasant zu einem interdisziplinären Handlungsfeld entwickelt, in dem Chirurgen zu selten und oft erst sehr spät eingebunden werden, vielleicht aufgrund der Befürchtung, dies sei gleichbedeutend mit großen, belastenden Operationen. Diese Sichtweise greift aber zu kurz. Vielmehr können Chirurgen Palliativpatienten auf diverse Art unterstützen, wenn andere Behandlungsoptionen ausgeschöpft sind. Dies setzt allerdings eine intensive Auseinandersetzung mit der individuellen Erkrankungssituation voraus, die Chirurgen dazu herausfordert, sich zumindest vorübergehend von ihrer pragmatischen und zügigen Symptomkategorisierung und notwendigen Handlungen zu verabschieden. In der Verbindung aus feinsinnig-empathischer Situationsanalyse und pragmatischer Handlungsbereitschaft werden Chirurgen in der Palliativsituation als helfend und Leid lindernd wahrgenommen. Die einfache Übertragung von Denkprinzipien aus der kurativen Tumorchirurgie greift zu kurz. Die palliative Ausbildung kommender Chirurgengenerationen auszubauen muss ausgesprochenes Ziel sein.

1.1   Einleitung

Als Ausgangspunkt für die später internationale Verbreitung der Palliativmedizin ist die Eröffnung des St. Christopher's Hospice in London-Sydenham durch Cicely Saunders im Jahr 1967 anzusehen. Speziell in Deutschland konnte sich die Hospiz- und Palliativmedizin aufgrund der jüngsten Vergangenheit (Euthanasiediskussion) erst deutlich später etablieren. Erste Bestrebungen wurden 1978 zunächst durch offizielle Stellungnahmen der Kirchen, der Wohlfahrtsverbände und der Krankenhausgesellschaften zurückgedrängt. Letztendlich gelang es im Jahr 1983 der chirurgischen Universitätsklinik in Köln mit Unterstützung der Deutschen Krebshilfe, die erste Palliativstation in Deutschland zu eröffnen.

Im Jahr 1999 wurde der erste Lehrstuhl für Palliativmedizin an der Universität Bonn eingerichtet. Inzwischen gibt es an sechs Universitäten in Deutschland einen Lehrstuhl für Palliativmedizin: Aachen, Bonn, Göttingen, Köln und München; in Witten/Herdecke befindet sich der erste Lehrstuhl für Pädiatrische Palliativmedizin.

Die Zahl der Palliativstationen und Hospize wuchs von 93 bzw. 113 im Jahr 2003 auf 148 und 142

bereits im Jahr 2007 (Balzer 2013). Der Deutsche Ärztetag nahm im Mai 2003 „Palliativmedizin" als Zusatzweiterbildung in die (Muster-)Weiterbildungsordnung auf. Im Dezember 2015 hat der Deutsche Bundestag das Gesetz zur Verbesserung der Hospiz- und Palliativversorgung (HPG) verabschiedet. Damit wurde u. a. die Palliativversorgung ausdrücklicher Bestandteil der Regelversorgung in der gesetzlichen Krankenversicherung (GKV) und die Sterbebegleitung ausdrücklicher Bestandteil des Versorgungsauftrags der sozialen Pflegeversicherung.

Seit 2015 gibt es erstmals eine interdisziplinäre S3-Leitlinie „Palliativmedizin für Patienten mit einer nicht heilbaren Krebserkrankung" (Leitlinienprogramm Onkologie 2015). Dennoch ist Deutschland im internationalen Vergleich hinsichtlich seiner Palliativversorgung bisher lediglich im Mittelfeld angesiedelt (The Economist Intelligence Unit 2015). Vor diesem Hintergrund haben die Nationale Akademie der Wissenschaften Leopoldina und die Union der deutschen Akademien der Wissenschaften 2015 eine gemeinsame Stellungnahme veröffentlicht, in der sie die Defizite der aktuellen Situation sowie Perspektiven und Handlungsoptionen für die nächsten Jahre aufzeigen.

Diese Entwicklung der Palliativversorgung von einer meist spendenfinanzierten Nischenlösung zu einem bedeutsamen Eckpfeiler in der modernen Medizin, nicht nur der Onkologie, ist beispiellos. Ohne das Erreichte in irgendeiner Weise infrage zu stellen, muss an dieser Stelle dennoch kritisch hinterfragt werden, wie sich die palliative Viszeralchirurgie in dieser Entwicklung wiederfindet und ob hier nicht vielleicht im Besonderen ein Nachholbedarf besteht. Hierauf soll im Folgenden eingegangen werden.

1.2   Historie

Die palliative Chirurgie ist so alt wie die Chirurgie selbst. Ähnlich wie z. B. bei der stufenweisen Einführung neuer Substanzen für die systemische Chemotherapie, die oftmals ebenfalls zunächst bei fortgeschritten metastasierten Patienten ohne Standardoptionen in Studien geprüft werden, sind auch in der Viszeralchirurgie neue Techniken und Operationsverfahren häufig zunächst zur Symptomkontrolle bei als unheilbar eingestuften Patienten angewandt worden und erst später bei (asymptomatischen Patienten) in potenziell kurativer Intention.

Als Beispiel kann hier die am 29.01.1881 von Theodor Billroth durchgeführte distale Magenresektion bei einem pylorusnahen Karzinom angeführt werden. Die 43-jährige Patientin, bei der die Operation aufgrund einer relevanten Magenausgangsstenose durchgeführt worden war, überlebte als erste einen solchen Eingriff, starb jedoch nach weniger als 4 Monaten an einer ausgedehnten Metastasierung (Billroth 1881).

Auch in der Leberchirurgie lässt sich diese Entwicklung nachvollziehen. Während Alexander Brunschwig 1963 noch formulierte: „Liver resections are indicated essentially for palliation, and rather rigid criteria for selection of patients is necessary", postulierte James H. Foster 1978: „The liver is no longer the surgeon's ,no-man's land' and local excision of metastatic tumor can achieve clinical cure in some patients." Noch einen großen Schritt weiter geht eine interdisziplinäre Expertenkonferenz 2005, die für das hepatisch metastasierte kolorektale Karzinom dann die auch heute gültige Sichtweise publiziert (Abdalla et al. 2006): „Liver resections are the only option for cure. All patients with resectable disease should be offered hepatic resection."

> Unser Verständnis, wann ein Erkrankungsstadium als unheilbar verstanden werden muss, unterliegt einer ständigen Veränderung, sodass auch eine Definition von palliativer Viszeralchirurgie immer wieder aktualisiert werden muss.

1.3 Begriffsdefinition

Begriffsdefinitionen haben prinzipiell das Ziel, mögliche unterschiedliche Auffassungen über ein konkretes Subjekt durch klare Festschreibung seiner charakterbestimmenden Eigenschaften auszuräumen und damit eine unmissverständliche Kommunikation zu dem Begriff selbst und seinem Kontext zu ermöglichen.

Die Umsetzung dieser theoretischen Überlegung in die Praxis erweist sich allerdings oftmals als schwierig. Dies lässt sich an dem trivialen Beispiel der Begriffsdefinition von Stuhl und Sessel verdeutlichen: Sämtliche Versuche der Beschreibung von charakterbestimmenden Eigenschaften wie vier Beine, Polsterung, Bequemlichkeit oder anderen greifen zu kurz und führen nicht zu einer gegeneinander abgrenzenden Begriffsdefinition, obwohl im konkreten Fall jeder Betrachter nahezu instinktiv den richtigen Terminus anwendet.

Dieses Phänomen findet sich ebenso in der chirurgischen Sichtweise auf die Situation von Patienten in einer palliativen Erkrankungssituation. „Palliation is hard to describe but easy to recognize", hat der New Yorker Chirurg Sir Murray Brennan vom Memorial Sloan Kettering Cancer Center 2001 in einer eingeladenen Kritik zu einer Publikation über chirurgische Palliation geschrieben (Krouse et al. 2001).

Einfach ist zunächst die Abgrenzung, was palliative Viszeralchirurgie eben *nicht* ist. Sie ist *keine* eigenständige Subspezialisierung der Chirurgie oder im Speziellen der Viszeralchirurgie, wie z. B. die Hernien- oder die hepatobiliäre Chirurgie. Auch wird mit ihr *nicht* die Anwendung einer besonderen Zugangstechnik oder eines hoch spezialisierten Instrumentariums verdeutlicht, wie wir es von der minimal invasiven Chirurgie oder der roboterassistierten Chirurgie kennen. Palliative Viszeralchirurgie ist auch nicht gleichzusetzen mit einer palliativen Resektion, bei der ein mikro- oder makroskopischer Tumorrest verblieben ist.

Der Begriff palliative Viszeralchirurgie beschreibt die Anwendung viszeralchirurgischen Wissens, Denkens und Könnens (Operationstechniken) in einer sehr besonderen Erkrankungssituation, die sich der hinzugezogene Chirurg aktiv vergegenwärtigen muss: Der Patient befindet sich in einem unheilbaren Krankheitsstadium. Der alltagsethische Auftrag an den Arzt, den Patienten zu heilen, kann hier aufgrund des fortgeschrittenen Leidens nicht mehr greifen, wohl aber die Anwendung ärztlichen/chirurgischen Handelns zur Linderung von Beschwerden. Gemäß der hippokratischen Tradition „primum non nocere, secundum cavere, tertium sanare" steht in erster Linie der Grundsatz, dem Patienten mit dem ärztlichen, hier chirurgischen Handeln keinen Schaden zuzufügen. In den einzelnen Kapiteln der Sektion II dieses Buches wird dieser besondere Behandlungsrahmen in vielen Facetten ausführlich dargestellt, sodass im Moment die folgende Feststellung reichen soll:

> Es macht einen bedeutsamen Unterschied, ob man die Risiken einer Operation eingeht mit der begründeten Hoffnung auf Heilung oder „nur" eine Linderung von einzelnen Krankheitssymptomen erwartet werden kann.

Aus dieser Vergegenwärtigung der besonderen Behandlungssituation ergibt sich zwangsläufig das zweite Charakteristikum der palliativen Viszeralchirurgie: Ziel der palliativen Viszeralchirur-

1

gie ist die Linderung von Leiden und die subjektive Verbesserung der Lebensqualität.

Eine aktuelle Studie an 104 Patienten mit maligner Magenausgangsstenose aufgrund eines Magenkarzinoms, bei denen keine orale Nahrungsaufnahme mehr möglich war, zeigt, dass nach palliativer Magenresektion oder Bypassanastomose bei 82, 85 und 75 Patienten 2 Wochen, 1 Monat und 3 Monate postoperativ eine orale Nahrungsaufnahme wieder möglich war bei einer vertretbaren Morbiditätsrate von 9,6 % und einer Mortalitätsrate von 2 % (Fujitani et al. 2017).

Ein drittes Charakteristikum stellt die Individualität der Erkrankungssituation dar. Für viele Tumorerkrankungen existieren klare Leitlinienempfehlungen für potenziell kurative Krankheitsstadien (Pox et al. 2013; Leitlinienprogramm Onkologie 2012a). Je weiter fortgeschritten die Erkrankung bei einem Patienten ist und je mehr Therapiemodalitäten oder -linien er bereits bekommen hat, desto geringer wird in der Regel die Evidenz für den Benefit einer erneuten Behandlung. Gleichzeitig treten individuelle Patientenpräferenzen und die kumulierende Toxizität der Therapien immer mehr in den Vordergrund.

Ähnliches gilt auch für die chirurgische Indikationsstellung: Ob eine Bypassanastomose bei Peritonealkarzinose tatsächlich zu einer Passageverbesserung führt oder die Resektion einer Nebennierenmetastase als drittem Rezidiv eines Rektumkarzinoms mit einem Vorteil für den Patienten verbunden ist, lässt sich nicht mehr mit Daten aus großen prospektiven Studien belegen, sondern erfordert eine individuelle Abwägung auf dem Boden von retrospektiven Untersuchungen, Fallserien und der eigenen Erfahrung.

> ❯ Palliative Viszeralchirurgie bezeichnet die individuell abgewogene Anwendung viszeralchirurgischen Wissens, Denkens und Handelns bei Patienten mit unheilbaren Erkrankungen mit dem Ziel der Linderung von Leiden und Verbesserung der Lebensqualität.

1.4 Handlungsfelder

Die ausführliche Darstellung der Handlungsfelder der palliativen Viszeralchirurgie erfolgt in Sektion III und Sektion IV dieses Buches, daher soll hier nicht zu sehr vorgegriffen werden. Es können aber im Wesentlichen drei unterschiedliche Handlungsfelder unterschieden werden:

- die chirurgische Intervention bei akuten Komplikationen wie Blutung, Ileus etc. bei Patienten mit absehbarem Lebensende,
- die palliativ intendierte Tumorchirurgie, die zwar nicht zu Heilung führt, wohl aber potenziell mit einem Lebenszeitvorteil einhergeht und
- ein Handlungsfeld, das wir an dieser Stelle „konservative palliative Viszeralchirurgie" nennen wollen.

In vielen Krankenhäusern existieren keine etablierten palliativmedizinischen Strukturen wie z. B. ein abteilungsübergreifender Palliativdienst oder gar eine spezielle Palliativstation. Die Gründe hierfür sind mannigfaltig und u. a. finanzieller Natur (Davis et al. 2015). Zwangsläufig ergibt sich, dass auch der Viszeralchirurg regelmäßig im Klinikalltag mit palliativmedizinischen Fragestellungen konfrontiert wird.

Fallbeispiel

Aus eigener Erfahrung wird an dieser Stelle von einem 50-jährigen Patienten berichtet, der an einem fortgeschrittenen Magenkarzinom erkrankt war. Aufgrund einer ausgeprägten abdominellen Tumoraussaat und chronischem inkomplettem Ileus bestand keine Indikation für eine chirurgische Maßnahme. Die Verlegung auf die hauseigene Palliativstation war geplant. Unvorhersehbar erlitt der Patient während der Frühvisite eine Lungenembolie. In diesem Moment ergaben sich eine Vielzahl von Fragen:

- Ist in dieser Situation eine Lyse sinnvoll?
- Haben wir uns ausführlich genug mit dem Patientenwillen befasst?
- Mit welchen Medikamenten kann eine suffiziente Symptomkontrolle erfolgen?
- Wie sieht eine sinnvolle Kommunikation mit Patient und dessen Angehörigen aus?

Die Kompetenz der Chirurgie in der Palliativmedizin „is not only clinical decision making and technical excellence but also skill in communication and building relationships" (Fahy 2013; Miner et al. 2011).

> ❯ Palliative Viszeralchirurgie beinhaltet die Handlungsfelder chirurgische Intervention bei Komplikationen trotz absehbarem Lebensende und palliativ intendierte Tumorchirurgie sowie Kenntnisse im Bereich der konservativen Palliativmedizin, insbesondere der Kommunikation.

1.5 Indikationsstellung

Für grundsätzliche juristische und berufsethische Erwägungen zur Indikation palliativmedizinischer Behandlung siehe ▶ Abschn. 8.1.

Über den Anteil palliativ intendierter Eingriffe am operativen Gesamtaufkommen der chirurgischen Onkologie gibt es wenige Daten. Krouse et al. publizierten 2001, dass 12,5 % der 1915 Eingriffe innerhalb eines Jahres an ihrem Comprehensive Cancer Center (CCC) palliative Eingriffe waren, wobei die Autoren bereits darauf hinweisen, dass eine fehlende einheitliche Begriffsdefinition ein Bias bedingt. So zeigt eine Auswertung der Comprehensive Prospective Palliative Surgery Database des Rhode Island Hospital, dass zwischen 07/2004 und 06/2009 bei 106 von 227 (46,7 %) als palliativ eingestuften onkologischen Patienten eine Operation durchgeführt wurde (Miner et al. 2011). Bedenkt man den medizinischen Fortschritt der letzten 15 Jahre und die demografische Entwicklung, dürfte die Zahl der Eingriffe heute sogar höher liegen.

Die gängigen Prinzipien der Indikationsstellung dürfen auch in dieser speziellen Krankheitssituation nicht vernachlässigt werden, z. B.:
- Liegt eine aussagekräftige Diagnostik vor?
- Ist der körperliche Zustand des Patienten für die geplante OP ausreichend?
- Wurden sämtliche Alternativen berücksichtigt?

Die häufigsten Indikationen für eine palliative Operation sind der Darmverschluss (33 %), abdominelle Schmerzen (22 %), Wundheilungsstörungen (18 %) und gastrointestinale Blutungen (11 %) (de Rosa und Blazer 2013).

Ganz explizit steht bei der Indikation zur palliativen Viszeralchirurgie die Wahrnehmung des Patienten selbst zu seiner Lebensqualität im Fokus und nicht die objektivierte Sicht der behandelnden Ärzte. Dies wird auch in den S3-Leitlinien für Patienten mit nicht heilbaren Krebserkrankungen gefordert; hiernach bestimmt der Patient die für ihn wesentlichen Komponenten seiner Lebensqualität, wobei die Priorität seiner Wünsche aber auch sozialer, psychologischer oder existenzieller Natur sein kann (Leitlinienprogramm Onkologie 2015).

Fallbeispiel
Ein Beispiel aus der eigenen Praxis: Eine 78-jährige Patientin mit weit fortgeschrittener Tumorerkrankung befand sich auf der Palliativstation und hatte aufgrund einer diffusen intraabdominellen Tumoraussaat einen hohen Dünndarmileus. Die Patientin erhielt eine Infusionstherapie; zur Vermeidung rezidivierenden Erbrechens war eine Magensonde transnasal eingelegt worden, die eine hohe Fördermenge aufwies. Der Ileus war unter dieser Therapie kompensiert. Die Lebenserwartung wurde durch die behandelnden Palliativmediziner auf lediglich wenige Wochen geschätzt. Die Patientin wünschte sich, dass die Magensonde entfernt wird, weil diese sie störte und sie die Vorstellung nicht ertragen konnte, dass ihre nächsten Angehörigen sie mit so einem Schlauch im Gesicht in der Erinnerung behielten. Im Rahmen eines kleinen chirurgischen Eingriffs wurde der Patientin in Vollnarkose die Sonde in den zervikalen Ösophagus implantiert und supraklavikulär ausgeleitet. Die Patientin war dankbar, hatte ein deutlich angenehmeres Gefühl im Nasen-Rachen-Raum, konnte sich in der von ihr gewünschten Weise von Freunden und Angehörigen verabschieden, bevor sie 12 Tage nach der Operation verstarb.

Die Indikationsstellung in der palliativen Chirurgie ist auch deshalb besonders komplex, da sich ganz offensichtlich sonst etablierte Parameter wie perioperative Morbidität und Überleben weder qualitativ noch quantitativ als geeignete Kriterien für die Indikationsstellung bei Patienten in fortgeschrittenen Krankheitsstadien heranziehen lassen. So finden sich in der palliativen Chirurgie Mortalitätsraten, die in der kurativen Chirurgie nicht akzeptabel wären. Exemplarisch kann hier eine prospektive Studie an 1022 in palliativer Intention operierten Patienten mit einer fortgeschrittenen Krebserkrankung angeführt werden, die eine Komplikationsrate von 40 % und eine 30-Tage-Mortalität von 11 % fand. Patienten mit einer angenommenen Lebenserwartung unterer 6 Monaten profitierten in dieser Studie weniger von einem palliativen chirurgischen Eingriff (Miner et al. 2004a).

Erschwerend kommt hinzu, dass wissenschaftliche Erkenntnisse, die bei einer bestimmten Tumorerkrankung gewonnen wurden, nicht notwendigerweise auf ähnliche Erkrankungsstadien anderer Tumorentitäten übertragen werden können. Dies lässt sich am Beispiel der Lebermetastasierung gut darstellen: Während beim kolorektalen Karzinom die operative Entfernung (potenziell) resektabler Lebermetastasen heute aufgrund des demonstrierten Überlebensvorteils etabliert ist (Pox et al. 2013), werden beim hepa-

1

tisch metastasierten Mammakarzinom noch sehr intensive interdisziplinäre Diskussionen geführt. Die aktuelle S3-Leitlinie für die Diagnostik, Therapie und Nachsorge des Mammakarzinoms von 2012 lässt zumindest die Resektion solitärer oder auf einen Leberlappen begrenzter Metastasen zu, empfiehlt sie aber nicht als Standard (Leitlinienprogramm Onkologie 2012b).

Dies liegt an der kontroversen Datenlage: Zwar zeigt eine sehr aktuelle Metaanalyse, die 1686 Patienten umfasst, einen Überlebensvorteil für selektionierte Patienten mit einer bemerkenswerten 5-Jahres-Überlebensrate von 37 % (Yoo et al. 2017). Eine Fall-Kontroll-Studie an insgesamt 167 Patientinnen fand ähnliche Ergebnisse, allerdings keinen signifikanten Unterschied zur systemischen Chemotherapie (Sadot et al. 2016). Die Autoren folgerten, dass dies nicht die fehlende Bedeutung der Chirurgie belege, sondern aufzeige, dass die Chirurgie eine hinsichtlich des Überlebens gleichwertige Option sei, die den Patientinnen über den Zeitraum der Rezidivfreiheit eine regelmäßige Chemotherapie ersparen könne.

Palliative Viszeralchirurgie kann somit ein alternatives Behandlungsangebot sein, das ausdrücklich nicht keine, aber *andere* Risiken und Nebenwirkungen hat als andere Therapieoptionen, z. B. eine systemische Chemotherapie. In Situationen, in denen dieses möglich ist, erhält der Patient eine wertvolle Wahlmöglichkeit, die hilfreich sein kann, um mit der getroffenen Entscheidung zufrieden zu sein. Es sei an dieser Stelle gestattet, auf Sektion IV dieses Buches hinzuweisen, in der die aktuelle Sicht zu chirurgischen Optionen in fortgeschrittenen Krankheitsstadien bei den wichtigen Tumorentitäten ausführlich behandelt wird.

> ❯ **Die wichtigsten Parameter bei der Indikationsstellung zu viszeralchirurgischen Interventionen in der palliativen Behandlungssituation sind der subjektiv empfundene Einfluss auf die Lebensqualität und die Vermeidung/Veränderung des Nebenwirkungsspektrums anderer Therapieoptionen.**

Hiervon abgesehen wären in diesem komplexen Setting mit dem Patienten zusätzliche Hilfen zur individuellen Entscheidungsfindung wünschenswert. Die deutsche S3-Leitlinie Palliativmedizin von 2015 enthält leider keine konkreten Hilfen zur Differenzialabwägung und Indikationsstellung in der palliativen Viszeralchirurgie (Leitlinienprogramm Onkologie 2015). Auch im „Glo-

bal Atlas of Palliative Care at the End of Life der World Health Organization", der nicht nur eine umfassende Beschreibung der Palliativversorgung weltweit, sondern auch Empfehlungen zu deren Weiterentwicklung enthält, findet sich das Wort „Chirurgie" überhaupt nicht (WHO 2014).

Bezüglich der Leitlinie sind aus unserer Sicht die Fachgesellschaften aufgerufen, sich im Rahmen der nächsten Aktualisierung über entsprechende Inhalte, z. B. in Form von Checklisten zu verständigen. Darüber hinaus könnten Scores hilfreiche Instrumente sein. Cornelia Meike Balzer hat in ihrer 2013 verfassten Dissertation insgesamt 514 Instrumente zur Bewertung der Outcome-Qualität in der Palliativversorgung identifiziert, davon 65 validierte Instrumente (Balzer 2013). In einer deutschen Version ist z. B. der Palliative Outcome Scale (POS) vorhanden und validiert (Bausewein et al. 2005), der in den letzten 10 Jahren in Europa eine zunehmende Verbreitung gefunden hat (Collins et al. 2015).

Wenngleich nicht spezifisch für viszeralchirurgische Interventionen ausgelegt, könnte alternativ der Support Team Assessment Schedule (STAS) verwendet werden. Dieser wurde in Rahmen einer japanischen Fallstudie bei 4 Patienten mit Magenkarzinom im Stadium IV als Entscheidungshilfe zu einer Gastrektomie herangezogen (Hashimoto et al. 2012).

McCahill et al. entwickelten mit dem Palliative Surgery Outcome Score (PSOS) einen der wenigen spezifischen Scores für die palliative Viszeralchirurgie. Dieser wurde prospektiv bei 59 Patienten eingesetzt, er erfasst im postoperativen Verlauf (maximal 180 Tage) die initiale Symptomverbesserung, das Wiederauftreten von Symptomen, die chirurgische Morbidität und die Krankheitsverweildauer in Relation zur Lebensqualität. Dabei haben die Autoren einen Cut-off von 0,7 als gute bis exzellente Palliation festgesetzt, der bei 64 % der präoperativ symptomatischen Patienten erreicht wurde (McCahill et al. 2003).

Sicherlich hat auch dieser PSOS viele Limitation, so z. B. die geringe Patientenzahl bei der Etablierung, die arbiträre Festlegung des Cut-offs oder auch die bisher nicht erfolgte Validierung an einem unabhängigen Kollektiv. Zudem wird der PSOS 6 Monate nach der erfolgten chirurgischen Intervention erhoben und kann daher in der Phase der Entscheidungsfindung zur Operation keine Hilfestellung bieten.

Der PSOS stellt nicht nur einen guten Ansatz dar, konkret für die palliative Viszeralchirurgie ein Messinstrument zu entwickeln. Die Studie von McCahill hat auch ein relevantes Problem offenbart: Chirurgen neigen dazu, den Lebenszeitgewinn durch ihre Operationen deutlich zu optimistisch zu schätzen. So lebten z. B. von den 24 Patienten, bei denen eine Überlebenszeit > 1 Jahr geschätzt wurde, nur 14 (58 %) nach einem Jahr (McCahill et al. 2003).

Eine Möglichkeit, den Benefit chirurgischen Handelns für den Patienten im Vorfeld zu kalkulieren, ist das sogenannte „palliative triangle", eine im angloamerikanischen Raum bereits etablierte Methode (Miner et al. 2004b). Patient, Familie und das Palliativteam entscheiden gemeinsam über die Durchführung einer möglichen operativen Therapie. Die Anwendung dieser Methode bei 227 Patienten mit fortgeschrittenen, nicht heilbarer Krebserkrankung führte in 53,3 % der Fälle zu einer Entscheidung gegen eine erwogene chirurgische Intervention. Die Hauptgründe hierfür waren: geringe Beschwerdeausprägung (23,9 %), Entscheidung für eine nicht operative Behandlungsalternative (19,0 %), Patientenpräferenz (19,8 %), Sorge bezüglich Komplikationen (15,7 %) und andere (21,6 %) (Miner et al. 2011).

Ein wesentlicher Bestandteil dieser Methode ist, dass 1–2 intensive, 60- bis 90-minütige Gespräche mit Patient, Familie und Chirurg stattfinden, bevor eine gemeinsame Entscheidung getroffen wird. Kritisch zu diskutieren ist im Zusammenhang mit dieser Methode, inwieweit ein solches Zeitkontingent im klinischen Alltag eines Chirurgen regelhaft zur Verfügung gestellt werden kann.

1.6 Gegenwart und Zukunft der palliativen Viszeralchirurgie

Im Bereich der Landesärztekammer Hessen gab es im August 2017 1205 Fachärzte mit der Zusatzbezeichnung Palliativmedizin – davon waren 14 Chirurgen (pers. Kommunikation). Diese Zahl spricht für sich und zeigt:

❯ **Die palliative Viszeralchirurgie – oder sollte man besser formulieren: der palliative Viszeralchirurg? – ist gegenwärtig noch nicht im Alltag angekommen.**

McCahill et al. postulierten 2002 als wesentliche Hemmnisse einer optimierten Einbindung der palliativen Chirurgie in die Palliativversorgung einerseits unzureichende Strukturen, andererseits aber die fehlende Bereitschaft anderer Disziplinen, Chirurgen zu involvieren (McCahill et al. 2002). Sowohl von der „Charta zur Betreuung Sterbender" (❯ www.charta-zur-betreuung-sterbender.de), sowie der S3-Leitlinie Palliativmedizin für Patienten mit einer nicht heilbaren Krebserkrankung (Leitlinienprogramm Onkologie 2015) wird aber eindeutig ein interdisziplinäres Konzept gefordert.

❯ **Viszeralchirurgen in die individuelle Konzeptfindung einzubeziehen ist nicht nur geboten, sondern auch einfach, weil sie es in besonderer Weise gewohnt sind, als Teamplayer zu agieren.**

Während sich das Konzept der Interdisziplinarität in den Tumorkonferenzen bereits erfolgreich etabliert hat und der Chirurg fester Bestandteil der regelmäßigen Treffen ist, wird er bei palliativmedizinischen Entscheidungen aus eigener Erfahrung nur selektiv hinzugezogen. Für die Zukunft ist daher zu fordern, dass der palliativmedizinisch tätige Chirurg als gleichberechtigter Partner in einem interdisziplinären Team integriert ist (Bradley und Brasel 2007).

❯ **Palliative Patienten sollten von einem interdisziplinären Team betreut werden, in dem ein palliativmedizinisch erfahrener Viszeralchirurg vertreten ist.**

In der Arbeitsgruppe der Leopoldina, welche die wichtige Stellungnahme zur weiteren Entwicklung der Palliativversorgung formuliert hat, finden sich diverse medizinische Fachvertreter u. a. der Onkologie, Allgemeinmedizin, Palliativmedizin, aber nicht der Chirurgie. Und auch die Stellungnahme selbst enthält das Wort Chirurgie nicht, gleichwohl aber den Hinweis: „Studien und Erhebungen zeigen, dass die Maßnahmen der Palliativversorgung kostensenkend wirken können, weil unnötige therapeutische Interventionen bei Sterbenden unterbleiben."

Diese Feststellung ist sicherlich nicht falsch, auch vor dem Hintergrund, dass moderne Therapeutika oftmals nur einen sehr eingeschränkten Nutzen für den Patienten bringen (Salas-Vega et al. 2017). Der großen Bedeutung palliativer chirurgischer Maßnahmen für die Lebensqualität des Patienten am Ende seines Lebens wird aber nicht adäquat Rechnung getragen. Und obwohl die Deutsche Gesellschaft für Chirurgie und die Deutsche Gesellschaft für Allgemein- und Viszeralchirurgie bei der Erstellung der S3-Leitlinie

1

Palliativmedizin beteiligt waren, finden sich auch in dieser keine differenzierten Ausführungen zum Stellenwert einer palliativen (Viszeral-)Chirurgie (Leitlinienprogramm Onkologie 2015).

> Perspektivisch sollte sich die Viszeralchirurgie stärker als bisher wissenschaftlich und berufspolitisch für ihre eigene Etablierung in der interdisziplinären Palliativmedizin einsetzen.

Der Wunsch von Patienten und Angehörigen in dieser vulnerablen Phase nach hochwertiger Kommunikation und zwischenmenschlichen Kompetenzen (Bradley und Brasel 2007) und das „studentische Training in Palliativmedizin" (Ostgathe et al. 2007) sollte dem einzelnen Chirurgen ausreichend Motivation sein, seine individuellen palliativmedizinischen Fähigkeiten zu verbessern.

Literatur

Abdalla EK, Adam R, Bilchik AJ et al (2006) Improving resectability of hepatic colorectal metastases: expert consensus statement. Ann Surg Oncol 13:1271–1280

Balzer CM (2013) Messinstrumente zur Bewertung von Outcome-Qualität in der Palliativversorgung. Dissertation. http://hss.ulb.uni-bonn.de/2013/3349/3349.pdf. Zugegriffen am 13.07.2017

Bausewein C, Fegg M, Radbruch L et al (2005) Validation and clinical application of the german version of the palliative care outcome scale. J Pain Symptom Manag 30:51–62

Billroth T (1881) Gastrectomie. Wien Med Wochenschr 31:162

Bradley CT, Brasel KJ (2007) Core competencies in palliative care for surgeons: interpersonal and communications skills. Am J Hosp Palliat Care 24(6):499–507

Brunschwig A (1963) Hepatic Lobectomy for metastatic cancer. Cancer 16:277–282

Collins ES, Witt J, Bausewein C et al (2015) A systematic review of the use of the palliative care outcome scale and the support team assessment schedule in palliative care. J Pain Symptom Manag 50:842–853. e19

Davis MP, Strasser F, Cherny N (2015) How well is palliative care integrated into cancer care? A MASCC, ESMO and EAPC project. Support Care Cancer 23(9):2677–2685

Fahy BN (2013) Palliative care for the surgical oncologist: embracing the palliativist within. Surgery 153:1–3

Foster JH (1978) Survival after liver resection for secondary tumors. Am J Surg 135:389–394

Fujitani K, Ando M, Sakamaki K et al (2017) Multicentre observational study of quality of life after surgical palliation of malignant gastric outlet obstruction for gastric cancer. BJS Open 1(6):165–174

Hashimoto T, Usuba O, Toyono M et al (2012) Evaluation of salvage surgery for type 4 gastric cancer. World J Gastrointest Surg 4:301–305

Krouse RS, Nelson RA, Farrell BR et al (2001) Surgical palliation at a cancer center: incidence and outcomes. Arch Surg 136:773–778

Leitlinienprogramm Onkologie (Deutsche Krebsgesellschaft, Deutsche Krebshilfe, AWMF) (2012a) S3-Leitlinie „Diagnostik und Therapie der Adenokarzinome des Magens und ösophagogastralen Übergangs", AWMF-Register-Nummer 032-009OL. Langversion 02.2012. http://leitlinienprogramm-onkologie.de. Zugegriffen am 10.07.2017

Leitlinienprogramm Onkologie (Deutsche Krebsgesellschaft, Deutsche Krebshilfe, AWMF) (2012b) Interdisziplinäre S3-Leitlinie für die Diagnostik, Therapie und Nachsorge des Mammakarzinoms. Langversion 3.0 Aktualisierung 2012. www.awmf-online.org. Zugegriffen am 25.06.2017

Leitlinienprogramm Onkologie (Deutsche Krebsgesellschaft, Deutsche Krebshilfe, AWMF) (2015) S3-Leitlinie Palliativmedizin für Patienten mit einer nicht-heilbaren Krebserkrankung. Langversion 1.1. AWMF-Registernummer: 128/001OL. http://leitlinienprogramm-onkologie.de. Zugegriffen am 10.07.2017

McCahill LE, Krouse RS, Chu DZ et al (2002) Decision making in palliative surgery. J Am Coll Surg 195:411–422

McCahill LE, Smith DD, Borneman T et al (2003) A prospective evaluation of palliative outcomes for surgery of advanced malignancies. Ann Surg Oncol 10:654–663

Miner TJ, Brennan MF, Jaques DP (2004a) A prospective, symptom related, outcomes analysis of 1022 palliative procedures for advanced cancer. Ann Surg 240:719–726 (discussion 726–727)

Miner TJ, Jaques DP, Karpeh MS et al (2004b) Defining palliative surgery in patients receiving noncurative resections for gastric cancer. J Am Coll Surg 198:1013–1021

Miner TJ, Cohen J, Charpentier K et al (2011) The palliative triangle. Improved patient selection and outcomes associated with palliative operations. Arch Surg 146(5):517–523

Nationale Akademie der Wissenschaften Leopoldina und Union der deutschen Akademien der Wissenschaften (2015) Palliativversorgung in Deutschland – Perspektiven für Praxis und Forschung. Nationale Akademie der Wissenschaften, Halle (Saale)

Ostgathe C, Voltz R, Nauck F et al (2007) Undergraduate training in palliative medicine in Germany: what effect does a curriculum without compulsory palliative care have on medical students knowledge, skills and attitudes? Palliat Med 21:155–156

Pox C, Aretz S, Bischoff SC, Leitlinienprogramm Onkologie der AWMF, Deutschen Krebsgesellschaft e. V., Deutschen Krebshilfe e.V. et al (2013) S3-guideline colorectal cancer version 1.0. Z Gastroenterol 51:753–854

de Rosa N, Blazer J III (2013) Quality of life assessment in palliative surgery. J Palliat Care Med S02:005

Sadot E, Lee SY, Sofocleous CT et al (2016) Hepatic resection or ablation for isolated breast cancer liver metastasis: a case-control study with comparison to medically treated patients. Ann Surg 264:147–154

Salas-Vega S, Iliopoulos O, Mossialos E (2017) Assessment of overall survival, quality of life, and safety benefits associated with new cancer medicines. JAMA Oncol 3:382–390

The Economist Intelligence Unit (2015) The 2015 Quality of Death Index Ranking palliative care across the world. https://www.eiuperspectives.economist.com. Zugegriffen am 13.07.2017

WHO (2014) WHO global atlas of palliative care at the end of life. Letzte Modifikation 07.10.2014. www.thewhpca. org. Zugegriffen am 11.07.2017

Yoo TG, Cranshaw I, Broom R et al (2017) Systematic review of early and long-term outcome of liver resection for metastatic breast cancer: is there a survival benefit? Breast 32:162–172

Palliative Chirurgie aus Sicht des Palliativmediziners

Friedemann Nauck

© Springer-Verlag GmbH Deutschland, ein Teil von Springer Nature 2019
M. Ghadimi et al. (Hrsg.), *Palliative Viszeralchirurgie*,
https://doi.org/10.1007/978-3-662-57362-4_2

2

Wie in fast allen patientennahen Fachgebieten bedarf es auch in der Allgemein- und Viszeralchirurgie einer intensiven Auseinandersetzung mit palliativen Behandlungsstrategien. Im palliativen Sinne chirurgisch behandelte Patienten mit nicht onkologischen Grunderkrankungen benötigen häufig ein anderes palliatives Unterstützungskonzept als Patienten mit onkologischen Erkrankungen. Dabei liegt der Fokus bei der nicht onkologischen Patientengruppe häufig auf psychosozialen Aspekten, der Klärung ethischer Fragestellungen und dem vorausschauenden Planen bezüglich erwartbarer Krisen oder für eine spätere Nichteinwilligungsfähigkeit. Körperliche Symptome lassen sich bei vielen Palliativpatienten unter Beachtung einiger Grundregeln rasch lindern. Dabei müssen jedoch die psychischen, sozialen und spirituellen Bedürfnisse der Patienten und ihrer Angehörigen gleichermaßen berücksichtigt werden, um eine gute Symptomlinderung und effiziente Begleitung in schwierigen Phasen einer unheilbaren Erkrankung zu gewährleisten. In der palliativen Chirurgie stehen neben medizinischen auch herausfordernde ethische Entscheidungen im Vordergrund. Dabei haben sich die enge Zusammenarbeit mit spezialisierten Palliativdiensten im multidisziplinären Team sowie die Nutzung von Instrumenten oder Beratungen zur ethischen Entscheidungsfindung bewährt.

2.1 Einleitung

Es war der Chirurg Heinz Pichlmaier aus Köln, der die Entwicklung der modernen Palliativmedizin in Deutschland aufgrund der Defizite, die er im Rahmen der Krebsnachsorge bei seinen Patienten erkannte, maßgeblich vorangetrieben hat. Unter seiner Leitung wurde 1983 innerhalb der Klinik für Chirurgie die erste „Station für palliative Therapie" in der Bundesrepublik Deutschland mithilfe der Förderung durch die Deutsche Krebshilfe etabliert. Im Jahr 1994 gründete Pichlmaier die Deutsche Gesellschaft für Palliativmedizin (DGP), deren Präsident er die ersten 4 Jahre war. Seither haben sich Hospizbewegung und Palliativmedizin nicht nur in Deutschland, sondern weltweit rasant entwickelt und zunehmend im Bereich von Klinik, Forschung und Lehre etabliert. Im Beitrag werden die Grundlagen der palliativen Chirurgie aus der Sicht des Palliativmediziners erläutert.

2.2 Was bietet die Palliativmedizin für die palliative Chirurgie?

Palliativmedizin mit ihren spezifischen Aufgaben und Herausforderungen ist nicht gleichzusetzen mit supportiver Therapie oder Supportivmedizin. Die supportive Therapie ist ein flankierender Bestandteil der Krebstherapie, die als symptomorientierte Begleittherapie die medikamentöse und operative Tumor-, Strahlen- oder Immuntherapie erst ermöglicht. Somit ist die Supportivmedizin Voraussetzung für eine intensive Tumortherapie.

> **Ein Kernanliegen der Palliativmedizin ist die Linderung von Schmerzen sowie belastenden Symptomen wie Atemnot, Übelkeit, Obstipation, Schwäche oder auch Appetitlosigkeit bei Patienten mit einer fortschreitenden und unheilbaren Erkrankung.**

Durch eine effektive Symptomlinderung und die Beachtung nicht nur körperlicher, sondern auch psychischer, sozialer und spiritueller Bedürfnisse soll die Lebensqualität dieser Patienten stabilisiert und möglichst verbessert werden, sodass die verbleibende Zeit des Lebens in größtmöglicher Autonomie und Würde erlebt werden kann.

Die Versorgung erfolgt durch ein multiprofessionelles Team, um den komplexen Anforderungen der Behandlung und Begleitung von Palliativpatienten gerecht werden zu können. Wesentlich ist dabei eine offene und einfühlsame Kommunikation mit Patienten und deren Angehörigen, für die auch über den Tod des Patienten hinaus Angebote der Begleitung bestehen. Der Begriff „Angehörige" gilt daher für alle den Patienten sehr nahe stehenden Personen.

In der Palliativmedizin wurden zunächst fast ausschließlich Patienten mit Krebserkrankungen behandelt. Inzwischen ist allgemein anerkannt, dass auch Patienten mit anderen unheilbaren fortgeschrittenen – etwa internistischen oder neurologischen – Erkrankungen von einer umfassenden palliativmedizinischen Betreuung profitieren.

Palliativ- und Hospizversorgung galten nicht nur in Deutschland über lange Zeit als Angebote für die letzten Tage, höchstens Wochen des Lebens. Palliativversorgung bedeutet jedoch nicht ausschließlich „End-of-Life Care", sondern kann für viele Patienten zu einem erheblich früheren Zeitpunkt im Verlauf ihrer Erkrankung angezeigt und hilfreich sein. Die Weltgesundheitsorganisation WHO hat bereits im Jahr 2002 die ursprüngliche Definition dahingehend überarbeitet und folgende Aussage getroffen (Sepúlveda et al. 2002):

> » „Palliativmedizin/Palliative Care ist ein Ansatz zur Verbesserung der Lebensqualität von Patienten und ihren Familien, die mit Problemen konfrontiert sind, welche mit einer lebensbedrohlichen Erkrankung einhergehen. Dies geschieht durch Vorbeugen und Lindern von Leiden durch frühzeitiges Erkennung, sorgfältige Einschätzung und Behandlung von Schmerzen sowie anderen Problemen körperlicher, psychosozialer und spiritueller Art."

> ❯ Hospizliche und palliativmedizinische Behandlung und Begleitung sollte aufgrund von Bedarf und Bedürfnissen und nicht aufgrund von diagnosebasierten Schemata angeboten werden.

Waren es zunächst die stationären Strukturen wie Palliativstationen und stationäre Hospize, die sich zunehmend entwickelten, so zeigt sich, dass es einen enormen Bedarf an einer strukturierten ambulanten Palliativversorgung gibt, die seit 2007 auch im Gesetz zur Umsetzung der spezialisierten ambulanten Palliativversorgung (SAPV) geregelt wurde. Seit 2015 wurde im Hospiz- und Palliativgesetz durch (Re-)Finanzierung darüber hinaus der Ausbau sogenannter Palliativdienste für stationäre Patienten in Krankenhäusern ermöglicht, um möglichst vielen von ihnen auch frühzeitig eine spezialisierte Palliativversorgung zukommen zu lassen. Der Blick darf sich jedoch nicht ausschließlich auf die Spezialisierung richten.

> ❯ Eine Herausforderung für die nächsten Jahre ist es, Grundlagen und Basiskenntnisse der Palliativmedizin in die allgemeine – auch chirurgische – Versorgung zu integrieren, und dies sowohl ambulant als auch stationär.

Viel Aufsehen erregt hat eine 2010 von Temel et al. im New England Journal of Medicine veröffentlichte Studie (Temel et al. 2010). Diese weist nach, dass die frühe Integration von Palliativmedizin nicht nur die Lebensqualität der untersuchten Patientengruppe (mit fortgeschrittenem Bronchialkarzinom) gesteigert hat, sondern darüber hinaus das Leben dieser Patienten im Vergleich zu einer Gruppe, die keine Palliativversorgung erhielt, verlängert hat, obwohl weniger tumorspezifische Therapien eingesetzt wurden.

Dieses nachberechnete Ergebnis der Lebenszeitverlängerung in der Studie von Temel et al. (2010) konnte in anderen kontrollierten Studien nicht reproduziert werden. Jedoch wurden mithilfe mehrerer kontrollierter Studien in den vergangenen Jahren positive Auswirkungen frühzeitiger Unterstützungsangebote („early integration") nachgewiesen, – unabhängig von bereits frühzeitig bestehenden Symptomen und psychosozialen Belastungen. Neben einer verbesserten Lebensqualität hatten die Patienten weniger depressive Symptome, weniger Chemotherapie innerhalb der letzten 60 Lebenstage, zeigten ein besseres Verständnis der zugrunde liegenden Prognose, und es kam seltener zu Notaufnahmen bzw. Krankenhausaufenthalten (Zimmermann et al. 2014; Gärtner et al. 2015). Hier zeigt sich:

> ❯ Onkologische und palliativmedizinische Behandlung können nicht konkurrierende Therapieangebote sein, sondern sie müssen sich sogar ergänzen.

Die positiven Erfahrungen, die Patienten und Angehörige machen, die eine umfassende auch frühzeitige Palliativversorgung in einer schwierigen Zeit erhalten, machen deutlich, dass Palliativmedizin zukünftig jedem, der sie benötigt, zugänglich sein muss. Eine flächendeckende Palliativmedizin in allen Versorgungsstufen von allgemeiner Versorgung bis hin zur Behandlung in spezialisierten Einrichtungen und Palliativzentren kann nur sinnvoll gestaltet werden, wenn hospizliche und palliative Versorgung als gesellschaftliche Aufgabe und Herausforderung erkannt wird. Dazu müssen Politik, die in der Gesundheitsversorgung Tätigen, Kostenträger und die Bürgerinnen und Bürger zukünftig gemeinsam beitragen.

2.3 Berührungspunkte von Chirurgie und Palliativmedizin

> ❯ Aus Sicht des Palliativmediziners kommt dem Chirurgen in der Behandlung schwerst- und sterbenskranker Patienten eine wesentliche Rolle darin zu, Bedarfe allgemeiner Palliativversorgung wie auch der Integration spezialisierter palliativmedizinischer und hospizlicher Dienste und Einrichtungen zu identifizieren.

2

In der Chirurgie werden sehr viele Patienten z. B. mit gastrointestinalen Tumoren primär operativ behandelt, und die Chirurgen bleiben nicht selten im weiteren Verlauf die konstanten Ansprechpartner. Darüber hinaus ist die Chirurgie die einzige Disziplin, die mit ihren operativen Möglichkeiten dazu beitragen könnte, dass eine metastasierte Grunderkrankung (z. B. Lebermetastasen oder Oligometastasierung) noch als „geheilt" betrachtet werden kann.

Gerade bei Patienten mit progredienten Tumorerkrankungen kann es zu belastenden Symptomen durch z. B. Verlegung von Hohlorganen, Frakturen, Blutungen oder Exulzerationen kommen. Nicht in jedem Fall ist ein an sich indiziertes operatives Vorgehen für den einzelnen Patienten noch angemessen. Umso wichtiger ist es, dass sich Chirurgen mit den palliativmedizinischen wie auch palliativpflegerischen Behandlungsoptionen vertraut machen, z. B. bei der Versorgung exulzerierender Wunden inkurabel erkrankter Patienten.

> **Im Rahmen der palliativen Chirurgie richten sich die Behandlungsstrategien nicht in erster Linie auf die Symptomlinderung in der Sterbephase, sondern sind oft bereits zu früheren Zeitpunkten im Erkrankungsverlauf indiziert. Wie die klinische Erfahrung zeigt, hätten viele schwer kranke Menschen sowie deren Angehörige palliativmedizinischer oder hospizlicher Leistungen bedurft, lange bevor sie diese tatsächlich erhielten.**

Patienten mit Bedarf an palliativer Chirurgie, wie z. B. Patienten mit einem Ileus, weisen häufig Komorbiditäten auf. Bei komplexen Situationen, die eine multiprofessionelle Behandlung erforderlich machen, ist die Hinzuziehung eines Palliative Care Teams durch den Chirurgen ggf. erforderlich, um gemeinsam Symptome und Leiden effektiv zu lindern, Ziele der Behandlung festzulegen und/oder bei der Entscheidungsfindung zu unterstützen.

Screenings zur Identifizierung palliativen Versorgungs- und Beratungsbedarfs, die z. B. in SOPs (Standard Operating Procedures) berücksichtigt werden, erleichtern die interdisziplinäre, zeitgerechte Abstimmung aktueller Behandler mit Palliativmedizinern über weitere Behandlungsoptionen.

2.4 Aufgabenbereiche der spezialisierten Palliativmedizin

Auch wenn ein Großteil sterbenskranker Menschen mit hausärztlicher, ggf. pflegedienstlicher, Unterstützung in familiären Strukturen versorgt und bis zum Tode begleitet werden kann, bedarf es bei ca. 10–15 % aller Schwerstkranken und Sterbenden bei komplexen Erkrankungsverläufen einer spezialisierten Palliativversorgung (SPV) in der ambulanten oder stationären Behandlung.

Umfassende Unterstützung durch spezialisierte Palliativversorgung (SPV) beinhaltet:
- *Symptomkontrolle,* z. B. bei refraktären Schmerzsyndromen, bei speziellen parenteralen oder rückenmarknahen Applikationstechniken,
- *pflegerische Versorgung,* z. B. bei speziellen Wundbehandlungen, bei ressourcenorientierter Pflege bei bettlägerigen Patienten,
- *psychosoziale Unterstützung,* z. B. bei psychischer Entkräftung der Angehörigen, bei schwierigen Verarbeitungsprozessen der in der Familie lebenden Kinder,
- *24-h-Erreichbarkeit* in besonders krisenträchtigen Situationen

Für solche besonders komplexen Begleitungssituationen stehen zunehmend sowohl für den stationären Bereich in Form von Palliativstationen und Palliativ- bzw. Konsildiensten als auch im ambulanten Bereich im Rahmen der spezialisierten ambulanten Palliativversorgung (SAPV) multiprofessionelle Palliative-Care-Teams mit Pflegenden, Ärzten, Seelsorgern, Psychologen und weiteren Berufsgruppen zur Verfügung.

SAPV-Teams ergänzen die hausärztliche Primärversorgung und die ortsgebundene Pflege, die in der Regel weiterhin die medizinische und pflegerische Grundversorgung innehaben, durch ein multiprofessionelles Angebot, ohne die Primärversorgung zu ersetzen. Die Verordnung von SAPV muss mit der Komplexität der Behandlungssituation begründet werden und erfolgt über das KBV-Formular 63; Erst- und Folgeverordnung werden dem Hausarzt nach EBM vergütet (Kassenärztliche Bundesvereinigung 2017).

Gerade diese ambulanten Palliative Care Teams können für den Chirurgen wichtige Ansprechpartner für die Organisation der Entlassung ihrer Patienten in die weitere ambulante Betreuung sein, wenn die Situation des Palliativpatienten sehr komplex ist.

Einen deutlich höheren palliativmedizinisch relevanten Unterstützungsbedarf haben oftmals Patienten im fortgeschrittenen Stadium einer Krebserkrankung. Gründe hierfür sind u. a. neben einer hohen Symptombelastung durch Schmerzen oder Luftnot nicht selten tumorassoziierte Notfälle und Krisen, die oft höhere Emotionalität in der Krankheitsverarbeitung wie auch die deutlicher abgrenzbare Sterbephase im engeren Sinne.

Ein Teil der auftretenden Krisen bedürfen der Beurteilung und ggf. Behandlung durch den Chirurgen. Durch die palliative Chirurgie lassen sich z. B. ein akut aufgetretener mechanischer Ileus behandeln oder eine pathologische Fraktur stabilisieren. Aufgrund der bereits erwähnten oftmals schwierigeren Einschätzung der Prognose bei fortgeschrittenen Erkrankungen ist die Festlegung des Therapieziels oder die Diskussion einer Therapiezieländerung unter Umständen ebenfalls diffiziler.

2.5 Grundlagen der medikamentösen und nicht medikamentösen Symptomkontrolle

> Ist eine chirurgische Maßnahme nicht (mehr) indiziert, so stehen medikamentöse und nicht medikamentöse Symptomlinderung der belastenden Symptome im Vordergrund der Behandlung, um auch bei einer unheilbaren, chronisch fortschreitenden Erkrankung für den Patienten lang anhaltende und gute Lebensqualität zu erzielen.

Therapeutische Bemühungen müssen die auslösenden Faktoren, die Wechselwirkungen der Symptome, aber auch die Einhaltung des Gleichgewichts zwischen realistischem Behandlungsergebnis, Therapienebenwirkungen und Erwartungen von Patient und Angehörigen berücksichtigen. Hierfür ist die enge und vertrauensvolle Zusammenarbeit aller Beteiligten im Behandlerteam (einschließlich Hausarzt, ambulanter Pflegekräfte und anderer Berufsgruppen)

mit dem Patienten und ggf. seinen Angehörigen erforderlich. Prävention und antizipatorische Behandlung zu erwartender Symptome gehören – wie in anderen Fachbereichen der Medizin – zu wesentlichen Behandlungsstrategien in der Palliativmedizin.

> Symptomkontrolle schließt neben medikamentösen Maßnahmen auch operative, strahlentherapeutische und psychosoziale Maßnahmen mit ein.

Die Klärung der zugrunde liegenden Ursache jeden Symptoms ist die Voraussetzung einer adäquaten Behandlung. Insbesondere beim sterbenden Patienten geschieht dies eher durch sorgfältige Erhebung der Anamnese und körperliche Untersuchung als durch aufwändige apparative, invasive Diagnostik. Der klinische Blick, die gemeinsame Einschätzung der Situation im Team und die enge Absprache mit dem Patienten und seinen Angehörigen erleichtern die Entscheidung über Therapiemaßnahmen.

> Adäquate Kommunikation und Aufklärung sind weitere wesentliche Voraussetzungen für eine erfolgreiche Symptombehandlung.

Gespräche mit dem Patienten – ggf. unter Einbeziehung der Angehörigen – geben Aufschluss über Präsenz, Schweregrad und Klinik der Beschwerden. Häufig liegen bei den Patienten mehrere Symptome gleichzeitig vor.

Bei der Therapieplanung ist ein individuelles Vorgehen mit dem Besprechen von Prioritäten bei multiplen Symptomen, der Planung realistischer Ziele, der prophylaktischen Gabe von Medikamenten bei anhaltenden Symptomen, einem multidisziplinärem Ansatz und der Beachtung psychischer Faktoren ebenso wichtig wie die regelmäßige Überprüfung des Behandlungsergebnisses. Im Verlauf einer fortschreitenden Erkrankung können sich die Symptome ändern, neue hinzukommen oder es können sich die Behandlungsziele ändern. Insofern muss jederzeit einer detaillierten Befunderhebung Aufmerksamkeit geschenkt werden.

Pflegerische Maßnahmen, wie Mundpflege bei Mundtrockenheit, Einreibungen oder Waschungen bei starkem Schwitzen oder Juckreiz, aber auch zahlreiche andere komplementäre Verfahren wie Wickel und Auflagen, gelegentlich Akupressur oder Akupunktur sind häufig eine sinnvolle Ergänzung der medikamentösen Symptombehandlung.

2

Die Kombination verschiedener Behandlungsverfahren erweitert nicht nur das Wirkungsspektrum, sondern hat oftmals auch Einfluss auf das Ausmaß der Nebenwirkungen einer medikamentösen Therapie. Bei pflegerischen und komplementären Maßnahmen sind die Berücksichtigung der Präferenzen des Patienten und die Einbeziehung seiner Angehörigen essenziell.

Die medikamentösen und nicht medikamentösen Behandlungsstrategien zur Symptomkontrolle in der Palliativmedizin bei u. a. Schmerzen, Übelkeit, Erbrechen, Obstipation, Dyspnoe und/oder in der Finalphase der Erkrankung beinhalten nicht selten den Off-Label-Gebrauch von Medikamenten. Die Evidenz der Behandlungsstrategien ist nicht immer hoch bzw. nicht immer gesichert (Nauck und Radbruch 2012).

2.6 Palliativmedizinische Behandlung in der letzten Lebensphase

Die allgemeine palliativmedizinische Behandlung, z. B. die Symptomlinderung bei Schmerzen oder Übelkeit und Erbrechen kann bei einer Großzahl der Patienten auch auf einer allgemeinchirurgischen Station vom bisher behandelnden Chirurgen und den Pflegenden umgesetzt werden. Der Fokus der Behandlung liegt in der letzten Lebensphase auf belastenden Symptomen wie Dyspnoe, Schmerzen, Unruhe und Angst. Durch die Titration von Opioiden lässt sich in der Regel eine ausreichende Symptomlinderung der Dyspnoe, die oft von einer Tachypnoe begleitet ist, und der Schmerzen erzielen.

Bei bisher bewusstseinsklaren Patienten kann sich das Symptommuster in der Finalphase hin zu qualitativen und quantitativen Bewusstseinsstörungen (Verwirrtheit, Agitation bzw. Somnolenz bis Koma) verschieben, zudem stellt terminales Rasseln ein häufiges Beschwerdebild dar (Nauck 2001). Neben den nicht medikamentösen Behandlungsmöglichkeiten ist eine ausreichende Symptomkontrolle in der Finalphase durch die Titration weniger Substanzen möglich (◘ Tab. 2.1).

2.7 Ethische Fragen in der palliativen Chirurgie

Im Rahmen einer breiten gesellschaftlichen und politischen Debatte und der zunehmend bewussten Auseinandersetzung mit der möglichen Unheilbarkeit einer Erkrankung hat es einen Bewusstseinswandel bezüglich der Grenzen der Medizin gegeben. Patienten verleihen im Vergleich zu früher ihrer autonomen Willensentscheidung häufiger durch eine Patientenverfügung bzw. die Erteilung einer Vorsorgevollmacht Ausdruck.

◘ **Tab. 2.1** Pharmakotherapie in der Finalphase (mod. nach Nauck 2001)

Symptom	Medikament	Dosis	Applikation
Akute Luftnot Schmerz	Morphin	opioidnaive Patienten: 2,5–5 mg alle 4 h nicht opioidnaive Patienten: Erhöhung um $\frac{1}{6}$ (bis $\frac{1}{3}$) der täglichen Opioiddosis	subkutan, intravenös
Krampfanfälle Atemnot/Panik Hämoptyse/Blutung	Diazepam	10–30 mg	rektal, oral, intravenös
	Midazolam	5–10 mg Titrieren nach Bedarf	intravenös, nasal, subkutan
Akute Angst Unruhe	Lorazepam	1,0–2,5 mg alle 6 h	sublingual
	Levomepromazin	15–25 mg	oral, intravenös
„Death rattle"Rasselatmung	N-Butylscopolamin	10–20 mg	subkutan, intravenös
	Glycopyrroniumbromid	0,1 mg	

Pflegende, Ärzte und weitere an der Behandlung beteiligte Berufsgruppen sind dafür sensibilisiert, die Wünsche des Patienten bezüglich einer medizinischen Intervention und Behandlung vor dem Eindruck einer inkurablen Situation oder des Lebensendes zu explorieren. Die Fragen einer etwaigen Therapiezieländerung und -begrenzung kristallisieren sich im perioperativen oder intensiv- und notfallmedizinischen Bereich besonders eindrücklich heraus, sodass ein hohes Maß an kommunikativer Kompetenz, Teamarbeit und klinischer Abwägung vonnöten ist (Alt-Epping et al. 2009). Hierfür bieten Strukturen der klinischen Ethikberatung (Konsil, Fallbesprechung, Komitee) Unterstützung bei der vorausschauenden Planung, der moderierenden Strukturierung von Fallbesprechungen und der ethischen Bewertung klinischer Entscheidungssituationen (▶ Abschn. 5.6).

> ❯ Das ethische Fallgespräch ist eine Methode zur Lösung eines medizinethischen Problems und besteht aus einer interdisziplinären moderierten Diskussion über die individuelle weitere Behandlungsstrategie eines kritisch kranken Patienten unter Beachtung der Patientenautonomie sowie medizinischer, pflegerischer und psychosozialer Aspekte (▶ Abschn. 5.6).

2.7.1 Therapiezieländerung

Die Änderung des Therapieziels sollte nur nach sorgfältiger Prüfung der aktuellen Situation getroffen werden. Ist der Patient nicht entscheidungsfähig, sollte im Konsens der Behandelnden mit dem Betreuenden, wenn möglich auch mit den Angehörigen des Patienten nach dem (mutmaßlichen) Willen des Patienten verfahren werden. In schwierigen Situationen ist im multidisziplinären Team ein „ethisches Fallgespräch" oder auch eine Familienkonferenz sinnvoll.

Voraussetzung für die Durchführung jeglicher medizinischer Behandlung ist jedoch, dass eine Indikation für die Therapie besteht bzw. weiter besteht und dies dem Patientenwillen entspricht (Nauck 2011). Entscheidungsoptionen im Rahmen der Therapiezieländerung beinhalten den Therapieverzicht oder den Therapieabbruch am Lebensende. Eine Änderung des Therapieziels bedeutet jedoch nicht das Ende aller therapeutischer Maßnahmen, sondern legt den Fokus auf die bestmögliche symptom- und belastungsorientierte Behandlung und palliativen Begleitung.

2.8 Einbezug der Angehörigen

Auch wenn der Patient im Mittelpunkt der Bemühungen des behandelnden Teams steht, so ist ein familienzentrierter Ansatz gerade in der Palliativversorgung am Lebensende eines Patienten von großer Wichtigkeit (Curley und Meyer 1999). Die Angehörigen müssen wissen, was zu erwarten ist und wie ein Sterbeprozess ablaufen kann. Hierzu ist eine vertrauensvolle Kommunikation zwischen den Behandlern und den Angehörigen entscheidend (▶ Abschn. 4.4 und 4.6.4).

Die Einbindung von bereits länger an der Behandlung und Versorgung beteiligten Personen kann hilfreich sein, z. B. des Hausarztes oder von Teammitgliedern anderer Stationen. Wesentlich ist es, dass Angehörige einen Ansprechpartner für ihre Fragen haben und Informationen, wenn immer möglich, in einem ruhigen Setting gegeben werden. Behandlungs- und Entscheidungsverläufe sollten für alle eingebundenen Teammitgliedern transparent sein und von ihnen mitgetragen werden, sodass auch die gegenüber Angehörigen kommunizierten Inhalte sich nicht widersprechen. Hier bieten psychoonkologische Unterstützungsangebote im stationären Bereich oftmals eine große Hilfestellung.

Literatur

Alt-Epping B, Alt-Epping S, Quintel M, Nauck F (2009) Developments in modern oncology. Ramifications for anesthesia and intensive care medicine. Anaesthesist 58:821–826

Curley MAQ, Meyer EC (1999) The impact of the critical care experience on the family. In: Curley MAQ, Smith JB, Moloney-Harmon PA (Hrsg) Critical care nursing of infants and children. Saunders, Philadelphia, S 47–67

Gärtner J, Wedding U, Alt-Epping B (2015) Frühzeitige palliativmedizinische Mitbehandlung. Onkologe 21: 1182–1188

Kassenärztliche Bundesvereinigung (KBV) Gebühren und EBM. http://www.kbv.de/media/sp/02_Mustersammlung.pdf. Zugegriffen am 07.09.2017

Nauck F (2001) Symptom control in the terminal phase. Schmerz 15:62–69

Nauck F (2011) Ethical aspects in end-of-life care. Med Klin 106:137–148

Nauck F, Radbruch L (2012) Evidence in palliative medicine: on the way to therapy recommendations in palliative medicine. Schmerz 26:473–474

Sepúlveda C, Marlin A, Yoshida T, Ulrich A (2002) Palliative care: the World Health Organization's global perspective. J Pain Symptom Manag 24:91–96

Temel JS, Greer JA, Muzikansky A et al (2010) Early palliative care for patients with metastatic non-small-cell lung cancer. N Engl J Med 363(8):733–742

Zimmermann C, Swami N, Krzyzanowska M et al (2014) Early palliative care for patients with advanced cancer: a cluster-randomised controlled trial. Lancet 383(9930):1721–1730

2

Behandlungsrahmen

Inhaltsverzeichnis

Schnittstellen und deren Problematik in der Versorgung von Palliativpatienten

Bernd Alt-Epping

© Springer-Verlag GmbH Deutschland, ein Teil von Springer Nature 2019
M. Ghadimi et al. (Hrsg.), *Palliative Viszeralchirurgie*,
https://doi.org/10.1007/978-3-662-57362-4_3

3

In der Onkologie – verstanden als umfassende Behandlung und Versorgung von Patienten mit einer Krebserkrankung – bestehen eine Vielzahl therapiekritischer Schnittstellen zwischen Institutionen, Sektoren, Fachbereichen, Hierarchien und individuellen Behandlern. In einer unheilbaren Erkrankungssituation treten diese z. B. aufgrund der Vielzahl der denkbaren Therapieziele, aufgrund begrifflicher Schwierigkeiten und aufgrund der dann größeren Zahl beteiligter Personen noch deutlicher zutage. Das folgende Kapitel zeigt die Komplexität der Schnittstellenprobleme insbesondere in der Palliativsituation auf.

3.1 Interdisziplinarität, Multiprofessionalität, sektorenübergreifendes Handeln

Onkologie versteht sich als umfassende Behandlung und Versorgung von Patienten mit einer Krebserkrankung. Zumeist fokussiert die Onkologie auf Patienten mit einer aktiven Krebserkrankung. In der onkologischen Aufmerksamkeit stehen jedoch auch Personen, die mit einem erhöhten Risiko einer Krebserkrankung leben oder die bereits eine Krebserkrankung überlebt haben.

In den vergangenen Jahrzehnten konnte sich die folgende Erkenntnis durchsetzen:

> ❯ Onkologie ist weder monodisziplinär (d. h. auf eine ärztliche Fachdisziplin begrenzt) noch monoprofessionell (d. h. auf eine Berufsgruppe, z. B. die der Ärzte, begrenzt) und wirkt sowohl stationär, ambulant als auch häuslich ein.

Dies spiegelt sich in der erfolgreichen Krebszentrumsbildung und den entsprechenden Zertifizierungsanforderungen deutlich wider.

Interdisziplinarität, Multiprofessionalität, sektorenübergreifendes Handeln und eine sich immer weiter ausdifferenzierende subspezialisierte Expertise führen zu einer Vielzahl an Ansprechpartnern und involvierten Personen. Die Diversität der Handlungskontexte, die Vielzahl verschiedener Perspektiven gerade in Entscheidungssituationen, in denen mehrere Handlungsoptionen bewertet werden müssen, und nicht zuletzt die Anzahl involvierter Personen führen nicht selten zu teils erheblichen Kommunikationsproblemen und Infor-

mationsverlusten. Dies ist insbesondere dann der Fall, wenn

- Patienten von stationärer in ambulante Behandlung (oder umgekehrt) wechseln
- multimodale Behandlungskonzepte erforderlich sind und auf therapeutischer Seite unklar ist, wer den Patienten „führt", und auf Patientenseite unklar ist, wer für ihn „zuständig" ist
- auch nicht ärztliche Behandlungen (z. B. spezialisierte Wundversorgung, psychotherapeutische Verfahren u. v. m.) unabdinglich bzw. weitere originär multiprofessionelle Unterstützungskonzepte (wie z. B. die Palliativversorgung) erforderlich sind oder
- das Behandlungsziel nicht mehr die Heilung sein kann, sondern auf die Verlängerung der verbleibenden Lebenszeit und/oder auf den Erhalt von Lebensqualität wechselt.

Die Gefahr paralleler, unzureichender oder missglückter Kommunikation bedarf gerade in diesen onkologietypischen Behandlungssituationen besonderer Aufmerksamkeit. Entsprechende Kommunikationsstrukturen (z. B. Fallkonferenzen, Tumorboards, Case Management, andere Koordinationszuständigkeiten) können hierbei hilfreich und erforderlich sein, wie andernorts bereits beschrieben (Homayounfar et al. 2015; Keating et al. 2013; Kloke und Sauren 2015; Alt-Epping und Fuxius 2017).

Auch auf gesetzlicher Ebene wurde im Kontext des „Gesetzes zur Stärkung der Versorgung in der gesetzlichen Krankenversicherung (GKV-VSG)" ein strukturiertes Entlassmanagement in multidisziplinärer Zusammenarbeit vorgeschrieben mit dem Ziel, den Übergang in die häusliche Versorgung nach einer Krankenhausbehandlung weniger störanfällig zu machen als bisher (vgl. § 39 Abs. 1a SGB V; ▸ http://www.sozialgesetzbuch-sgb.de/sgbv/39.html).

> ❯ Die Zahl der in den Therapieprozess involvierten Personen, deren unterschiedliche fachdisziplinspezifische oder berufsgruppenspezifische Perspektive und das bewertende, normative Moment von Therapieentscheidungen gerade im Palliativkontext begründen die Notwendigkeit einer engen Abstimmung sowohl untereinander als auch mit dem Patienten und seinen Angehörigen. Schnittstellenpro-

bleme hingegen führen oft zu erheblichen Kommunikationsstörungen und Informationsverlusten.

3.2 Besonderheiten der Behandlungsschnittstellen in der Palliativsituation

Sobald eine Krebserkrankung als inkurabel eingeschätzt wurde („Palliativsituation"), verstärken eine Vielzahl an Kontextfaktoren die geschilderte „onkologietypische" Schnittstellenproblematik weiter. Im Folgenden sollen die folgenden drei „palliativmedizintypischen" Kontextfaktoren erörtert werden:

- Therapieziele
- Kommunikation und Sprachgebrauch
- Anzahl involvierter Personen

3.2.1 Therapieziele

Bei einer inkurablen Erkrankungssituation steht eine Vielzahl von Behandlungszielen im Raum – im Gegensatz zum „kurativen" Behandlungssetting, wo es um das Ziel der vollständigen, dauerhaften Heilung der Erkrankung geht:

- Für viele Patienten steht auch bei inkurabler Erkrankung die *maximale Verlängerung der Überlebenszeit* als vorrangiges Therapieziel im Vordergrund – dies nicht nur, wenn es z. B. um den Wunsch geht, die Geburt des Enkelkindes noch zu erleben oder das kommende Weihnachtsfest noch gemeinsam zu feiern, sondern auch wenn es um das Ziel geht, trotz Inkurabilität eine lang anhaltende Erkrankungskontrolle behalten zu wollen. Dieses Therapieziel wird durch den Reichtum an neuen Substanzen, insbesondere PD-(L)1- oder CTLA4-basierte Immuntherapien, unter denen es zu Langzeitverläufen bei sonst rasch progredienten und therapierefraktären Verläufen kommen kann, weiter unterstützt.
- Andere Patienten formulieren als Behandlungsziel eher die *Kontrolle des Erkrankungsprogresses und der damit verbundenen Belastungen.*
- Bei Patienten mit weiter fortgeschrittenen Erkrankungen, sei es im späteren Erkran-

kungsverlauf oder bereits bei Diagnosestellung, steht insbesondere die *Linderung bereits bestehender physischer Symptome und psychosozialer Belastungen* im Vordergrund.
- In sterbenahen Situationen besteht nicht selten der über allen anderen Perspektiven stehende Wunsch, *nach Hause entlassen und dort begleitet* zu werden.
- In der Versterbesituation selbst geht es ganz vorrangig darum, die Situation für den Patienten, aber auch seine Angehörigen und die beteiligten Professionen „aushaltbar" zu machen.

> ❯ Im Gegensatz zur „kurativen" Behandlungssituation mit dem dort eindeutiger formulierbarem Behandlungsziel besteht in der „Palliativsituation" ein breites Spektrum an Behandlungszielen.

Dabei können verschiedene dieser Behandlungsziele beim Patienten gleichzeitig bestehen, teilweise auch konkurrieren (z. B. zu Hause sein zu wollen, aber dennoch eine intensive Tumortherapie oder Intervention zur Erkrankungskontrolle erhalten zu wollen). Darüber hinaus können bei den vielen therapeutisch beteiligten Personen divergierende Behandlungsziele bestehen, oder die Behandlungsziele können zwischen therapeutisch tätigen Personen, Patient und Angehörigen differieren.

- *Beispiel 1:* Der Patient möchte nur nach Hause, aus Sicht der Behandler ist eine i. v. Systemtherapie zur Erkrankungskontrolle indiziert, die jedoch eine Verlängerung des stationären Aufenthalts implizieren würde.
- *Beispiel 2:* Bei einem Patienten mit pulmonal metastasiertem Bronchialkarzinom ist es im Rahmen einer Pneumonie zu einer respiratorischen Insuffizienz gekommen.
  - Der Intensivarzt formuliert als Behandlungsziel die bestmögliche Symptomkontrolle und Begleitung unter Umgehung invasiver Maßnahmen.
  - Der Onkologe verweist auf die Ansprechraten eines zur Disposition stehenden Tyrosinkinasehemmers und formuliert das Behandlungsziel einer überbrückenden invasiven Intensivtherapie, in der Hoffnung, dass die Erkrankung auf das Medikament anspricht.

3

> Wird im „kurativen" Therapiekontext selten vom Therapieziel einer „Heilung" bzw. möglichst dauerhaften kompletten Tumorfreiheit abgewichen, haben Patienten, Angehörige und Behandler vor allem im Kontext einer unheilbaren Krebserkrankung implizit oder explizit nicht selten divergente Ziele an die palliative Tumortherapie und die medizinische Behandlung insgesamt.

3.2.2 Kommunikation und Sprachgebrauch

Aus den genannten Gründen bedarf es einer umfassenden Kommunikation unter allen Beteiligten (insbesondere mit dem Patienten und seinen Angehörigen), die auch das Formulieren eines gemeinsamen Therapieziels umfasst.

Leider bergen die für die Kommunikation an der Schnittstelle zwischen Onkologie und Palliativmedizin verwendeten Begriffe, wie z. B. „palliativ" oder „kurativ", ein erhebliches Potenzial für Missverständnisse.

- So wird der Begriff „palliativ" im onkologischen Kontext zumeist auf jedwede Art unheilbarer Erkrankungssituation bezogen, d. h. auch bei einer Erkrankungssituation mit noch mehrjähriger Lebenszeitprognose, jedoch von Patienten und der Gesellschaft als ein Begriff verstanden, der eine unmittelbar sterbenahe Situation beschreibt (zuweilen ist ein solches, auf die unmittelbare Sterbephase eingegrenztes Verständnis von „palliativ" auch im therapeutischen Kontext anzutreffen, z. B.: „Dieser Patient ist noch nicht palliativ!"). In palliativmedizinischen Einrichtungen wird „palliativ" auch strukturbezogen verstanden als ein Zustand, der den Einbezug palliativmedizinischer Versorgungsstrukturen erforderlich macht.
- Unter einer „kurativen Behandlung" wird im onkologischen Kontext eine auf Heilung ausgerichtete Behandlung verstanden, während im palliativmedizinischen, aber auch im sozialrechtlichen Sprachgebrauch „kurativ" nicht selten für jedwede kausale (z. B. tumorspezifische) Behandlung benutzt wird, auch im „palliativen" (d. h. hier inkurablen) Behandlungskontext.

- Die Kommunikation an der Schnittstelle zwischen Onkologie und Palliativmedizin wird zudem erschwert durch die Fülle an neuen, wirksamen Tumortherapeutika, die im Rahmen der aufeinanderfolgenden Sequenzen, durch Erhaltungstherapien und metronomische Applikationsschemata bis in den späten Erkrankungsverlauf sinnvoll fortgesetzt werden können. Da moderne palliativmedizinische Handlungskonzepte eine frühzeitige Kontaktaufnahme und Mitbehandlung anstreben, überlappen sich die Phasen onkologischer Tumortherapie sowie palliativmedizinischer Unterstützung zusehends. Diese Entwicklungen aufseiten der Onkologie und der Palliativmedizin führen dazu, dass man im engeren Sinne nicht mehr von einer „Schnittstelle" zwischen Onkologie und Palliativmedizin, sondern eher von einem immer größer werdenden Überlappungsbereich bzw. einem kontinuierlichen Übergang sprechen kann.
- Erkrankungsverläufe stellen sich aufgrund enormer Erfolge z. B. der Immuntherapeutika bei einigen Patienten heterogener dar als zuvor: Während einige wenige Patienten mit Langzeitverläufen rechnen können, wird die Erkrankung bei sogenannten *Non-Respondern* rasch fortschreiten, sodass *ex ante* eine Kommunikation über ein entweder „palliatives" oder „kuratives" Vorgehen erschwert wird – in der Regel werden beide Szenarien angesprochen werden müssen.
- Hinzu kommen neue, aggressive Behandlungskonzepte z. B. bei „oligometastasierter" Erkrankung, von denen man sich ein Langzeitüberleben erhofft. Daher wird gegenüber dem Patienten möglicherweise von einem „kurativen" Konzept mit „adjuvanter" Systemtherapie gesprochen, obwohl die Wahrscheinlichkeit, dass das erhoffte Ziel erreicht wird, möglicherweise extrem gering ist.
- Die für alle beteiligten Personen spürbare existenzielle Dimension des Übergangs von einem kurativen, auf Heilung ausgerichteten Behandlungskonzept hin zu einem auf Lebenszeitverlängerung und Erhalt bestmöglicher Lebensqualität ausgerichteten Konzept kann zum Vermeiden und Aufschieben erforderlicher Absprachen über das therapeutische Vorgehen in der Palliativsituation führen (Keating et al. 2010). Dies ist in der

Palliativsituation umso problematischer, als dass viele Entscheidungen im Kontext des nahenden Lebensendes das Wertegefüge eines Patienten (als auch jedes therapeutisch Tätigen) tangieren. Medizinische Entscheidungen haben im Palliativkontext einen deutlichen normativen Anteil. Das bewertende (ethische) Moment solcher Entscheidungen führt zwangsläufig dazu, dass Auffassungen zwischen verschiedenen Beteiligten divergieren können, sobald medizinische Entscheidungen in diesem Kontext anstehen – auch dies muss als Schnittstellenproblem bezeichnet werden. Die Klärung unterschiedlicher Positionen und Entscheidungskonflikte kann z. B. moderiert und unterstützt werden durch Strukturen der klinischen Ethikberatung.

All diese Aspekte erschweren das Ansinnen palliativmedizinischer Vorausplanung und die Kommunikation über Endlichkeit und Aspekte der Ausgestaltung des Lebensendes und aggravieren die aus der Onkologie bekannten Schnittstellenprobleme.

> **Insbesondere der Palliativkontext ist übersät mit missverständlichen Begriffen, die z. B. die konkrete klinische Situation, die Prognose oder die gesamte Behandlungsintention betreffen („Der Patient ist doch noch nicht palliativ!"). Das Vermeiden bzw. Umschreiben solch missverständnisträchtiger Begriffe kann hier unumgänglich sein.**

3.2.3 Anzahl involvierter Personen

Die Zahl der involvierten Personen ist nicht zuletzt mit Blick auf den breiten Unterstützungsbedarf in der Palliativsituation nochmals deutlich erhöht. Neben den bereits im onkologischen Kontext involvierten Akteuren (diverse onkologisch tätige ärztliche Fachdisziplinen, onkologische Fachkrankenpflege, Radiologie, Case Management, Ernährungsberatung, Ergotherapie, Labor, Apotheke, Hausarzt, ggf. Behandlungspflege, Familie usw.) bedarf es in der Palliativsituation, wo die Unterstützung bei zunehmend komplexen physischen und psychosozialen Belastungen in den Vordergrund rückt, weiterer therapeutisch tätiger Personen aus Psychoonkologie, Sozialdienst, Schmerzmedizin, Palliativmedizin, Kunsttherapie, Physiotherapie, Wundmanagement und

Seelsorge, aber auch möglicherweise den Einbezug von Brückenteams, Versorgerfirmen (für die Versorgung mit Medikamenten und Drainagenzubehör), ehrenamtliche Hospizhelfer, Ethikberatung, Trauerarbeit u. v. m.

In der Palliativsituation treten Schnittstellen- und Abstimmungsprobleme besonders deutlich bei der Organisation einer komplexen häuslichen Versorgungssituation im Falle einer Pflegebedürftigkeit auf, aber z. B. auch bei der Frage, ob „spezialisierte" (versus „allgemeine") Palliativversorgung einbezogen werden soll: Welcher Patient bedarf über die hausärztliche Behandlung, die Leistungen der ambulanten Pflegedienste und die Bemühungen der Familie hinaus eine zusätzliche spezialisierte palliativmedizinische Unterstützungsstruktur, wie z. B. die „Spezialisierte Ambulante Palliativversorgung" (SAPV)?

Die schiere Zahl der involvierten Personen (im folgenden Fallbeispiel sind 46 Arbeitsbereiche beteiligt) sowie der Anspruch gleich mehrerer Arbeitsbereiche, „ganzheitlich" und umfassend tätig zu sein und den Patienten in allen Belangen unterstützen zu wollen, führt gerade in der Übergangssituation zwischen Onkologie und Palliativmedizin zu erheblichem Kommunikations- und Abstimmungsbedarf.

Fallbeispiel

Eine 78-jährige Patientin stellt sich wegen Unterleibschmerzen beim Hausarzt vor. Dieser veranlasst eine Bildgebung in der radiologischen Praxis, dort wird eine tumorsuspekte Struktur des Rektums gesehen. Der Hausarzt überweist die Patientin an eine gastroenterologische Facharztpraxis zur Koloskopie. Die histologische Aufarbeitung einer dabei entnommenen Biopsie durch den Pathologen des städtischen Krankenhauses ergibt ein Adenokarzinom des Rektums.

Die Patientin wird an das onkologische MVZ des Krankenhauses überwiesen und von einem internistischen Onkologen gesehen. Im Krankenhaus wird die Bildgebung in der Abteilung Radiologie komplettiert und der Fall im interdisziplinären Tumorboard vorgestellt. Es erfolgt leitliniengerecht eine multimodale Therapie mit Behandlungen in den Abteilungen für Allgemein- und Viszeralchirurgie, für Strahlentherapie und für internistische Onkologie.

Nach einer onkologischen Rehabilitation und im Rahmen routinemäßiger Nachsorgeuntersuchungen im onkologischen MVZ werden ein Jahr später Lungen- und Lebermetastasen diagnostiziert. Entsprechend eines neuerlichen Tumorboardbeschlusses wird eine palliative Chemotherapie eingeleitet. Die Substanzen werden sehr schlecht vertragen; eine Pneumonie in Aplasie führt zur Sepsis mit intensivstationärer Behandlung. Zudem kommt es zu einem weiteren Progress mit ossären Metastasen, einer Hemiparese eines Beines bei Nervenwurzelkompression mit nachfolgender Laminektomie (Abteilung Neurochirurgie), einem komplexen Schmerzsyndrom mit Einschaltung des Schmerztherapeuten, der wiederum die klinische Ethikberatung anspricht und die Abteilung Palliativmedizin einbezieht. Bei Wundheilungsstörung wir das Wundmanagement des Krankenhauses hinzugezogen.

Das Case Management der Neurochirurgie, die Patientenüberleitung („Brückenpflege"), der Sozialdienst des Hauses sowie der Palliativdienst (gemäß OPS 8.982, zukünftig OPS 8-98h) klären derweil, wer für die häusliche Versorgungsplanung bei nun aufgetretener Pflegebedürftigkeit zuständig ist. Es wird die Einschätzung geäußert, dass trotz des hausärztlichen Engagements und eines dreimal täglich aufsuchenden Gemeindepflegedienstes ein multiprofessionell besetztes, 24 h verfügbares Palliativteam im Rahmen der SAPV verordnet werden soll. Hinzu kommen eine Haushaltshilfe, ehrenamtliche Hospizhelfer sowie zweimal wöchentliche Physiotherapie.

Trotz SAPV-Notfall-Handynummer ruft die Familie nachts aufgrund schwerer Atemnot die 112 an; der Notarzt beginnt eine NIV-Beatmung und bringt die Patientin in die Notaufnahme. Die Dienstärztin ruft das SAPV-Team an und bespricht das weitere auf Begleitung ausgerichtete Behandlungskonzept. Die Patientin wird auf die Palliativstation aufgenommen, es erfolgt eine thoraxchirurgische konsiliarische Anlage einer getunnelten Pleuradrainage. Die Patientin lernt dort die Psychoonkologin und die Musiktherapeutin kennen. Die Familie äußert deutliche Bedenken gegenüber einer weiteren häuslichen Versorgung (trotz des grundsätzlichen Wunsches der Patientin), sodass in einem vom Sozialdienst der Palliativstation geführten Familiengespräch entschieden wird, einen Pflegegrad zu beantragen, einen Kurzzeitpflegeplatz (plus Hausarzt und SAPV) zu organisieren und eine Weiterverlegung

in das örtliche Hospiz anzustreben. Eine Versorgerfirma wird eingeschaltet (für die Drainagematerialien und die regelmäßige Befüllung und Logistik einer PCA-Schmerzpumpe).

Die Patientin wird im Hospiz vom Hausarzt primär betreut; jedoch wird das SAPV-Team insbesondere an Wochenenden mehrmals zu notfallmäßigen Hospizbesuchen hinzugebeten; in diesen Situationen können z. B. WHO-III-Analgetika, die dem Betäubungsmittelrecht unterliegen, nur bedingt über die zuständigen Notdienstapotheken des näheren und weiteren Umlandes organisiert werden.

Wenige Wochen später verstirbt die Patientin an einem Wochenendtag im Hospiz; der zuständige SAPV-Dienstarzt, der die Patientin nicht kennt, entscheidet auch mit Blick auf das Fehlen vertraglich geregelter Vergütungsmöglichkeiten, dass der KV-Notdienst die Todesbescheinigung ausfüllen solle.

In den folgenden Tagen sind Bestatter, Standesamt, Notar, Gemeindepfarrer und viele weitere Personen involviert; die Angehörigen werden im Rahmen der (spendenfinanzierten) Trauerarbeit der Abteilung Palliativmedizin betreut.

3.3 Fazit

Die umfassende Behandlung von Krebspatienten erfordert nicht nur eine ärztlich-interdisziplinär aufgestellte Onkologie. Insbesondere in der Palliativsituation, wo eine breitere Unterstützungsnotwendigkeit zutage tritt, bedarf es den Einbezug zusätzlicher, entsprechend breit aufgestellter Unterstützungsstrukturen. Diese Schnittstellenkomplexität erschwert die Informationskontinuität als auch die Führung von Palliativpatienten. Die in der Onkologie erprobten Entscheidungs- und Kommunikationsstrukturen, wie z. B. das Tumorboard, stellen nicht zuletzt aufgrund der besonderen normativen Dimension palliativer Therapieentscheidungen nur bedingt einen Lösungsansatz dar. An der Schnittstelle bzw. dem Übergang zwischen „kurativem" und „palliativem" Handlungsansatz bedarf es eines höchsten Maßes an Bewusstheit für die dort unausweichlichen divergierenden Bewertungsmomente und einer umfassenden und dabei sensiblen Kommunikation.

Literatur

Alt-Epping B, Fuxius S (2017) Schnittstellen. In: Alt-Epping B, Fuxius S, Wedding U. (Hrsg) Essentials Onkologie. Elsevier, München, S 137–140

GKV-Spitzenverband, Kassenärztliche Bundesvereinigung, Deutsche Krankenhausgesellschaft (2016) Rahmenvertrag über ein Entlassmanagement beim Übergang in die Versorgungnach Krankenhausbehandlung nach § 39 Abs. 1a S. 9 SGB V (Rahmenvertrag Entlassmanagement). Dtsch Ärzteblatt 113(51–52):A2396–A2397

Homayounfar K, Mey D, Boos M, Gaedcke J, Ghadimi M (2015) Kommunikation im Tumorboard. Forum DKG 30:214–217

Keating NL, Landrum MB, Rogers SO et al (2010) Physician factors associated with discussions about end-of-life care. Cancer 116(4):998–1006

Keating NL, Landrum MB, Lamont EB et al (2013) Tumor boards and the quality of cancer care. J Natl Cancer Inst 105:113–121

Kloke M, Sauren M (2015) Das Schnittstellenproblem. In: Alt-Epping B, Fuxius S, Wedding U (Hrsg) Onkologie für die Palliativmedizin. Universitätsverlag, Göttingen, S 215–222

Kommunikation, Partizipation, Patientenorientierung

Gesine Benze

© Springer-Verlag GmbH Deutschland, ein Teil von Springer Nature 2019
M. Ghadimi et al. (Hrsg.), *Palliative Viszeralchirurgie*,
https://doi.org/10.1007/978-3-662-57362-4_4

Gespräche mit schwer kranken Patienten und ihren Angehörigen erfordern eine hohe fachliche, menschliche und kommunikative Kompetenz des Arztes. Kommunikation an sich ist ein dialogischer Prozess, der aus bewussten und unbewussten verbalen und nonverbalen Äußerungen besteht. Gerade in der Arzt-Patienten-Beziehung ist eine gelingende Kommunikation wichtig für das Vertrauensverhältnis und individuell passende Therapieentscheidungen. Hierzu tragen in menschlicher Hinsicht eine Begegnung auf Augenhöhe sowie Authentizität und Empathie bei. Bestimmte Konzepte und erlernbare Gesprächstechniken können helfen, gerade in für den Patienten und dessen Angehörige existenziellen Situationen, nicht nur Informationen verständlich zu transportieren, sondern auch deren Bedeutung für das Leben des Patienten und das seiner Angehörigen im Gespräch auszuloten und daraufhin gemeinsam individuell angemessene Entscheidungen zu treffen. Ziel ist es hierbei auch, den Patienten in seiner Entscheidungsautonomie zu stärken sowie seine Perspektive inklusive seiner Wünsche und (Wert-)Vorstellungen einzubeziehen.

4.1 Einleitung

Kommunikation ist ein stets präsenter und grundlegender Teil des menschlichen Lebens. Durch verbale und nonverbale Kommunikation gestalten wir bewusst und unbewusst Beziehung, geben Emotionen, Informationen und deren Bewertung weiter. Eine gute Kommunikation ist Basis für ein zwischenmenschliches Vertrauensverhältnis. Gerade dieses Vertrauensverhältnis ist auch in der Arzt-Patienten-Beziehung entscheidend für eine umfassende Behandlung.

Im medizinischen Kontext ist eine Kommunikation, die eine authentische, empathische und wertschätzende Interaktion von Therapeuten mit Patienten, Angehörigen und Mitbehandlern ermöglicht, von besonderer Bedeutung. Bei einer lebenslimitierenden Erkrankung stellt die Kommunikation für alle Beteiligten eine besondere Herausforderung dar. In diesem Fall bedroht die Erkrankung den Patienten existenziell, was nicht nur Auswirkungen auf den Patienten selbst, sondern auch auf sein Umfeld hat. Darüber hinaus können Therapieoptionen und -entscheidungen in palliativen Konstellationen deutlich anders aussehen, als es in einer kurativen Situation der Fall wäre.

Themen für die Kommunikation im Kontext einer palliativen Situation gibt es viele: z. B. Aufklärung über eine inkurable Erkrankung und die verbleibenden Therapiemöglichkeiten, Aufklärung über die Lebenszeitbegrenzung durch eine Erkrankung, Gespräch über eine Therapiezieländerung, Thematisierung von Tod und Sterben etc. Hierbei steht nicht nur eine patientenorientierte Kommunikation mit dem Patienten selbst mit dessen größtmöglicher Partizipation im Vordergrund, sondern auch, falls der Patient zustimmt, die Einbeziehung der Angehörigen. Darüber hinaus gilt es, Mitbehandler zu informieren und zu integrieren, um eine bestmögliche vernetzte Versorgung des Patienten und seines Umfeldes zu gewährleisten. Bei komplexen Konstellationen ist ggf. der Einbezug palliativer Versorgungsstrukturen hilfreich und notwendig.

In diesem Kapitel soll es neben theoretischen Überlegungen vor allem um praktische Hinweise gehen, was in einer palliativen Situationen in Bezug auf Kommunikation wichtig ist und wie die Kommunikation in einer solchen Situation erleichtert werden kann.

4.2 Allgemeine Kommunikationsgrundlagen und -strategien

> Kommunikation ist ein hochkomplexes Geschehen in verbaler und nonverbaler Hinsicht, das verschiedene Ebenen aufweist. Hierbei haben nonverbale Signale eine nicht zu unterschätzende Wirkung.

Von entscheidender Bedeutung für ein gegenseitiges Verstehen sind die Kongruenz von verbaler und nonverbaler Botschaft und die daraus resultierende Authentizität. Eine Nachricht beinhaltet nach dem Sender-Empfänger-Modell von Schulz von Thun (Schulz von Thun 1981) vier Ebenen (Abb. 4.1):

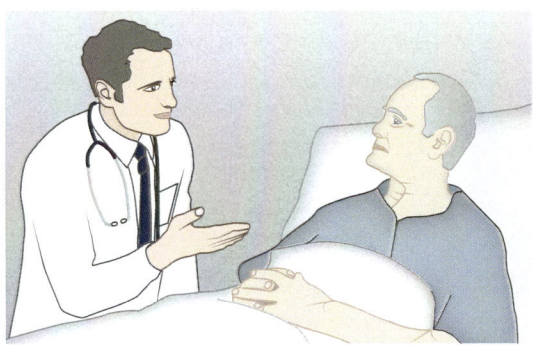

Abb. 4.1   Sender-Empfänger-Modell der Kommunikation

— Sachebene
— Selbstoffenbarungsebene
— Appellebene
— Beziehungsebene

Neben dem Sachinhalt, also der Information einer Botschaft, schwingen auch immer die anderen Ebenen mit. Der Sender bzw. Sprecher lässt mit dem Gesagten unweigerlich zu, dass von ihm selbst etwas erkannt werden kann. Er übt Einfluss auf sein Gegenüber aus und will in der Regel etwas bewirken. Zudem vermittelt er, in welcher Beziehung er sich zum anderen sieht bzw. was er von diesem hält.

Man kann explizit und implizit kommunizieren. Gerade in der Arzt-Patienten-Kommunikation ist ein gut geschultes „Selbstoffenbarungsohr" von immanenter Wichtigkeit, um implizite Botschaften des Patienten oder auch seiner Angehörigen zu erfassen.

> **Kommunikation ist ein dialogischer Prozess.**

Kommunikation ist gerade in der Palliativmedizin ein dialogischer Prozess, in dem es um einen Austausch auf Augenhöhe geht. Ungeachtet der unbestreitbaren unterschiedlichen Perspektiven, Expertisen sowie sozialen und intellektuellen Hintergründe steht diese Augenhöhe für einen wertschätzenden Umgang mit dem Gegenüber durch Sprache, Inhalte, Gestik, Mimik und Körperhaltung. Dass sich der Arzt im Gespräch mit dem im Bett liegenden Patienten hinsetzt (◘ Abb. 4.2) und sich somit ganz konkret auf Augenhöhe begibt, bedeutet nicht zuletzt eine Hinwendung in Raum und Zeit, die die rollenbedingte Asymmetrie in der Beziehung in ein menschliches Gleichgewicht

bringt. Hierdurch wird wertvolles Vertrauen für die Arzt-Patienten-Beziehung geschaffen.

Bestimmte innere Haltungen und Gesprächstechniken fördern den vertrauensvollen dialogischen Prozess. Hierzu gehört insbesondere die Empathie, also die Fähigkeit, sich in den anderen hineinzuversetzen. Das „aktive Zuhören" beinhaltet die bedingungslose Wertschätzung des Gegenübers als eigenständige Person sowie ein einfühlendes Verständnis (Rogers 1951, 1985). Die uneingeschränkte Aufmerksamkeit für den Gesprächspartner u. a. durch körperliche Zugewandtheit und Blickkontakt ist hierbei ein wichtiger Grundsatz. Im Rahmen des aktiven Zuhörens kann dem Gegenüber eine Rückmeldung darüber gegeben werden, welche ausgesprochenen und welche unausgesprochenen Botschaften der Zuhörende wahrgenommen hat.

Regeln für einfühlendes Verständnis:
— Betroffene direkt ansprechen, um zu verdeutlichen, dass es um sie und ihre physischen und psychischen Vorgänge geht
— kurze Antworten, um den Dialog zu fördern
— Pausen, um dem Gegenüber Gelegenheit zu geben, Gesagtes zur verarbeiten, und Raum zu geben zu reagieren
— Gefühle und psychische Verfassung des Gegenübers ansprechen, damit sich das Gegenüber auch in dieser Hinsicht wahrgenommen fühlt
— wertfreie Antworten

◘ **Abb. 4.2** Arzt-Patient-Gespräch am Patientenbett, Arzt sitzend auf Augenhöhe mit dem Patienten

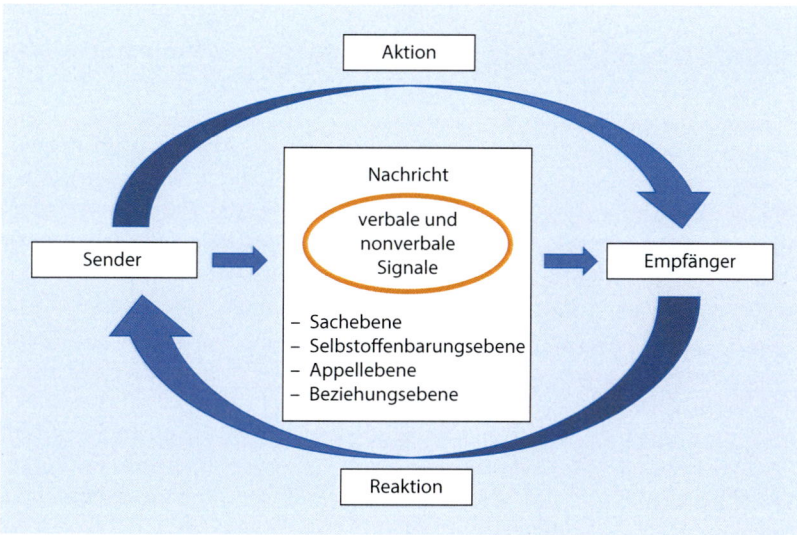

Fragen sorgen dafür, dass der Gesprächspartner einbezogen wird:

- Durch *geschlossene* Fragen, die nur mit „ja" oder „nein" beantwortbar sind, gelingt in der Regel ein rascher Informationsgewinn. Außerdem können hierdurch Gespräche fokussiert werden. Hilfreich ist diese Form darüber hinaus bei kommunikativ eingeschränkten Patienten, denen es nur mühsam gelingt zu antworten oder die auf eine nonverbale Antwortmöglichkeit z. B. durch Kopfnicken/-schütteln, zielgerichtetes Blinzeln oder Händedruck beschränkt sind.
- *Offene* Fragen dagegen ermöglichen dem Antwortenden, frei zu formulieren und weitere Aspekte einzubringen.

Suggestivfragen und das Formulieren mehrerer Fragen auf einmal sollten vermieden werden.

Spiegeln ist eine Technik, um verbale und nonverbale Signale empathisch wiederzugeben und sich dadurch zum einen zu versichern, Aussagen oder Gefühlsregungen des Gegenübers richtig verstanden zu haben, und zum anderen durch Verbalisierung von Erlebnisinhalten des Patienten diesem zu verdeutlichen, dass er auch auf der emotionalen Ebene verstanden wird. Hierbei geht es nicht um Wertung oder Interpretation des Wahrgenommenen.

Im klinischen Alltag ist das SPIKES-Konzept von Buckman und Baile (Baile et al. 2000) ein bewährter Leitfaden gerade für schwierige Gespräche. Es gibt eine klare Struktur im Hinblick auf den Gesprächsrahmen, die Inhalte und die empathische Wahrnehmung von Reaktionen des Gegenübers.

> SPIKES-Konzept als Leitfaden für die allgemeine Arzt-Patienten-Kommunikation und für schwierige Patientengespräche im Besonderen:
> - **S** – Setting: Gesprächsrahmen
> - **P** – Perception: Vorwissen und Aufnahmefähigkeit
> - **I** – Invitation: Einladung einholen, Information zu geben
> - **K** – Knowledge: Wissensvermittlung
> - **E** – Exploration of Emotions: Emotionen wahrnehmen und empathisch ansprechen
> - **S** – Strategy and Summary: Strategie und Zusammenfassung

Beim Gesprächsrahmen geht es darum, zu einem passenden Zeitpunkt, in angemessener Dauer, an einem möglichst angenehmen und ungestörten Ort mit dem Patienten und je nach Wunsch des Patienten auch mit seinen Angehörigen sowie ggf. mit weiteren Teammitgliedern zusammen das Gespräch zu führen. Die Sprache sollte für den Gesprächspartner verständlich sein, und Fremdworte sollten möglichst vermieden werden. Der Vormittag oder frühe Nachmittag eignet sich für ein Gespräch besonders, weil der Patient dadurch vor der Nacht die Möglichkeit hat, Abstand zum Gesprächsinhalt zu gewinnen. Eine Gesprächsdauer von 15–45 Minuten ist meist passend, je nach Inhalten und Aufnahmekapazität.

Der Einbezug eines weiteren Teammitglieds, wie z. B. einer Pflegekraft, hat diverse Vorteile. Der Arzt wird in der Gesprächsführung entlastet und kann phasenweise mehr in die beobachtende Haltung gehen sowie reflektieren und wieder neu ansetzen. Es können unterschiedliche professionelle Perspektiven (ärztliche vs. pflegerische Sicht) eingebracht werden. Der Patient kann eine zusätzliche emotionale Unterstützung erhalten, insbesondere wenn kein Angehöriger vor Ort ist. Die Pflegekraft kann nach dem Gespräch noch im Zimmer verbleiben, um nachhallende Emotionen aufzufangen. Die Transparenz im Team wird gefördert, da die Pflegekraft unmittelbar bei der Vermittlung einer schwierigen Nachricht anwesend ist. Häufig sprechen Patienten oder Angehörige aufgrund einer geringeren Hemmschwelle eher Pflegekräfte an, um Verständnisfragen zu klären. In diesem Fall kann die Pflegekraft an das Gespräch anknüpfen und z. B. zur Verdeutlichung Inhalte mit anderen Worten wiederholen.

Nach der Begrüßung mit namentlicher Vorstellung, kurzen einleitenden Worten zum Beziehungsaufbau und zur Erfassung des aktuellen Befindens sowie der Aufnahmefähigkeit des Patienten geht es zunächst darum, das Vorwissen des Gesprächspartners sowie seine Gedanken dazu zu eruieren. Hier helfen offene Fragen oder Gesprächsaufforderungen, wie z. B.:

- „Wie sehen Sie Ihre aktuelle Situation?"
- „Welche Gedanken bewegen Sie momentan?"
- „Schildern Sie mir bitte kurz Ihr Verständnis Ihrer Erkrankungssituation."
- „Können Sie mir bitte sagen, was Sie selbst über Ihre Erkrankung wissen, damit ich daran anknüpfen kann."

Im nächsten Schritt gilt es herauszufinden, wie viel der Patient erfahren möchte. Der Patient hat ein Recht auf Wissen, das u. a. im deutschen Patientenrechtegesetz § 630c BGB (Patientenrechtegesetz 2013) verankert ist, aber auch ein Recht auf Nichtwissen. Hier kann es hilfreich sein, den Patienten zu fragen, wie detailliert er informiert werden möchte.

Kern eines Aufklärungsgesprächs ist die Vermittlung von Kenntnissen z. B. über den Progress einer (Tumor-)Erkrankung in verständlicher Sprache und kleinen Einheiten. Zur Einleitung kann ein Satz dienen wie: „Leider habe ich keine gute Nachricht für Sie." Nach Aussprechen der schlechten Nachricht mit gewisser Prägnanz ist eine kurze Spanne des Schweigens sinnvoll, damit der Patient (und ggf. seine Angehörigen) Zeit zur Verarbeitung der Information hat.

> ❯ **Die Aufklärung ist ein dialogischer Prozess.**

Der Arzt hat dem Patienten bei der Wahrnehmung seines Selbstbestimmungsrechts (Autonomie) zu helfen. Er ist verpflichtet, den Patienten über seine Krankheiten, die notwendige Diagnostik und Therapie (inklusive Alternativen und Risiken) sowie über Begründungen der ärztlichen Entscheidungen zu informieren. Aber der Arzt hat auch die Verpflichtung zur größtmöglichen Schonung des Patienten, was u. U. eine Vermeidung der vollständigen Aufklärung erfordern kann. In diesem Sinne kann ein Aufklärungsgespräch eine Gratwanderung sein. Wichtig ist die regelmäßige Rückversicherung im Gespräch dahingehend, ob der Patient folgen kann und das Gesagte versteht.

Verschiedene emotionale Reaktionen können die Folge einer (schlechten) Nachricht sein. Die Exploration dessen und das empathische Reagieren darauf kann eine besondere Herausforderung darstellen, da die Sachebene verlassen wird. Es sollte Raum dafür da sein, dass vorhandene Gefühle artikuliert werden können. Eine die Gefühlsebene ansprechende Frage könnte sein: „Was geht in Ihnen vor, wenn Sie hören, dass die Erkrankung weiter vorangeschritten ist (oder „… nicht mehr heilbar ist")?"

Gesprächspausen dienen dazu, dass der Gesprächspartner Zeit hat, seine Gedanken und Gefühle wahrzunehmen und zu ordnen. Die Gefühle selbst zu artikulieren, ihnen Ausdruck zu verleihen ist ein wichtiger Schritt in der Auseinandersetzung mit der neuen Situation. Dabei kann es hilfreich sein, wenn jemand anderes, z. B. der Arzt, die wahrgenommenen Gefühle benennt und der Patient

dann auf diese Spiegelung eingehen kann. Auch Gesten wie das Reichen eines Taschentuches für einen weinenden Patienten vermitteln diesem, dass er in seinem Gefühl als Mensch gesehen wird. Gefühle des Patienten mit auszuhalten und diesem beizustehen sind basale menschliche Aufgaben des Arztes. Hierzu gehört auch das Aushalten von Schweigen.

In einem nächsten Schritt ist es sinnvoll, dass der Patient Fragen, die sich aus der neuen Situation ergeben, formulieren kann. Generell sollte der Arzt bei einer Frage des Patienten an ihn klären, ob er diese richtig verstanden hat, um Missverständnisse zu vermeiden. Die Einschätzung, was und wie viel der Patient wissen möchte, kann durch die Gegenfrage des Arztes nach dem Grund der Frage des Patienten erleichtert werden („Warum stellen Sie diese Frage?" oder „Was ist der Hintergrund Ihrer Frage?"). Neben den reinen medizinischen Antworten auf Sachfragen geht es darum, auf Fragen zu schauen, die mit der lebensverändernden individuellen Bedeutung der neuen Erkrankungssituation zusammenhängen. Fragen wie „Was könnte Ihnen jetzt helfen, diese neue Lebenssituation zu bewältigen?" zielen darauf ab, Ressourcen aufzudecken.

Nicht alle Aspekte eines Krankheitsgeschehens können erschöpfend diskutiert werden. Wichtig ist es, die Aufnahmekapazität des Patienten sowie die Zeitressourcen des Arztes zu berücksichtigen und Aufklärung als Prozess zu verstehen, in dem es nachfolgender Gespräche bedarf.

Am Ende eines Gesprächs sollten vom Arzt die wichtigsten besprochenen Inhalte kurz zusammengefasst und ggf. offene Punkte benannt werden, die zu einem anderen Zeitpunkt wieder aufgegriffen werden können. Konsequenzen des Gesagten können hier nochmals herausgestellt werden. Aus dem Besprochenen sollte eine Strategie für die Zukunft abgeleitet werden, und sei es die, sich zu einem bestimmten Zeitpunkt erneut zu treffen, um weitere Dinge zu besprechen bzw. die Situation zu reevaluieren. Darüber hinaus sollte die Ansprechbarkeit der eigenen Person (Arzt) oder eines Vertreters gewährleistet sein, wenn im Nachhinein Klärungsbedarf seitens des Patienten besteht.

> Die Dokumentation des Gesprächs dient nicht nur dem reinen Nachweis, wann und worüber das Gespräch stattgefunden hat. Die Notizen können den am Gespräch Beteiligten und anderen Teammitgliedern dazu dienen, sich weitere Gedanken zu machen und später

4

daran anzuknüpfen. Sie sorgen für Transparenz im Team, gerade wenn direkte Übergaben nicht möglich sind.

Gespräche mit schwer kranken Patienten und ihren Angehörigen erfordern eine hohe fachliche, menschliche und kommunikative Kompetenz des Arztes. Diese Kompetenzen sind größtenteils erlernbar. Gerade in kritischen Situationen helfen sie, angemessen zu informieren, empathisch zu reagieren und besonnene Entscheidungen zu treffen. Authentizität gilt dabei als allgemeines Prinzip. Eigenes Nichtwissen des Arztes über bestimmte Dinge oder die Offenlegung prognostischer Unsicherheit ist dabei kein zu verdeckendes Übel.

4.3 Patientenorientierte Kommunikation mit Partizipation des Patienten

Schwer kranke Menschen sehen eine gute Kommunikationskompetenz von Ärzten als eine Priorität in der Behandlung am Lebensende (Curtis et al. 2001).

Die patientenorientierte Kommunikation richtet sich nach den aktuellen Bedürfnissen, Problemen und Präferenzen des Patienten. Der Psychologe Rogers beschrieb drei Axiome, die er für die nondirektive personenzentrierte Gesprächsführung im therapeutischen Rahmen postulierte: Kongruenz (Authentizität der eigenen Person), Akzeptanz (bedingungslose Wertschätzung der anderen Person) und Empathie (Rogers 1951, 1985).

Die paternalistische Arzt-Patienten-Beziehung hat sich in unserer Gesellschaft hin zu einem Aufklärungs- und Entscheidungsmodell entwickelt. Bei diesem geht es darum, dass der Patient auf dem Boden einer guten Aufklärung und Beratung durch den Arzt autonome Entscheidungen trifft: Er entscheidet sich dabei für oder gegen eine ihm offerierte indizierte Maßnahme (oder spricht sich bewusst für die paternalistische Entscheidungsfindung aus).

Über die „informierte Einwilligung" („informed consent") hinaus beinhaltet die partizipative Entscheidungsfindung eine aktive Beteiligung des Patienten am Prozess der Entscheidung. Darin gründet sich eine gemeinsame Entscheidungsfindung („shared decision making"), bei der der Patient mit dem Arzt zusammen zu einer Entscheidung kommt (Hirsch und Shulman 1976; Barry und Edgman-Levitan 2012; Elwyn et al. 2012). Hierbei benötigt der Patient ausreichend Informationen, nicht nur um wichtige medizinische Entscheidungen zu fällen, sondern auch Entscheidungen, die auf sein Berufs- und Privatleben Einfluss haben.

❯ Der Arzt steht in der Verantwortung, eine adäquate Kommunikation zu führen und gut aufzuklären, damit der Patient in seiner Entscheidungsautonomie gestärkt wird. Aufklärung und Entscheidungen sind gerade im palliativmedizinischen Kontext als dialogische Prozesse zu verstehen, die der Patient mit prägt.

Hierin kann es wichtig sein, Informationen „angemessen zu titrieren" und der Bereitschaft des Patienten anzupassen, Informationen aufnehmen zu wollen. Gerade wenn es um Themen des Lebensendes geht, ist es zentral, dem Patienten Gesprächsangebote zu machen, die dieser wahrnehmen kann oder auch nicht.

❯ Bei nicht (mehr) entscheidungsfähigen Patienten gilt es, den erklärten bzw. den mutmaßlichen Willen des Patienten zu eruieren und dann zu respektieren, soweit dieser auf die vorliegende Situation zutrifft.

Chirurgen sind im Rahmen ihrer operativen Tätigkeit mit der Herausforderung konfrontiert, dass große (onkochirurgische) Eingriffe sehr invasiv und potenziell lebensbedrohlich sein können. Das erfordert ein hohes Vertrauen innerhalb der Arzt-Patienten-Beziehung. Darüber hinaus verbringt der Chirurg einen Großteil seines Arbeitstages im Operationssaal, sodass für sonstige Kontakte zu Patienten und Angehörigen wenig Zeit bleibt.

Der Umgang mit schwer kranken und sterbenden Menschen konfrontiert auch mit der eigenen Endlichkeit. Das erfordert vom Arzt auch die Auseinandersetzung mit den eigenen Gedanken und Gefühlen hierzu. Hierbei ist es wichtig, eigene Grenzen zu erkennen, um unreflektierte Gegenübertragungen zu vermeiden und zudem selbst handlungsfähig zu bleiben.

Grundsätze einer patientenzentrierten Kommunikation laut S3-Leitlinien Palliativmedizin (S3-Leitlinien 2015):
– Patienten in einer von Aufrichtigkeit, Empathie und Wertschätzung gekennzeichneten Beziehung Vertrauen und Sicherheit vermitteln

- Patienten mit ihren Werten, Ressourcen, Bedürfnissen, Beschwerden, Sorgen und Ängsten wahrnehmen und bei größtmöglichem Erhalt von Selbstbestimmung und realistischer Hoffnung unterstützen
- Patienten – orientiert an deren aktuellen Wünschen und Präferenzen – alle Informationen vermitteln, die ihnen ein umfassendes Verständnis ihrer Situation sowie informierte Entscheidungen ermöglichen
- persönliche, kultur- und religionsgebundene Wertvorstellungen der Patienten berücksichtigen
- Patienten mit eingeschränkter Kommunikationsfähigkeit nonverbale und technische Möglichkeiten zur Kommunikationsverbesserung anbieten
- Alle an der Patientenbehandlung Beteiligten schulen ihre kommunikativen Kompetenzen durch geeignete Fortbildungsmaßnahmen und entwickeln sie weiter. Alle reflektieren regelmäßig ihre kommunikativen Kompetenzen, z. B. durch Super-/Intervision.

Der Arzt versucht, die persönliche Definition von Lebensqualität seines Patienten zu verstehen, sodass er Gespräch und daraus resultierende Behandlung auf dessen individuelle Bedürfnisse ausrichten kann.

4.4 Kommunikation mit Angehörigen

> Angehörige sind nicht nur Familienangehörige im biologischen Sinn, sondern auch außerfamiliäre wichtige Bezugspersonen des Patienten. Sie sind Teil des „Systems Patient" („unit of care") bzw. Teil seines Netzwerkes.

Angehörige sollen in ihrer Rolle als Unterstützer und Mitbetroffene wahrgenommen und gewürdigt werden (S3-Leitlinien 2015). Werden die Angehörigen einbezogen und bezüglich medizinischer Informationen auf dem Laufenden gehalten – vorausgesetzt das Einverständnis des Patienten liegt vor –, kann dies auf der einen Seite dem Patienten helfen, mit ihnen aktuelle Gedanken und Gefühle zu teilen. Der Patient kann ihnen seine (Behandlungs-)Wünsche für die aktuelle Situation und die Zukunft mitteilen. Die Angehörigen sind nun besser in der

Lage, den Patienten emotional zu unterstützen. Auf der anderen Seite können die Angehörigen ihre eigenen Gedanken und Gefühle mitteilen und Fragen stellen, um die Situation besser zu verstehen. Gerade wenn Angehörige als Vorsorgebevollmächtigte fungieren, ist ihre Involvierung und Informierung wichtig, damit sie dann besser als Patientenvertreter agieren können, wenn der Patient nicht mehr selbst Entscheidungen treffen kann.

> Entscheidungen über existenzielle (Gesundheits-)Fragen haben in der Regel Auswirkungen auf das Leben der Angehörigen.

Werden die Angehörigen in den Prozess der Aufklärung und in den weiteren Krankheitsverlauf einbezogen, so wird es ihnen eher gelingen, schwere Informationen zu verstehen und zu verarbeiten. Auch für sie beginnt mit der Diagnosestellung einer lebenslimitierenden Erkrankung ein Trauerprozess, ein Weg des Abschiednehmens. Durch ihr Verständnis der Situation und der daraus resultierenden Konsequenzen können dann auch die Angehörigen ihr Leben entsprechend ausrichten.

Es gibt Angehörige, die keinen Kontakt mehr zum Patienten haben (wollen) oder aus Patientensicht haben (sollen). Der Arzt sollte Bereitschaft zum kommunikativen Brückenbau signalisieren, aber auch respektieren, wenn dieses Angebot abgelehnt wird.

Des Weiteren gibt es Angehörige, denen es schwer fällt, die Unheilbarkeit einer Erkrankung oder das Fehlen lebensverlängernder/-erhaltender Therapieoptionen zu akzeptieren. Von ihnen kann ein hoher Druck auf den Arzt ausgehen (z. B. durch vehementes Einfordern von Therapie) und damit eine angespannte Kommunikation resultieren. Hier hilft in der Regel, die Anerkennung darüber zu formulieren, dass dieser Angehörige sich sehr für den Patienten einsetzt.

Beim Ansprechen von Gefühlen in der Kommunikation mit Angehörigen kann das NURSE-Konzept (Back et al. 2007) hilfreich sein:
- **N** – Name: Gefühl benennen („Sie erscheinen verzweifelt.")
- **U** – Understand: Verständnis äußern („Die Situation muss sehr schwierig für Sie sein.")
- **R** – Respect: Wertschätzung entgegenbringen („Ich sehe, wie sehr Sie sich für Ihren Angehörigen einsetzen.")

- **S** – Support: Unterstützung anbieten („Wie kann ich Sie unterstützen?")
- **E** – Explore: Nachfragen („Erzählen Sie mir mehr über die Sorgen, die Sie belasten.")

- **A** – Acknowledge family emotions: Gefühle der Familie anerkennen
- **L** – Listen to the family: Zuhören
- **U** – Understand the patient as a person: Den Patienten als Person wahrnehmen
- **E** – Elicit the family questions: Fragen eruieren

Bei Entscheidungen über eine Therapiezieländerung bzw. eine Therapielimitierung ist zu bedenken, dass Angehörige mit diesen umgehen und weiterleben müssen, insbesondere wenn der Patient nicht in der Lage ist, eine Entscheidung im aktuellen Fall selbst zu treffen oder keine entsprechenden Vorausverfügungen erstellt hat, die auf diese Situation zutreffen. In jedem Fall sollte den Angehörigen nicht das Gefühl vermittelt werden, die Entscheidung allein getroffen zu haben, um darauf beruhende posttraumatische Belastungsstörungen zu vermeiden. Zu allererst steht die ärztliche Indikationsstellung, eine Therapie durchzuführen, zu unterlassen oder abzubrechen. Die Aussagen der Angehörigen und speziell des Vorsorgebevollmächtigten oder Betreuers sollten in die Entscheidungsfindung mit einfließen.

> ❯ Ausschlaggebend für die Durchführung oder Ablehnung einer medizinisch indizierten Maßnahme ist der (mutmaßliche) Wille des Patienten, nicht der Wille der Angehörigen.

Bei nicht entscheidungs- und/oder kommunikationsfähigen Patienten kann eine Frage nach dem mutmaßlichen Willen lauten: „Wenn er/sie sich jetzt selber äußern könnte, was würde er/sie sagen (… wofür er/sie sich entscheiden)?" Durch solche Fragen wird der Fokus auf die Wünsche des Patienten gerichtet, was für die Angehörigen entlastend sein kann. Idealerweise wird dann eine gemeinsam getragene Entscheidung von Angehörigen und Arzt getroffen.

Hilfreich in der Gesprächsführung mit Angehörigen kann neben dem SPIKES-Modell (Baile et al. 2000; ▶ Abschn. 4.2) das VALUE-Konzept (Curtis und White 2008) sein.

Das VALUE-Konzept für die Kommunikation mit Angehörigen:
- **V** – Value family statements: Familienmeinungen wertschätzen

Wie in Arzt-Patienten-Gesprächen ist auch im Gespräch mit Angehörigen immer wieder wichtig, sich zu vergewissern, was verstanden wurde, und zu Fragen zu ermuntern („Welche Fragen haben Sie?").

Zum Thema Familiengespräch siehe ▶ Abschn. 4.6.4.

4.5 Kommunikation mit Mitbehandlern

> ❯ Im Kontakt mit Mitbehandlern jedweder Profession ist die Kommunikation auf Augenhöhe grundlegend, egal ob Arzt, Pflegekraft, Physiotherapeut, Sozialarbeiter, Psychologe, Seelsorger oder Vertreter anderer Berufsgruppen.

Im interdisziplinären Austausch zwischen ärztlichen Kollegen gibt es für die aktuelle Situation einen Behandlungsführer (z. B. den Chirurgen), aber neben diesem diverse andere involvierte Ärzte, wie z. B. den Hausarzt, Onkologen, Palliativmediziner etc. Das gemeinsame Ziel der bestmöglichen Behandlung für einen Patienten erfordert eine gut koordinierte und vernetzte Zusammenarbeit, damit es nicht zu einer Fragmentierung der medizinischen Versorgung und zu einer „Verantwortungsdiffusion" kommt. Dies ist insbesondere für Palliativpatienten von entscheidender Bedeutung. Der Hausarzt kann zudem jemand sein, der Informationen zum mutmaßlichen Willen eines Patienten beitragen kann.

Der multi- und interprofessionelle Ansatz spielt in der Palliativmedizin eine große Rolle. Jede Berufsgruppe trägt mit ihrer Expertise zur Behandlung des Patienten bei. In Behandlungsteams sorgen der gegenseitige Respekt und die gute Informierung für Transparenz, gegenseitiges Verständnis und ein kollegiales Zusammenarbeiten im Sinne des Patienten.

4.6 Besondere Gesprächssituationen

4.6.1 Aufklärung über eine inkurable Erkrankung mit begrenzter Lebenszeit

> Die Tätigkeit des Chirurgen ist auf Entfernung bzw. Behandlung pathologischer Befunde und auf Wiederherstellung von Funktionalität ausgerichtet. Deshalb ist es eine besondere Herausforderung, mit Patienten darüber zu kommunizieren, dass dies nicht mehr möglich ist und sogar die Lebenszeit durch die Erkrankung begrenzt ist.

Vor der Informationsübermittlung wird der Patient gefragt, mit welchem Wissen, welchen Vorstellungen, Hoffnungen und Befürchtungen er im Zusammenhang mit seiner Erkrankung in das Gespräch geht (S3-Leitlinien 2015).

Die Strategie, „das Beste zu hoffen und das Schlimmste zu erwarten" (Back et al. 2003), erlaubt es Patienten, Angehörigen und Ärzten eine Reihe von zukünftigen möglichen Verläufen anzuschauen. Es gibt dadurch Raum, Ängste, Bedenken und Hoffnungen zu formulieren. In diesem Rahmen kann palliative Versorgung leichter involviert und der Fokus auf Lebensqualität gelenkt werden.

> Hoffnung ist gerade in Gesprächen über lebenslimitierende Erkrankungen ein wichtiges Thema. Häufig besteht auf der Seite des Arztes die Angst, Hoffnung zu zerstören und dadurch die Lebenskrise zu vergrößern oder gar Lebenswillen zu nehmen.

Aus dieser Sorge heraus werden nicht selten neue Therapieangebote gemacht oder laufende Therapien fortgeführt, auch wenn aus medizinischer Sicht keine Indikation mehr besteht und für den Patienten kein physischer Benefit dadurch zu erwarten ist.

> Der Mensch braucht Hoffnung, um leben zu können. Deshalb ist es wichtig, Hoffnung zu geben. Allerdings sind die Inhalte von Hoffnung zu konkretisieren und nach Möglichkeit den Realitäten anzupassen (Clayton et al. 2008; Evans et al. 2006). Hoffnung ist wandelbar.

Der Arzt kann versuchen, Hoffnungsinhalte mit dem Patienten zu formulieren. Wenn eine Heilung nicht mehr möglich ist, dann kann die Hoffnung bestehen, dass die Symptome gut gelindert werden können. Wenn nicht, wie gehofft, noch längere Lebenszeit verbleibt, dann bleibt die Hoffnung, in der letzten Lebensphase nicht allein gelassen zu werden und als Person Wertschätzung und Fürsorge zu erfahren – insbesondere auch durch den behandelnden Arzt.

> Es gibt Evidenz dafür, dass Patienten hoffnungsvoll sein können, auch wenn sie über die Inkurabilität ihrer Erkrankung aufgeklärt wurden (Smith et al. 2010).

Die volle Aufklärung über die Prognose kann in der Tat helfen, dass Patienten besser mit ihrer Situation umgehen können, ohne dass die Rate an Depression steigt (Wright et al. 2008). Auch steigert mehr Information bezüglich einer schlechten Prognose nicht zwangsläufig die Angst eines Patienten (Gattellari et al. 2002).

Nach Möglichkeit sollte frühzeitig über Optionen und Grenzen in der Behandlung von häufigen, für die Erkrankung typischen Komplikationen gesprochen werden.

4.6.2 Gespräch über eine Therapiezieländerung

Wenn eine bisherige Therapie, wie z. B. eine Chemotherapie, sich nicht mehr als wirksam erweist und es keine weiteren sinnvollen krankheitsspezifischen Therapien mehr gibt, die eine reelle Chance auf Besserung der Erkrankung bieten, ist spätestens dann der Zeitpunkt gekommen, eine Therapiezieländerung vorzunehmen und auch mit dem Patienten (und seinen Angehörigen) zu besprechen. Dieser Therapiezielwechsel kann bedeuten, dass es nicht mehr z. B. um die Tumorkontrolle geht, sondern um die reine Symptomkontrolle, oder nicht mehr um Lebenszeitverlängerung, sondern um das Erreichen einer bestmöglichen Lebensqualität in der verbleibenden Zeit, und ggf. darum, das Sterben zuzulassen.

Gespräche über den Übergang von einer kurativen in eine palliative Therapie bzw. über eine Therapiezieländerung sind schwierige Gespräche, die ein besonderes Maß an kommunikativer Kompetenz und Empathie erfordern.

4.6.3 Thematisierung von Tod und Sterben

> Im medizinischen Kontext bedeutet eine palliative Situation, dass der Patient in existenzieller Weise mit der Begrenztheit des eigenen Lebens konfrontiert ist. Dies ist nicht gleichbedeutend damit, dass der betroffene Mensch und/oder seine Angehörigen dies realisieren bzw. die damit verknüpften Gedanken und Emotionen zulassen.

Das Gespräch über Tod und Sterben wird häufig vermieden, teilweise sogar tabuisiert. Dies ist ein gesellschaftliches Phänomen, aber auch prognostischen Unsicherheiten geschuldet. Daher ist es eine große Herausforderung für den Arzt, in angemessener Form mit diesen Themen umzugehen.

> Wichtig ist in diesem Kontext die Wahrhaftigkeit gegenüber dem Patienten. Es geht nicht darum, ihm die Wahrheit aufzudrängen, sondern sich gesprächsbereit zu zeigen. Schutzmechanismen, die den Patienten dazu bringen, bestimmte Informationen zu verdrängen oder gar nicht erst zu erfragen, gilt es zu respektieren.

Implizit sind die Fragen „Werde ich an dieser Krankheit sterben?" und „Wie lange habe ich noch zu leben?" sehr häufig präsent. Teilweise werden sie auch explizit vom Patienten gestellt. Diese Fragen fordern den Arzt in fachlicher und menschlicher Hinsicht heraus. Oft kann gesagt werden, ob es sich um eine Erkrankung handelt, die aller Wahrscheinlichkeit nach zum Tode führt. Doch die Fragen, wie und wann es passiert, sind prognostisch meist, wenn überhaupt, nur vage zu beantworten.

> Je früher sich der Patient im Erkrankungsstadium befindet, desto schwieriger ist die Prognose. Als Arzt gilt es, die prognostische Unsicherheit zu artikulieren und nicht auszuweichen. Bei lebenszeitverkürzenden Erkrankungen ist es wichtiger, diese Tatsache an sich auszusprechen, als Zeitangaben zu machen.

Die Gegenfrage, warum jemand wissen möchte, wie lange er noch zu leben hat, kann die Intention klären, mit der der Patient diese Frage gestellt hat. Vielleicht will ein Patient seine Lebensplanung danach ausrichten. Es kann sein, dass er wichtige Dinge erledigen oder erleben möchte.

> Ein Patient hat einen legitimen Anspruch darauf, eine Größenordnung der ihm verbleibenden Lebenszeit zu erfahren.

Insofern ist gerade dann, wenn Krankheitsverlauf und aktuelle klinische Parameter darauf hinweisen, insbesondere auf Nachfrage des Patienten ehrlich zu sagen, dass nach Beurteilung der aktuellen Situation nach jetzigem Kenntnisstand nicht mehr viel Zeit bleibt.

Manche Menschen haben ein eigenes Gefühl dazu, ob sie bald sterben werden, trauen sich aber nicht, dies auszusprechen oder vertrauen mehr der Einschätzung des Arztes. Die Frage „Was denken Sie denn selbst (oder: „Was ist denn Ihr Gefühl …"), wenn Sie die letzten Wochen und Monate betrachten?", kann diese Selbsteinschätzung offenlegen. Diese kann dann Teil einer gemeinsam formulierten Prognose werden.

Überwiegt die prognostische Unwägbarkeit, sind Fragen vonseiten des Arztes hilfreich wie z. B.:
- „Was würden sie tun oder anders machen, wenn ich Ihnen die Zeitspanne nennen könnte?"
- „Würde es Ihnen besser gehen, wenn Sie einen Zeitraum wüssten und auf das genannte Ende hinleben?".

Hat der Patient auf die erste Frage eine konkrete Antwort, so könnte ein Vorschlag lauten, zu Erledigendes zeitnah zu tun, da er jetzt selbst sieht, wie es ihm geht und ob die Umsetzung gelingen kann, aber nicht sicher ist, wie lange es noch möglich ist. Des Weiteren kann es eine Empfehlung für den Patienten sein, zunächst in kürzeren Zeiträumen (von Tag zu Tag oder von Woche zu Woche) zu denken und dann je nach Entwicklung der Situation ggf. Planungszeiträume zu verlängern.

> Letztendlich geht es darum, das Beste zu hoffen und das Schlimmste zu erwarten (Back et al. 2003).

Auf die Frage „Würde es Ihnen besser gehen, wenn sie einen Zeitraum wüssten und auf das genannte Ende hinleben?" antworten viele Menschen, dass sie es doch nicht so genau wissen möchten, denn mit jedem Tag, der von der postulierten verbleibenden Lebenszeit abgeht, steigt auch die Anspannung bzw. die Angst vor dem nahenden Tod. Gerade wenn die Prognose unsicher ist, wird dem Patienten unnötig Angst gemacht, wenn der Überlebenszeitraum zu kurz geschätzt wurde, und nach Ablauf der Frist bangt der Patient weiter.

> ❯ Sowohl bei zu kurzen als auch bei zu langen explizit geäußerten Prognosen leidet das Vertrauensverhältnis zwischen Patient und Arzt, wenn der Patient sich fragt, ob er dem Arzt noch glauben kann, wenn dieser sich in so einer existenziellen Frage irrt.

Je offensichtlicher die Dynamik eines Krankheitsgeschehens wird, desto leichter wird es dem Arzt fallen, eine ungefähre Vorstellung von der zeitlichen Prognose zu gewinnen. Zu eruieren ist dann, ob der Patient eher zu den 80 % von Patienten mit einer fortgeschrittenen Erkrankung gehört, die eine vollständige Aufklärung über die Prognose wünschen, oder zu denjenigen, die es nicht wissen möchten (Back und Arnold 2006). Stimmt der verbal geäußerter Wunsch, die Wahrheit zu hören, mit der Körpersprache des Patienten überein? Oder scheint er in seinen Wünschen ambivalent?

Kommt der Arzt zu dem Schluss, dass der Patient bereit ist, die Prognose zu erfahren, empfehlen sich Formulierungen, die Zeitfenster beschreiben, auch wenn sie mit der Gefahr verbunden sind, missverstanden zu werden. Aussagen sind möglich wie (Buckman 1992; Husebö und Klaschik 2003):

- „Es ist eher eine Frage von Tagen oder Wochen als von Monaten."
- „Ich denke, dass wir eher von Monaten sprechen als von Jahren."

Auch die Anerkennung, wie schwer es sein muss, mit der Ungewissheit einer zeitlich nicht sicher bestimmbaren Zukunft zu leben, kann für den Patienten unterstützend sein.

Manche Patienten äußern aktiv einen Sterbewunsch. Dies kann bedeuten, dass sie des Lebens müde sind und hoffen, dass das Leben in dieser Form nicht mehr lange dauert, ohne dass sie sich die aktive Herbeiführung des Todes wünschen. Einige Patienten fragen nach (ärztlich) assistiertem Suizid oder gar Tötung durch den Arzt auf ihr Verlangen hin. In beiden Situationen ist es wichtig zu signalisieren, dass man als Arzt gesprächsbereit ist und den Patienten in der Kommunikation darüber nicht im Stich lässt.

> ❯ Zu klären ist, warum ein Mensch nicht mehr leben möchte.

Manchmal sind es Gründe, wie z. B. der Wunsch, keine Schmerzen mehr zu haben, die dazu führen, so nicht mehr leben zu wollen, auch wenn ein

grundlegender Lebenswille besteht. Gelingt es dann, Schmerzen zu lindern, so kann die Lebensqualität verbessert und damit ein Lebenswillen wieder hergestellt werden. Bei der Angst des Patienten vor nicht aushaltbaren Symptomen am Lebensende kann die Aussicht auf Behandlungsoptionen zur Symptomkontrolle (ggf. inklusive einer Sedierung in der Sterbephase bei nicht anders zu kontrollierenden belastenden Symptomen) dazu führen, dass der Patient mit mehr Gelassenheit weiterlebt. Allein das Wissen um einen „Plan B" kann beruhigen, auch wenn dieser nie zum Tragen kommt.

> ❯ Entscheidend ist, dass der Patient die Möglichkeit hat, über solche Themen zu reden, selbst wenn nicht alle Wünsche erfüllt werden, gerade wenn hier ethische und rechtliche Grenzen tangiert werden.

4.6.4 Familiengespräch

Unter einem Familiengespräch versteht man das gemeinsame Gespräch von Vertretern des therapeutischen Teams (z. B. Arzt und ggf. weitere Vertreter anderer Berufsgruppen) mit den Personen, die dem Patienten nahestehen (Familienangehörige im biologischen Sinn, rechtliche Vertreter, außerfamiliäre wichtige Bezugspersonen des Patienten), und dem Patienten bzw. mit dessen (mutmaßlichem) Einverständnis auch ohne den Patienten (Bouhassira et al. 2005).

Ziel eines Familiengesprächs kann es sein, alle auf den gleichen Wissenstand zu bringen, Unterstützung zu bieten beim Eintritt in fortgeschrittene Krankheitsphasen oder Entscheidungen über anstehende Therapiezieländerungen zu treffen sowie familiäre Meinungsverschiedenheiten im Rahmen der palliativen Versorgung zu klären. Patienten und Angehörigen wird die Gelegenheit geboten, Fragen zu stellen. Darüber hinaus besteht die Chance, Probleme und Ressourcen des Familiensystems zu erkennen. Gemeinsam kann geplant werden, wie die weitere Therapie und/oder Versorgung des Patienten aussieht.

> ❯ Strukturierte Familiengespräche helfen nicht nur der Familie selbst, sondern entlasten auch das therapeutische Team, da Informationsweitergabe und das Stellen von Fragen gebündelt wird. Wichtig ist eine gute Vor- und Nachbereitung.

4

Idealerweise geht dem Familiengespräch eine interne Fallbesprechung im Behandlerteam voraus, um die Krankheitssituation, die Prognose sowie die individuellen Therapie- und Versorgungsoptionen gemeinsam einzuschätzen. Anschließend sollten Gesprächsziele und, wenn mehr als einer aus dem Team beim Gespräch anwesend ist, ein Gesprächsführer benannt werden. In Absprache mit dem Patienten werden die Angehörigen zu einem bestimmten Termin eingeladen. Die Räumlichkeiten sollten möglichst angenehm sein. Erfahrungsgemäß werden mindestens 30 Minuten ungestörte Gesprächszeit einkalkuliert.

Patient und Angehörige haben unterschiedliches Vorwissen. Daher ist zu Anfang die Frage nach dem aktuellen Informationsstand der einzelnen Personen sinnvoll. Darauf aufbauend können dann vom Arzt weitere Informationen und deren medizinische Bewertung erläutert werden. Den Angehörigen sollte ausreichend Zeit zum Reden gegeben werden, damit sie sich gehört fühlen. Auch für die Gesprächsgestaltung eines Familiengesprächs eignet sich das SPIKES-Modell (▶ Abschn. 4.2).

4.7 Fazit

Eine angemessene Kommunikation ist im medizinischen Kontext von herausragender Bedeutung. Gerade in der Palliativsituation bedarf es einer hohen Kommunikationskompetenz, um Patienten und ihren Angehörigen Vertrauen und Sicherheit zu vermitteln, sie situationsgerecht zu informieren sowie wichtige Entscheidungen (gemeinsam) zu treffen. Bestimmte innere Haltungen und Gesprächstechniken fördern den vertrauensvollen dialogischen Prozess. Hierbei ist eine authentische, empathische und wertschätzende Haltung des Arztes gefragt.

Literatur

Back AL, Arnold RM (2006) Discussing prognosis: „How much do you want to know?" talking to patients who are prepared for explicit information. J Clin Oncol 24(25):4209–4213

Back AL, Arnold RM, Quill TE (2003) Hope for the best, and prepare for the worst. Ann Intern Med 138(5): 439–443

Back AL, Arnold RM, Baile WF et al (2007) Efficacy of communication skills training for giving bad news and dis-cussing transitions to palliative care. Arch Intern Med 167(5):453–460

Baile WF, Buckman R, Lenzi R et al (2000) SPIKES – a six-step protocol for delivering bad news: application to the patient with cancer. Oncologist 5(4):302–311

Barry MJ, Edgman-Levitan S (2012) Shared decision making--pinnacle of patient-centered care. N Engl J Med 366(9):780–781

Bouhassira D, Attal N, Alchaar H et al (2005) Comparison of pain syndromes associated with nervous or somatic lesions and development of a new neuropathic pain diagnostic questionnaire (DN4). Pain 114(1–2):29–36

Buckman R (1992) How to break bad news. A guide for health care professionals. Pan, London

Clayton JM, Hancock K, Parker S et al (2008) Sustaining hope when communicating with terminally ill patients and their families: a systematic review. Psychooncology 17(7):641–659

Curtis JR, White DB (2008) Practical guidance for evidence-based ICU family conferences. Chest 134(4):835–843

Curtis J, Wenrich MD, Carline JD et al (2001) Understanding physician's skills at providing end-of-life care: perspectives of patients, families and health care workers. J Gen Intern Med 16:41–49

Elwyn G, Frosch D, Thomson R et al (2012) Shared decision making: a model for clinical practice. J Gen Intern Med 27(10):1361–1367

Evans WG, Tulsky JA, Back AL, Arnold RM (2006) Communication at times of transitions: how to help patients cope with loss and re-define hope. Cancer J 12(5):417–424

Gattellari M, Voigt KJ, Butow PN, Tattersall MH (2002) When the treatment goal is not cure: are cancer patients equipped to make informed decisions? J Clin Oncol 20(2):503–513

Hirsch S, Shulman LC (1976) Participatory governance: a model for shared decision making. Soc Work Health Care 1:433–446

Husebö S, Klaschik E (2003) Palliativmedizin. Springer, Berlin, S 119–180

Patientenrechtegesetz (2013). https://www.bundesgesund heitsministerium.de/service/begriffe-von-a-z/p/patient enrechtegesetz.html. Zugegriffen am 10.08.2017

Rogers CR (1951) Client-centered therapy. Riverside, Cambridge, MA

Rogers CR (1985) Die nicht-direktive Beratung. Counseling und Psychotherapy. Fischer, Frankfurt am Main

S3-Leitlinien Palliativmedizin für Patienten mit einer nicht heilbaren Krebserkrankung, Langversion 1.1 – Mai 2015, AWMF-Registernummer: 128/001OL. Verfügbar unter: http://www.awmf.org/uploads/tx_szleitlini-en/128-001OLl_S3_Palliativmedizin_2015-07.pdf. Zugegriffen am 10.08.2017

Schulz von Thun F (1981) Miteinander reden. Rowohlt, Hamburg

Smith TJ, Dow LA, Virago E et al (2010) Giving honest information to patients with advanced cancer maintains hope. Oncology 24(6):521–525

Wright AA, Zhang B, Ray A et al (2008) Associations between end-of-life discussions, patient mental health, medical care near death, and caregiver bereavement adjustment. JAMA 300(14):1665–1673

Entscheidungsfindung in der Palliativmedizin

Alfred Simon

© Springer-Verlag GmbH Deutschland, ein Teil von Springer Nature 2019
M. Ghadimi et al. (Hrsg.), *Palliative Viszeralchirurgie*,
https://doi.org/10.1007/978-3-662-57362-4_5

Die palliative Versorgung schwer kranker und sterbender Menschen wirft eine Reihe schwieriger Fragen medizinischer, pflegerischer, versorgungstechnischer, aber auch ethischer und rechtlicher Art auf. Der folgende Beitrag beschäftigt sich mit den ethisch-rechtlichen Aspekten medizinischer Entscheidungen am Lebensende. Ausgehend von einem konkreten Fall werden zentrale medizinethische Prinzipien, verschiedene Formen der Sterbebegleitung und Sterbehilfe sowie die ethisch-rechtlichen Kriterien der Entscheidungsfindung vorgestellt. Darüber hinaus gibt der Beitrag praktische Hinweise zum Umgang mit Patientenverfügung und Stellvertreterentscheidungen, zu Entscheidungen in Notfallsituationen sowie zum Prozess der Entscheidungsfindung.

5.1 Einleitung

Palliativmedizin beschreibt einen multiprofessionellen Ansatz zur Verbesserung der Lebensqualität von Patienten und deren Familien, die mit Problemen konfrontiert sind, die mit einer lebenslimitierenden oder lebensbedrohlichen Erkrankung einhergehen (WHO 2002). Das Vorbeugen und Lindern von Leiden, die Behandlung von Schmerzen und anderen Beschwerden körperlicher, psychischer, sozialer und spiritueller Art sind Ziele, die das Handeln von Ärzten, Pflegenden sowie Vertretern anderer in der Palliativversorgung tätiger Berufsgruppen leiten und deren moralische Haltung (mit)bestimmen.

Die palliative Versorgung schwer kranker und sterbender Menschen wirft eine Reihe schwieriger Fragen auf:

– Wann ist der Zeitpunkt gekommen, ab dem medizinische Maßnahmen mit dem Ziel der Heilung oder Lebenszeitverlängerung für den Patienten keinen Nutzen mehr bringen, sondern nur noch eine sinnlose Verlängerung des Leidens und Sterbens bedeuten?
– Wo verläuft die Grenze zwischen erlaubter und verbotener Sterbehilfe?
– Welche Kriterien sind bei der Entscheidung über einen Behandlungsabbruch zu bedenken?
– Welche Möglichkeiten hat der Patient selbst, Einfluss auf die medizinische Behandlung zu nehmen?
– Welche Bedeutung haben in diesem Zusammenhang Patientenverfügungen? Wie verbindlich sind diese für den Arzt?
– In welcher Weise und in welchem Umfang sollen bzw. müssen Angehörige bei Entscheidungen über Therapiebegrenzung einbezogen werden?
– Welche Hilfestellung können klinische Ethikkomitees bei schwierigen oder kontroversen Entscheidungen geben?

Auf diese und weitere Fragen wird im Folgenden eingegangen. Den Ausgangspunkt bildet eine Fallschilderung, die am Ende des Beitrags nochmals aufgegriffen und im Lichte des davor Gesagten kommentiert wird.

Fallbeispiel

Bei dem 69-jährigen Patienten wurde vor knapp 3 Jahren ein komplett stenosierendes, exulzerierend wachsendes Rektumkarzinom diagnostiziert. Nach einer initialen Probeexzision zur histologischen Sicherung wurde bei zunehmender Stuhlinkontinenz ein laparoskopisches Sigmoidostoma angelegt. Postoperativ kam es bei dieser Operation bei bekannter Divertikulose zu einer Divertikelperforation mit Langzeitintensivbehandlung. Nach Erholung des Patienten wurden eine neoadjuvante Radiochemotherapie sowie nachfolgend eine Rektumexstirpation durchgeführt.

Im weiteren Verlauf entwickelte der Patient ein schmerzhaftes, nicht resektables Tumorrezidiv im kleinen Becken mit Nekrosehöhle und in der Folge einen Ileus. Unter konservativer Therapie kam es lediglich zu einer kurzzeitigen Beschwerdebesserung, sodass vor 5 Monaten eine operative Therapie des Ileus mit kompletter Adhäsiolyse erfolgte. Der Patient konnte nach mühsamer Rekonvaleszenz nach Hause entlassen werden. Nach kurzer Zeit entwickelte sich jedoch ein erneuter Ileus, sodass der Patient wieder stationär aufgenommen werden musste. Trotz intensiver medikamentöser und physikalischer Darmstimulation entwickelte der Patient eine schwere Ileuskrankheit. Aufgrund der Schwere des klinischen Bildes wurde nach intensiver Beratung des Ehepaars und auf ausdrücklichen, für die Ehefrau überraschenden Wunsch des Patienten eine Relaparotomie mit erneuter Adhäsiolyse durchgeführt. Postoperativ wurde der Patient nach 2 Tagen auf der Intensivstation in einem stabilen kardiorespiratorischen Zustand auf die Palliativstation verlegt.

Bei Verschlechterung des Allgemeinzustands und zunehmender Vigilanzminderung unter laufender Palladontherapie erfolgte 6 Tage später die Rückverlegung auf die Intensivstation. Weitere 2 Tage später wurde eine operative Revision bei Bauchdeckendehiszenz erforderlich. Im Verlauf der nächsten Tage entwickelte der Patient ein progredientes septisches Krankheitsbild, in dessen Folge er intubiert und beatmet werden musste. Trotz komplexer Intensivtherapie hat sich sein Zustand zunehmend verschlechtert. Für die behandelnden Ärzte stellt sich die Frage, ob eine weitere Eskalation der Therapie (z. B. Dialyse) medizinisch sinnvoll bzw. im Sinne des Patienten ist.

5.2 Medizinethische Prinzipien

Ethische Prinzipien geben eine moralische Orientierung beim täglichen Handeln und helfen in schwierigen Entscheidungssituationen, gemeinsame Lösungen mit den verschiedenen Beteiligten zu finden. Weithin anerkannte Prinzipien in der Medizin sind Respekt vor der Autonomie, Wohltun, Nicht-Schaden und Gerechtigkeit (Beauchamp und Childress 2013); darüber hinaus gilt es die individuelle Würde des Patienten zu achten (Janssens et al. 2012).

- *Respekt vor Autonomie* umfasst zum einen das Verbot, selbstbestimmte Entscheidungen des Patienten zu behindern oder zu übergehen, zum anderen das Gebot, solche Entscheidungen z. B. durch angemessene Aufklärung zu ermöglichen. Eine bewusst einseitige Aufklärung wäre daher ebenso ein Verstoß gegen das Autonomieprinzip wie das Übergehen eines eindeutigen Patientenwillens.
- *Wohltun* beinhaltet die Verpflichtung, das Wohl des Patienten zu fördern. Dies kann z. B. bedeuten, das Leben des Patienten zu retten, ihn vor (schlimmerer) Krankheit zu bewahren, bestehende Krankheiten zu heilen oder zu lindern. Aber auch das Zulassen des Sterbens und die Begleitung Sterbender zählen hierzu (Bundesärztekammer 2011).
- *Nicht-Schaden* („non nocere") verpflichtet dazu, Handlungen zu unterlassen, die dem Patienten schaden könnten. Wohltun und Nicht-Schaden lassen sich auf die verbindende Formel zusammenführen, dass eine therapeutische Maßnahme in der Summe dem Patienten „mehr Nutzen als Schaden" bringen soll.
- *Gerechtigkeit* beinhaltet die Verpflichtung, Nutzen und Lasten fair zu verteilen sowie die

Interessen verschiedener Beteiligter angemessen zu berücksichtigen. Ferner beinhaltet das Prinzip die Aufforderung, Patienten ungeachtet ihres Alters, ihres Geschlechts, ihrer ethnischen Herkunft etc. gleichzubehandeln.

- *Achtung der Würde* schließlich bedeutet, den einzelnen Patienten als Individuum mit eigenen Werten und Vorstellungen wahrzunehmen und zu respektieren. Sie verbietet auch, andere Menschen für eigene Zwecke zu instrumentalisieren.

> Medizinethische Prinzipien:
> - Respekt vor Autonomie
> - Wohltun
> - Nicht-Schaden
> - Gerechtigkeit
> - Achtung der Würde

Mithilfe der genannten Prinzipien lassen sich ethische Konflikte im Klinikalltag beschreiben und bearbeiten. Wichtig hierbei ist, dass in der Regel keines dieser Prinzipien allein zur Begründung moralischen Handelns herangezogen werden kann.

> ❯❯ Bei der ethischen Entscheidungsfindung sind die verschiedenen ethischen Prinzipien und die daraus resultierenden Verpflichtungen im Verhältnis zueinander zu betrachten und gegeneinander abzuwägen.

5.3 Formen der Sterbebegleitung und Sterbehilfe

Ein zentrales Anliegen von Palliativmedizin ist die Ermöglichung eines Sterbens unter würdigen Bedingungen (vgl. DGP, DHPV und BÄK 2010). Doch was hierunter zu verstehen ist und wie weit die Hilfe zu einem Sterben unter würdigen Bedingungen gehen darf, sind Fragen, die in der Praxis sowie im öffentlichen Diskurs immer wieder Anlass zu Konflikten und kontroversen Debatten geben. Voraussetzung für eine angemessene Auseinandersetzung mit diesen Konflikten und Kontroversen ist eine sachgerechte Unterscheidung der verschiedenen Handlungsfelder. Hier sind zunächst die Bereiche Hilfe beim Sterben und Hilfe zum Sterben zu unterscheiden.

Sterbebegleitung und Sterbehilfe:
- *Hilfe beim Sterben ("Sterbebegleitung"):* Palliative Versorgung am Lebensende (auch unter Inkaufnahme einer möglichen lebensverkürzenden Nebenwirkung einer palliativmedizinisch indizierten Maßnahme = „indirekte Sterbehilfe"): zulässig und geboten
- *Hilfe zum Sterben ("Sterbehilfe"):*
  - Tötung auf Verlangen („aktive Sterbehilfe"): nach § 216 StGB verboten
  - Hilfe zur Selbsttötung (Beihilfe zum Suizid, assistierter Suizid): nach § 217 StGB verboten, wenn sie absichtlich und geschäftsmäßig erfolgt
  - Behandlungsabbruch („passive Sterbehilfe"): zulässig und geboten, wenn er dem Willen des Patienten entspricht

5.3.1 Hilfe beim Sterben

Hilfe beim Sterben umfasst Maßnahmen der palliativen Versorgung beim sterbenden Patienten. Ziel dieser Hilfe ist eine bestmögliche Symptomkontrolle im umfassenden Sinn (körperlich, psychisch, sozial und spirituell). Eine Verkürzung des Lebens ist nicht beabsichtigt. Tritt eine solche als Nebenwirkung einer palliativ indizierten Maßnahme ein, so spricht man auch von „indirekter Sterbehilfe". Die indirekte Sterbehilfe ist in Deutschland rechtlich zulässig. Es besteht ein breiter gesellschaftlicher Konsens, dass schwer kranke und sterbende Patienten ein Recht auf eine angemessene palliative Versorgung haben.

5.3.2 Hilfe zum Sterben

Hilfe zum Sterben meint Maßnahmen, mit denen das Sterben beschleunigt bzw. bewusst zugelassen werden soll. Handlungen, die hierunter fallen, sind die Tötung auf Verlangen, die Hilfe zur Selbsttötung sowie der Behandlungsabbruch.

Unter *Tötung auf Verlangen* (früher: „aktive Sterbehilfe") versteht man die gezielte Herbeiführung des Todes eines Patienten auf dessen ausdrücklichen Wunsch durch einen nicht seiner Heilung, der Symptomkontrolle oder Behandlungsbegrenzung dienenden Eingriff (z. B. durch die bewusste Überdosierung eines Medikaments). Diese Form der Sterbehilfe ist in Deutschland strafrechtlich verboten (§ 216 StGB). Die Tötung eines Patienten ohne dessen Verlangen erfüllt den Straftatbestand der Tötung (§ 212 StGB) oder des Mordes (§ 211 StGB).

Von *Hilfe zur Selbsttötung* (auch: Beihilfe zum Suizid, assistierter Suizid) spricht man, wenn in der Absicht, die Selbsttötung eines anderen Menschen zu fördern, diesem hierzu die Möglichkeit gewährt, verschafft oder vermittelt wird (z. B. durch das Bereitstellen oder Verschreiben eines Medikaments zum Ziel der Durchführung eines Suizids). Die Förderung der Selbsttötung ist seit November 2015 strafbar, wenn sie geschäftsmäßig, d. h. auf Wiederholung (und nicht notwendig auf Gewinnerzielung) hin angelegt, erfolgt (§ 217 StGB). Weiterhin straffrei ist die Suizidhilfe, die als Gewissensentscheidung im Einzelfall erfolgt. Für Ärzte bestehen jedoch berufsrechtliche Einschränkungen (§ 16 MBO-Ä). Nicht vom neuen Straftatbestand erfasst sind u. a. das Bereitstellen palliativmedizinisch erforderlicher Medikamente als Regel- oder Bedarfsmedikation, die vom Patienten missbräuchlich für einen Suizid verwendet werden, sowie Gespräche mit dem Patienten über dessen Suizidwünsche, sofern diese nicht auf eine Förderung der Selbsttötung ausgerichtet sind (BÄK 2017; Tolmein et al. 2017).

Der *Behandlungsabbruch* (früher: „passive Sterbehilfe") umfasst das Unterlassen, Begrenzen oder Beenden medizinisch indizierter lebenserhaltender Maßnahmen mit dem Ziel, das Sterben des Patienten zuzulassen. Dieser ist zulässig und geboten, wenn er dem Willen des Patienten entspricht. Eine Behandlung gegen den freien Willen des Patienten ist rechtlich unzulässig (§ 1906 Abs. 3 BGB) und stellt eine rechtswidrige Körperverletzung dar (§ 823 BGB; §§ 223, 224 StGB). Dies trifft auch auf die Fortführung einer vom Patienten nicht mehr gewollten Maßnahme zu. „Behandlungsabbruch" bedeutet jedoch nicht Abbruch jeglicher Behandlung: Maßnahmen der palliativen Versorgung werden fortgeführt, weshalb man medizinisch auch von einer *Therapiezieländerung* sprechen kann (BÄK 2011).

❯ **Das Beenden einer lebenserhaltenden Therapie (z. B. der künstlichen Beatmung) auf Wunsch des Patienten stellt eine rechtlich zulässige und gebotene Form des Behandlungsabbruchs dar.**

5.3.3 Palliative Sedierung

Unter palliativer Sedierung versteht man den Einsatz sedierend wirkender Medikamente mit dem Ziel, belastende Symptome zu lindern, die durch andere Maßnahmen der Symptomkontrolle nicht gelindert werden können. Abhängig von Art und Schwere der Symptome kann eine solche Sedierung leicht oder tief bzw. intermittierend (vorübergehend) oder dauerhaft (bis zum Tod des Patienten) erfolgen (Cherny und Radbruch 2009).

Ethisch umstritten ist eine dauerhafte tiefe Sedierung, vor allem wenn sie in Kombination mit dem Verzicht auf lebenserhaltende Maßnahmen verknüpft ist: Während die einen sie als letzte Möglichkeit der Symptomkontrolle befürworten, lehnen die anderen sie als möglichen Schritt in Richtung Tötung auf Verlangen („slow euthanasia") ab.

Rechtlich stellt die palliative Sedierung eine zulässige Maßnahme der Symptomkontrolle dar, wenn andere weniger eingreifende Maßnahmen keine ausreichende Symptomlinderung ermöglichen und der Patient oder dessen Stellvertreter der Sedierung zugestimmt hat. Der Verzicht auf lebenserhaltende Maßnahmen (z. B. auf künstliche Ernährung) während einer dauerhaft tiefen Sedierung ist als Behandlungsabbruch zu bewerten (BÄK 2017; Tolmein et al. 2017).

> ❯ Der Patient hat ein Recht auf angemessene Symptomkontrolle einschließlich der Möglichkeit einer palliativen Sedierung bei therapierefraktären Symptomen.

5.3.4 Freiwilliger Verzicht auf Nahrung und Flüssigkeit

Unter einem freiwilligen Verzicht auf Nahrung und Flüssigkeit (FVNF, auch „Sterbefasten") genannt, versteht man die freie Entscheidung einer einwilligungsfähigen Person, Essen und Trinken einzustellen in der Absicht, damit den eigenen Tod herbeizuführen (Simon und Hoekstra 2015).

Als bewusst getroffene Entscheidung ist der FVNF zu unterscheiden von Situationen, in denen Patienten z. B. am Ende ihres Lebens nicht mehr essen und trinken, weil sie keinen Hunger und keinen Durst mehr verspüren, aber auch von der Beendigung der künstliche Ernährung bei dementen oder bewusstlosen Patienten mit dem Ziel, das Sterben zuzulassen.

Es gibt unterschiedliche Einschätzungen, ob der FVNF als Suizid zu betrachten ist: Während die einen darauf verweisen, dass der FVNF die Merkmale einer Suiziddefinition erfülle (zielgerichtete Handlung bzw. Unterlassung einer Handlung mit der bewussten Absicht der Selbsttötung), argumentieren die anderen, dass hinter dem FVNF zwar eine suizidale Absicht stehen kann, der Verzicht auf Essen und Trinken aber ähnlich wie der Behandlungsabbruch keine Suizidhandlung darstelle.

Ungeachtet der Einschätzung des FVNF, besteht innerhalb der Palliativmedizin ein breiter Konsens, dass die freie Entscheidung eines Patienten, sein Leben durch FVNF zu beenden, zu respektieren ist. Eine zwangsweise Ernährung eines sterbewilligen Patienten gegen dessen autonomen Willen wäre auch eine rechtlich nicht zulässige Form der Zwangsbehandlung. Ferner stellt auch die palliative Begleitung eines Patienten, der sich zum FVNF entschlossen hat, keine Form und Suizidhilfe dar, da das Ziel der Begleitung nicht die Förderung der Selbsttötung, sondern die Symptomlinderung bei einem sterbenden Patienten ist. Die Begleitung beim FVNF unterliegt damit keinen straf- oder berufsrechtlichen Einschränkungen (BÄK 2017; Tolmein et al. 2017).

> ❯ Die palliativmedizinische Begleitung eines schwer kranken Patienten beim freiwilligen Verzicht auf Nahrung und Flüssigkeit stellt eine rechtlich zulässige und menschlich gebotene Form der Sterbebegleitung dar.

5.4 Kriterien der Entscheidungsfindung

> ❯ Jede ärztliche Maßnahme bedarf zu ihrer Legitimation der medizinischen Indikation und der Einwilligung des angemessen aufgeklärten Patienten bzw. dessen Stellvertreters. Fehlt eine dieser Voraussetzungen oder fällt sie im Laufe der Behandlung weg, ist die (weitere) Durchführung der Behandlung nicht zulässig.

5.4.1 Medizinische Indikation

❯ Die medizinische Indikation stellt die fachlich begründete Einschätzung des Arztes dar, dass eine Therapiemaßnahme sinnvoll und geeignet ist, um ein bestimmtes Behandlungsziel mit einer gewissen Wahrscheinlichkeit zu erreichen (Janssens et al. 2012).

Auch wenn bei der Festlegung des Behandlungsziels Wünsche und Präferenzen des Patienten eine wichtige Rolle spielen, fällt die Indikationsstellung überwiegend in den Verantwortungsbereich des Arztes. Er entscheidet aufgrund seines Wissens und seiner Erfahrung, welche Maßnahme geeignet ist, um das angestrebte Behandlungsziel zu erreichen. Dabei hat der Arzt entsprechend den Prinzipien Wohltun und Nicht-Schaden nicht nur den erhofften Nutzen, sondern auch den zu befürchtenden Schaden der Maßnahme zu beachten:

— Ist der Arzt davon überzeugt, dass die Maßnahme dem Patienten mehr Nutzen als Schaden bringt, wird er sie dem Patienten anbieten und empfehlen.
— Kommt er zu dem Ergebnis, dass die Maßnahme dem Patienten mehr schadet als nützt, wird er sie zwar anbieten, dem Patienten aber von der Durchführung abraten und alternative (z. B. palliative) Maßnahmen vorschlagen.
— Maßnahmen, die für den Patienten ohne therapeutischen Nutzen sind oder deren fraglicher Nutzen in keinem für den Arzt vertretbaren Verhältnis zum zu befürchtenden Schaden stehen, wird der Arzt erst gar nicht anbieten und auch dann nicht durchführen, wenn sie vom Patienten oder dessen Angehörigen eingefordert werden.

Beispiele für medizinisch sinnlose Maßnahmen ("futile treatment") sind die Verabreichung kreislaufstabilisierender Mittel bei einem sterbenden Patienten oder die Durchführung einer Chemo- oder Strahlentherapie mit sehr geringen Erfolgsaussichten. Im ersten Fall wäre die Maßnahme sinnlos, weil das Behandlungsziel der Lebensverlängerung nicht mehr besteht, im zweiten Fall würde der fragliche Nutzen die Nebenwirkungen bzw. möglichen Komplikationen der Behandlung nicht rechtfertigen.

❯ Ist das Grundleiden unumkehrbar und kann der Patient von den kurativen Maßnahmen nicht mehr profitieren, so ist eine Therapiezieländerung in Richtung einer palliativen, vorrangig auf Linderung von Schmerzen und anderen belastenden Symptomen ausgerichteten Versorgung, angezeigt.

Siehe zur Indikationsstellung palliativmedizinischer Maßnahmen auch ▶ Abschn. 8.1.

5.4.2 Wille des Patienten

Die Durchführung einer medizinischen Maßnahme erfordert neben der medizinischen Indikation auch die *Einwilligung* des Patienten. Dies folgt aus dem Respekt vor der Autonomie und dem Selbstbestimmungsrecht des Patienten (Simon und Nauck 2013).

Voraussetzung für die Einwilligung ist, dass der Patient ergebnisoffen über den zu erwartenden Nutzen und Schaden der angebotenen Behandlung sowie über mögliche Alternativen aufgeklärt wurde. Ziel der Aufklärung ist es, den Patienten in die Lage zu versetzen, eine selbstbestimmte Entscheidung für oder gegen die Behandlung zu treffen.

❯ Aufklärung ist mehr als bloße Informationsweitergabe, sie soll die Entscheidungskompetenz des Patienten verbessern.

Das Aufklärungsgespräch sollte deshalb in einer für den Patienten verständlichen Sprache, d. h. möglichst ohne medizinische Fachbegriffe, erfolgen. Auch sollte sich der Arzt im Rahmen des Gesprächs z. B. durch entsprechende Rückfragen vergewissern, dass der Patient die gegebenen Informationen verstanden hat. Ferner sollte der Patient die Möglichkeit haben, eigene Fragen zu stellen bzw. vom Arzt dazu ermutigt werden.

Eine weitere Voraussetzung für die Einwilligung ist, dass der Patient auf der Grundlage des Aufklärungsgesprächs in der Lage ist, Wesen, Bedeutung und Tragweite der anstehenden Maßnahme zu verstehen und eine eigenständige Entscheidung für oder gegen die Durchführung dieser Maßnahme zu treffen. Bei der Feststellung dieser *Einwilligungsfähigkeit* stellt sich in der Praxis mitunter das Problem, dass diese eine Ja/Nein-Entscheidung erfordert, wobei die Voraussetzungen für die Einwilligungsfähigkeit beim Patienten graduell vorliegen. Es geht also um eine Schwellenentscheidung, die unterschiedliche Ärzte unterschiedlich beurteilen können. Auch kann es sein, dass ein Patient, der in seiner Einsichts- und Urteilsfähigkeit eingeschränkt ist, einfachere medizinische Maßnahmen überblicken und daher in diese einwilligen kann, während er Wesen, Bedeutung und Tragweite komplexerer Maßnahmen nicht mehr versteht und daher für diese nicht mehr einwilligungsfähig ist. Einwilligungsfähigkeit muss also für die konkrete Maßnahme bestehen bzw. im Hinblick auf diese vom Arzt geprüft werden.

> ❯ **Hat sich der Patient im einwilligungsfähigen Zustand für oder gegen eine bestimmte Maßnahme entschieden, behält diese Entscheidung auch dann ihre Gültigkeit, wenn der Patient aktuell nicht mehr entscheidungsfähig ist.**

So bleibt etwa die gegenüber dem Arzt geäußerte Ablehnung einer Dialyse auch dann verbindlich, wenn der Patient infolge der Urämie sein Bewusstsein verliert. Aus Gründen der späteren Nachweisbarkeit sollte die Ablehnung in den Patientenakten dokumentiert werden.

5.4.3 Patientenverfügung und Stellvertreterentscheidung

Die *Patientenverfügung* bietet dem Patienten die Möglichkeit, in nicht unmittelbar bevorstehende ärztliche Maßnahmen einzuwilligen oder diese abzulehnen. Der in der Patientenverfügung niedergelegte Wille ist unabhängig von Art und Stadium der Erkrankung verbindlich und gilt, bis er vom Patienten widerrufen wird. Ein Widerruf durch den Patienten ist jederzeit formlos (d. h. auch mündlich oder durch eine Geste) möglich.

Voraussetzung für die Verbindlichkeit ist, dass die Patientenverfügung schriftlich verfasst ist und konkrete Anweisungen für die aktuelle Behandlungssituation enthält (§ 1901 Abs. 1 u. 3 BGB; Verrel und Simon 2010). Allgemeine Äußerungen, etwa „keine lebenserhaltenden Maßnahmen zu wünschen", stellen für sich genommen keine hinreichend konkrete Behandlungsentscheidung dar (BGH 2016, 2017).

> **Möglichkeiten der Vorsorge:**
> - *Patientenverfügung:* Schriftliches Dokument, in dem eigene Behandlungswünsche für den Fall späterer Einwilligungsunfähigkeit rechtswirksam dokumentiert werden können
> - *Vorsorgevollmacht:* Schriftliches Dokument, mit dem eine Vertrauensperson („Bevollmächtigter") ermächtigt werden kann, Entscheidungen über ärztliche Eingriffe oder andere persönliche Angelegenheiten zu treffen
> - *Betreuungsverfügung:* Schriftliches Dokument mit Vorschlägen hinsichtlich der Person des Betreuers sowie der Art und Weise der Durchführung der Betreuung für den Fall der Einrichtung einer gerichtlichen Betreuung

Liegt keine eindeutige frühere Willenserklärung vor, muss ein Vertreter des Patienten – der vom Patienten in einer Vorsorgevollmacht benannte Bevollmächtigte oder der vom Gericht bestellte Betreuer – auf der Grundlage sonstiger (z. B. mündlicher) *Behandlungswünsche* oder des *mutmaßlichen Willens* über die ärztliche Maßnahme entscheiden. Der mutmaßliche Wille ist aufgrund konkreter Anhaltspunkte, insbesondere früherer mündlicher oder schriftlicher Äußerungen, ethischer oder religiöser Überzeugungen und sonstiger Wertvorstellungen des Patienten, zu ermitteln (§ 1901a Abs. 2 BGB).

Ein Bevollmächtigter bzw. Betreuer darf nur dann stellvertretend für den Patienten entscheiden, wenn er eine schriftliche Vorsorgevollmacht bzw. einen Betreuerausweis vorlegen kann, in der die entsprechende Entscheidungskompetenz (z. B. Einwilligung in gefährliche Heileingriffe oder Nichteinwilligung bzw. Widerruf der Einwilligung in lebenserhaltende Maßnahmen) ausdrücklich benannt ist (§ 1904 BGB). Aus dem Text der Vorsorgevollmacht muss ferner hervorgehen, dass sich der Patient bei der Vollmachterteilung der möglichen Konsequenzen der stellvertretenden Entscheidung für sein Leben bzw. seine Gesundheit bewusst war (BGH 2016).

> ❯ **Die Durchführung einer ärztlich indizierten Maßnahme setzt die Einwilligung des angemessen aufgeklärten Patienten oder von dessen Stellvertreter (Bevollmächtigter bzw. Betreuer) voraus.**

5.5 Notfallsituation

Eine besondere Herausforderung stellen ärztliche Entscheidungen in Notfallsituationen dar. Der Patient ist in solchen Situationen häufig nicht entscheidungsfähig, und die Dringlichkeit der notfallmedizinischen Maßnahme erlaubt es zumeist nicht, die Wirksamkeit einer vorliegenden Patientenverfügung zu prüfen oder eine stellvertretende Einwilligung einzuholen. Daher ist der Arzt in der Regel verpflichtet, in solchen Situationen zunächst die medizinisch indizierte Maßnahme zu ergreifen in der Annahme, dass der Patient von dieser profitiert und dieser auch zustimmen würde.

> ❯ Stellt sich zu einem späteren Zeitpunkt heraus, dass die im Notfall ergriffene Maßnahme dem Patienten nicht nutzt, weil sie z. B. nur seinen begonnenen Sterbeprozess verlängert, oder dass die Maßnahme nicht dem in seiner Patientenverfügung festgelegten Willen entspricht, so muss sie abgebrochen werden.

Auch wenn es für viele Ärzte schwierig und belastend sein mag, eine begonnene Maßnahme zu beenden und den Patienten sterben zu lassen, so besteht doch – wie oben dargestellt – aus ethischer und rechtlicher Sicht kein Unterschied zwischen dem Unterlassen und dem Beenden einer lebenserhaltenden Maßnahme.

Von der Notfallsituation im engeren Sinne zu unterscheiden sind vorhersehbare lebensbedrohliche Komplikationen im Rahmen einer bestehenden Erkrankung. Sind solche absehbar, so sollte mit dem Patienten oder – falls dieser dazu nicht mehr in der Lage ist – mit dessen Stellvertreter besprochen werden, welche ärztlichen Maßnahmen bei Eintreten dieser Komplikation durchgeführt und welche unterlassen werden sollen. Die entsprechenden Absprachen sollten zum Zwecke der späteren Nachweisbarkeit in den Patientenakten dokumentiert und regelmäßig überprüft werden.

Zur Dokumentation von Behandlungsabsprachen für Notfallsituationen haben sich in der Praxis spezielle Dokumentationsbögen, wie z. B. die „Anordnung zum Verzicht auf Wiederbelebung" (Oswald 2008) oder die „Dokumentation der Therapiebegrenzung" (Neitzke et al. 2017), bewährt.

5.6 Prozess der Entscheidungsfindung

Entscheidungen über Beginn, Fortsetzung oder Beendigung medizinischer Maßnahmen sollen im Rahmen einer *partizipativen Entscheidungsfindung* zusammen mit dem Patienten erfolgen („shared decision-making"). Der Begriff der Partizipation meint dabei mehr als die informierte Einwilligung („informed consent") des Patienten in ein ärztliches Therapieangebot. Er unterstreicht den prozesshaften und dialogischen Charakter der gemeinsamen Entscheidungsfindung von Arzt und Patient, beginnend bei der Diagnostik über die Festlegung des Therapieziels, die Abwägung verschiedener Therapieoptionen, die Durchführung der ausgewählten Therapie bis hin zur Evaluation des Therapieerfolgs. Im Rahmen des beschriebenen Prozesses kommt dem Arzt die Rolle des medizinischen Experten, dem Patienten die des Experten für das eigene Leben sowie die eigene Erkrankung zu.

In den Prozess der Entscheidungsfindung sollen Angehörige sowie sonstige Vertrauenspersonen des Patienten in dem Maße einbezogen werden, wie dies vom Patienten gewünscht ist. Dies kann implizit oder explizit, z. B. in Form sogenannter Familienkonferenzen (Hannon et al. 2012), erfolgen. Bei der Einbeziehung von Angehörigen ist zu bedenken, dass diese verschiedene Rollen bzw. Funktionen (Unterstützer, Pflegende, Mitbetroffene etc.) haben können und dass deren Interessen und Ziele denen des Patienten entgegenstehen können (z. B. bei der Entscheidung über den Ort der weiteren Versorgung).

Gestaltet sich die gemeinsame Entscheidungsfindung schwierig oder gar kontrovers, so kann eine *klinische Ethikberatung* hilfreich sein. Entsprechende Angebote gibt es in immer mehr Krankenhäusern in Deutschland – vorwiegend in Form sogenannter klinischer Ethikkomitees. Diese setzen sich aus Mitarbeitern der jeweiligen Einrichtung (Ärzten, Pflegenden, Sozialarbeitern, Seelsorgern etc.) sowie externen Personen (Patientenvertreter, Juristen, Medizinethikern etc.) zusammen. Zu ihren wichtigsten Aufgaben gehören:

- Moderation ethischer Fallbesprechungen auf den Stationen
- Erarbeitung von Verfahrensempfehlungen für wiederkehrende ethische Problemstellungen in der eigenen Einrichtung

— Organisation interner und öffentlicher Fortbildungsveranstaltungen zu aktuellen medizin- und pflegeethischen Themen

Bei den ethischen Fallbesprechungen werden in einem gemeinsamen Gespräch mit allen Beteiligten die relevanten Fakten zusammengetragen, verschiedenen Behandlungsoptionen und ihre Chancen und Risiken für den Patienten benannt sowie mithilfe der ethischen Prinzipien bewertet und gegeneinander abgewogen. Das Ergebnis der Fallbesprechung wird in einem Ergebnisprotokoll für die Patientenakte dokumentiert. Es hat den Charakter einer Empfehlung und soll die verschiedenen Beteiligten in der Wahrnehmung ihrer Verantwortung stärken, ihnen aber ihre Verantwortung nicht abnehmen (AEM 2010; Dörries et al. 2010).

5.7 Kommentar zur Fallgeschichte

Kommen wir nun zu dem in ▶ Abschn. 5.1 vorgestellte Fall des 69-jährigen Patienten mit einem Rektumkarzinom zurück. Wie der Fallbericht zeigt, ist eine klare Abgrenzung zwischen kurativer und palliativer Zielsetzung in der Praxis oft nicht möglich und können therapeutische Eingriffe auch mehre Therapieziele gleichzeitig verfolgen. Zugleich verdeutlicht er, wie sich die Gewichtung der Therapieziele Heilung, Lebenszeitverlängerung und Symptomlinderung im Laufe einer Erkrankung verschieben kann.

Bis zu der Relaparotomie mit erneuter Adhäsiolyse bestand mit Blick auf die genannten Therapieziele eine klare und übereinstimmende Indikation für die durchgeführten Maßnahmen. Der Patient hatte in diese nach entsprechender Aufklärung eingewilligt. Bei der Relaparotomie war den behandelnden Ärzten im Vorfeld klar, dass nur eine begrenzte Aussicht auf eine längerfristige Besserung der Symptomatik, auf der anderen Seite aber ein nicht unerhebliches OP-Risiko bestand. Der Patient wurde im Beisein seiner Ehefrau hierüber sowie über mögliche Behandlungsalternativen im Sinne von „Best Supportive Care", ggf. verbunden mit einer Magensonde und parenteraler Ernährung, aufgeklärt. Nach eingehender Beratung entschied sich der Patient trotz der begrenzten Erfolgsaussichten klar für den Eingriff. Bei dieser Entscheidung mögen Angst vor den Beschwerden sowie vielleicht die Hoffnung auf ein schnelleres/erträglicheres Ableben eine Rolle gespielt haben.

Nach dem zunächst positiven Verlauf und der Verlegung auf die Palliativstation verschlechterte sich der Zustand des Patienten erneut, sodass er – bei verminderter Vigilanz und fehlender Einwilligungsfähigkeit unter Berücksichtigung seines zuletzt geäußerten Therapiewunschs und der zu diesem Zeitpunkt noch bestehenden Ambivalenz der Ehefrau – wieder auf die Intensivstation verlegt werden musste. Bei diagnostiziertem Platzbauch erfolgte im Rahmen einer Notfallindikation eine kleinstmögliche operative Revision mit mutmaßlicher Einwilligung des Patienten.

Da sich der Zustand des Patienten trotz des Eingriffs und trotz komplexer Intensivtherapie immer weiter verschlechterte, kamen die behandelnden Ärzte schließlich zu dem Ergebnis, dass die Erkrankung einen irreversiblen Verlauf genommen hatte und der Patient in kurzer Zeit versterben würde. Die Ehefrau wurde hierüber informiert. Sie vertrat die Ansicht, ihr Mann würde in dieser Situation keine weiteren lebenserhaltenden Maßnahmen mehr wünschen. Eine Patientenverfügung oder eine Vorsorgevollmacht gab es nicht. Die Einrichtung einer Betreuung war aber nicht erforderlich, da die in der Folge beschlossene Therapiezieländerung primär in der fehlenden Indikation für (weitere) intensivmedizinische Maßnahmen begründet war. Im Konsens aller Beteiligten wurde die künstliche Beatmung unter einer entsprechenden Sedierung eingestellt. Der Patient verstarb friedlich im Beisein seiner Ehefrau.

5.8 Schlussbemerkung

Ein bewusster und professioneller Umgang ethischen Fragen im Zusammenhang mit Entscheidungen in der Palliativmedizin stellt eine wichtige Kompetenz von Ärzten, Pflegenden und anderen in der Palliativversorgung tätigen Berufsgruppen dar. Diese Kompetenz muss in der Ausbildung vermittelt und in der Fort- und Weiterbildung vertieft werden. Darüber hinaus gehört es zur Aufgabe eines Krankenhauses, die Auseinandersetzung mit ethischen Fragen und Konflikten institutionell zu unterstützen. Klinische Ethikkomitees können dazu mit ihren Angeboten einen wichtigen Beitrag leisten.

Literatur

Akademie für Ethik in der Medizin (AEM) (2010) Standards für Ethikberatung in Einrichtungen des Gesundheitswesens. Ethik Med 22:149–153

Beauchamp TL, Childress JF (2013) Principles of biomedical ethics, 7. Aufl. Oxford University Press, Oxford

Bundesärztekammer (BÄK) (2011) Grundsätze der Bundesärztekammer zur ärztlichen Sterbebegleitung. Dtsch Arztebl 108:A346–A348

Bundesärztekammer (BÄK) (2017) Verbot der geschäftsmäßigen Förderung der Selbsttötung (§ 217 StGB): Hinweise und Erläuterungen für die ärztliche Praxis. Dtsch Arztbl 114:A334–A336

Bundesgerichtshof (BGH) (2016) Beschluss vom 6. Juli 2016 – XII ZB 61/16. NJW 69: 3297

Bundesgerichtshof (BGH) (2017) Beschluss vom 8. Februar 2017 – XII ZB 604/15. NJW 70:1737

Cherny NI, Radbruch L (2009) EAPC recommended framework for the use of sedation in Palliative Care. Pall Med 23:581–593

Deutsche Gesellschaft für Palliativmedizin (DGP), Deutscher Hospiz- und PalliativVerband (DHPV), Bundesärztekammer (BÄK) (2010) Charta zur Betreuung schwerstkranker und sterbender Menschen. http://www.charta-zur-betreuung-sterbender.de/files/dokumente/RZ_151124_charta_Einzelseiten_online.pdf. Zugegriffen am 15.03.2018

Dörries A, Neitzke G, Simon A, Vollmann J (Hrsg) (2010) Klinische Ethikberatung. Ein Praxisbuch für Krankenhäuser und Einrichtungen der Altenpflege, 2. Aufl. Kohlhammer, Stuttgart

Hannon B, O'Reilly V, Bennett K, Breen K, Lawlor PG (2012) Meeting the family: measuring effectiveness of family meetings in a specialist inpatient palliative care unit. Palliat Support Care 10:43–49

Janssens U, Burchardi H, Duttge G et al (2012) Therapiezieländerung und Therapiebegrenzung in der Intensivmedizin. Positionspapier der Sektion Ethik der Deutschen Interdisziplinären Vereinigung für Intensiv- und Notfallmedizin (DIVI). MedR 30:647–650

Neitzke G, Böll B, Burchardi H et al (2017) Dokumentation der Therapiebegrenzung Empfehlung der Sektion Ethik der Deutschen Interdisziplinären Vereinigung für Intensiv- und Notfallmedizin (DIVI) unter Mitarbeit der Sektion Ethik der Deutschen Gesellschaft für Internistische Intensivmedizin und Notfallmedizin (DGIIN). Med Klin Intensivmed Notfmed 112:527–530

Oswald C (2008) Die „Anordnung zum Verzicht auf Wiederbelebung" im Krankenhaus. Auswirkungen einer hausinternen Leitlinie auf die Kommunikation und Transparenz im Behandlungsteam. Ethik Med 20:110–121

Simon A, Hoekstra NL (2015) Sterbefasten – Hilfe im oder Hilfe zum Sterben? Dtsch Med Wochenschr 140:1100–1102

Simon A, Nauck F (2013) Patientenautonomie in der klinischen Praxis. In: Wiesemann C, Simon A (Hrsg) Patientenautonomie. Mentis, Münster, S 167–179

Tolmein O, Simon A, Ostgathe C et al (2017) Verbot der geschäftsmäßigen Förderung der Selbsttötung. Balanceakt in der Palliativmedizin. Dtsch Arztbl 114:A302–A307

Verrel T, Simon A (2010) Patientenverfügungen: Rechtliche und ethische Aspekte. Karl Alber, Freiburg im Breisgau

World Health Organization (WHO) (2002) National cancer control programmes: policies and managerial guidelines, 2. Aufl. World Health Organization, Geneva

Psychosoziale Unterstützungskonzepte

Urs Münch

© Springer-Verlag GmbH Deutschland, ein Teil von Springer Nature 2019
M. Ghadimi et al. (Hrsg.), *Palliative Viszeralchirurgie*,
https://doi.org/10.1007/978-3-662-57362-4_6

In diesem Kapitel werden zunächst hilfreiche theoretischen Grundlagen psychosoziospirituellen Arbeitens in der Palliativversorgung dargestellt, dann die psychosoziospirituelle Belastungen erläutert und danach die Prävalenz psychischer Belastungen und Störungen und Möglichkeiten der Diagnostik dargelegt. Anschließend wird ein Überblick über die wesentlichen Unterstützungs- und Interventionskonzepte aus dem psychosoziospirituellen Bereich vermittelt, zudem wird die Bedeutung multiprofessionellen Arbeitens sowie von Psychohygiene und Selbstfürsorge dargelegt.

6.1 Einleitung

In der Palliativversorgung gilt das 4-dimensionale biopsychosoziospirituelle Selbstverständnis als Konsens. So verwundert es kaum, dass die European Association for Palliative Care (EAPC) der Palliativversorgung zehn interdisziplinäre Kernkompetenzen zuweist, von denen sich lediglich eine ausschließlich auf somatische („bio") Versorgungsaspekte bezieht (Krumm et al. 2015). Die anderen Kompetenzen nehmen sehr bis weniger offensichtlich Bezug auf die soziale, psychologische und spirituelle Dimension gesundheitlicher Versorgung:

> Zehn interdisziplinäre Kernkompetenzen in der Palliativversorgung (EAPC):
> 1. Kernbestandteile der Palliativversorgung im Setting, in dem Patient sowie An- und Zugehörige leben, anwenden
> 2. Körperliches Wohlbefinden während des Krankheitsverlaufs fördern
> 3. Psychischen Bedürfnissen des Patienten gerecht werden
> 4. Sozialen Bedürfnissen des Patienten gerecht werden
> 5. Spirituellen Bedürfnissen des Patienten gerecht werden
> 6. Auf die Bedürfnisse der pflegenden An- und Zugehörigen des Patienten in Bezug auf kurz-, mittel- und langfristige Pflegeziele reagieren
> 7. Auf die Herausforderungen von klinischer und ethischer Entscheidungsfindung in der Palliativversorgung reagieren

> 8. Umfassende Versorgungskoordination und interdisziplinäre Teamarbeit umsetzen, durch alle Settings hindurch, in denen Palliative Care angeboten wird
> 9. Angemessene interpersonelle und kommunikative Fertigkeiten in Bezug auf Palliative Care entwickeln
> 10. Selbstwahrnehmung üben und kontinuierliche professionelle Weiterbildung praktizieren

> Damit Patienten und Angehörige von allen vier personalen Dimensionen („biopsychosoziospirituell") profitieren können, bedarf es eines hinreichenden Wissens über entsprechende Konzepte sowie einer regelhaften Einbindung von Experten der betreffenden Berufsgruppen (Sektion Psychologie 2016).

6.2 Theoretische Grundlagen

Psychosoziale und spirituelle Unterstützungskonzepte begreifen sich grundsätzlich als ressourcenorientiert, wertschätzend und würdewahrend. Neben Unterstützung in Krisensituationen und bei Belastungen stehen sowohl die Prävention psychischer Störungen und existenzieller Krisen im Mittelpunkt als auch die Arbeit daran, für eine in der Regel völlig neue Situation Kompetenzen zu stärken oder zu erwerben, um mit diesen möglichst gut zurechtzukommen. Darüber hinaus sind die entsprechenden Kompetenzträger der verschiedenen beteiligten Berufsgruppen auch Ansprechpartner für akut dringliche und/oder existenzielle Fragestellungen (Sektion Soziale Arbeit 2012; Sektion Seelsorge 2007; Sektion Psychologie 2016). Psychosoziale und spirituelle Unterstützung und Interventionen können helfen, Leid zu lindern, sie können aber nicht jedes Leid verhindern.

Ein sinnvoller Rahmen kann gesetzt werden durch folgende Konzepte, die sich inhaltlich ergänzen aber auch z. T. überschneiden:
- Salutogenese
- Systemische Perspektive: Patient und Umfeld im Fokus
- Bindungstheoretische Perspektive
- Krankheitsverarbeitung und Abwehr
- Würde
- Lebensqualität

- Sexualität
- Resilienz
- Trauer

6.2.1 Salutogenese

Das Konzept der Salutogenese wurde von A. Antonovsky in Abgrenzung zur Pathogenese entwickelt und fokussiert auf das, was gesund erhält (Antonovsky 1979; Bartsch und Bengel 1997). Gesundheit und Krankheit werden dabei als Pole eines Kontinuums betrachtet, der Blick wird dabei darauf gerichtet, welche Faktoren trotz Belastung und Risiken zur Gesunderhaltung oder Gesundung beitragen (Kolip 2003). Zentral ist dabei das Kohärenzgefühl, das sich zusammensetzt aus Verstehbarkeit, Sinnhaftigkeit und Handhabbarkeit. Belastungen bei einer fortgeschrittenen Erkrankung können dabei auf allen Ebenen erfolgen (◻ Tab. 6.4).

Die Frage nach dem Warum ist bei vielen Patienten und Nahestehenden oft eine, die sich nicht kognitiv auflösen lässt. Auch ist es nicht jedem möglich (oder manchem erst nach einem längeren Prozess), in der Situation einer lebensbedrohenden Krankheit Sinnhaftigkeit zu finden, wenn die eigene Lebenszeit begrenzt ist bzw. mit der Erkrankung möglicherweise negative soziale Veränderungen oder finanzielle und/oder berufliche Probleme verbunden sind. Gerade physiologische Einschränkungen, aber auch andere Schwierigkeiten in der eigenen Bewältigung der Krankheitssituation tragen dazu bei, dass Handhabbarkeit ebenfalls nicht selbstverständlich funktioniert.

Die Perspektive der Salutogenese erlaubt es, mögliche Vulnerabilität wahrzunehmen und einzuordnen, aber auch Ansatzpunkte zu finden, mit denen ein Kohärenzgefühl wiederhergestellt werden kann.

6.2.2 Systemische Perspektive: Patient und Umfeld im Fokus

Die WHO-Definition von Palliativversorgung („palliative care") beinhaltet eine systemtheoretische Perspektive, indem neben der Lebensqualität der Erkrankten explizit auch die der Angehörigen oder Nahestehenden ins Behandlungsfeld einbezogen wird (Definition z. B. auf der Homepage der DGP). Jeder erkrankte Mensch ist also ein Teil eines sozialen Systems. Innerhalb des Systems

können Belastungen vorliegen, die Unterstützung und/oder Behandlung bedürfen. Es muss nicht unbedingt der Patient derjenige sein, der akut am meisten belastet ist und gezielter psychosozialer und/oder spiritueller Unterstützung bedarf.

Die systemische Perspektive beinhaltet auch, dass es keine allgemeine, für alle Menschen gültige Realität gibt. Vielmehr konstruiert jedes Individuum vor dem Hintergrund der eigenen Biografie und Biologie seine eigene Realität. Die Realität und Wahrnehmung von Behandler und Patient können sich fundamental unterscheiden. Dies gilt es in der Kommunikation und der eigenen Grundhaltung zu beachten (Schmidt und Vierzigmann 2006).

Die Geschichte, Rollenverteilung und Regeln des Systems können einem Behandler ohne genaue Analyse nicht bekannt sein. Wenn jetzt der Patient als Teil seines sozialen Systems zusammen mit seinen Angehörigen mit dem Gesundheitssystem (z. B. dem Stationsteam) in Kontakt kommt, können sich daraus komplexe Interaktionen zwischen Erkranktem, An- und Zugehörigen und weiteren Helfenden ergeben. Durch unreflektiertes Verhalten besteht die Möglichkeit, im System Widerstand zu erzeugen, der dazu führen kann, dass z. B. als hilfreich erachtete und eingeschätzte Maßnahmen abgelehnt werden.

> Eine hilfreiche Haltung ist es, sich als Gast im jeweiligen System zu betrachten und sich mit keinem Teilnehmer eines Systems gegen andere zu verbünden, sondern sich wertneutral und allparteilich zu verhalten. Das gilt auch dann, wenn das System hoch pathologisch erscheint. Als Behandler ist es äußerst relevant, sich dessen bewusst zu sein. Es ist demzufolge wesentlich und wichtig, Systeme, ihre Gesetzmäßigkeiten und der Bedeutung von Kommunikation in diesem Kontext zu erkennen und zu verstehen (von Schlippe und Schweitzer 2007; Gramm o. J.).

6.2.3 Bindungstheoretische Perspektive

Bindungstheoretische Ansätze ermöglichen es zu identifizieren, wer aufgrund seines erworbenen Bindungsmusters günstiger oder ungünstiger mit

Belastungen umgeht. Der Bindungstheorie zufolge haben Menschen mindestens von Geburt an ein angeborenes Bedürfnis nach Bindung. Ihre tatsächlichen Erfahrungen, wie die wichtigste frühe Bezugsperson in ihren ersten 18 Lebensmonaten auf ihre Bindungswünsche reagiert, prägen ein stabiles Bindungsmuster bzw. Bindungssystem, das bis ins Erwachsenenalter stabil bleibt. In Situationen von Bedrohung wird dieses Bindungssystem aktiviert. Bei Palliativpatienten, d. h. schwer kranken Menschen, kann das Bindungssystem immer wieder oder dauerhaft aktiviert werden (Schmeding-Kludas 2006).

Belastungen werden von Menschen mit sicherem Bindungsstil deutlich besser verarbeitet als von Menschen mit den drei anderen Bindungsstilen (◘ Tab. 6.1). Das Wissen über Bindungsstile kann in Behandlungsteams hilfreich angewendet werden:

— Innere Not bei eher stillen und unauffälligen Patienten kann erkannt und angesprochen werden.
— Verständnisvollerer Umgang mit Patienten, die ihre Bezugspersonen stark beanspruchen und ihre Affekte wenig kontrollieren können
— Desorganisierte Bindungsmuster als Hinweis auf eine (ggf. subsyndromale) mögliche

posttraumatische Belastungsstörung (PTBS) wahrnehmen und sich entsprechend sensibel darauf einstellen (höherer Kontroll- und Autonomiebedarf, ggf. auch höherer Bedarf an Schmerzmedikamenten in neuen, bisher unbekannten Situationen bzw. bei erlebter Ohnmacht oder Hilfsigkeit; Vorsicht bei biografischer Anamneseerhebung aufgrund eines Retraumatisierungsrisikos.

6.2.4 Krankheitsverarbeitung und Abwehr

In der Psychologie wird die Verarbeitung einer herausfordernden, schwierigen und neuen Situation als Coping bezeichnet. Zugrunde liegen z. T. kognitive Modelle wie das Stressverarbeitungsmodell nach Lazarus (Heußner 2012). Neuere Modelle erweitern aufgrund von Erfahrungen in der Arbeit mit schwer kranken Menschen und deren Nahestehenden den klassischen Ansatz der problem- und emotionsbezogenen Bewältigungsstrategien um bedeutungsfokussiertes Coping (Schulz-Kindermann 2013). Letzteres beinhaltet die Fähigkeit, die eigenen Bewertungen und Sichtweisen trotz widriger Umstände und keiner Aussicht auf Besserung anpassen und ändern zu können.

◘ **Tab. 6.1**   Die vier Bindungsstile (nach Schmeding-Kludas 2006)

Bindungsstil	Beschreibung
Sicher	*Kindesalter:* Erfahrung von Zuverlässigkeit, klaren Grenzen und körperlicher Nähe *Erwachsenenalter:* Fähigkeit zur Reflexion, dazu, gute und schlechte Erfahrungen und entsprechende Gefühle zu integrieren, zur positiven Sicht des Selbst und anderer sowie zu Vertrauen gegenüber Bezugspersonen
Unsicher-distanziert	*Kindesalter:* aufgrund von Erfahrungen emotionaler Ablehnung und Zurückweisung bei hohem Leistungsdruck bestehen Angst vor Abhängigkeit, Emotionsvermeidung, hohem Stresslevel *Erwachsenenalter:* Affektarmut bzw. starke Affektkontrolle, Bemühen um Unabhängigkeit, Verschlossenheit, negative Beurteilung anderer, Abwertung von Bindungen
Unsicher-ambivalent/verstrickt	*Kleinkindalter:* erfährt Bindungspersonen unangemessen und unvorhersebar, dadurch emotionale Verunsicherung, Trennungsangst, Vermeidung von Unabhängigkeit *Erwachsenenalter:* überschwängliche, affektreiche Selbstdarstellung, Affekte werden wenig reguliert, Nähe-Distanz-Probleme, oft ambivalent, mehr Abhängigkeit, keine Autonomie
Desorganisiertes Bindungsmuster	*Kindesalter:* keine Verarbeitungsstrategie für Trennung, keine Erfahrung von Sicherheit, Nähe kann nicht hergestellt werden, unverarbeitete Traumata vorhanden *Erwachsenenalter:* extreme Ambivalenz, plötzliches Schweigen, Absencen, Teamspaltungstendenz, Impulsdurchbrüche, sprachlich Desorganisation, Angst und Panikattacken möglich

6

Krankheitsverarbeitung ist individuell sehr unterschiedlich (vgl. den bindungstheoretischen Ansatz in ▶ Abschn. 6.2.3). Grundsätzlich ist Krankheitsverarbeitung immer die jeweilige Anpassungsleistung, zu der ein Individuum vor dem Hintergrund seiner Entwicklungs- und Lebensgeschichte in der Lage ist. Psychosoziale und spirituelle Unterstützungsangebote können durch Hilfe zur Belastungsreduktion dabei eine wichtige Rolle spielen, den Prozess der Krankheitsverarbeitung für den Betroffenen zu einem erträglicheren und Leid lindernden Ergebnis führen zu lassen.

Dabei hat jeder Mensch das Recht auf sein eigenes Schicksal (Gramm o. J.), zudem ist es wesentlich, nach den Bedürfnissen des Betroffenen zu schauen und nicht nach dem, was die Behandelnden für gut und richtig erachten. Palliativversorgung meint auch, den jeweiligen Menschen in seinem So-Sein zu respektieren und ihn mit dieser Haltung begleitend zu unterstützen.

In der Krankheitsverarbeitung hat Kübler-Ross 5 Phasen unterschieden:
- *Phase 1:* Nicht-Wahrhaben-Wollen und Isolation
- *Phase 2:* Zorn, Neid und Auflehnung
- *Phase 3:* Verhandeln mit dem Schicksal
- *Phase 4:* Depression, Trauer, Verzweiflung
- *Phase 5:* Zustimmung und Akzeptanz

Im Gegensatz zu der Annahme von Kübler-Ross, dass diese Phasen linear durchlaufen werden, geht man heute davon aus, dass die Phasen durchlaufen werden können, aber nicht müssen. Zudem kann es zu unterschiedlichsten Wechseln und Reihenfolgen kommen, je nachdem welche Situation auftritt und wie vulnerabel der Betroffene in der jeweiligen Situation gerade ist (Heußner 2012).

Bei der Krankheitsverarbeitung werden seitens der Behandelnden oder Nahestehenden oft Abwehrverhalten oder Abwehrmechanismen thematisiert. Auch hier gilt: Abwehrmechanismen wie z. B. Verdrängung sind immer als Leistung zu werten, d. h. als die Leistung, zu der der jeweilige Mensch vor dem Hintergrund seiner Lebensgeschichte und den aktuellen Belastungen bestmöglich in der Lage ist.

❯ Abwehr hat in der Regel eine stabilisierende Funktion. Destabilisierung von Abwehr kann Angst auslösen oder deutlich verstärken.

Wird Abwehr seitens der Behandelnden als maligne, selbstgefährdend oder als Schutzbefohlene gefährdend angesehen, sollte bei der Planung des weiteren Vorgehens immer einbezogen werden, dass durch das Durchbrechen einer Abwehr eine damit einhergehende mögliche Destabilisierung stattfinden kann, bzw. Widerstand zu erwarten ist. Das Hinzuziehen psychologisch-psychotherapeutischer-psychiatrischer Expertise ist dabei dringend notwendig.

6.2.5 Würde

Im Grundgesetz ist die Würde des Menschen als unantastbar festgelegt. Dennoch bedarf sie laut Grundgesetz eines besonderen Schutzes. Sie ist also nicht selbstverständlich, auch wenn sie jedem zusteht. Neben einigen Definitionen hat die Arbeitsgruppe um H. M. Chochinov auf Basis strukturierter Interviews mit schwer kranken Menschen ein Würdemodell aus Patientenperspektive entwickelt (Mehnert und Chochinov 2006; ◻ Tab. 6.2):

Die Stärkung und/oder der Aufbau Würde bewahrender individueller Ressourcen kann dafür sorgen, dass ein Mensch trotz krankheitsspezifischer Belastungen und ggf. die Würde negativ beeinflussenden sozialen Bereichen in Würde krank sein und sterben kann. Dabei kann achtsame und Würde wahrende Kommunikation und Handeln seitens der Behandelnden und begleitenden Menschen sehr wirksam und hilfreich sein. Dazu wurde das ABCD der Würde entwickelt.

ABCD der Würde (Schramm et al. 2014; Mehnert und Chochinov 2006; ▶ http://www.dignityincare.ca/en/):
- **A – Attitude:** Sich die eigene Einstellung zu dem jeweiligen Menschen bewusst machen, bevor man in den Kontakt geht
- **B – Behaviour:** Würde wahrendes Verhalten: z. B. nach einem Gespräch das Patientenzimmer so verlassen, wie es vorgefunden wurde, im Gespräch Augenhöhe herstellen, immer um Erlaubnis fragen, wenn Sie etwas tun wollen, sich aktiv, aber sensibel für den Menschen interessieren (Frage nach Beruf, Geburtsort, Fotos oder Bilder ansprechen etc.)

▣ **Tab. 6.2** Würdemodell aus der Patientenperspektive nach Chochinov (Institut für Palliativpsychologie, Frankfurt)		
Krankheitsbezogene Belange	**Würde bewahrendes Repertoire**	**Soziale Würde**
Unabhängigkeitsgrad: - kognitive Verfassung - funktionelle Kapazität	Würde bewahrende Perspektiven: - Selbstkontinuität - Aufrechterhaltung von Rollen - Generativität, Vermächtnis - Bewahrung von Stolz - Autonomie/Kontrolle - Hoffnung	- Privatsphäre - soziale Unterstützung - pflegerische Grundhaltung - anderen eine Last sein - Sorgen hinsichtlich ungeregelter Dinge in der Zeit nach dem Tod

Symptombelastung:
- körperliche Belastung
- psychische Belastung:
  - Unsicherheit in medizinischen Fragen
  - Angst vor dem Tod
	Würde bewahrendes Handeln:
	- Leben im Hier und Jetzt
	- Aufrechterhaltung von Normalität
	- Bestreben nach spirituellem Einklang	

- **C – Compassion:** Mitgefühl zeigen, z. B. durch einfühlsame Berührung oder wertschätzendes Lächeln
- **D – Dialogue:** Zentrale Frage: „Was sollte ich von Ihnen wissen, damit ich Sie bestmöglich behandeln kann?"

Darüber hinaus wurde auch eine therapeutische Kurzzeitintervention zur Stärkung und Wahrung der Würde, Herausarbeiten des Lebenssinns und Schaffung eines Vermächtnisses entwickelt (Chochinov 2017). Sämtliche Interventionen zur Stärkung (kommunikativer) Kompetenzen sind ebenfalls Würde herstellend oder wahrend.

6.2.6 Lebensqualität

❯ Der Erhalt oder die Verbesserung von Lebensqualität von Patienten und deren Nahestehenden ist das Zielkriterium der Palliativversorgung (Wasner 2012). Lebensqualität ist dabei hoch subjektiv und im Verlauf des Lebens veränderbar.

Im Zusammenhang mit Erkrankungen lässt sich Lebensqualität gesundheitsbezogen betrachten oder auch nur individuell. Dabei steht subjektive Zufriedenheit nicht unbedingt im Zusammenhang mit äußeren Lebensbedingungen. Aus Sicht der Palliativversorgung bedarf es bei der Erfassung von der Zufriedenheit mit der individuellen Lebensqualität der Einbeziehung aller vier Dimensionen: somatisch, sozial, psychisch und spirituell.

Um einen adäquaten Behandlungsauftrag zu bekommen, bedarf es mithilfe Würde wahrender Kommunikation (▶ Abschn. 6.2.5) die individuellen Vorstellungen anhand aller vier Dimensionen zu erfragen und insbesondere alle Bedürfnisse jenseits der somatischen aktiv anzusprechen [z. B. „Ich bin nicht in Ihrer Situation. Aber wenn ich mir vorstelle, dass ich in Ihrer Situation wäre, dann ..." (Münch 2015)]. Patienten benennen dabei spirituelle Bedürfnisse zumeist nicht als solche. Über Themen wie Hoffnung, Lebenssinn und Würde kann sich jedoch ein Zugang zu diesen Bedürfnissen erschließen (Gramm 2012).

6.2.7 Sexualität

Zufriedenheit mit der eigenen Sexualität, bei Berührungen, Nähe und beim Ausfüllen der eigenen Rolle sind wesentliche Elemente für die Entwicklung einer gesunden Identität und wichtige Anteile der subjektiv empfundenen Lebensqualität. Dabei geht es um eine gesunde Balance zwischen der eigenen Körperwahrnehmung, der antizipierten Vorstellung von Attraktivität für andere und dem Selbstwert und Verständnis der eigenen Person (Selbstkonzept).

Krankheit kann diese Bedürfnisse sehr stark einschränken. Dennoch können diese Bedürfnisse auch in einer Palliativsituation vorhanden sein, werden aber oft nicht ausgesprochen. In Partnerschaften kann es zu Entfremdung und/oder stillen Konflikten kommen, wenn z. B. der

Erkrankte seine Bedürfnisse leben möchte, aber der Partner aufgrund von z. B. Ekel oder Ängsten diese nicht erwidern will. Das Bedürfnis nach Sexualität und Nähe ist nicht abhängig vom Alter.

Insbesondere eng körperlich mit den Patienten arbeitende Berufsgruppen wie Pflegende oder Physiotherapeuten sind mit diesen Bedürfnissen konfrontiert und bedürfen einer Haltung im Umgang mit diesen. Patienten sprechen sexuelle Probleme ungern von sich aus an, sondern wünschen sich, angesprochen zu werden, am liebsten vom behandelnden Arzt. Als Behandelnder bedarf es neben der eigenen Haltung auch Übung im Ausdruck und in der Sprache der Sexualität, um mögliche Scham über das Thema seitens der Betroffenen so gut wie möglich zu reduzieren (Kern 2008).

6.2.8 Resilienz

Resilienz im Sinne von Widerstandskraft ist ebenso wie Lebensqualität aktuell ein vielfach benutztes Wort. Im Gesundheitswesen beschäftigte sich das Konzept der Resilienz ähnlich ressourcenorientiert wie die Salutogenese ursprünglich damit, was dazu beiträgt, dass Kinder auch unter schwierigsten Bedingungen psychische Gesundheit entwickeln können (Werner 1971). Heute bezieht sich die Widerstandskraft darauf, wie gut im Sinne von unbeschadet schwierige und belastende Lebenssituationen oder potenziell traumatisierende Erfahrungen bewältigt werden können.

❯ **Resilienz steht an einem Ende eines Kontinuums im Gegensatz zu Vulnerabilität.**

Auch wenn Kinder mit guten Start- und Entwicklungsbedingungen im Leben und/oder mit hilfreichen/unterstützenden Bezugspersonen gute Beziehungserfahrungen machen können und im Vorteil sind, was die Ausprägung von Resilienz betrifft (siehe auch bindungstheoretische Ansätze, ▶ Abschn. 6.2.3), ist es ein Leben lang möglich, Resilienz zu erwerben und zu stärken (Diegelmann und Isermann 2011).

6.2.9 Trauer

Trauer stellt eine normale emotionale Reaktion auf Verlust dar (◘ Tab. 6.3) und dient dazu, diesen Verlust zu verarbeiten (Melching 2012). In der Palliativversorgung nimmt Trauer einen wichti-

◘ **Tab. 6.3** Reaktionen normaler Trauer (nach Smeding und Aulbert 2007)

Dimension	Trauerreaktionen (Beispiele)
Körperlich	Depersonalisationserfahrungen, vegetative Symptome, keine oder sehr starke Esslust …
Emotional-kognitiv	Weinen, Angst, Schuldgefühle, Wut, Einsamkeit, Ratlosigkeit, Verzweiflung, Konzentrationsstörungen …
Geistig-spirituell	Hadern mit Gott, Zweifel an Gottesbildern, Suchen nach neuer Existenzlage
Sozial-ökonomisch	Ausschluss aus gewohnten gesellschaftlichen Aktivitäten und Beziehungen, finanzielle Einbußen durch die veränderte Rolle

gen Raum ein, da sie vielfältig und verschiedenste Personen betreffend auftreten kann. Trauer kann schwer kranke Menschen betreffen, Angehörige und Nahestehende, aber auch Mitglieder des Behandlungsteams; bei Letzteren sowohl im beruflichen Kontext aber auch als Privatpersonen. Trauer kann bei Angehörigen schon zu Lebzeiten beginnen, nicht nur wenn der schwer kranke Mensch nicht mehr ansprechbar ist.

Trauer kann in einigen Fällen dazu führen, dass Menschen therapeutische Hilfe jenseits der haupt- und nebenamtlichen Trauerbegleitung in Anspruch nehmen müssen. Diesen Umständen einer komplizierten Trauer trägt trotz aller berechtigten Kritik (Wagner 2016; Gramm 2017a) die neue ICD11-Diagnose der anhaltenden Trauerstörung Rechnung. Unterstützung von Angehörigen in der Trauer über den Verlust stellt per Definition ein Ziel palliativmedizinischer Begleitung in der Palliativversorgung dar (Smeding und Aulbert 2007). Normale Trauer drückt sich individuell sehr unterschiedlich stark aus über Reaktionen in den verschiedensten Dimensionen (◘ Tab. 6.3).

Risikofaktoren für komplizierte Trauer (Smeding und Aulbert 2007):
 ▬ *Art des Verlusts:* plötzlich und/oder unerwartet, mehrfach, schwer, nicht anerkannt, einer Person, für die Verant-

wortung empfunden wurde oder für den andere verantwortlich gemacht werden
- *Persönliche Vulnerabilität:* symbiotische Beziehung zum Verstorbenen bzw. Abhängigkeit, ambivalente Beziehungen, fehlendes Selbstbewusstsein/Vertrauen in andere, persönliche Verletzlichkeitsgeschichte
- *Fehlende soziale Unterstützung:* soziale Isolation, Familie nicht anwesend oder wenig hilfreich

Aufgaben der Palliativversorgung ist neben der Begleitung die Vermittlung haupt- oder ehrenamtlicher Trauerbegleiter, von Trauergruppen und anderen Anlaufstellen, aber auch die Prävention komplizierter Trauer bzw. einer anhaltenden Trauerstörung.

❯ **Zentrale Konzepte für die psychosoziospirituellen Dimensionen der Palliativversorgung sind Salutogenese, systemische Perspektive, bindungstheoretische Perspektive, Krankheitsverarbeitung und Abwehr, Würde, Lebensqualität, Sexualität, Resilienz und Trauer.**

6.3 Psychische, soziale und spirituelle Belastungen

Belastungen bei Palliativpatienten und deren Nahestehenden können unterschiedlich eingeteilt werden. So kann zwischen erkrankungsabhängigen und -unabhängigen Belastungen unterschieden werden. Eine weitere Möglichkeit ist die Unterscheidung zwischen der Belastung, die sich aus den (möglichen) Konsequenzen für die eigene Person ergeben, und der Belastung durch die Sorge um den/die geliebten Menschen:
- Bei Patienten kann es z. B. die Angst vor Leiden sein, aber auch die Angst, den geliebten Menschen nicht wehzutun, bzw. die Sorge, ob diese nach dem eigenen Versterben mit dem Verlust gut zurechtkommen.
- Bei Nahestehenden kann z. B. die Angst vor dem Verlust der geliebten Person stark im Vordergrund stehen, die dann im Widerspruch stehen kann mit dem Wunsch, dass der geliebte Mensch nicht leidet.

Darüber hinaus können Belastungen eingeteilt werden in primär somatische Belastungen, soziale Belastungen, psychische Belastungen und spirituelle Belastungen (◘ Tab. 6.4). Dabei sind Wechselwirkungen zwischen den einzelnen Feldern möglich, z. B. eine Depressivität oder Demoralisierung aufgrund einer finanziell stark angespannten Situation oder von Ängsten infolge einer existenziellen Sinnkrise. Mehnert und Nauck unterscheiden vier Belastungsfelder (Mehnert und Nauck 2016):

6.4 Prävalenz psychischer Belastungen und spiritueller Bedürfnisse

Bei Palliativpatienten ist aufgrund der möglichen Gemengelage der Symptome verschiedenster Genese und deren Wechselwirkungen untereinander eine eindeutige Abgrenzung psychischer Störungen oft schwierig (Mehnert und Nauck 2016). Das Risiko, im Verlauf einer Krebserkrankung eine ICD-Kriterien erfüllende psychische Störung zu entwickeln, wird dennoch bei 32 % eingeschätzt (Mehnert et al. 2014). Im Vergleich zur Normalbevölkerung sind die Unterschiede der Häufigkeit bei diesen psychischen Störungen zur Normalbevölkerung kleiner als erwartet werden könnte: Angststörungen (11,5 %) und Anpassungsstörungen (11 %) sowie Depressionen (6,5 %) (Mehnert et al. 2014).

Darüber hinaus treten auch Demoralisierung (13–18 %) und Suizidgedanken (15 %) auf, wobei Suizidgedanken zumeist vorübergehend und selten dauerhaft sind. Oft steckt hinter einem Todeswunsch oder Suizidgedanken ein „so möchte ich nicht mehr leben (aber wenn es mir besser geht, sehr gerne)". Suizidgedanken und Todeswunsch gehen oft mit hoch belastenden und als unkontrollierbar erlebten Symptomen wie z. B. Schmerz oder Übelkeit einher, aber auch mit Delirien, Hilfs- und Hoffnungslosigkeit sowie fehlender sozialer Unterstützung oder dem Gefühl, für andere eine Belastung darzustellen (Mehnert und Nauck 2016).

Häufiger als ICD-Kriterien erfüllende psychische Störungen treten subsyndromale Störungsbilder bzw. belastende Emotionen wie Distress (bis zu 59 %), starke Ängste (bis zu 48 %) und Depressivität (bis zu 58 %) bei Krebspatienten auf (AWMF 2014).

Bisherige Studienergebnisse weisen darauf hin, dass Palliativpatienten ein sehr hohes spiritu-

◘ Tab. 6.4 Belastungen bei schwerer körperlicher Erkrankung

Bereich	Art der Belastung
Körperlich	Schmerzen, Fatigue, Herz-Kreislauf- und Atemprobleme, gastrointestinale Probleme und andere körperliche Symptome, Behinderungen Bewusstseinszustand, Kognition, Delirien Körperfunktionen und Funktionsniveau u. a. bezüglich Motorik (z. B. Mobilität, Schlucken, Kontinenz), Sensorik (z. B. Hören, Sehen, Riechen, Schmecken, Tastsinn) physiologische Faktoren Ernährung und Hydratation Wunden/Wundversorgung
Psychisch	Einflüsse der Krankheit auf Patienten und Angehörige Veränderungen der Lebensplanung und Lebensziele psychische und emotionale Belastungsreaktionen (u. a. Ängste, Depressivität, Demoralisierung, Trauer) und psychische Störungen (u. a. Anpassungsstörungen) Verhaltensaspekte und Gewohnheiten (z. B. Alkoholkonsum, Rauchen) Coping/Krankheitsverarbeitung Gefühle von Kontrolle/Kontrollverlust, Autonomie, Würde, Schuldgefühle interpersonelle Konflikte
Sozial	Beziehungen und Rollen in Familie, Freundeskreis und Gesellschaft Kommunikation Alltagsbewältigung (z. B. Körperpflege, Haushalt, Transport) rechtliche und finanzielle Aspekte (Vollmachten, Betreuer, Vormundschaft, Patientenverfügung, Testament, Erbe) Bedarf an Sozialleistungen Beruf, Freizeitaktivitäten Privatsphäre, Intimität, Sexualität kulturelle Werte, Überzeugungen, Bräuche, Rituale, Unterstützung für pflegende Angehörige
Spirituell	existenzielle und transzendentale Themen wie Hoffnungslosigkeit oder Sinnlosigkeit Werte, Überzeugungen, Glaube, Praktiken und Rituale seelsorgerische und spirituelle Unterstützungsbedürfnisse

elles Bedürfnis haben (bis zu 93 %) (Höcker 2012; Büssing et al. 2010), das sich nach Büssing et al. (2010) in folgende Felder aufteilen lässt: religiöse Bedürfnisse, Bedürfnisse nach innerem Frieden, existenzielle Bedürfnisse sowie Bedürfnisse nach aktivem Geben. Andere Ergebnisse aus Untersuchungen mit Krebserkrankten zeigen folgende Bedürfnisse: Bedürfnis nach Hoffnung (42 %), Bedürfnis nach Lebenssinn (40 %), Entdecken spiritueller Ressourcen.

Darüber hinaus zeigte sich ein Bedürfnis nach aktiver Auseinandersetzung über: Finden inneren Friedens (43 %), Lebenssinn (28 %), Tod und Sterben (25 %) (Moadel et al. 1999). Spirituelle Bedürfnisse finden dennoch nicht regelhaft ihren Platz. Das kann auch daran liegen, dass Patienten ähnlich wie bei sexuellen Bedürfnissen oder Problemen eher darauf angesprochen werden wollen als das aktiv von sich aus zu äußern. Dieses Missverhältnis kann subjektiv Lebensqualität z. T. deutlich reduzieren (Balboni et al. 2007).

Prävalenzen des Bedarfs an sozialrechtlicher Beratung, Hilfe bei Antragstellungen und Organisieren von Unterstützungsmöglichkeiten und Hilfsmitteln konnten nicht eruiert werden. Dennoch dürfte fast jeder Palliativpatient und/oder seine Nahestehenden Kontakt mit einem Sozialarbeiter während der Palliativversorgung haben. Dabei dürfte es je nach Lebenssituation und Umfeld deutliche individuelle Unterschiede in Bezug auf die Bedürfnisse und Bedarfe geben.

6.5 Diagnostik von Belastungen und Störungen

Diagnostik und Assessment sollten im Palliativbereich immer unter Berücksichtigung folgender Aspekte erfolgen:
- Wozu ist der Patient in der Lage? Diagnostik sollte nicht überfordern und den Umständen entsprechend so einfach wie möglich sein. Sie

ist an die spezifische Situation der Betroffenen anzupassen (Sektion Psychologie 2016).

— Hat die Diagnostik eine Behandlungskonsequenz, d. h., stehen auch entsprechend kompetente Fachkräfte mit ausreichenden Ressourcen und/oder entsprechende Behandlungskonzepte zur Verfügung?

Folgende Fragebögen/Tests werden empfohlen:
— *Belastung allgemein:* Distress-Thermometer (Mehnert et al. 2006)
— *Depression/Depressivität:* Zwei-Fragen-Screening: Fühlten Sie sich im letzten Monat häufig niedergeschlagen, traurig bedrückt oder hoffnungslos? Hatten Sie im letzten Monat deutlich weniger Lust und Freude an Dingen, die Sie sonst gerne tun? (AWMF 2014). Darüber hinaus kann folgende Frage sinnvoll sein: Können Sie sich zurzeit über schöne oder angenehme Dinge freuen? Ansonsten wird empfohlen, bei der Exploration den Fokus auf Hoffnungslosigkeit oder Schuld zu legen (Mehnert und Nauck 2016).
— *Angst:* der GAD-2 (z. B. Löwe et al. 2004) scheint in der Praxis am besten einsetzbar zu sein und wird wahrscheinlich zusammen mit der Angstfrage vom MIDOS bei der S3-Leitlinie Palliativmedizin zum Symptomkomplex Angst empfohlen werden (Stand Januar 2018): Wie oft fühlten Sie sich im Verlauf der letzten 2 Wochen durch die folgenden Beschwerden beeinträchtigt?
   a. Nervosität, Angst oder Anspannung
   b. Nicht in der Lage sein, Sorgen zu stoppen oder zu kontrollieren.
— *Bindungsmuster:* Adult Attachment Interview (AAI) (z. B. Strauß et al. 2002)
— *Lebensqualität:* SEIQoL-DW (O'Boyle et al. 1993), EORTC QLQ-C30 (Aaronson et al. 1993)
— *Lebenssinn:* SMiLE (Fegg et al. 2008)
— *Familienanamnese, Belastung im sozialen System:* Genogramm Download Formblatt und Erläuterungen unter: ▶ https://www.dgpalliativmedizin.de/images/stories/Patientenumfeld_mitLegende_V2-3.pdf
— *Spiritualität:* SPIR halbstrukturiertes klinisches Interview zur Erhebung einer spirituellen Anamnese (Frick et al. 2006)
— *Würde:* Patient Dignity Inventory (PID) Fragebogen zum Würdeempfinden von Palliativpatienten (Chochinov et al. 2008)

— *Trauer (Prävention):* MFT – Multiprofessioneller Fragebogen zur Trauerverarbeitung, englisch BRAT (Rose et al. 2011)
— *Resilienz:* Resilienzskala RS-13 (Leppert et al. 2008)

Sollte es notwendig und indiziert sein, kann auch weiterführende Diagnostik durchgeführt werden (van Oorschot et al. 2014).

❯ **Diagnostik darf den Patient nicht überfordern, sollte indiziert sein und eine im Erleben des Patienten sinnvolle und hilfreiche Behandlungskonsequenz haben.**

6.6 Ziele zur Reduktion von Belastungen und Stärkung von Bedürfnissen

Je nach Belastung, individueller Neigung, Bedürfnissen und Bedarfe der Patienten und Nahestehenden sowie der jeweiligen personellen Ausstattung des Behandlungsteams können folgende Ziele aus psychosozialer und spiritueller Perspektive hilfreich sein:

— **Soziale Dimension** (Sektion Soziale Arbeit 2012; Sektion Psychologie 2016; Mehnert und Nauck 2016):
   – Unterstützung bei der Auseinandersetzung mit Krankheit, Sterben und Tod, Integration dieser Prozesse in die Behandlungsplanung
   – Förderung gesellschaftlicher Teilhabe und sozialer Gerechtigkeit
   – Minimierung der Gefahr von Isolierung, Ausgrenzung und Stigmatisierung
   – Achtung vor dem besonderen Wert und der Würde aller Menschen und Unterstützung bei der Wahrnehmung der Rechte, die sich daraus ergeben
   – Entwicklung und Förderung von Solidarität, mitmenschlichem Beistand und Entlastung durch ehrenamtliche Begleitung
   – Klärung und/oder Stärkung zwischenmenschlicher Beziehungen
   – Stärkung kommunikativer Kompetenz mit Behandelnden und Nahestehenden z. B. über Sterben und Tod oder bei Entscheidungsfindungen
   – Förderung familiärer Kommunikation

— Mobilisierung familiärer Ressourcen
— Klärung von Missverständnissen und Unterstützung bei der Entscheidungsfindung
— Entlastung/Unterstützung von (pflegenden) Angehörigen
— **Psychologische Dimension** (Mehnert und Nauck 2016; Sektion Psychologie 2016):
    — Verringerung der psychischen Symptombelastung (z. B. Ängste, Depressivität)
    — Unterstützung beim Umgang mit körperlichen Belastungen (z. B. Schmerzen)
    — Mobilisierung und Stärkung individueller Ressourcen
    — Verbesserung eines förderlichen und adaptiven Umgangs mit der Krankheitssituation
    — Stärkung der Selbstwirksamkeitserwartung und des Selbstwertgefühls sowie Würdigung von Stärken und Errungenschaften im Leben des Patienten
    — Verringerung von Gefühlen der Isolation und Einsamkeit
    — Unterstützung im Umgang mit Gefühlen von Trauer und Traurigkeit, insbesondere in Bezug auf Verluste und Abschiednehmen
    — Unterstützung bei der Integration der gegenwärtigen Situation der Erkrankung, der Trennung und des Abschiednehmens in ein Kontinuum an Lebenserfahrungen
— **Spirituelle Dimension** (Mehnert und Nauck 2016; Sektion Psychologie 2016; Gramm 2012):
    — Aufrechterhaltung von Hoffnung durch Erarbeitung von Alternativen zur Hoffnung auf Heilung (z. B. Hoffnung auf Lebensqualität)
    — Unterstützung des Patienten, Sinn und (neue) Lebensziele für die verbleibende Zeit zu finden
    — Versöhnung mit sich, dem eigenen Leben, Verletzungen und Verletzenden
    — inneren Frieden finden
    — Stärkung der Würde, z. B. durch Schaffung eines Vermächtnisses

6.7 Therapie- und Interventionsmöglichkeiten

Um die in ▶ Abschn. 6.6 genannten Ziele zu erreichen, stehen verschiedene Therapie- und Interventionsmöglichkeiten zur Verfügung.

6.7.1 Reduktion psychischer und spiritueller Belastungen und Stärkung eigener Ressourcen

— Interventionen bei psychischen und Sinnkrisen durch *Aushalten, Containing, Auffangen, Entlastung und Unterstützung beim Umgang mit Todeswunsch und/oder Suizidgedanken* (Sektion Psychologie 2016; Schermer und Vyhnalek 2012).
— *Psychoedukation* im Sinne von Aufklärung, Prävention und Entpathologisierung kann in jedem Erkrankungsstadium Ängste reduzieren und möglichen psychischen Störungen vorbeugen.
— *Sinnbasierte Verfahren und Interventionen zur Stärkung der Kohärenz* wie CALM (Managing Cancer And Living Meaningfully; Lo et al. 2014) oder SMiLE (Schedule of Meaning in Life Evaluation; Fegg et al. 2008) haben ebenso nachweisliche Effekte auf das Befinden wie die Würdezentrierte Therapie (Dignity Therapy; Schramm et al. 2014) durch Würde wahrende Lebensreflexion und Schaffung eines Vermächtnisses (Kang et al. 2018).
— *Spirituelle Interventionen* können konfessionsgebunden oder konfessionell unabhängig/übergreifend sein und beinhalten z. B. Rituale, Gebet oder auch die Auseinandersetzung mit Hoffnung und innerem Frieden (Gramm 2012).
— Belastungsreduktion durch gezielte Achtsamkeit (Mindfulness-Based Stress Reduction nach Kabat-Zinn, MBSR). Durch MBSR kann eine Selbstregulation der Aufmerksamkeit auf die unmittelbare Erfahrung und den gegenwärtigen Moment und der Aneignung von Offenheit und Akzeptanz gegenüber der erlebten Erfahrung in der Gegenwart erreicht werden (Kabat-Zinn 2011; Mehnert 2016).
— Die *Akzeptanz- und Commitment-Therapie* (ACT) sorgt für Belastungsreduktion durch Arbeit an der Stärkung der Selbstwirksamkeitserwartung sowie Akzeptanz nicht veränderbarer Dinge (Sonntag 2017).
— Auch *verhaltenstherapeutische Interventionen* haben sich als praktikabel und hilfreich erwiesen, wie z. B. kognitive Umstrukturierung/Reframing oder Verhaltenstechniken (Aktivitätenplanung, Ablenkung, Visualisierungstechniken) (Mehnert und Nauck 2016; Walisko-Waniek 2012).

- *Künstlerische Therapien* ermöglichen über nonverbale Interventionen eine Stärkung von Ressourcen und einen schnellen Zugang zu belastenden und ängstigenden Themen und deren Bearbeitung (AWMF 2014). Diese beinhalten *Kunsttherapie* (Ausdruck durch Malen und kreatives Formen und Gestalten, Entstehung innerer Bilder) und rezeptive und aktive *Musiktherapie.*
- *Entspannungstherapien* haben sich gerade bei Palliativpatienten in Praxis und Forschung als effektive Verfahren gegen Angst, Distress und Depressivität erwiesen (AWMF 2014), etwa Achtsamkeit, ressourcenstärkende Imaginationsübungen, Progressive Muskelrelaxation (PMR), Autogenes Training, Yoga, Qigong, Fantasiereisen (Jentschke 2018; Kögler 2012; Payne 2011).
- Bei Krebspatienten hat sich auch die Arbeit mit *Techniken ressourcenfokussierter und symbolhafter Traumabearbeitung* (TRUST) als wirksam zur Reduktion von Angst und Belastung erwiesen (Diegelmann und Isermann 2016).

ACT, verhaltenstherapeutische Interventionen und MBSR wirken nachweislich bei Depression/Depressivität und Angst (Fulton et al. 2018).

6.7.2 Reduktion von Belastungen im sozialen System oder Familiensystem

Hier hat sich die regelhafte Durchführung von Familiengesprächen (▶ Abschn. 4.6.4) bei Therapiezieländerung oder der Planung weiterer Behandlungen bzw. der Entlassungsplanung bewährt. Sie sollte durch Vertreter mindestens zweier Berufsgruppen durchgeführt werden. Bei komplizierten Situationen oder zu erwartenden Konflikten sollte eine Person eine psychologische und/oder psychotherapeutische und/oder Mediationsausbildung haben.

Darüber hinaus sind Beratung zu Vorsorgevollmacht und Patientenverfügung, sozialrechtliche Beratung bei existenziellen Problemen und Belastungen, Aufbau und/oder Stärkung sozialer Netzwerke und die Vermittlung (und ggf. Koordination) von Unterstützungsangeboten, z. B. Trauerbegleitung, Selbsthilfe, ehrenamtliche Hospizhelfer, für das soziale System je nach Bedarf und Bedürfnis stützend und hilfreich.

Ein spezielles systemisches psychotherapeutisches Verfahren mit Familien am Lebensende und danach ist die Family-Focused Grief Therapy. Sie fördert einen hilfreichen Umgang mit Belastung, Angst und Konflikten und wirkt präventiv in Bezug auf komplizierte Trauer (Kissane et al. 2006).

6.7.3 Reduktion psychischer Belastung bei somatischen und/oder multifaktoriellen Symptomen

Nicht nur, aber vor allem zur Reduktion psychogener Anteile bei somatischen Symptomen haben sich hypnotherapeutische Interventionen erwiesen. Sie können sehr gut bei belastenden und ängstigenden Symptomen wie z. B. Schmerz, Übelkeit, Atemnot eingesetzt werden sowie die Angst vor belastenden Untersuchungs- oder Behandlungsmethoden reduzieren (Schulze 2013). Zudem können auch hier Verhaltenstechniken (Ablenkung, Visualisierungstechniken) sinnvollen Einsatz finden (Mehnert und Nauck 2016; Walisko-Waniek 2012)

Zudem haben sich folgende Verfahren bewährt:

- *Physiotherapeutische Interventionen* (z. B. Massage, Mobilisierung, Lymphdrainage)
- *Basale Stimulation,* d. h. körperbezogene Interventionen zur Verbesserung des Wohlbefindens, die sich auch bei Patienten anwenden lassen, welche nicht mehr zu verbaler Kommunikation fähig sind
- *Aromatherapie,* d. h. die Anwendung etherischer Öle zur Entspannung und Verbesserung des Wohlbefindens
- Bei entsprechender Indikation *logopädische Interventionen* z. B. Training bei Schluckstörungen und Kommunikationsschwierigkeiten

6.8 Multiprofessionelles Arbeiten

Multiprofessionelles Arbeiten erfordert neben der Beachtung aller vier Dimensionen (▶ Abschn. 6.1) auch die notwendige Expertise und die Perspektive der entsprechenden Experten. Um z. B. eine psychologische Perspektive einzunehmen, bedarf es explizit psychologischen Wissens und nicht nur der Intuition und Palliativerfahrung (Gramm 2017b).

Zur optimalen Versorgung von Patienten und deren Nahestehenden braucht es neben den wichtigen und sehr hilfreichen Ehrenamtlichen die für ihren Bereich professionell ausgebildeten Experten wie Sozialarbeiter, Psychologen/Psychotherapeuten, Musik- und Kunsttherapeuten, Logotherapeuten, Physiotherapeuten, Palliativfachpfleger und Palliativärzte.

Erfolgreiches multiprofessionelles Arbeiten beinhaltet regelhaften und regelmäßigen Austausch in Fallbesprechungen. Ein Team profitiert nicht davon, wenn z.B. der konsiliarisch tätige Psychoonkologe auf Anforderung zu einem Patienten geht und, einen kurzen Konsiliarbericht hinterlassend, wieder verschwindet.

> Damit alle Berufsgruppen von dem Wissen, den Perspektiven und Erkenntnissen aller Professionen im Sinne eines Synergieeffekts profitieren, bedarf es der Einbindung aller beteiligten Berufsgruppen zu diesen Fallbesprechungen. Zudem sollten in allen beteiligten Berufsgruppen ausreichend Vertreter mit berufsgruppen- oder bereichsspezifischen Palliativausbildungen und/oder langjähriger Palliativerfahrung vorhanden sein.

6.9 Psychohygiene und Selbstfürsorge

Obwohl es in der Palliativversorgung Humor, viele schöne und im positiven Sinne ergreifende Momente gibt, stellt der ständige Umgang g mit Leid, Tod, Sterben und Trauer für die Mitarbeiter eine Belastung dar. Um diese möglichst gut und gesund auszuhalten, sind Psychohygiene und Selbstfürsorge notwendig. Sie sind Teil der Qualitätssicherung der Arbeit und bedürfen eines hohen Stellenwerts (Müller et al. 2010; Gramm 2012).

Neben verbesserter Qualifikation, Supervision, multiprofessioneller Fallbesprechung, individuellen Ansprechpartnern im Team bei Problemen oder Belastung und Fortbildung sind *Selbsterfahrung* und *Selbstreflexion* eminent wichtig (Sektion Psychologie 2016; Sektion Soziale Arbeit 2012). Nicht umsonst stellt die Übung der Selbstwahrnehmung und die kontinuierliche professionelle Weiterbildung eine der zehn Kernkompetenzen in der Palliativversorgung dar (Krumm et al. 2015; ▶ Abschn. 6.1).

Der Umgang mit sich selbst durch Stärkung eigener Ressourcen, Förderung eigener Resilienz und achtsamen Umgangs mit sich selbst sind weitere hilfreiche Bausteine zur Förderung eigener psychischer und seelischer Gesundheit. Vernachlässigen Behandelnde sich selbst und die eigene Gesundheit, werden sie auf längere Sicht nicht genügend Kraft und Energie haben, ihren Auftrag in der Begleitung und Behandlung von schwer kranken Menschen und deren Nahestehenden erfolgreich zu erfüllen und können nicht ihre Arbeit dauerhaft als Bereicherung erleben.

> ❯ Psychohygiene und Selbstfürsorge sorgen dafür, Kraft für die Aufgaben im Beruf und der Berufung zu haben und möglichst gesund zu bleiben.

Literatur

Aaronson NK, Ahmedzai S, Bergman B et al (1993) The European organization for research and treatment of cancer QLQ-C30: a quality-of-life instrument for use in international clinical trials in oncology. J Nat Cancer Inst 85:365–376

Antonovsky A (1979) Health, stress, and coping. Jossey Bass, San Francisco

AWMF – Arbeitsgemeinschaft der Wissenschaftlichen Medizinischen Fachgesellschaften e. V. (2014) Psychoonkologische Diagnostik, Beratung und Behandlung von erwachsenen Krebspatienten, S. 38 ff. https://leitlinienprogramm-onkologie.de/uploads/tx_sbdownloader/LL_PSO_Langversion_1.1.pdf. Zugegriffen am 15.11.2018

Balboni TA, Vanderwerker LC, Block SD et al (2007) Religiousness and spiritual support among advanced cancer patients and associations with end-of-life treatment preferences and quality of life. J Clin Oncol 25(5):555–560

Bartsch HH, Bengel J (1997) Salutogenese in der Onkologie. Karger, Basel

Büssing A, Balzat HJ, Heusser P (2010) Spiritual needs of patients with chronic pain diseases and cancer – validation of the spiritual needs questionnaire. Eur J Med Res 15(6):266–273

Chochinov HM (2017) Würdezentrierte Therapie. Was bleibt – Erinnerungen am Ende des Lebens. Vandenhoek & Ruprecht, Göttingen

Chochinov HM, Hassard T, McClement S et al (2008) The patient dignity inventory: a novel way of measuring dignity-related distress in palliative care. J Pain Symptom Manag 36:559–571

Diegelmann C, Isermann M (2011) Kraft in der Krise – Ressourcen gegen die Angst. Klett-Cotta, Stuttgart

Diegelmann C, Isermann M (2016) Ressourcenorientierte Psychoonkologie – Psyche und Körper ermutigen, 2. Aufl. Klett-Cotta, Stuttgart

Fegg MJ, Kramer M, Stiefel F et al (2008) Lebenssinn trotz unheilbarer Erkrankung? Die Entwicklung des Schedule for Meaning in Life Evaluation (SMiLE). Z Palliativmed 9:238–245

Frick E, Riedner C, Fegg M et al (2006) A clinical interview assessing cancer patients' spiritual needs and preferences. Eur J Cancer Care 15:238–243

Fulton JJ et al (2018) Psychotherapy targeting depression and anxiety for use in palliative care: a meta-analysis. J Palliat Med 21(7):1024–1037

Gramm J (2012) Psychotherapie und Spiritualität. In: Fegg M, Gramm J, Pestinger M (Hrsg) Psychologie und Palliative Care. Aufgaben, Konzepte und Interventionen in der Begleitung von Patienten und Angehörigen. Kohlhammer, Stuttgart, S 157–168

Gramm J (2017a) Trauerstörung – wenn der Trauerfluss gestört ist. Z Palliativmed 18(03):137–143

Gramm J (2017b) Modelle multiprofessionellen Arbeitens. Leidfaden 2:41–48

Gramm J (o. J.) 25 Regeln zum Umgang mit Patienten in einer palliativen Situation. Unveröffentlichtes Skript. Frankfurt am Main.: Institut für Palliativpsychologie

Heußner P (2012) Krankheitsverarbeitung. In: Fegg M, Gramm J, Pestinger M (Hrsg) Psychologie und Palliative Care. Aufgaben, Konzepte und Interventionen in der Begleitung von Patienten und Angehörigen. Kohlhammer, Stuttgart, S 71–78

Höcker A (2012) Spiritualität/Religiosität, Lebenssinn und Hoffnungslosigkeit bei Krebspatienten. Eine empirische Untersuchung. Diplomarbeit Psychologie

Jentschke E (2018) Effect of yoga therapy on symptoms of anxiety in cancer patients. Oncol Res Treat 41:526–532

Kabat-Zinn J (2011) Gesund durch Meditation. Das vollständige Grundlagenwerk zu MBSR. Barth, München

Kang KA et al (2018) Meaning-centered interventions for patients with advanced or terminal cancer: a meta-analysis. Cancer Nurs 17:17

Kern M (2008) Sexualität und Intimität bei Schwerkranken. In: Aulbert E, Nauck F, Radbruch L (Hrsg) Lehrbuch Palliativmedizin, 2. Aufl. Schattauer, Stuttgart, S 1128–1137

Kissane DW, McKenzie M, Bloch S et al (2006) Family focused grief therapy: a randomized, controlled trial in palliative care and bereavement. JAMA Psychiat 163:1208–1218

Kögler M (2012) Entspannung und Imagination. In: Fegg M, Gramm J, Pestinger M (Hrsg) Psychologie und Palliative Care. Aufgaben, Konzepte und Interventionen in der Begleitung von Patienten und Angehörigen. Kohlhammer, Stuttgart, S 107–113

Kolip P (2003) Ressourcen für Gesundheit – Potenziale und ihre Ausschöpfung. Gesundheitswesen 65(3):155–162

Krumm N, Schmidlin E, Schulz C, Elsner F (2015) Kernkompetenzen in der Palliativversorgung – ein Weißbuch der European Association for Palliative Care zur Lehre in der Palliativversorgung. Z Palliativmed 16(4):152–167

Leppert K, Koch B, Brähler B, Strauß B (2008) Die Resilienzskala (RS) – Überprüfung der Langform RS-25 und einer Kurzform RS-13. Klin Diagn Eval 1:226–243

Lo C, Hales S, Jung J et al (2014) Managing cancer and living meaningfully (CALM): phase 2 trial of a brief individual psychotherapy for patients with advanced cancer. Palliat Med 28(3):234–242

Löwe B, Gräfe K, Zipfel S et al (2004) Diagnosing ICD-10 depressive episodes: superior criterion validity of the patient health questionnaire. Psychother Psychosom 73(6):386–390

Mehnert A, Chochinov HM (2006) Würde aus der Sicht todkranker und sterbender Patienten. In: Koch U, Lang K, Mehnert A, Schmeding-Kludas C (Hrsg) Die Begleitung schwer kranker und sterbender Menschen. Schattauer, Stuttgart, S 53–64

Mehnert A, Nauck F (2016) Psychotherapie in der Palliativen Versorgung. Z Palliativ Med 17:289–301

Mehnert A, Müller D, Lehmann C et al (2006) Die deutsche Version des NCCN Distress-Thermometers. Z Psychiatr Psychol Psychother 54:213–223

Mehnert A, Brähler E, Faller H et al (2014) Four-week prevalence of mental disorders in patients with cancer across major tumor entities. J Clin Oncol 32:3540–3546

Melching H (2012) Trauer. In: Fegg M, Gramm J, Pestinger M (Hrsg) Psychologie und Palliative Care. Aufgaben, Konzepte und Interventionen in der Begleitung von Patienten und Angehörigen. Kohlhammer, Stuttgart, S 84–92

Moadel A, Morgan C, Fatone A et al (1999) Seeking meaning and hope: self-reported spiritual and existential needs among an ethnically-diverse cancer patient population. Psychooncology 8(5):378–385

Müller M, Pfister D, Markett S, Jaspers B (2010) Wie viel Tod verträgt das Team? Eine bundesweite Befragung der Palliativstationen in Deutschland. Z Palliativmed 11:227–233

Münch U (2015) Kommunikation für die Praxis – Teil 1: Hilfreiches Basiswissen. Z Palliativmed 16:44 f

O'Boyle CA, Browne J, Hickey A, et al (1993) Schedule for the evaluation of individual quality of life (SEIQoL): a direct weighting procedure for quality of life domains (SEIQoL-DW). Administration Manual. Dublin: Department of Psychology Royal College of Surgeons in Ireland.

van Oorschot B, Jentschke E, Heussner P et al (2014) Instrumente zur Erfassung psychosozialer Belastungen, Ressourcen und körperlicher Symptome bei Krebs. Forum DKG 29(2):131–133

Payne D (2011) Mindfulness interventions for cancer patients. In: Watson M, Kissane DW (Hrsg) Handbook of psychotherapy in cancer care. Wiley, West Sussex, S 39–47

Rose C, Wainwright W, Downing M, Lesperance M (2011) Inter-rater reliability of the bereavement risk assessment tool. Palliat Support Care 9(2):153–164

Schermer C, Vyhnalek B (2012) Krisenintervention. In: Fegg M, Gramm J, Pestinger M (Hrsg) Psychologie und Palliative Care. Aufgaben, Konzepte und Interventionen in der Begleitung von Patienten und Angehörigen. Kohlhammer, Stuttgart, S 101–105

von Schlippe A, Schweitzer J (2007) Lehrbuch der systemischen Therapie und Beratung, 10. Aufl. Vandenhoek & Ruprecht, Göttingen

Schmeding-Kludas C (2006) Die Kommunikation mit Schwerstkranken und ihren Angehörigen. In: Koch U, Lang K, Mehnert A, Schmeding-Kludas C (Hrsg) Die Begleitung schwer kranker und sterbender Menschen. Schattauer, Stuttgart, S 31–52

Schmidt M, Vierzigmann G (2006) Systemische Ansätze. In: Steinebach C (Hrsg) Handbuch Psychologische Beratung. Klett-Cotta, Stuttgart, S 218–235

Schramm A, Berthold D, Weber M, Gramm J (2014) Dignity Therapy – Eine Kurzintervention zur Stärkung von Würde am Lebensende. Z Palliativmed 15(3):99–101

Schulze W (2013) Hypnose und Hypnotherapie in der Palliativmedizin – Symptombehandlung und spirituelle Begleitung. Z Palliativmed 14:59–72. https://doi.org/10.1055/s-0032-1327427

Schulz-Kindermann F (2013) Psychoonkologie – Grundlagen und psychotherapeutische Praxis. Beltz, Weinheim

Sektion Psychologie der Deutschen Gesellschaft für Palliativmedizin (2016) Palliativpsychologie – Berufsbild für Psychologinnen und Psychologen in der Palliativversorgung. https://www.dgpalliativmedizin.de/images/Berufsbild_PalliativpsychologIn_DGP_2016.pdf. Zugegriffen am 24.10.2018

Sektion Seelsorge der Deutschen Gesellschaft für Palliativmedizin (2007) Konzept Spirituelle Begleitung in der Palliativmedizin der Sektion Seelsorge der DGP. https://www.dgpalliativmedizin.de/images/stories/pdf/fachkompetenz/070709%20Spirituelle%20Begl%20in%20Pm%20070510.pdf. Zugegriffen am 24.10.2018

Sektion Soziale Arbeit der Deutschen Gesellschaft für Palliativmedizin (2012) Profil Soziale Arbeit in Palliative Care der Sektion Soziale Arbeit der DGP. https://www.dgpalliativmedizin.de/images/stories/Profil%20Soz.%20Arb.%20in%20Palliative%20Care.pdf. Zugegriffen am 24.10.2018

Smeding R, Aulbert E (2007) Trauer in der Palliativmedizin. In: Aulbert E, Nauck F, Radbruch L (Hrsg) Lehrbuch Palliativmedizin, 2. Aufl. Schattauer, Stuttgart, S 1207–1228

Sonntag RF (2017) Akzeptanz- und Commitment-Therapie. Akzeptanz und Engagement bis zuletzt. In: Berthold D et al (Hrsg) Psychotherapeutische Perspektiven am Lebensende. Vandenhoek & Ruprecht, Göttingen, S 71–84

Strauß B, Buchheim A, Kächele H (2002) Klinische Bindungsforschung – Theorien, Methoden, Ergebnisse. Schattauer, Stuttgart

Wagner B (2016) Wann ist Trauer eine psychische Erkrankung? PTJ 3:250–255. https://www.psychotherapeutenjournal.de/ptk/web.nsf/gfx/1C554F9DAB7DC-690C12580300022593D/$file/ptj_2016-3_Literatur_Wagner.pdf. Zugegriffen am 24.10.2018

Walisko-Waniek J (2012) Verhaltenstherapie. In: Fegg M, Gramm J, Pestinger M (Hrsg) Psychologie und Palliative Care. Aufgaben, Konzepte und Interventionen in der Begleitung von Patienten und Angehörigen. Kohlhammer, Stuttgart, S 114–120

Wasner M (2012) Lebensqualität. In: Fegg M, Gramm J, Pestinger M (Hrsg) Psychologie und Palliative Care. Aufgaben, Konzepte und Interventionen in der Begleitung von Patienten und Angehörigen. Kohlhammer, Stuttgart, S 64–70

Werner EE (1971) The children of Kauai: a longitudinal study from the prenatal period to age ten. University of Hawaii Press, Honolulu

6

Pathophysiologie des Palliativpatienten

Gerd-Gunnar Hanekop

Elektronisches Zusatzmaterial: Die Online-Version dieses Kapitels (https://doi.org/10.1007/978-3-662-57362-4_7) enthält Zusatzmaterial, das für autorisierte Nutzer zugänglich ist.

Die pathophysiologischen Grundlagen von Tumorerkrankungen sind komplex und nur zum Teil verstanden. Es bestehen aber enge Interaktionen zwischen immunologisch-inflammatorischen Mechanismen und der Genese bzw. dem Verlauf von Tumorerkrankungen. Ähnliches gilt für die onkologischen Symptome. Das Verständnis des Zusammenhangs zwischen Inflammation, Symptomkomplexen („Clustern") und Tumorentwicklung wächst zwar; trotzdem ergeben sich ständig neue, überraschende Befunde mit Implikationen für Pharmakointeraktionen, Tumorbiologie und Wirtsreaktionen sowie die Effekte chirurgischen Traumas und deren Modifikation durch anästhesiologische Maßnahmen. Wenn Symptome bei Tumorpatienten durch die gleichen Mechanismen und Signalkaskaden ausgelöst werden, die für die Tumorentwicklung bedeutsam sind, ist dies ein Argument für den Einsatz von Antitumortherapien als Mittel der Symptomkontrolle. Neue Erkenntnisse und Methoden erweitern die onkologischen Behandlungsansätze. Auch dank chirurgischer, anästhesiologischer und allgemeinmedizinischer Verbesserungen (Medikation, Monitoring, Pathophysiologie, Prozessmanagement, technischer Fortschritt) der letzten Jahrzehnte ist es gelungen, die perioperative Morbidität bzw. Mortalität deutlich zu reduzieren und die Prognose für Tumorpatienten zu verbessern. Tierexperimentelle Befunde und Ergebnisse aus Zellkulturen lassen sich im klinischen Kontext zwar nicht immer nachvollziehen oder bestätigen, liefern aber neue Details des komplexen Bildes der Symptomentstehung bei Tumorerkrankungen und tragen so zum besseren Verständnis der pathophysiologischen Grundlagen bei Palliativpatienten bei.

7.1 Einleitung

Weltweit sollen im Jahr 2012 14,1 Mio. neue Krebsfälle und 8,2 Mio. Todesfälle bei Tumorpatienten aufgetreten sein. Eine Prognose der International Agency for Research on Cancer (IARC) der WHO geht für das Jahr 2030 von 21,6 Mio. Neuerkrankungen und 13 Mio. Todesfällen aus (Globocan 2012, ▶ http://globocan.iarc.fr/Pages/burden_sel.aspx). Zudem schätzt die Lancet Commission on Global Cancer Surgery, dass 2030 jährlich etwa 45 Mio. krebsbedingte chirurgische Eingriffe notwendig werden (Sullivan et al. 2015),

die speziell für solide Tumoren oftmals die einzige Option auf Kuration darstellen (Tohme et al. 2017).

> ❯ Die Zahl der Tumorerkrankungen wird weltweit innerhalb zweier Jahrzehnte um nahezu 50 % steigen, mit erhöhtem Bedarf für operative Interventionen.

7.2 Pathophysiologie des Gewebetraumas

Jeder chirurgische Eingriff geht mit Verletzung von Geweben sowie einer über den Operationsort hinausgehenden Störung multipler physiologischer Regulationsprozesse der Geweberegeneration (Gaudilliere et al. 2014) einher. Dies führt unter anderem zu einer systemischen Aktivierung des angeborenen und erworbenen Immunsystems (Hussain und Harris 2007) und deutet auf eine fundamentale Körperreaktion hin (Xiao et al. 2011). Bei allen Säugetieren tritt nach Traumata eine dreistufige „Heilungskaskade" von Inflammation, Gewebeneubildung und „Remodelling" auf (Gurtner et al. 2008). Jede Abweichung in der Kontrolle der beteiligten Immunkomponenten kann zu einer chronischen Entzündung führen, die ein Mikromilieu induziert, das die Entstehung oder das Fortschreiten einer Tumorerkrankung begünstigt (Hotchkiss und Moldawer 2014). Insofern können „Heilungsprozesse" nach Operationen bei Palliativpatienten stets mit der Gefahr einer Aggravation ihrer Tumorerkrankung verbunden sein.

> ❯ Operationen gehen – wie alle Gewebetraumata – mit einer dreistufigen Heilungsreaktion aus Inflammation, Gewebeneubildung und „Remodelling" einher, die bei Tumorpatienten das Potenzial für eine Verschlechterung beinhaltet.

Inflammation ist ein komplexer Vorgang. Die Mehrzahl der dabei involvierten Substanzen ist in der Lage, durch Bindung an entsprechend exprimierte Rezeptoren auf nozizeptiven Fasern (❒ Abb. 7.1) auch Schmerz auszulösen bzw. zu verstärken (Basbaum et al. 2009).

Während man früher davon ausging, dass die Beendigung einer akuten Entzündung ein passiver Prozess ist, zeigte sich zunehmend, dass ein aktiver Mechanismus zugrunde liegt (Serhan et al. 2017).

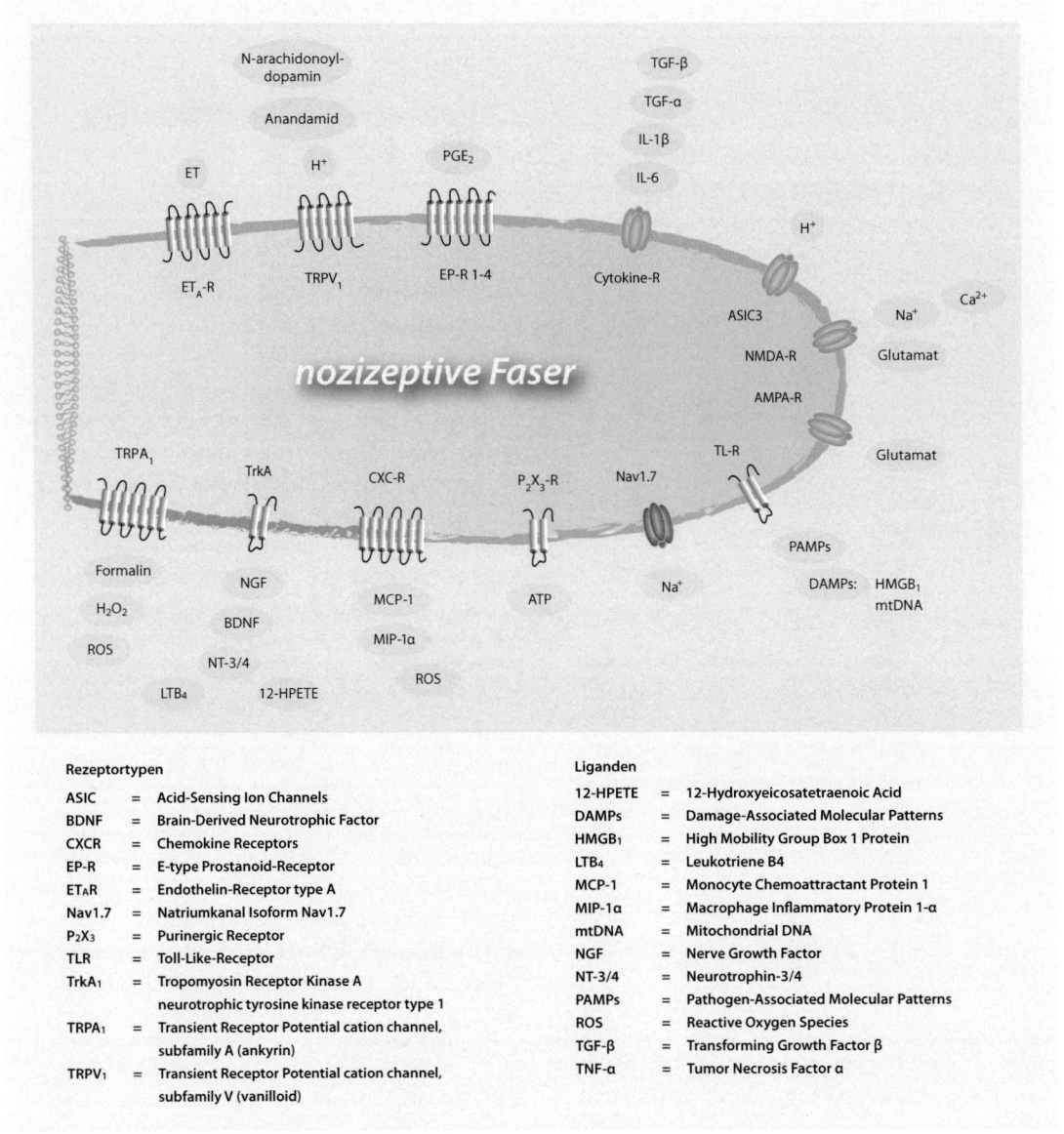

Abb. 7.1 Ausgewählte Rezeptorarten auf nozizeptiven Fasern (modif. nach Amaya et al. 2013; Guan et al. 2016; Lozano-Ondoua et al. 2013; Mantyh et al. 2002)

Beteiligt sind Abbauprodukte mehrfach ungesättigter Fettsäuren, die als „specialized proresolving mediators" bezeichnet werden (Ariel et al. 2012; Duvall und Levy 2016; Qu et al. 2015; Serhan et al. 2006, 2015; Weylandt 2015). Zahlreiche Vertreter dieser Mediatoren zeigen in Tiermodellen bessere analgetische und antiinflammatorische Effekte als die derzeit gebräuchlichen nicht steroidalen Antiphlogistika (NSAID) (Huh et al. 2017; Ji et al. 2014; Oehler et al. 2017; Xu et al. 2010, 2013); ihr Nebenwirkungspotenzial ist aber nicht ausrei-

chend geklärt, um sie in der Humanmedizin einsetzen zu können (Fonseca et al. 2017).

Gewebetrauma und nachfolgende Wirtsimmunantwort sind eng miteinander vergesellschaftet (O'Dwyer et al. 2015). Zellzytometrische Befunde deuten auf eine frühe und konkurrierende Aktivierung von Signalwegen der natürlichen und erworbenen Immunität (Gaudilliere et al. 2014), ähnlich wie bei der Tumorgenese (Faurobert et al. 2015; Francescone et al. 2014; Goldszmid et al. 2014; Grivennikov et al. 2010; Valdes und Chasen

2015). Bei der Abheilung von Gewebeverletzungen kommt es zu einer komplexen Interaktion von Infiltration durch Immunzellen, Produktion von pro-/antiinflammatorischen Zytokinen (Bolli et al. 2017; Petrilli 2017; Vendrell et al. 2015) sowie Wechselwirkungen von Immun- und Gewebezellen, die zudem das Potenzial haben, ein Mikromilieu zu schaffen, in dem auch Tumorinvasion, -wachstum und -metastasierung begünstigt werden (Gentles et al. 2015; Li et al. 2017). Die Behandlung dieses inflammatorischen Mikromilieus mittels antientzündlicher Substanzen (z. B. Acetylsalizylsäure) wird daher neben der Therapie akuter perioperativer Symptome zunehmend als alternative Therapiestrategie bei der Bekämpfung von Krebserkrankungen gesehen (Zhang et al. 2017).

Die Familie der TLR (Toll-Like Receptors) ist wesentlich an der Reaktion auf Gewebeschäden beteiligt, da sie DAMP (Damage-Activated Molecular Pattern; Lord et al. 2014) und PAMP (Pathogen-Activated Molecular Pattern) binden, was eine Aktivierung von NF-κB (Nuclear Factor kappa-light-chain-enhancer of activated B-cells) nach sich zieht und zur Bildung von pro- bzw. antiinflammatorischen Zytokinen, ROS (Reactive Oxygen Species) und NOS (Nitric Oxide reactive Species) führen sowie auch Gewebeabbau und Apoptose induzieren und unterstützen soll (Hotchkiss und Moldawer 2014; Said-Sadier und Ojcius 2012).

Bei den TLR handelt es sich um Transmembranproteine, von denen mehr als 10 Varianten bei Säugern bekannt sind. Nach deren Aktivierung werden vorrangig 2 unterschiedliche Signalwege moduliert: MyD88-abhängig (Myeloid Differenziation primary response 88) oder -unabhängig. MyD88, ein sog. Adapterprotein, induziert Transkriptionsfaktoren, die die Bildung proinflammatorischer Zytokine stimulieren. Der andere Signalweg besteht aus TRIF (Toll/IL-1R domain containing adapter inducing Interferone β) und TRAM (Toll Receptor-Associated Molecule) und führt zur Bildung von IFN-α und IFN-β (Fitzgerald et al. 2001). DAMPs und PAMPs, die beide genannten Signalwege aktivieren sollen (Akira et al. 2006), werden auch als „Alarmins" bezeichnet (Chan et al. 2012), wobei deren Nomenklatur aber nicht einheitlich beschrieben wird (Nie et al. 2016; Yang et al. 2017).

„Alarmins" werden heute in mehrere Klassen eingeteilt:

- AMP (Anti-Mikrobial Peptides and proteins)
- DNA-bindende Proteine (z. B. mtDNA; Zhang et al. 2010)
- HSP (Hitzeschockproteine; z. B. Yokota et al. 2006)
- Ionenbindungsproteine
- andere (Nie et al. 2016), die alle extrazellulär inflammatorische und immunologische Reaktionen auszulösen vermögen (Oppenheim et al. 2007; Oppenheim und Yang 2005); wesentlich sind:
  - HMGB1 (High Mobility Group Box 1) als Teil der HMG-Superfamilie nukleosombildender Proteine (Hock et al. 2007)
  - Lactoferrin und S100-Proteine (De La Rosa et al. 2008; Schelbergen et al. 2012), die sogenannte Pattern Recognition Receptors (PRR) stimulieren; zu den PRR gehören (Chen und Nuñez 2010; Xiao et al. 2011):
    - TLR
    - NOD-Like (Nukleotid-bindenden Oligomerisierungs-Domänen-)Rezeptoren (NLR)
    - RIG-I-Like (Retinoid acid Inducible Gene I) Receptors (RLR)
    - C-Typ-Lektin-Rezeptoren (CLR)
    - AIM2-like (Absense-In-Melanoma-2-) Rezeptoren

All diese Bindungsstellen beeinflussen sowohl die natürliche als auch die erworbene Immunkompetenz (Bianchi und Manfredi 2007). Insgesamt sind an der komplexen Reaktion auf ein Gewebetrauma mehr als 40 verschiedene Rezeptortypen beteiligt (Stoecklein et al. 2012).

Aktuelle Untersuchungen konnten ein zeit- und zelltypisches Muster der Immunreaktion nach Gewebetrauma belegen, mit sowohl früh postoperativem Anstieg von natürlichen Killerzellen (NK-Zellen), Neutrophilen und CD14+-Monozyten (Erhöhung der zellulären Immunität), nach etwa 24 Stunden gefolgt von einer Abnahme an CD4+- und CD8+-T-Zellen (Gaudilliere et al. 2014), als auch eine früh postoperative Inhibition der Immunkompetenz mit fast 6-facher Zunahme immunsuppressiver Monozyten, die phänotypische Ähnlichkeit mit den MDSC (Myeloid-Derived Suppressor Cells) zeigen sollen (Torrance et al. 2016). Allerdings gibt es derzeit keine allgemein akzeptierten Marker, die das Ausmaß der Immunantwort auf eine Gewebeschädigung abschätzen lassen (Maca et al. 2018).

> **Operative Eingriffe beeinflussen über Änderungen der Immunkompetenz den Verlauf einer Tumorerkrankung.**

Es mehren sich Befunde, die darauf hinweisen, dass Teile des autonomen Nervensystems an der Regulation der Immunantwort beteiligt sein könnten („inflammatorischer Reflex"; Steinberg et al. 2016), im Wesentlichen sensorische Anteile des N. vagus, die viszerale immunologische bzw. inflammatorische Marker detektieren und diese Information nach zentral weiterleiten (Fairchild et al. 2011). Dabei bleibt unklar, ob (Steinberg et al. 2016)

- der Vagus selbst in der Lage ist, DAMPs, PAMPs und Zytokine zu erkennen,
- bislang unbekannte intermediäre Schritte zwischengeschaltet sind oder
- sowohl direkte als auch indirekte Mechanismen wirksam werden.

Daneben kann der Glomus caroticus inflammatorische Signale registrieren und via N. glossopharyngeus an den Hirnstamm weiterleiten (Shu et al. 2007; Zapata et al. 2011). Auch andere sensorische Nerven scheinen diese Fähigkeit zu besitzen (Chiu et al. 2013); zumindest ist die Expression von TLR auf deren primär sensorischen Neuronen belegt (Liu et al. 2012; Li et al. 2014). Der efferente Schenkel des „inflammatorischen Reflexes" wurde von Borovikova et al. (2000) beschrieben.

Zudem konnte gezeigt werden, dass Acetylcholin durch Bindung an den homomeren nikotinischen Acetylcholinrezeptor (α7nAChR), der auf Immunzellen exprimiert wird, die Produktion proinflammatorischer Zytokine in stimulierten Makrophagen inhibiert (Rosas-Ballina et al. 2011; Olofsson et al. 2012). Dieser Rezeptor ist die wesentliche Komponente des cholinergen antiinflammatorischen Signalweges (Olofsson 2014) und damit zentraler Regulator der systemischen Inflammation (Steinberg et al. 2016).

7.3 Krebs und Inflammation

Für zahlreiche Tumorentitäten ist ein direkter Zusammenhang zwischen chronischer Inflammation und der Krebsentstehung belegt, z. B. (Hussain et al. 2003):

- Chronisch-entzündliche Darmerkrankungen (CED; Inflammatory Bowel Disease, IBD) beim kolorektalen Karzinom (CRC)

- Hämochromatose oder Hepatitis B+C beim hepatozellulären Karzinom (HCC)
- H. pylori-Gastritis bei Magenkarzinom oder MALT-(Mucosa-Associated-Lymphoid-Tissue-)Lymphomen
- Humanes Papillom-Virus (HPV) beim Zervixkarzinom

Dabei verläuft die Tumorgenese wahrscheinlich in unterschiedlicher Art und Weise. So kann z. B. H. pylori Faktoren exprimieren wie CagA (Cytotoxine-associated gene A), CagPAI (Cytotoxine-associated gene PAthogenicity Island) oder VacA (Vacuolating cytotoxine A), die zu einer Störung intrazellulärer Signalwege führen: Bekannt ist z. B. die Interaktion von CagA mit dem MEK/ERK-(Extracellular-signal-Regulated-Kinase-)Signalweg, dem NF-κB- und dem β-Catenin-Signalweg, die alle für die Auslösung einer Inflammationsreaktion und zur Zellproliferation notwendig sind (Brandt et al. 2005; Franco et al. 2005; Müller et al. 2012; Suzuki et al. 2009) und zudem die Schwelle für neoplastische Transformation senken (Wang et al. 2014).

Doch nicht nur die Auslösung spezifischer Tumoren durch chronische Entzündung, sondern auch die zuvor dargestellte akute Inflammation nach Gewebetrauma kann einen Nährboden für Wachstum und Metastasierung zirkulierender Tumorzellen (CTC; Cata 2017; Crusz und Balkwill 2015) darstellen. Ob, wie und in welchem Ausmaß die genannten pathophysiologischen Mechanismen auch bei Palliativpatienten, also Individuen mit bereits weit fortgeschrittener Erkrankung, wirksam werden, ist nach Kenntnis des Autors bislang nicht beschrieben worden.

> **Chronische Inflammation und Auslösung von Tumoren sind eng miteinander vergesellschaftet, aber auch akute Entzündungsreaktionen beeinflussen den Verlauf einer Tumorerkrankung.**

7.4 Krankheitsbedingte Symptome und Lebensqualität

Symptome bei Tumorpatienten sind im Allgemeinen kaum von ihrer Grunderkrankung zu trennen (Cleeland et al. 2003; Laird et al. 2013). Da sie für die Einschränkungen der Lebensqualität (Quality of Life; QoL) der Betroffenen von wesentlicher Bedeutung sind, wird deren Epidemiologie und Behandlung intensiv untersucht (z. B. Alesi und del Fabbro 2014; Bade und Silvestri 2016; Clive et al. 2016; del Fabbro 2015; Donesky 2015; Foster et al. 2016; Franke et al. 2017; Le Blanc et al. 2015; Litwin und Tan 2017; Maeda et al. 2015; Mavrogenis et al. 2016; Mercadante et al. 2016; Poort et al. 2017; Prommer 2015a; Rolke und Radbruch 2015; Shimura und Joh 2016; van den Beuken-van Everdingen et al. 2017; Walsh et al. 2017; Youroukou et al. 2017). Da QoL ein sehr individuelles bzw. subjektives Phänomen ist, wurden zahlreiche Messinstrumente und Inventarien zur Erfassung spezifischer oder multipler Symptome entwickelt und validiert, um deren Einfluss auf die QoL zu objektivieren und zu quantifizieren, z. B. (Aktas et al. 2015; Pelayo-Alvarez et al. 2013; Roldi Mda und Moritz 2016):

- ESAS = Edmonton Symptom Assessment Scale
- HADS = Hospital Anxiety and Depression Scale
- POMS = Profile of Mood States
- SDS = Symptom Distress Scale
- RSCL = Rotterdam Symptom Check List
- BPI = Brief Pain Inventory
- MDASI = M.D. Anderson Symptom Inventory
- MSAS = Memorial Symptom Assessment Scale
- PPS = Palliative Performance Scale
- POS = Palliative Outcome Scale
- EORTC QLQ C15p = European Organization for Research and Treatment of Cancer Quality of Life Questionnaire Core 15 palliative

Eine Vergleichbarkeit oder gar Austauschbarkeit der diversen Inventarien ist zumeist nicht gegeben (Pelayo-Alvarez et al. 2013; Saetra et al. 2016); jedoch kann die Mehrzahl der auftretenden Symptome so erfasst und der Schweregrad durch subjektive Angaben des Patienten ergänzt werden (Reilly et al. 2013).

Uneinigkeit besteht darüber, welches Skalenmaß präferiert werden sollte (Jeter et al. 2016): ob CRS (Categorial Response Scale), NRS (Numerical Rating Scale) oder VAS (Visual Analogue Scale). Die American Society of Clinical Oncology (ASCO) hat Guidelines für die Behandlung von Palliativpatienten publiziert, die stark auf die systematische Erfassung von Symptomen mittels Inventarien fokussiert sind, aus der Überzeugung heraus, dass dieses Vorgehen ein besseres Ver-

ständnis des Zusammenhangs zwischen Grunderkrankung und begleitenden Symptomen fördern kann (Stover und Basch 2017).

> ❯ Spezifische Symptome sind eng mit einer Tumorerkrankung verbunden, sie sollten regelhaft und systematisch erfasst werden. Das verwendete Instrument ist dabei von untergeordneter Bedeutung.

7.5 Symptome und „sickness behavior"

Sowohl in Tiermodellen als auch beim Menschen sind Beginn und Verlauf einer Tumorerkrankung mit der Entwicklung unterschiedlicher Symptome und Zeichen korreliert, die als „sickness behavior" (Cleeland et al. 2003; Dantzer 2001) beschrieben werden:

Das Verhalten betroffener Menschen ändert sich, sie fühlen sich krank und unwohl, haben zumeist eine Abneigung gegen Essen und Trinken, zeigen ein verringertes oder in extremen Fällen sogar erloschenes Interesse an ihrer Umgebung, sind müde bzw. schnell ermüdbar und weisen einen ungeordneten Wechsel zwischen Wach- und Schlafphasen auf; zudem sind sie gereizt, niedergeschlagen und zeigen unterschiedliche Grade kognitiver Störungen aufgrund begleitender Neuroinflammation (Cheon et al. 2017; Dantzer 2018) sowie Änderungen des Lipid- und Proteinmetabolismus (Dantzer et al. 2008; Tizard 2008).

„Sickness behavior" gilt als normale Antwort auf Infektion bzw. Inflammation und tritt bei vielen akuten und chronischen Erkrankungen auf, darunter Krebs (Dantzer und Kelly 2007; Qin et al. 2016). Es ist durch autonome, endokrine und spezifische Reaktions- bzw. Verhaltensmuster charakterisiert, gilt als paraneoplastisches Geschehen (Kirkova et al. 2010a, b, c) und wird wahrscheinlich durch lösliche, im Kreislauf zirkulierende Mediatoren ausgelöst bzw. unterhalten, die am Hypothalamus Einfluss auf die Homöostase nehmen (Tizard 2008).

Vorrangig involviert sind proinflammatorische Zytokine, wobei in tierexperimentellen Studien primär IL-1β und TNFα eine solche Reaktion dosis- und zeitabhängig auszulösen vermochten (Dantzer 2001). Aber auch andere Symptome werden durch Zytokine hervorgerufen, z. B. Fatigue, kognitive Störungen und

Schmerz (Carmichael et al. 2006; Laird et al. 2013; Seruga et al. 2008).

Ob dieses „sickness behavior" mit einem Überlebensvorteil verbunden ist (Laviano et al. 2017), wird kontrovers diskutiert: Mag es für akute Erkrankungen noch zutreffen (van Niekerk et al. 2016), so wird es für chronische Krankheiten, wie z. B. ein fortschreitendes Krebsleiden, eher als negativer prognostischer Faktor gesehen (Laviano und Rossi Fanelli 2017).

> **„Sickness behavior" ist eine koordinierte Körperreaktion auf krankhafte Veränderungen physiologischer Prozesse, wahrscheinlich ausgelöst durch proinflammatorische Mediatoren, mit dem Ziel der Wiederherstellung der Homöostase.**

7.6 Symptomcluster

In der Palliativmedizin ist die Symptomkontrolle neben der psychosozialen Unterstützung und Begleitung ein Schwerpunkt der Behandlung. Patienten mit Tumorerkrankungen zeigen eine Vielzahl an Symptomen (Kirkova et al. 2010a, b; Miaskowski et al. 2004; Sullivan et al. 2017; Teunissen et al. 2007), die die Lebensqualität sowie die Aktivitäten des täglichen Lebens wesentlich beeinträchtigen, Veränderungen von Funktionen anzeigen und Hinweise auf das „Outcome" der Betroffenen geben können (Chang et al. 2000; Jimenez et al. 2011; Portenoy et al. 1994).

Diese Symptome treten oftmals parallel auf und weisen eine nichtzufällige Häufung auf („Symptomcluster"; Barsevick 2007; Beck 2004; Kim et al. 2005; Miaskowski 2006; Laird et al. 2011; Paice 2004; Walsh und Rybicki 2006), weshalb auf eine gemeinsame Pathogenese derselben geschlossen wurde (Kirkova et al. 2010c; Shattuck und Muehlenbein 2016), wobei aber aktuell überzeugende Daten für konsistente gemeinsame, grundlegende biologische Mechanismen tumorbezogener Symptome fehlen (Bellury und Clark 2018; Dong et al. 2014; Kim et al. 2012; Lynch Kelly et al. 2016; Nguyen et al. 2011; van Lancker et al. 2018).

Einzelsymptome werden hinsichtlich der ihnen zugrunde liegenden Pathophysiologie intensiv untersucht, z. B. Anorexie/Kachexie, Depression, Fatigue, Schmerz, Übelkeit und Erbrechen, andere Symptome dagegen deutlich seltener,

z. B. Delir, gastrointestinale Obstruktion (Malignant Bowel Obstruction, MBO), vgl. z. B. Dinan et al. (2009), Lee et al. (2004), Meyers et al. (2005), Miaskowski und Aouizerat (2007), Musselman et al. (2001), Reichenberg et al. (2001), Rha und Lee (2017a, b), Schiepers et al. (2005), Seruga et al. (2008). Trotz der faszinierenden Perspektive, durch die Fokussierung auf „Symptomcluster" mehrere Symptome mit einer Therapie behandeln zu können, fehlen etablierte und validierte klinische Konzepte, wie dies umgesetzt werden könnte (Cheung et al. 2009). Berücksichtigt man zudem die noch ungeklärte Frage einer gemeinsamen Ätiologie, muss der Stellenwert dieses Konstrukts derzeit eher zurückhaltend beurteilt werden (Barsevick 2016).

7.7 Schmerz

Schmerz ist ein häufiges Phänomen, dessen komplexe Pathophysiologie hier stellvertretend für andere tumorbegleitende Symptome dargestellt werden soll.

Die Erkenntnisse über den Tumorschmerz sind in den letzten beiden Jahrzehnten exponentiell gestiegen, vorrangig durch die Etablierung von Tiermodellen (Übersicht bei Currie et al. 2013, 2014), in denen vor allem der Schmerz bei Knochenmetastasen (CIBP = Cancer-Induced Bone Pain) fokussiert wird. Andere Tumorlokalisationen finden sich derzeit als Schmerzmodell eher selten. Selvaraj et al. (2017) konnten ein Mausmodell des Pankreaskarzinoms mit viszeralen Schmerzen und abdomineller Hypersensibilität entwickeln. Kanojia und Vaidya (2006) sowie Schoop et al. (2009) beschrieben Mausmodelle für orale Karzinome mit ihrer spezifischen Schmerzpathogenese.

7.7.1 Inflammation und Tumorschmerz

> **Das komplexe Geschehen beim Tumorschmerz wird durch unterschiedliche Mechanismen induziert (Portenoy 2011; Smith und Saiki 2015). Kernelement soll eine durch Aktivierung von Gliazellen (Oligodendro-, Astrozyten, Mikroglia; Abbadie et al. 2009) und Immunzellen (Makrophagen, Mastzellen, Neutrophile,**

T-Zellen; Huh et al. 2017) induzierte Neuroinflammation sein, vorzugsweise in der Körperperipherie.

Die Freisetzung proinflammatorischer Mediatoren – Bradykinin, CGRP (Calcitonin Gene-Related Peptide), IL-1β, NGF (Nerve Growth Factor), Prostaglandin, Substanz P und TNFα – aus Immunzellen und Neuronen ist als Ursache für zahlreiche Symptome bei Tumorpatienten nachgewiesen. Diese Substanzen wirken direkt oder indirekt auch auf nozizeptive Neuronen (❏ Abb. 7.1) und tragen so zu Prozessen peripherer und zentraler Sensibilisierung bei (Ellis und Bennett 2013; Vendrell et al. 2015).

Im Bereich der Hinterwurzelganglien (Dorsal Root Ganglia, DRG) und der Hinterhörner des Rückenmarks (Substantia gelatinosa, speziell Laminae II, III + IV) sollen ähnliche Mechanismen mit anderen Mediatoren – Caspase 6, CCL2 (CC-chemokine Ligand 2), CXCL1 (CXC-chemokine Ligand 1), CX3CL1 (CX3C-chemokine Ligand 1), MMP9 (Matrix-Metallo-Proteinase 9) sowie der Wnt-Signalkaskade – zu einer weiteren Verstärkung zentraler Sensibilisierung führen (Abbadie et al. 2009; Ji et al. 2014). Allerdings konnten Paulsen et al. (2017) in einer exploratorischen Analyse an Daten von Patienten mit unterschiedlichen Tumorentitäten keine Korrelation zwischen proinflammatorischen Zytokinen und Schmerz ermitteln.

Die primär afferenten Neuronen sind der Zugang („gateway") für sensorische Informationen. Unterschiedliche Muster chemischer oder elektrischer Signale senden die Schmerzinformation an das Rückenmark (Basbaum et al. 2009), wo die einlaufenden Impulse aus der Peripherie integriert und in komplexer Art und Weise an unterschiedliche ZNS-Areale weitergeleitet werden. Auf jeder Ebene der Umschaltung soll es zu Modulationen in Form von Abschwächung oder Verstärkung der Information durch lokale Interaktion und/oder durch absteigende Bahnen kommen (Falk und Dickenson 2014).

Schmerz bei Tumorerkrankungen wird als Ergebnis einer Wechselwirkung („crosstalk") zwischen Tumor- und Immunzellen des Wirtes unter Modulation durch das periphere und das zentrale Nervensystem beschrieben (Chwistek 2017). Aus der Beeinflussung der dargestellten Inflammation könnten sich potenziell neue Ansatzpunkte für die bisher unbefriedigenden Möglichkeiten bei der Behandlung von Tumorschmerzen ergeben (Berta et al. 2016).

7.7.2 Tumorschmerz als Krankheitsbild

Tumorschmerz wird zunehmend als eigenständige Entität gesehen (Lozano-Ondoua et al. 2013), die sich deutlich von anderen Schmerzzuständen unterscheidet. Dabei sind viele der biologischen Mechanismen des Schmerzes bei Palliativpatienten weiterhin nicht vollständig verstanden (Schmidt 2015a, b).

❯ Vermutlich produzieren und schütten Tumoren ähnlich wie inflammatorische Herde unterschiedliche schmerzverursachende Mediatoren aus, die primäre nozizeptive Afferenzen aktivieren und/oder sensibilisieren können (❏ Abb. 7.1).

Die Nozizeptoren exprimieren an ihrer Oberfläche eine Vielzahl an Bindungsstellen und Rezeptoren, die die nozizeptive Information aufnehmen und mit differenter Sensitivität weiterleiten (Julius und Basbaum 2001). Dabei können einzelne Populationen von Rezeptoren unterschiedliche physikalische und chemische Signale verarbeiten, wie z. B. die TRPV-Familie (Transient Receptor Potenzial Vanilloid), die sowohl Azidität, Hitze, Abbauprodukte des Lipidstoffwechsels sowie Protonen registrieren (Mantyh et al. 2002) und in entsprechende Nervenimpulse umwandeln kann. Die Interaktion zwischen Schmerz und Entzündung/Tumor ist dabei bidirektional, d. h., das nozizeptive System reagiert nicht nur auf pathophysiologische Vorgänge, sondern moduliert diese auch (Schaible 2014).

❯ Tumorschmerz stellt eine eigenständige Schmerzentität mit spezifischen Mechanismen und Signalwegen dar.

Tumoren können „Plastizität" sowohl im peripheren als auch im zentralen Nervensystem auslösen: Die beteiligten Neuronen variieren ihren Phänotyp mit veränderten Signalwegen, Rezeptorexpressionen und Reizschwellen (Halvorson et al. 2005; Sevcik et al. 2005; Woolf und Salter 2000). An der Karzinogenese sind – neben Tumor- und Endothelzellen, Fibroblasten sowie

Lymphozyten – auch Nervenzellen essenziell beteiligt (Schmidt 2014; Selvaraj et al. 2017).

> Tiermodelle haben unser Verständnis der zugrunde liegenden biologischen Mechanismen der Schmerzentstehung zwar deutlich erweitert, aber diese Modelle gelten als „inhärent artifiziell" und als oftmals nicht relevant für klinische Situationen bei Patienten (Schmidt 2015b); tierexperimentelle Befunde sind deshalb auch therapeutisch nicht immer direkt umsetzbar bzw. verwertbar.

Gewebeverletzungen rufen eine komplexe zelluläre Reaktion (Inflammation) hervor, verbunden mit der Auslösung von Allodynie und Hyperalgesie im nozizeptiven System (Guan et al. 2016). Die Komplexität drückt sich nicht nur in der Vielfalt der induzierenden Mechanismen aus (Autoimmunität, Chirurgie, Infektion, Krebs, Trauma), sondern auch in der Beteiligung zahlreicher Zellsysteme, sowohl neuronaler (primäre Afferenzen, Ganglien, Rückenmark) als auch nicht neuronaler Strukturen (Endothelien, Epithelzellen, Fibroblasten, Immunzellen und Keratinozyten).

Ähnliches geschieht auch bei der Krebsentstehung: Im Tumormikromilieu werden zahlreiche „algogene" Mediatoren sezerniert, die neben ihrer schmerzinduzierenden Wirkung andere Funktionen (z. B. Angiogenese, Invasivität) in der Karzinogenese erfüllen – z. B. ATP, Bradykinin, Endothelin, neurotrophische Faktoren (BDNF = Brain Derived Neurotrophic Factor, EGF = Epidermal Growth Factor, NGF, NT-3 = NeuroTrophic factor 3, PDGF = Platelet Derived Growth Factor, TGFβ = Transforming Growth Factor β), Prostaglandine, Proteasen, Protonen und TNFα – um nur einige zu nennen (Alvarez und Fyffe 2000; Mantyh 2002; Schmidt 2014; Skaper 2012). So kann die Blockade von NGF sowohl das Tumorwachstum hemmen als auch begleitende Symptome (z. B. Schmerz) reduzieren (McCaffrey et al. 2014; Ye et al. 2011).

7.7.3 Besonderheiten beim „Tumorschmerz"

Bei Knochentumoren bzw. -metastasen kommt es zu einer Schwächung der Knochenstruktur, sodass normale, nicht schmerzhafte Belastung zur Erregung mechanosensitiver Nozizeptoren führt. Eine zunehmende Azidifizierung (Di Pompo et al. 2017) durch die wachsende Zahl und metabolische Aktivität von Tumorzellen und begleitenden Stromazellen sowie die gesteigerte Freisetzung inflammatorischer Mediatoren bewirken eine potenzierte Sensitivierung der Nozizeptoren in deren Umgebung. Als weitere Komponente tritt die Bildung von „Nervenknospen" („sprouting") an Verletzungsstellen der Neuronen auf, was zu veränderten Ionenkanälen sowie einer verstärkten Innervationsdichte in Knochenarealen führt, die normalerweise nicht oder nur schwach innerviert sind (Majuta et al. 2017).

Viele molekulare Mechanismen der Schmerzentstehung bei Tumorerkrankungen sind nur unzureichend verstanden, z. B. die Frage, warum nicht alle Neuronen auf von Tumoren sezernierte Mediatoren reagieren und warum solche, die einen Effekt zeigen, weitreichenden funktionellen und morphologischen Veränderungen unterliegen (Schmidt 2015a). Nicht hinreichend erklärbar sind derzeit auch die Befunde, dass z. B. Melanome im Allgemeinen keine Schmerzen auslösen, wohingegen orale Plattenepithelkarzinome Schmerz als erstes Symptom aufweisen, bevor sie überhaupt makroskopisch sichtbar werden, oder der Befund, dass Oropharynxkarzinome keine Schmerzen hervorrufen, wenn sie mit HPV (Humanem Papillom-Virus) infiziert sind, jedoch mit starken Schmerzen einhergehen, wenn eine solche Infektion *nicht* vorliegt (McIlwain et al. 2014).

7.7.4 Prostaglandinsynthese, Tumorbiologie und medikamentöse Behandlung

Bei Prostaglandinen handelt es sich um proinflammatorische Lipide, die bei Entzündungsprozessen und in der Tumorentwicklung von Bedeutung sind; zudem erregen und sensibilisieren sie Nozizeptoren, speziell bei Knochenmetastasen. Sie werden durch Cyclooxygenasen (COX) gebildet, die in zwei Isoformen vorliegen: COX1 kommt konstitutiv in vielen Geweben vor, während COX2 nur bei inflammatorischen Vorgängen reaktiv exprimiert wird. Sowohl Tumorzellen als auch tumorassoziierte Makrophagen weisen hohe Konzentrationen an COX2 auf, mit entsprechend ausgeprägter Prostaglandinsynthese (Chen und Smyth 2011; Kundu et al. 2001; Shappell et al. 2001).

Die Gruppe der nicht steroidalen Antiphlogistika (NSAID) zeichnet sich durch eine Hemmung der Cyclooxygenasen aus, mit einer jeweils spezifischen Affinität zu und Wirkung auf COX1 oder COX2. NSAID sind zwar seit Publikation des WHO-Stufenplans (WHO 1986) in der Behandlung von Knochenschmerzen etabliert, aber die klinische Evidenz für ihren Nutzen bei dieser Indikation ist widersprüchlich (Delaney et al. 2008; Falk und Dickenson 2014).

> ❯ Prostaglandine sind sowohl für die Tumorentwicklung als auch für die Symptomauslösung von essenzieller Bedeutung.

Andere Therapieoptionen zur Behandlung von Knochenschmerzen – wie Bisphosphonate (ebenfalls widersprüchliche Evidenz; Delaney et al. 2008), Denosumab, ein monoklonaler Antikörper, der die Interaktion von RANK (Receptor Activator of Nuclear factor Kappa B) und seinem Liganden RANKL inhibiert (Prommer 2015b), mit ähnlichem Nebenwirkungspotenzial wie Bisphosphonate und ebenfalls unklarer therapeutischer Evidenz (Choi et al. 2017; Farrier et al. 2016), selektive COX2-Antagonisten (widersprüchliche Evidenz), Endothelinantagonisten, Antagonisten von TRPV-Rezeptoren sowie Osteoprotegerin (Havelin et al. 2017; Honoré et al. 2000a) – haben in Tiermodellen zwar einen gewissen Grad an Wirksamkeit gezeigt, aber zugleich auch ein beträchtliches Nebenwirkungspotenzial offenbart, sodass sie in der Humanpharmakotherapie bisher keine Bedeutung haben (Vendrell et al. 2015).

Neben dem analgetischen Effekt soll der regelmäßige Gebrauch von Acetylsalizylsäure und/oder NSAID zu geringeren Raten von Brust-, Kolon-, Lungen-, Magen- und Prostatakarzinom führen (Rothwell et al. 2011). Beschrieben ist eine Abnahme der Inzidenz im Bereich von 20–50 % (Bardia et al. 2011; Peek 2004); allerdings ist diese Aussage nicht allgemein akzeptiert (Bardia et al. 2011; Kim et al. 2015; Moris et al. 2016; Wu et al. 2010; Zhao et al. 2017).

An dieser Wirkung sollen sowohl COX2-abhängige als auch COX2-unabhängige Mechanismen beteiligt sein (Brown und DuBois 2005; Grösch et al. 2001; Maier et al. 2005). Bei den meisten gastrointestinalen Tumoren soll eine Hochregulation von PGE2 und COX2 vorliegen (Chen et al. 2016a; Huang et al. 2013; Hu et al. 2017; Yang et al. 2016); hier könnte der COX-hemmende Effekt von NSAID einen therapeutischen nicht analgetischen Ansatz in der Tumorbehandlung bieten.

Aber auch nicht COX2-abhängige Prozesse tragen zum tumorhemmenden Potenzial von NSAID bei (Norouzi et al. 2016; Yoshitake et al. 2017). Bei der Beurteilung des Stellenwertes einer einzelnen Substanzgruppe, wie z. B. den NSAID, besteht das Problem, dass bei der Schmerz- und Tumorgenese zahlreiche Signalwege in komplexer Art und Weise interagieren, sodass die Bedeutung einzelner Regulationswege bislang nicht eindeutig zu bestimmen ist.

> ❯ Wegen der Komplexität der Genese von Tumorschmerzen ist trotz der Beteiligung von COX-abhängigen Signalwegen eine Behandlung mit NSAID nicht ausreichend effektiv.

7.7.5 Interaktion Schmerztherapie/ Wundheilung

Zur Vorsicht mahnt der Befund, dass die perioperative Verwendung von Diclofenac zu einer signifikanten Zunahme gastrointestinaler Anastomoseninsuffizienzen (AI) führte (Odds Ratio [OR]: 7,2; Konfidenzintervall [CI]: 3,8–13,4; p < 0,001; Klein 2012). Gleiches konnte von Bakker et al. (2016) nachgewiesen werden; auch hier entwickelte sich bei der perioperativen Anwendung von Diclofenac eine signifikant höhere Rate an Anastomoseninsuffizienzen nach Kolon- (11,8 vs. 6 %; p = 0,016) und Rektumresektionen (13,1 vs. 0 %; p = 0,017). Im Gegensatz dazu konnten Rushfeldt et al. (2016) in einer Studie sowie Kverneng Hultberg et al. (2017) nach Auswertung von Registerdaten keine Erhöhung dieses Risikos durch NSAID finden.

In einer Metaanalyse von 12 randomisierten kontrollierten Studien (RCT) wiederum zeigten Peng et al. (2016), dass der perioperative Einsatz von NSAID (OR: 3,02; CI: 2,16–4,23; p = 0,00001), speziell nicht selektiver NSAID (OR: 2,96; CI: 1,99–4,42; p < 0,00001) die Inzidenz von Anastomoseninsuffizienzen erhöht; für selektive NSAID ließ sich kein Effekt zeigen (OR: 2,27; CI: 0,68–7,56; p = 0,18).

> ❯ Trotz uneinheitlicher Risikobewertung sollte aktuell der perioperative Einsatz nicht selektiver NSAID – speziell von Diclofenac – bei intraabdominellen Operationen unterbleiben, bis mehr belastbare Daten vorliegen.

7.7.6 Pathophysiologie der Opioide

Schmerz sollte gemäß den vermuteten pathophysiologische Ursachen klassifiziert und behandelt werden. Aus der multikausalen Bedingtheit (unterschiedliche Signalwege sind beteiligt, ▶ Abschn. 7.2) lässt sich pathophysiologisch die unzureichende Wirksamkeit einer Monotherapie mit Analgetika erklären und die Rationale einer multimodalen Behandlung ableiten.

Die Substanzklasse der Opioide besitzt nach wie vor den größten Stellenwert in der Behandlung von Tumorschmerzen und zur Unterdrückung von Schmerzen bei interventionellen tumorbezogenen Eingriffen (z. B. Operationen). Opioide sind spezifisch wirksam an Rezeptoren, die zu der großen Klasse der GPCR (G-Protein-gekoppelte Rezeptoren) gehören. Dabei werden unterschieden (Ondrovics et al. 2017):

- μ-Rezeptor (MOR)
- κ-Rezeptor (KOR)
- δ-Rezeptor (DOR)
- ξ-Rezeptor (Opioid Growth Factor [OGF-] Receptor [OGFR])
- „Nociceptin/Orphanin-stimulated FQ opioid receptor" (ORL = Opioid Receptor-Like)

Als Liganden fungieren sowohl exogene Opioide als auch die endogenen Peptidhormone aus den Klassen der Endorphine, Enkephaline und Dynorphine. Für die Therapie von Schmerzen sind im wesentlichen die μ-Agonisten, teils auch κ-Agonisten von Bedeutung.

Opioide haben neben ihrer analgetischen Wirkung auch nicht analgetische Effekte; letztere sind zumeist direkte und indirekte Einflüsse auf Tumor- und Immunzellen (Boland und Pockley 2018):

- *Direkte Effekte* sollen ausgelöst werden über:
  - Opioidrezeptoren MOR (mit eher immunsuppressiver Wirkung; Afsharimani et al. 2011a, b)
  - OGFR (mit nachgewiesen antiproliferativem Effekt; Kim et al. 2016)
  - TLR (Xie et al. 2017)
  - NF-κB-Signalweg unter Einbezug von miRNAs (micro RNA; He und Hannon 2004; Plein und Rittner 2017)
- *Indirekte Effekte* werden über das vegetative Nervensystem und die HPA-Achse („hypothalamic-pituitary-adrenal axis",

Achse aus Hypothalamus, Hypophyse, Nebennierenrinde; Boland und Pockley 2018; Gach et al. 2011) vermittelt.

Für indirekte Effekte gibt es nach Aussage anderer Autoren derzeit keine ausreichende Evidenz (Al-Hashimi et al. 2013). Dabei soll die Immunmodulation kein Klasseneffekt, sondern substanzspezifisch sein (Boland und Pockley 2018).

Für Schmerz lässt sich zwar eine immunsupprimierende Wirkung belegen, aber als negativer Prädiktor für Palliativpatienten ist er wegen der bislang unzureichenden Datenqualität nicht aussagefähig (Zylla et al. 2017). Andererseits ist auch der Einfluss einer Opioidgabe auf das Outcome unklar, denn die Resultante aus Analgesie (Antagonisierung der schmerzbedingten immunsuppressiven Wirkung) und direkten immunsuppressiven, aber auch antiproliferativen Opioideffekten auf das Immunsystem ist nicht vorhersehbar (Kelly et al. 2018). Außerdem ist zu bedenken, dass die Wirkungen von über lange Zeit an Tumorpatienten verabreichten Opioiden sich von solchen bei relativ kurzer Applikationsdauer oder solchen an Testpersonen bzw. in Tiermodellen unterscheiden (Boland et al. 2014; Hashiguchi et al. 2005; Heaney und Buggy 2012; Liang et al. 2016).

Opioide zeigen nicht nur große Unterschiede hinsichtlich ihrer analgetischen Potenz und der ausgelösten Nebenwirkungen (Ahmedzai 2013, 2014), auch die Einflüsse auf die Immunfunktion sind widersprüchlich (◘ Abb. 7.2), wobei die Dauer, aber nicht die Dosis entscheidend sein soll. Dieser Aussage wird von anderen Autoren widersprochen, die eine klare Dosisabhängigkeit postulieren (Liang et al. 2016).

Die traditionelle Sichtweise, dass Opioide stets immunsuppressiv wirken, weicht zunehmend einer differenzierten Betrachtung, die variierende Effekte belegt (Connolly und Buggy 2016; Hooijmans et al. 2015, 2016; Kim et al. 2016; Mathew et al. 2011; Tian et al. 2016), welche sowohl über opioidrezeptorabhängige als auch -unabhängige Signalwege ausgelöst werden (Übersicht bei Gach et al. 2011; Liang et al. 2016) und zudem eine Abhängigkeit von der Applikationsform, der Konzentration sowie dem Zelltyp zeigen sollen (Tian et al. 2016).

Von Bedeutung scheint auch die Interaktion von exo- und endogenen Opioiden zu sein (Plein und Rittner 2017). Die Opioidrezeptorexpression auf Immunzellen wird durch Zytokine reguliert (IFNγ,

	Etomidate	Opioide	Propofol	Ketamin	Barbiturate	Benzodiazepin	α-Agonisten
Pro-inflammatorische Zytokine							
IL-1 α/β	↑⑰⑱	↔⑫ ↓⑳	↑㊻㊼ ↓㉑	↑⑱㉒ ↓㉓㉕	↑⑱ ↓㊶	↑⑩ ↔㉒㉓ ↓⑪	↓⑥
IL-6	↑⑰⑱ ↔⑲	↑㉘㉖ ↔㉗ ↓⑳	k.D.	↑⑱㉓ ↓㉔	↑⑱ ↓㊽	↔㊾ ↓⑩⑪	↑③ ↔① ↓②⑥
TNF α	↑⑰⑱ ↔⑲ ↓㉛	↔㉗ ↓㊿	↑㉞	↑⑱㊽ ↔㉓ ↓⑱㉔	↑㊼	↑㊼ ↔㊾ ↓⑪	↑③ ↔① ↓②③⑥
IFN γ	k.D.	↔㉕ ↓㊿	↑①㉟㊼ ↔㊼	↑㊼ ↔㊼ ↓㉟㊾	↑㊼ ↔㊼ ↓㊽	↑⑲ ↔⑪ ↓⑩	↑③ ↓③
Anti-inflammatorische Zytokine							
IL-4	k.D.	↔⑫ ↓⑥	↑㉑㊼ ↓⑥	↑㉑㉒ ↓㉞	↑㊼	↔⑫ ↓⑲	↑⑫ ↓⑰
IL-10	↑⑰⑱	↑㉖ ↔㉗ ↓⑲	↑㉓ ↓㊾㊽	↑㉑㉒㉓㉖	↑㊽	↑㊿ ↔㉒	↑③ ↔⑮ ↓⑮
TGF β	k.D.	↑㉓㉔ ↔㉒ ↓⑪	↑㉗ ↓㉟㉖	↑㉘㊾ ↓㉟	↑㊶	↓㉒㉓	↓㉞	↑㊸
Neutrophile							
Anzahl	k.D.	↑㉘ ↔㊽	k.D.	k.D.	↓㊼	↑⑱ ↔⑲ ↓⑲	↓㉟
Adhäsion	↓㉜	↓㊿	↓㊽	↓㉖	↓㊼	↓⑱	k.D.
Phagozytose, Chemotaxis	↔㊼ ↓㊻	↓㉑㉜	↔⑩⑪ ↓㊼㉞⑩⑪	↔⑲㊼ ↓㊽	↔⑩⑩ ↓⑩㊼	↓⑩㊼㊽	↓④
Makrophagen (Lymphozyten, Monozyten)							
Anzahl	↔㊼ ↓㉗	↑㉟ ↔㉘ ↓⑮	↓㉞	k.D.	↓㊽	↑㉘	↑③	↓③⑤
Phagozytose, Chemotaxis	↔㊼ ↓㊻	↑㉟	↓㉟㉒㊾	↔㉗ ↓㉓	↔㉘㉗ ↓㊾㉕	↓㊼	↔㉗ ↓⑩㊽	↓⑱
Zytokinfreisetzung	↓⑲	↓㉒	↑㊼ ↔⑲ ↓㊿	↑㉖㉖	↓⑮	↑㊼ ↓㊽	↑㊼ ↔㊾ ↓⑱	↔① ↓①
NK-Zellen							
Anzahl	k.D.	↑㉕ ↔㊾ ↓㉘㉘㉛	↓⑱㉖㉘	↓㉛	↓㉞㊼	↑㉘ ↔㉟	↑⑬	↓㊼
Toxizität	↓㉗	↑㉛㉕ ↔㉚㊾	↑㉘	↓㉗	↓㉛	↓㉛	↓㉖	↑③
IFN γ-Reaktion	k.D.	↓㉔	↑㊾	↓㊾	↔㊾ ↓㊽	k.D.	k.D.
Zytokinfreisetzung	k.D.	k.D.	↑㊾ ↔㉖	k.D.	↓㊽	k.D.	k.D.
B+T-Lymphozyten							
Anzahl	k.D.	↑㉚ ↔㊾㉛ ↓⑱	↑㉞	↓㉖	↔㉛ ↓㉖	↑㊶	↑㉘	↑⑱ ↓③⑤
Th1/Th2	↔㉖	↔㊾㉛ ↓㉘㉛	↑㉕ ↔㉗	↑㉞ ↔㉛	↓㉖	↓㊾	k.D.	↑⑦⑱

■ **Abb. 7.2** Immunmodulierende Effekte intravenöser Narkosemittel

IL-1β, IL-2, TGFβ; Zhang et al. 2012) und durch miRNAs auf posttranskriptionaler Ebene modifiziert. Dabei können einzelne miRNAs zahlreiche mRNAs als Ziel haben und einzelne mRNAs durch mehrere miRNAs reguliert werden (Rogers 2012). Zudem können miRNAs an μ-Opioid-Rezeptor (MOR) binden und differente Signalwege aktivieren; andererseits beeinflusst die MOR-Aktivität die Expression von miRNAs (Hwang et al. 2012).

> ❯ Opioidwirkungen sind komplex, sowohl ausgelöst durch Bindung an Opioidrezeptoren als auch unspezifisch über alternative Signalwege. Sie sind dabei applikations-und konzentrationsabhängig sowie substanz- und zelltypspezifisch.

7.7.7 Immunsystem und Tumorschmerz

Schon unter normalen physiologischen Bedingungen – unabhängig von entzündlichen oder traumatischen Prozessen – gibt es einen „crosstalk" zwischen immunkompetenten Gliazellen (Astrozyten, Mikroglia, Oligodendrozyten), Endothelzellen und Neuronen in ZNS und PNS (Grace

et al. 2014; Roeckel et al. 2016). Diese Interaktion gewinnt noch an Bedeutung bei chemischen oder physikalischen Irritationen bzw. traumatischen Schäden: Hier kommt es an den entsprechenden Lokalisationen zur Freisetzung von Chemokinen und Zytokinen (Grace et al. 2014). Parallel zur Induktion einer Inflammation durch Mediatoren aus vorrangig Astrozyten und Mikroglia resultiert durch die Bindung dieser Substanzen an PRR (sowohl auf neuronalen als auch ihren Begleitzellen) die Auslösung einer Hyperalgesie (Campbell und Meyer 2006; Shah und Choi 2017).

TLR auf Neuroimmunzellen werden schon seit Längerem mit Hyperalgesie und neuropathischen Schmerzen in Verbindung gebracht (Milligan und Watkins 2009; Rivest 2009); inzwischen gilt deren Beteiligung als gut belegt (Jurga et al. 2016; Nicotra et al. 2012). Daneben wurden MMP (Matrix-Metallo-Proteasen) als wesentlich identifiziert, wobei MMP-9 für die frühe und MMP-2 für die späte Phase neuropathischer Schmerzen verantwortlich sein soll (Kawasaki et al. 2008). Da Opioide (speziell μ-Agonisten) sowohl MOR als auch unspezifisch TLR aktivieren, ist eine Aggravierung neuropathischer Schmerzen nachvollziehbar. Als weiterer Mechanismus könnte auch das Herunterregeln von Glutamat-Transporter 1 und Glutamat-Aspartat-Transporter auf durch Entzündung, Trauma oder Tumor aktivierten Astrozyten von Bedeutung sein, mit resultierender verminderter Aufnahme von Glutamat aus dem synaptischen Spalt und damit einhergehender gesteigerter Glutamatstimulation nozizeptiver Neuronen (Sung et al. 2003).

> ❯ **Inflammatorische Prozesse sind an der Auslösung tumorassoziierter Hyperalgesie beteiligt.**

7.7.8 Opioide und Immunreaktion

Unklar bleibt, ob das *Stadium* einer Tumorerkrankung von Bedeutung ist für den Einfluss von Opioiden auf die Immunlage. Boland et al. (2014) machen hierüber keine Aussage; Hooijmans et al. (2015) konnten keinen Einfluss der immunsuppressiven/-stimulierenden Effekte von Opioiden auf die Metastasierungsrate im Tiermodell nachweisen.

Andere Autoren fanden eine Erhöhung des Infektionsrisikos bei Patienten mit weit fortgeschrittenen Tumorerkrankungen (Shao et al. 2017; Suzuki et al. 2013). Nguyen et al. (2014) beschreiben ein verstärktes Wachstum bestehender Tumoren. Dabei konnten *substanzspezifische Unterschiede* belegt werden: Für Morphin zeigte sich ein höheres Risiko als für Oxycodon (Suzuki et al. 2013); auch fand sich eine *Dosisabhängigkeit*, mit einer Steigerung des Risikos um 2 % je 10 mg Zunahme der oralen Morphinäquivalenzdosis (Shao et al. 2017). Zudem wurden auch von der *Verabreichungsdauer* abhängige Unterschiede beschrieben (Liang et al. 2016; Xie et al. 2017).

7.7.9 Toleranzentwicklung bei Opioiden

Ein ungelöstes Problem bei der Behandlung von chronischen Tumorschmerzen stellt die Entwicklung einer Opioidtoleranz dar, für die zahlreiche Mechanismen verantwortlich gemacht werden:
- Opioidrezeptor-Desensitivierung (Dang et al. 2011; Martini und Whistler 2007)
- Änderung der Glutamatrezeptor-Funktion (Sanchez-Blazquez et al. 2013)
- Aktivierung der Proteinkinase C (PKC; Sanchez-Blazquez et al. 2013)

- G-Protein-„uncoupling" (Gintzler und Chakrabarti 2000)
- Inhibition von NMDA-Rezeptoren (Shimoyama et al. 2005; Tai et al. 2010)
- „Knock-down" von β-Arrestin (Przewlocka et al. 2002; Yang et al. 2011)
- Erhöhte Expression des Neuron-Restrictive Silencer Factor (NRSF; Zhu et al. 2017)
- Akkumulation pronozizeptiver Mediatoren (Grace et al. 2015)
- Opioidbedingte Zunahme der DNA-Methylierung (Doehring et al. 2013; Wang et al. 2014)
- Effekte von miRNA (Bali und Kuner 2014; Li et al. 2017; Lutz et al. 2014; Wang et al. 2017)

Trotz aller Erkenntnisse über die Pathophysiologie der Opioidtoleranz haben sich bislang keine klinisch einsetzbaren Optionen zur Überwindung dieses therapeutischen Dilemmas ergeben. Alternative Substanzen, die den Einsatz von Opioiden in der Behandlung von Tumorschmerzen überflüssig machen würden, sind derzeit nicht in Sicht. TLR4-Antagonisten waren tierexperimentell zwar erfolgreich bei der Abschwächung der Toleranzentwicklung (Jiang et al. 2014) ebenso wie spezielle miRNAs (Li et al. 2017), Cannabinoid-Rezeptor-2(CB2-)Agonisten, IL-10 und Zytokinantagonisten (Grace et al. 2015) sowie die intrathekale Applikation von Fluorzitrat (Inhibitor von Astrozyten; Song und Zhao 2001); in die Klinik haben diese Ansätze aber bisher keinen systematischen Eingang gefunden.

> ❯ **Die Entwicklung einer Opioidtoleranz ist aktuell ein ungelöstes Problem auch in der Tumorschmerztherapie.**

7.7.10 Perioperative Opioidanwendung

Die Datenlage zum perioperativen Einsatz von Opioiden ist widersprüchlich: Sowohl in Studien an Freiwilligen (Boland und Pockley 2018) als auch in Tiermodellen werden immunsuppressive (Gaspani et al. 2002; Shavit et al. 2004) sowie inerte bzw. proliferationshemmende Wirkungen beschrieben (Doornebal et al. 2015; Kim et al. 2016). Cronin-Fenton et al. (2015) fanden ebenso wie Owusu-Agyemang et al. (2017a) bei Kindern nach zytoreduktiver Operation und HIPEC keinen Einfluss einer perioperativen Opioidanwendung auf das RFS (Recurrence Free Survival) bzw. das OS (Overall Survival); Gleiches berichteten Karadeniz et al. (2017), die Veränderungen des Zytokinmusters als Surrogat für tumormodulierende Einflüsse bei ihren Patienten verwendeten. Unabhängig von Operationen oder anderen therapeutischen Interventionen meinten Portenoy et al. (2006), einen dosisabhängigen negativen Effekt von Opioiden auf das Überleben von Palliativpatienten zeigen zu können; Sathornviriyapong et al. (2016) sahen einen solchen Einfluss hingegen nicht.

Das Problem bei der Interpretation von Ergebnissen klinischer perioperativer Studien mit Tumorpatienten in unterschiedlichen Erkrankungsstadien ist, dass Opioide lediglich ein Faktor unter vielen anderen sind, die das Fortschreiten bzw. die Metastasierung beeinflussen (Byrne et al. 2016). Wie emotional und kontrovers die Auseinandersetzung über Opioideffekte sein kann, zeigt sich aktuell an der Diskussion über den Stellenwert von Methadon vorrangig bei Glioblastompatienten, begleitend zur Standardtherapie mit Temozolomid (Hofbauer et al. 2017; Kreye et al. 2018; Onken et al. 2017).

Neben der Modulation von Immunzellen und Neuronen beeinflussen Opioide auch angiogene Prozesse. Über Opioidrezeptoren werden zahlreiche intrazelluläre Signalkaskaden induziert (Ondrovics et al. 2017):

- Inhibition der Adenylatzyklase (AC)
- Modulation von Ionenkanälen
- Aktivierung von Rezeptor-Tyrosinkinasen (RTK)

Dabei besteht eine enge Bindung zwischen Opioiden und VEGF (Vascular Endothelial Growth Factor): z. B. aktiviert Morphin VEGF-Rezeptoren, und VEGF induziert MOR-Expression, wobei sich die endotheliale Reaktion nicht durch Naloxon, wohl aber durch VEGF-Inhibitoren unterdrücken lässt (Ondrovics et al. 2017). Es finden sich aber auch antiangiogene Effekte: So führt die Stimulation von μ_3-Rezeptoren auf Endothelzellen zur Bildung von Stickstoffmonoxid (NO) mit nachfolgender Apoptose der Endothelzellen; dieser Prozess ist naloxonreversibel.

Die Datenlage zum Einsatz von Opioiden bei Tumorpatienten ist insgesamt unübersichtlich und widersprüchlich. Während Boland und Pockley (2018) dezidierte Vorschläge für prospektive Untersuchungen zur Verbesserung dieser defizitären Lage machen, sehen Sekandarzad et al. (2017b) in derartigen Untersuchungen keine Option: Die Autoren sind überzeugt, dass aufgrund der multifaktoriellen Bedingtheit der Entstehung und Progression einer Tumorerkrankung die Prüfung des Einflusses einzelner Faktoren (hier: Einsatz von Opioiden) in klinischen Studien mit vertretbarem Aufwand nicht zu erreichen ist, wenn eine grobe Simplifikation der klinischen Situation vermieden werden soll. Eine Möglichkeit, um zu verwertbaren Ergebnissen zu gelangen, liegt nach Sekandarzad et al. (2017b) deshalb in alternativen Untersuchungsmethoden mit randomisiertem Design auf Basis von Registerdaten, wie sie in der kardiovaskulären Medizin bereits erfolgreich durchgeführt werden.

Es wird aktuell viel über die negativen Effekte der Opioide berichtet und diskutiert, z. B. Atemdepression, Entwicklung einer Abhängigkeit, Immunsuppression, Missbrauch schmerztherapeutisch verordneter Opioide, opioidinduzierte Hyperalgesie (Abrecht et al. 2017; Carr und Cohen 2017; Copenhaver et al. 2017; Fletcher und Martinez 2014; Morley et al. 2017; Rivat und Ballantyne 2016; Yi und Pryzbylkowski 2015); positive, klinisch praktikable und für Palliativpatienten angemessene Lösungen werden aber in diesen Publikationen in Ermangelung therapeutischer Alternativen nicht angeboten.

Andere an Tumoren angreifende Verfahren wie Chemo-, Hormon- und Radiotherapie weisen ebenfalls schmerzmodulierende Effekte auf (Filippiadis et al. 2017; Hochberg et al. 2017; Liang et al. 2017; van Dodewaard-de Jong et al. 2017a, b; von Moos et al. 2017), aber ebenso wie die Pharmakotherapie mit Opioiden können auch diese Interventionen sowohl anti- als auch proanalgetische Wirkung zeigen und bedürfen deshalb ebenfalls einer sorgfältigen Indikationsstellung.

7.8 Neuronale Aktivität und Tumorbiologie

> Das Nervensystem reagiert nicht nur auf die Tumorentstehung mit Veränderungen, sondern ist an diesem Prozess auch aktiv beteiligt; dies ist für das Prostatakarzinom belegt worden.

Durch chirurgische Unterbrechung der sympathischen Innervation der Prostata (Nn. hypogastrici) in einem Tiermodell blieb die Entwicklung eines Prostatakarzinoms nach Inokulation von Tumorzellen aus (Magnon et al. 2013); auf einem vergleichbaren Wirkmechanismus scheint auch die seit Jahrzehnten gebräuchliche Therapie mit α1-Adrenozeptor-Antagonisten zu beruhen (Batty et al. 2016). Ähnliches ist für das Magenkarzinom beschrieben (Vagotomie; Zhao et al. 2014).

Auch beim Pankreaskarzinom (PDAC = Pancreatic Ductal Adeno-Carcinoma) scheinen sensorische Neuronen bei Entstehung und Progression früher Stadien wesentlich zu sein (Saloman et al. 2016b). Tumorzellen breiten sich entlang sensorischer Nerven aus (PNI = perineural Invasion), ein Prozess, der durch Ablation sensorischer Nerven des Pankreas unterbrochen werden kann. Saloman et al. (2016a) kamen in Tierexperimenten zu dem Schluss, dass eine Reduktion von Zellstress und eine Unterdrückung sympathischer Aktivität Wachstum und Ausbreitung von Tumorzellen zu hemmen vermag.

> **Das autonome Nervensystem scheint aktiv an der Tumorgenese beteiligt zu sein.**

Neben den vorrangig peripheren neuronalen Veränderungen bei der Karzinogenese lassen sich auch *zentrale Anpassungsvorgänge* nachweisen. So kommt es zu umfangreichen Reorganisationen der spinalen Segmente mit hohem Input primärer Afferenzen aus Tumoren oder Metastasen (Honoré et al. 2000a, b), mit erhöhter oder verminderter Expression von Rezeptor- bzw. Transportproteinen, aber auch zu Schädigungen, z. B. durch begleitende Chemotherapie (Bao et al. 2014; Cai et al. 2015; Khasabov et al. 2007; Negri und Maftei 2017; Nijs et al. 2015; Yao et al. 2016).

Eine Folge dieser Umbauvorgänge ist das Auftreten von neuropathischen Schmerzen, mit z. B. Allodynie (also dem Auslösen einer Schmerzwahrnehmung durch Reize, die eigentlich nicht schmerzhaft sind; Ferrigno et al. 2017; Hu et al. 2018; Jankowski und Koerber 2010; Tsuda et al. 2013).

Die Umschaltung der Schmerzreize vom 1. auf das 2. Neuron im Bereich des Rückenmarks (speziell Laminae I und II) bleibt Gegenstand therapeutischer Interventionen (Yaksh et al. 2017; Starowicz und Przewlocka 2012), um die weiterhin nicht befriedigende Linderung von Tumorschmerzen zu optimieren. Ziele sind dabei sowohl die primären Afferenzen, als auch „Second-order"-Neuronen, bulbospinale Bahnen sowie nicht neuronale Komponenten.

Auch das Gehirn ist an der Verarbeitung der nozizeptiven Information beteiligt:

> **Höhere Hirnfunktionen können nozizeptive Informationen modulieren. Deshalb können psychosoziale und spirituelle Faktoren das Schmerzerleben wesentlich beeinflussen und sollten besonders beachtet werden. Gerade auf dieser Ebene ergeben sich zahlreiche für den Palliativpatienten hilfreiche und für jedermann anwendbare „Interventionsmöglichkeiten", wie Empathie, Gespräche, Zuwendung.**

Die Tumorschmerzen zugrunde liegenden Mechanismen sind kaum mehr überschaubar. Wie aus ◨ Abb. 7.1 ersichtlich, verfügen Nozizeptoren über ein umfangreiches Repertoire an Transduktionsmolekülen und Rezeptoren, die unterschiedliche Reizqualitäten (chemisch, mechanisch, thermisch) detektieren und mit unterschiedlicher Intensität und Sensitivität in elektrochemische Signale umwandeln, aber auch untereinander interagieren (Basbaum et al. 2009). Diese große Vielfalt an Mechanismen, zu denen immer wieder neu entdeckte hinzukommen, macht es zunehmend unwahrscheinlich, dass eine einheitliche Theorie der Schmerzentstehung bei Tumorerkrankungen zu erreichen sein wird (Schmidt 2015b). Deshalb erscheinen multimodale Konzepte, also die Kombination von tumorbezogenen und symptomorientierten Verfahren, von Analgetika mit unterschiedlichen Wirkprinzipien bzw. Applikationsformen und nicht pharmakologischen Methoden eher geeignet, eine adäquate Behandlung von Schmerzen bei Palliativpatienten zu realisieren (Zimmer et al. 2017).

7.8.1 Exkurs: Symptomlast bei primär kurativer Therapie

Die gerade hervorgehobene Aussage gilt auch in Fällen, in denen eine chirurgische Intervention nicht palliativ, sondern kurativ erfolgt. Denn viele Patienten leiden auch nach der Überwindung ihrer Tumorerkrankung unter belastenden Symptomen:

> **5–10 % der Patienten haben nach Abschluss ihrer eigentlichen Tumorbehandlung weiterhin starke bis sehr starke chronische Schmerzen, die ihre Aktivitäten des täglichen Lebens (AdL, Activities of daily Living) signifikant beeinträchtigen (Glare et al. 2014).**

Tumoroperationen, die mit einem hohen Potenzial für *persistierende postoperative Schmerzen* (Persistent Post-Surgical Pain, PPSP) einhergehen sollen (Cregg et al. 2013), sind Mammachirurgie (> 50 % aller Betroffenen), Thorakotomien (30–50 %) und Amputationen (30–85 %).

Aber auch Chemo- und Strahlentherapie lösen oftmals chronische Schmerzen aus, wobei ein Großteil der durch Chemotherapie bedingten Schmerzen innerhalb eines Jahres sistieren soll (Brown et al. 2014; Brown und Farquhar-Smith 2017). Ein Charakteristikum strahlentherapeutischer Spättoxizität mit variablen Schmerzen und anderen sensorischen Störungen (Monate bis Jahre nach Bestrahlungsende) soll durch intra- und/oder extraneuronale Fibrose ausgelöst werden (Stubblefield 2017a, b).

Für chronische Schmerzen mit zumeist neuropathischer Genese bei ehemaligen Tumorpatienten (Seretny et al. 2014) finden sich nur wenige pathophysiologische Untersuchungen und evidenzbasierte Therapieempfehlungen (Anand und Bley 2011; Fallon et al. 2015; Hershman et al. 2014; Ji et al. 2014).

Nach aktuellen Schätzungen leben in den Vereinigten Staaten 14,5 Mio. Menschen, die eine Krebserkrankung überwunden haben. Diese Zahl soll sich bis 2024 auf über 19 Mio. Patienten erhöhen (Brown und Farquhar-Smith 2017). Betroffene Patienten leiden nicht nur unter Schmerzen und anderen körperlichen Symptomen, sondern auch an psychischen Störungen (Heathcote und Ecclestone 2017), die alle einer adäquaten Therapie bedürfen.

7.9 Pathophysiologie/-biochemie der perioperativen Phase

Die Lancet Oncology Commission sieht auch für die Zukunft chirurgische Eingriffe als eine wesentliche Säule der Krebstherapie und -kontrolle an (Sullivan et al. 2015). Nahezu 50 % aller Neuerkrankten bedürfen mindestens eines operativen Eingriffs (diagnostisch, kurativ/palliativ, rekonstruktiv; Swedish National Board of Health and Welfare's National Patient Register 2013, ▶ http://www.socialstyrelsen.se).

Krebserkrankung und systemische Infektion zeigen – wie bereits zuvor dargestellt – viele Parallelen. Bei beiden kommt es zur Exprimierung von Proteinen, die von T-Zellen erkannt werden und zu einer T-Zell-vermittelten Inflammation führen. Ein wesentlicher Aspekt dieser Akutreaktion ist, dass sie heruntergeregelt werden muss, um eine überschießende T-Zell-Proliferation und Zytokinliberation zu vermeiden. Dieser Prozess der Inhibition kann zum Verlust einer adäquaten T-Zell-Antwort führen, mit resultierender Ausbreitung von Infektion (Sepsis) und Tumorzellen (Metastasierung; Hotchkiss und Moldawer 2014). Die Bedeutung der Inflammationsreaktion ist aber nicht nur auf die Krebs*entstehung* beschränkt:

> **Auch wachsende Tumoren nutzen grundlegende inflammatorische Prozesse, oder diese treten infolge therapeutischer Interventionen auf, z. B. nach Chemotherapie, Operation bzw. Radiatio (Francescone et al. 2014; Grivennikov und Karin 2010).**

Ob und inwieweit eine begleitende oder gar überschießende Inflammation durch operative Eingriffe bei Palliativpatienten zu einer Verschlechterung ihres Allgemeinzustands beiträgt, ist nicht zu beantworten, da hierfür keine klinischen Daten vorliegen. Aufgrund tierexperimenteller Erkenntnisse (Coussens et al. 2013; Grivennikov et al. 2010) erscheint ein solcher Verlauf jedoch vorstellbar.

Bateni et al. (2016) beschrieben das postoperative „Outcome" von Patienten mit fortgeschrittener Tumorerkrankung. Sie verwendeten Daten aus dem Bestand des American College of Surgeons National Surgical Quality Improvement Program (ACS NSQIP). In einer „Matched-pair"-Analyse fand sich für Palliativpatienten eine erhöhte perioperative Morbidität (24,4 vs. 18,7 %, $p < 0,001$) und Mortalität (7,6 vs. 2,5 %; Adjusted Hazard Ratio [AHR]: 3,89; $p < 0,001$). Auch wenn keine postoperativen Komplikationen auftraten, war bei den Palliativpatienten, verglichen mit Patienten in frühen Stadien, die 30-Tage-Mortalität deutlich erhöht (4,7 vs. 0,8 %; AHR: 7,47; $p < 0,001$).

Diese Befunde sollten Anlass sein, über das eigene Tun nachzudenken und die Indikation für entsprechende Eingriffe bei Palliativpatienten erst nach sorgfältiger Abwägung zu stellen (Bateni et al. 2016):

> » „…we contend (…) that invasive treatments including chemotherapy and surgery near the end of life (are) indicative of poor patient selection and arguably less than optimal quality of care."

Diese Aussage wird gestützt durch eine Arbeit von Reljic et al. (2017): In 10 RCT fand sich bei Patienten mit fortgeschrittener Erkrankung, die kurativ intendiert behandelt wurden und solchen mit einer palliativen Strategie, kein Unterschied im Überleben.

> ❯ **Operationen bei Palliativpatienten gehen mit einer erhöhten Mortalität einher.**

Eine Frage für Anästhesisten in diesem Kontext lautet: Kann eine differenzierte perioperative Versorgung das langfristige „Outcome" von Tumorpatienten positiv beeinflussen?

Pragmatisch gesehen ist – wie von Sekandarzad et al. (2017b) beschrieben – die Wahrscheinlichkeit des Erfolgs einer Einzelmaßnahme im vielschichtigen Gesamtgeschehen von Tumorentstehung und -progression eher gering. Es gibt aktuell eine kaum noch zu überblickende Anzahl an zytotoxischen Substanzen und „targeted therapies", die einen Hinweis auf die Komplexität der Tumorgenese geben. Die Streuung von Tumorzellen ist ein hochstrukturierter, gesteuerter Prozess, der auf jeder Ebene eine Vielzahl an zellulären und molekularen Regulationsschritten aufweist, die wiederum aufeinander rückgekoppelt sind. Insgesamt ergibt sich so ein extrem komplexes Netzwerk an Reaktionen, dass zudem auch noch interindividuell divergenten Modifikationen unterworfen sein kann (Yeager und Rosenkranz 2010).

Die Operation eines Tumors, speziell bei soliden Tumoren, ist in vielen Fällen die einzige Therapie mit potenziell kurativem Ansatz (Tohme et al. 2017). Aber trotz histopathologisch nachgewiesen tumorfreien Rändern findet sich bei der Mehrzahl der Patienten eine „minimal residual disease" (Cable und Randall 2016; Horowitz et al. 2015), hervorgerufen durch Embolisation von Tumorzellen während der Operation oder durch bereits zuvor entstandene „Mikrometastasen" (Holmgren et al. 1995). Ob diese verbliebenen Tumorzellen zu einem erneuten Tumorwachstum führen, soll von zahlreichen pathophysiologischen/biochemischen Gegebenheiten abhängen, z. B. Art der Operation (invasiv vs. minimal invasiv), Narkoseform (inhalativ vs. total-intravenös, Kombination mit Regionalverfahren), Dauer und Art der perioperativen Schmerztherapie (Einsatz von Opioiden, Lokalanästhetika, COX2-Antagonisten), Transfusion von Blutkonserven/Thrombozytenkonzentraten. Der Nachweis zirkulierender Tumorzellen 24 Stunden postoperativ soll ein starker unabhängiger Prädiktor für ein Wiederauftreten der Tumorerkrankung sein (Peach et al. 2010).

Eine Metastasierung kann zu unterschiedlichen Zeitpunkten stattfinden und klinisch unentdeckt bleiben (= „dormant equilibrium", Phase der Hibernation/Inaktivität durch einen temporären mitotischen Arrest; Hedley und Chambers 2009; Manjili 2017; Michelson und Leith 1994; Muzes und Sipos 2017). Damit eine Tumorzelle metastasieren kann, ist eine komplexe Kaskade von Ereignissen notwendig (Chambers et al. 2002; Mitchell und King 2013a, b). Zwar wird immer noch vermutet, dass Tumorzellen Nachkommen einer Zelle darstellen, aber während der zahllosen Teilungsschritte kommt es zu genetischen Veränderungen, sodass *ein* Tumor zumeist aus unzähligen mutierten Klonen mit jeweils unterschiedlichen biologischen Eigenschaften besteht (Brock et al. 2015; Targa und Rancati 2018). Die enorme genetische Vielfalt in einem Tumor konnte durch neue Sequenzierungsverfahren aufgezeigt werden (Rosenbloom et al. 2017). Uneinigkeit herrscht nach wie vor darüber, ob die Tumorentwicklung ein langsamer, stetiger Prozess ist oder ob sie auch diskret und explosionsartig verlaufen kann (Balani et al. 2017).

Der Prozess der Metastasierung ist im Allgemeinen ineffizient (Mitchell et al. 2015), und die Mehrzahl der die Zirkulation erreichenden Tumorzellen wird umgehend zerstört. Allerdings kommt es trotz entsprechender chirurgischer Techniken („no touch" etc.) während Tumorexstirpationen zu einer Freisetzung von Abermillionen Tumorzellen in die Zirkulation (Camara et al. 2006; Eschwège et al. 1995), ein Prozess, der aber wohl auch unabhängig von Operationen stattfindet (Clawson et al. 2017).

> ❯ **Dennoch fördern Gewebetraumata und andere Prozesse, die mit einer lokalen oder systemischen Inflammation einhergehen,**

Bedingungen, die das Metastasieren und Überleben von Tumorzellen weiter begünstigen (Oosterling et al. 2008; Tohme et al. 2016; van der Bij et al. 2009).

Die Kette der ausgelösten Ereignisse führt zu einer kurzen proinflammatorischen gefolgt von einer lang anhaltenden antiinflammatorischen Phase, während der vor allem die NK-Zellen massiv in ihrer Funktion beeinträchtigt werden (Angka et al. 2017). Perioperative anästhesiologische Maßnahmen (Analgetika, Anästhetika, Bluttransfusion, Hypothermie, Narkoseform) wurden als klinische Interventionen identifiziert, die den Verlauf einer Tumorerkrankung beeinflussen können (via Modulation der immunologischen und inflammatorischen Antwort, Modifikation der Tumorangiogenese und onkogener Signalwege); sie sind dabei aber nur ein Faktor unter vielen (Al-Astal et al. 2016; Buckley et al. 2014; Cata 2017; Cata et al. 2013, 2014, 2016b, 2017; Du et al. 2013a, b; Hiller et al. 2013; Horowitz M et al. 2015; Kaye et al. 2014; Lavon et al. 2018; Looney et al. 2010; Pérez-González et al. 2017; Poyser et al. 2016; Ramirez et al. 2015; Scavonetto et al. 2014; Snyder und Greenberg 2010; Sun et al. 2015; Tavare et al. 2012; Tsigonis et al. 2016; Wheeler et al. 2011; Wigmore et al. 2016; Xu et al. 2014; Xuan et al. 2015; Zylla et al. 2014).

❯ **Die Entfernung des Primärtumors kann eine intrinsische Blockade des Wachstums von Mikrometastasen antagonisieren (Chiarella et al. 2012).**

Da Primärtumoren sowohl pro- als auch antiangiogene Substanzen sezernieren, proangiogene Faktoren aber labiler sind und eine kürzere Halbwertzeit besitzen als antiangiogene, können distante Tochtergeschwülste im Wachstum behindert werden (Horowitz et al. 2015). Durch die Exstirpation des Primärtumors wäre aber genau diese intrinsische Hemmung aufgehoben. Zudem kann die perioperative Ausschüttung von Wachstumsfaktoren und proangiogenen Substanzen zur Gewebeheilung (Horowitz et al. 2015; Tohme et al. 2016) sowie die Herunterregelung der zellulären Immunität (Coffey et al. 2006; Tohme et al. 2016) das Tumorwachstum zusätzlich fördern. Diese Prozesse können über Wochen anhalten (Tohme et al. 2016).

Gewebetraumata induzieren – wie in ▶ Abschn. 7.2 dargestellt – eine breit gefächerte Wirtsimmun-

antwort (DAMPs; Chan et al. 2012; Manson et al. 2012; Oppenheim und Yang 2005) zur Wiederherstellung der Homöostase und Gewebeintegrität (O'Dywer et al. 2015; Tohme et al. 2017). Die Komplexität dieses Vorgangs lässt sich erahnen, wenn man bedenkt, dass das Transkriptom von weißen Blutzellen etwa 20.720 Gene umfasst, von denen bei entsprechendem Gewebetrauma etwa 80 % aktiviert werden, mit einhergehenden Veränderungen von intrazellulären Signalwegen und Funktionen (Xiao et al. 2011). Bei diesem Geschehen interagieren chirurgisches Vorgehen, anästhesiologische Maßnahmen und psychologische Begleitumstände (Coffey et al. 2006; De Micheli et al. 2008; Reiche et al. 2004; Tohme et al. 2017).

7.9.1 Einflüsse anästhesiologischer Maßnahmen

Für den Anästhesisten, der Patienten mit fortgeschrittener Tumorerkrankung betreut, gilt es, sich präoperativ ein Bild vom Allgemeinzustand des Patienten zu machen, das neben den Folgen der Tumorerkrankung auch wesentlich durch die bereits durchgeführten Therapiemaßnahmen bestimmt wird (Sahai 2013). In ◘ Tab. 7.1 sind wichtige *Nebenwirkungen* beschrieben, die *durch systemische Antikörper- und Chemotherapie bei Tumorpatienten* auftreten können, sowie die davon *betroffenen Organsysteme.*

❯ **Die Kenntnis wichtiger Nebenwirkungen durch systemische Antikörper- und Chemotherapie bei Tumorpatienten ist für die perioperative Planung des Anästhesisten von Bedeutung, da die Narkose solche vorbestehenden Organschädigungen demaskieren und/oder verstärken kann.**

Es gibt zahlreiche Studien, Metaanalysen und Übersichtsarbeiten, die den Effekt der Narkose (sowohl der Methode als auch der verwendeten Medikamente) auf das perioperative Outcome von Tumorpatienten untersuchen und zumeist von einem Überlebensvorteil bei Anwendung regionalanästhesiologischer Verfahren berichten. Dabei gilt es zu unterscheiden zwischen unspezifischen Wirkungen (hier wird zumeist das Gesamtüberleben [Overall Survival, OS] fokussiert) und spezifischen Effekten auf die Grunderkrankung, die sich in beschleunigtem Fortschreiten

7

■ **Tab. 7.1** Symptome und Nebenwirkungen antitumoröser Therapeutika (Quellen: Abdel-Rahman und Fouad 2014a, b; Anker et al. 2016; Argyriou 2015; Baker et al. 1990; Bandos et al. 2018; Baum et al. 2016; Brahmi et al. 2016; Bronte et al. 2015; Buza et al. 2017; Castel et al. 2013; Cheng et al. 2017; den Hollander et al. 2016; El-Osta et al. 2016; Escalante et al. 2016; Genestreti et al. 2015; Gibson et al. 2016; Hamo und Bloom 2017; Iikuni et al. 2004; Jia et al. 2017; Kuip und Muller 2009; Li et al. 2014; Minami et al. 2010; O'Driscoll et al. 1990; Orphanos et al. 2009; Ou et al. 2013; Oun und Rowan 2017; Pallin et al. 2018; Patil et al. 2016; Reed et al. 2002; Schlumbrecht und Hehr 2015; Senkus und Jassem 2011; Waddel et al. 2017; Walker et al. 2013; Woo et al. 2015; Xie et al. 2017; Yegin et al. 2007)

Organsystem	Symptom	Auslösende Chemotherapeutika
Lunge	Fibrose	Bleomycin, Carmustin, Docetaxel, Etanercept, Ifosfamid, Panitumumab
	Ödem	Cytarabin, Methotrexat
	Pneumonitis	Atezolizumab, Avelumab, Docetaxel, Durvalumab, Ipilimumab, Nivolumab, Pembrolizumab, Trastuzumab
Herz	akutes Koronarsyndrom (ACS)	Bevacizumab, Capecitabin, Cetuximab, Clofarabin, Cytarabin, Docetaxel, Erlotinib, Fludarabin, Gemcitabin, IFNα, Pentostatin, Sorafenib, 5-FU
	Arrhythmie	Capecitabin, Cisplatin, Cyclophosphamid, Erlotinib, Fludarabin, IFNα-2b, IL-2, Palivizumab, Pentostatin, Sunitinib, Vorinostat, 5-FU
	Bradykardie	Anthrazykline, Capecitabin, Cisplatin, Crizotinib, Docetaxel, Lenalidomid, Paclitaxel, Thalidomid, 5-FU
	Herzinsuffizienz, Kardiomyopathie	Bevacizumab, Bortezomib, Cyclophosphamid, Dasatinib, Daunorubicin, Doxorubicin, Epirubicin, Erlotinib, Idarubicin, Imatinib, Lapatinib, Mitomycin C, Mitoxantron, Nilotinib, Sorafenib, Sunitinib, Trastuzumab
	Myokarditis	Cyclophosphamid, Ipilimumab, Nivolumab
	plötzlicher Herztod	Capecitabin, Romidepsin, 5-FU
	QT-Verlängerung	Dabrafenib, Dasatinib, Anthrazykline, Capecitabin, Nilotinib, Lapatinib, Panobinostat, Regorafenib, Sorafenib, Sunitinib, Vemurafenib, Vorinostat
	Tachykardie	Anthrazykline, Alemtuzumab, Capecitabin, Carfilzomib, Cisplatin, Cladribin, Cyclophosphamid, Fludarabin, IL-2, Melphalan, Paclitaxel, Procarbazin, Romidepsin, Trastuzumab, 5-FU
Kreislauf	Hypertonie	Alemtuzumab, Axitinib, Bevacizumab, Cediranib, Daclizumab, Nilotinib, Pentostatin, Regorafenib, Sorafenib, Sunitinib, Trastuzumab, Vandetanib, Vinblastin, Vincristin
	Hypotension	Alemtuzumab, Cetuximab, Daclizumab, Pentostatin, Vincristin
Niere	tubuläre Dysfunktion	Carboplatin, Cisplatin, Ifosfamid, Mitomycin C
Gerinnungssystem	Koagulopathie, Thrombozytopenie	Asparaginase, Bortezomib, Carboplatin, Cisplatin, Cyclophosphamid, Gemcitabin, Oxaliplatin
ZNS, PNS	Neuropathie	Axicabtagenecitoleucel, Bortezomib, Cisplatin, Docetaxel, Ipilimumab, Nivolumab, Oxaliplatin, Paclitaxel, Pembrolizumab, Taxane, Tisagenlecleucel, Vinblastin, Vincristin
Systemisch	Sepsis	Axicabtagenecitoleucel, Tisagenlecleucel

5-FU 5-Fluoruracil; *IFN* Interferon; *IL* Interleukin

des Krebsleidens oder im Auftreten von Tochtergeschwülsten manifestieren (beschrieben als z. B. rückfallfreies Überleben [Recurrence Free Survival, RFS] oder ähnliche Parameter). Diese „positiven" Arbeiten basieren aber nahezu alle auf retrospektiv gewonnenen Daten aus zumeist sehr heterogenen Studienpopulationen (Biki et al. 2008; Bugada et al. 2017; Cali Cassi et al. 2017; Chen und Miao 2013; Christopherson et al. 2008; Gupta et al. 2011; Kim 2017; Le-Wendling et al. 2016; Lin et al. 2011; Scavonetto et al. 2014; Sun et al. 2016; Sun et al. 2015; Wuethrich et al. 2010; Xu et al. 2016; Zheng et al. 2017; Zhu et al. 2017).

Daneben gibt es Arbeiten, die keinen Vorteil durch Einsatz einer Regionalanästhesie nachweisen konnten (Cata et al. 2013, 2014, 2017; Finn et al. 2017; Jakobsson und Johnson 2016; Sekandarzad et al. 2017a; Tsui et al. 2010; Vogelaar et al. 2016), ebenso wie eine randomisierte kontrollierte Studie (RCT) von Myles et al. (2011) bzw. Metaanalysen und Übersichtsarbeiten (Chen und Miao 2013; Pèrez-González et al. 2017; Poyser et al. 2016). Ähnliche Widersprüche finden sich bei Vergleichen zwischen Inhalationsnarkosen und total-intravenöser Anästhesie (TIVA; Cassinello et al. 2015; Kaye et al. 2014; Soltanizadeh et al. 2017; Tavare et al. 2012; Wigmore et al. 2016).

In Abb. 7.2 und 7.3 sind die Befunde über immunologische Effekte von Anästhetika zusammengefasst. Sie zeigen ein sehr heterogenes Bild mit z. T. sich widersprechenden Befunden, die wesentlich durch die Untersuchungsbedingungen (klinische Studie, Tiermodell, Zellkultur) und begleitende Maßnahmen beeinflusst werden. Eindeutige Schlüsse für oder gegen den Einsatz spezifischer Substanzen lassen diese Daten nicht zu.

So haben tierexperimentelle und Zellkulturarbeiten den Befund, dass Opioide die Metastasierung und das Wiederauftreten von Tumoren begünstigen (Maher et al. 2014; Wang et al. 2015), nicht immer erhärten können (Cronin-Fenton et al. 2015; Juneja 2014; Khabbazi et al. 2015; Kim et al. 2016; Kocak et al. 2017; Oh et al. 2017; Owusu-Agyemang et al. 2017; Pang et al. 2017; Wang et al. 2015; Wigmore und Farquhar-Smith 2016). Ebenso ließ sich ein antiproliferativer/antitumoröser Effekt von Lokalanästhetika, der über die Blockade von Natriumkanälen hinausgeht, zwar im Tierexperiment oder in der Zellkultur demonstrieren (Chang et al. 2014; Lu et al. 2011; Wang et al. 2016); in der klinischen Routine am Menschen konnte diese Wirkung von Regionalanästhesie bzw. Lokalanästhetika jedoch nicht nachvollzogen werden (Cakmakkaya et al. 2014; Cata et al. 2013, 2014, 2016c, 2017; Doiron et al.

	Desfluran			Halothan		Isofluran		N₂O		Sevofluran		Xenon	
Pro-inflammatorische Zytokine													
IL-1 α/β	↑ ↔	↓	↑		↑	↓	↑ ↔	↓	↔	↓	↔ ↓			
IL-6	↑ ↔	↓	↑			↓	↑		↑	↓	↑ ↔	↓		
TNF α	↑	↓	↑		↑	↓	↑		↑	↓	↑	↓		
IFN γ	↑		↑	↓	↑		↑			↓				
Anti-inflammatorische Zytokine													
IL-4	↔		↑		k.D.		k.D.		↔		k.D.			
IL-10	↑	↓	↔	↓	↑			↓	↑	↓	↑	↓		
TGF β	↔		↑		↑		k.D.		↑	↓	k.D.			
Neutrophile													
Anzahl	↑		↔			↓	↔		↑	↓	↑ ↔			
Adhäsion	↓		↓	↑	↓	↑		↓	↑ ↔	↓	k.D.			
Phagozytose, Chemotaxis	↑	↓	↔	↓	↑	↔	↑	↔	↓	↔	↓		↓	
Makrophagen (Lymphozyten, Monozyten)													
Anzahl	↓		↓		↓		↓		↑	↓	↑	↔		
Phagozytose, Chemotaxis	k.D.		↔	↓	↔		↓		↓		↔			
Zytokinfreisetzung	↑	↓	↓		↓		k.D.		↓	↔				
NK-Zellen													
Anzahl	↔		k.D.		↔	↓	↔	↓	↓		k.D.			
Toxizität	k.D.		↔	↓	↔		↔		↓		k.D.			
IFN γ-Reaktion	k.D.		↔	↓	↔	↓	↓		k.D.		k.D.			
Zytokinfreisetzung	k.D.		k.D.		k.D.		k.D.		↓		k.D.			
B+T-Lymphozyten													
Anzahl	↔		k.D.		↑	↔	↑		↓		↔	↓		
Th1 / Th2	↑ ↔	↓	k.D.		↓		k.D.		↔	↓	k.D.			

Abb. 7.3　Immunmodulierende Effekte volatiler Anästhetika

2016; Jakobsson und Johnson 2016; Kim et al. 2016; Lee et al. 2015; Sun et al. 2015; Wang et al. 2016).

> ❯ Das für Tumorpatienten ideale Narkoseverfahren gibt es nicht. Die Wahl der zu verwendenden Narkoseverfahren und Medikamente sollte sich an den Begleiterkrankungen und Vortherapien des jeweiligen Patienten orientieren.

7.9.2 Prognostische Konsequenzen allogener Transfusionen

Der Einfluss von allogenen Bluttransfusionen auf perioperative und Langzeitmortalität wie auch auf das Wiederauftreten der Tumorerkrankung sind ebenfalls umstritten. In großen aktuellen systematischen Übersichten konnte eine erhöhte perioperative Mortalität und ein vermehrtes Wiederauftreten der Krebserkrankung durch allogene Bluttransfusionen ebenso gezeigt werden (Amri et al. 2017; Iqbal et al. 2017; Schiergers et al. 2015; Tzounakas et al. 2017), wie in älteren Arbeiten, die zumeist schon Jahrzehnte zurückliegen (Busch et al. 1993; Hyung et al. 2002; Maeta et al. 1994; Rosenberg et al. 1985). Intraoperative Blutverluste bei komplexen Tumoroperationen stellen aber ein unvermeidbares Risiko dar (Cybulska et al. 2017; de Almeida et al. 2015). So entfielen im Jahr 2011 19,8 % aller Bluttransfusionen in den USA (15,7 Mio. Einheiten) auf Patienten während tumorchirurgischer Interventionen (Goubran et al. 2016).

Mörner et al. (2017) konnten dagegen bei Auswertung von Registerdaten von Patienten mit Kolonkarzinomen weder eine erhöhte Mortalität noch ein verfrühtes Wiederauftreten der Tumorerkrankung durch allogene Bluttransfusion nachweisen. In anderen Untersuchungen fand sich zwar oftmals eine erhöhte perioperative Mortalität (Ejaz et al. 2015; Fragkou et al. 2014; Hill et al. 2003; Mirouse et al. 2017; Torrance et al. 2015): Ob aber auch ein vermehrtes Wiederauftreten der Tumorerkrankung resultiert, wird nach wie vor widersprüchlich beurteilt. Während Amri et al. (2017), ähnlich wie Warschkow et al. (2014) dieses verneinen, konnten Ejaz et al. (2015) nach Transfusion von mehr als 3 Einheiten ein deutlich erhöhtes Risiko für dieses Ereignis zeigen (Hazard Ratio [HR]: 2,91; p = 0,02).

In einem Kommentar weisen Zhong et al. (2016) darauf hin, dass das schlechtere Outcome nach allogener Bluttransfusion bei Tumorchirurgie (gesteigerte perioperative Mortalität, häufigeres Wiederauftreten der Tumorerkrankung) auch durch die klinischen Umstände bedingt sein könnte, welche die Transfusion erforderlich machten und nicht durch die Transfusion selbst. Diese Argumentation wird gestützt durch Befunde von Egenvall et al. (2017), wonach präoperative Anämie, gesteigerte Inflammation (Surrogat: CRP-Anstieg) und reduzierte Leberfunktion (Surrogat: Albuminabfall) die Gesamtmortalität erhöhen, nicht aber das Risiko eines frühzeitigen Wiederauftretens von Tumoren.

Die akuten immunologischen Konsequenzen einer allogenen Bluttransfusion untersuchten Torrance et al. (2015). Sie konnten zeigen, dass innerhalb weniger Stunden eine Immunsuppression (Hochregulation von IL-10 und IL-27, die beide proinflammatorische Signalwege unterdrücken) resultiert, die über mehrere Tage anhielt und unabhängig vom Ausmaß des chirurgischen Traumas war. Dieselbe Arbeitsgruppe fand allerdings keinen Zusammenhang zwischen der Zahl transfundierter Konserven und der zu beobachtenden Immunsignatur (Fragkou et al. 2014), wohl aber zeigte sich eine Erhöhung des Infektionsrisikos um 29 % je Einheit applizierten allogenen Blutes.

Aktuell gibt es viele Untersuchungen, die mit unterschiedlichen Parametern versuchen, den Einfluss einer perioperativen Bluttransfusion (PBT) auf das Überleben bzw. das Wiederauftreten von Tumorerkrankungen zu erfassen. Nachteilig an der Mehrzahl dieser Arbeiten (◻ Tab. 7.2) ist, dass sie retrospektiver Natur sind (15 von 29 Publikationen) und somit keine kausalen Schlüsse zulassen. All diese Untersuchungen konnten keinen Effekt einer perioperativen Bluttransfusion auf das Wiederauftreten der Tumorerkrankung (gemessen mit unterschiedlichen Surrogaten) nachweisen. In den 8 Metaanalysen fand sich dagegen eine Reduktion des Gesamtüberlebens wie auch ein schnelleres Wiederauftreten der Tumorerkrankung nach perioperativer Bluttransfusion; allerdings waren die den Analysen zugrunde liegenden Daten von geringer Qualität und wiesen eine ausgeprägte Heterogenität auf.

Transfusionen bei Palliativpatienten werden gelegentlich zur Symptomkontrolle eingesetzt

◼ Tab. 7.2 Transfusion und Tumorerkrankung

Autoren	Jahr	Tumorart	Transfu-sion	Stu-dientyp	Parameter	Ergebnis
Amato a. Pescalosi	2006	Kolorek-tal-Ca	ja/nein	MA/RCT	CR	multivariate Analyse: CR ↑ (OR 1,42); große Heterogenität
Yao et al.	2008a	Pank-reas-Ca	≤ 3E/> 3E	MA/RS	3J-/5J-Überleben	> 3E: RR 2,08 bei RS; RR 2,59 bei MA
Tarantino et al.	2013	Kolon-Ca	ja/nein	RS	Mortalität, 5J-Überleben	nach Propensity-Matching: kein Effekt
Müller et al.	2014	Cholan-gio-Ca	ja/nein	RS	Mortalität	nach Propensity-Matching: kein Effekt
Boehm et al.	2015	Prosta-ta-Ca	ja/nein	RS	BCR, MFS, OS	kein Effekt
Kimura et al.	2015	Cholan-gio-Ca	ja/nein	RS	OS, RR	multivariate Analyse: RR ↑ (HR 2,8); OS ↓ (HR 3,4)
Mavros et al.	2015	Pank-reas-Ca	ja/nein	MA	Überleben	RBT: Überleben ↓ (OR 2,43)
Wang Y et al.	2015	Blasen-Ca	ja/nein	MA	ACM, CR, CSM	RBT: ACM ↑ (HR 1,19; $p < 0,00001$); CR ↑ (HR 1,14; $p = 0,01$); CSM ↑ (HR 1,17; $p = 0,002$)
Cata et al.	2016b	Blasen-Ca	ja/nein	MA	CSS, OS, RFS	RBT: Reduktion aller Parameter (−29 %, −27 %, −12 %)
Cata et al.	2016a	NSCLC	ja/nein	RS	OS, RFS	RBT: Reduktion beider Parameter nur als Tendenz
Chalfin et al.	2016	Blasen-Ca	ja/nein	Register	CSS, OS 1J	multivariate Analyse: kein Effekt
Dekker et al.	2016	Cholan-gio-Ca	ja/nein	RS	OS, RFS	vor und nach risikoadaptierter Regression: kein Effekt
Hwang et al.	2016	Pank-reas-Ca	ja/nein	RS	RR	multivariate Analyse: RR ↑ ($p < 0,001$)
Kim JK et al.	2016	Prosta-ta-Ca	allogen/autolog	RS	BRFS, CSS, OS	multivariate Analyse, RBT: Abnahme aller Parameter
Moschini et al.	2016	Blasen-Ca	ja/nein	RS	5J-/10J-CSM	multivariate Analyse: kein Effekt
Park et al.	2016	Nieren-zell-Ca	ja/nein	RS	CSS, OS, RFS	nach Propensity-Matching: kein Effekt
Reim et al.	2016	Ma-gen-Ca	ja/nein	RS	DFS, Mortalität, RR	RBT: Mortalität ↑; kein Effekt bei DFS und RR
Wang et al.	2016	Cholan-gio-Ca	ja/nein	MA	medianes/5J-Überleben	RBT: medianes Überleben ↓ (HR 1,45); 5J-Überleben ↓ (HR 1,67)
Yang et al.	2016	HCC	ja/nein	RS	OS, RFS	nach Propensity-Matching: kein Effekt
Amri et al.	2017	Kolon-Ca	ja/nein	RS	DR/DSM/OM	RBT: OM ↑ (53,1 vs. 30,9 %) DR/DSM: kein Effekt

(Fortsetzung)

▣ Tab. 7.2   (Fortsetzung)

Autoren	Jahr	Tumorart	Transfu-sion	Stu-dientyp	Parameter	Ergebnis
Bogani et al.	2017	Zervix-Ca	ja/nein	RS	OS	kein Effekt
Chipollini et al.	2017	Blasen-Ca	ja/nein	RS	CSS, OS, RFS	kein Effekt
Fan et al.	2017	multiples Myelom	ja/nein	RS	OS, PFS	multivariate Analyse: kein Effekt
Li SL et al.	2017	Prosta-ta-Ca	allogen/autolog	MA	CSS, OS, RFS	autologe RBT: kein Effekt allogene RBT: CSS ↓ (HR 1,74, p = 0,005); OS ↓ (HR 1,43; p < 0,01); RFS ↓ (HR 1,09; p = 0,02)
Moschini et al.	2017	Blasen-Ca	ja/nein	RS	RR	kein Effekt
Siemens et al.	2017	Blasen-Ca	ja/nein	Register	CSS, OS 5y	RBT: OS ↓ (HR 1,33); CSS ↓ (HR 1,39)
Soria et al.	2017	Nieren-zell-Ca	ja/nein	RS	Mortalität	RBT: Mortalität ↑ (HR 1,79; p = 0,007)
Vetterlein et al.	2017	Blasen-Ca	ja/nein	RS	CSM, OS, OCM	nach Risikoadjustierung: kein Effekt
Wu G et al.	2017	Ma-gen-Ca	ja/nein	RS	DFS	RBT: DFS ↓

ACM All Cause Mortality; *BCR* Biochemical Cancer Recurrence
BRFS Biochemical Recurrence Free Survival; *CR* Cancer Recurrence
CSM Cancer Specific Mortality; *CSS* Cancer Specific Survival
DFS Disease Free Survival; *DR* Disease Recurrence
DSM Disease Specific Mortality; *HCC* hepatozelluläres Karzinom
HR Hazard Ratio; *MA* Metaanalyse; *MFS* Metastasis Free Survival
OCM Overall Cancer Mortality; *OM* Overall Mortality
OS Overall Survival; *PFS* Progression-Free Survival
RBT = Red Blood Transfusion; RCT = Randomized Controlled Trial
RFS Recurrence Free Survival; *RR* Recurrence/Relapse Rate; *RS* Retrospektiv

(bei ausgeprägter Anämie mit Dyspnoe, Stenokardien etc.); dabei wird deren Nutzen zumeist nach subjektiven Kriterien eingeschätzt. Es wird allgemein davon ausgegangen, dass der Nutzen einer allogenen Transfusion in Hämatologie und Onkologie gut belegt ist (Gleeson und Spencer 1995). Für die Palliativmedizin liegt für diese Annahme nur eine mäßig gute Evidenz vor (Mercadante et al. 2009; Monti et al. 1996); harte Kriterien für eine Transfusionsbegrenzung bzw. -indikation sind nicht beschrieben (Alt-Epping et al. 2010), und die akute Durchführung einer Transfusion erfolgt in der Regel aufgrund einer Ad-hoc-Entscheidung der beteiligten Ärzte.

So konnten Gleeson und Spencer (1995) zwar in einer Studie an fast 100 Palliativpatienten eine hochsignifikante subjektive Verbesserung von drei Symptomen (Dyspnoe, Schwäche und Wohlergehen) zeigen; es fand sich aber keine signifikante Korrelation zum Hämoglobinwert. Auch To et al. (2016) berichteten, dass von behandelnden Ärzten 89 % der allogenen Transfusionen bei Palliativpatienten subjektiv als „hilfreich" angesehen wurden, verglichen mit 94 % der betroffenen Patienten. Dieses Ergebnis ließ sich jedoch nicht durch objektive Parameter untermauern: Weder der Hb-Gehalt noch entsprechende Testinventarien zeigten eine substanzielle Veränderung. Auch in einer Folgeuntersuchung bestätigte sich dieser Befund: Es kam bei 49 % der Transfusionen zu einer „Verbesserung" des *primär fokussierten* Symptoms, bei 78 % zur Besserung *eines* Symptoms, aber auch hier ließ sich der subjektiv empfundene Nutzen nicht objektivieren (To et al. 2017).

> ❯ Der Effekt einer autologen Transfusion auf den Verlauf einer Tumorerkrankung lässt sich derzeit nicht eindeutig bewerten. Wie bei jeder Transfusion sollte die Indikationsstellung jedoch auch bei Palliativpatienten kritisch erfolgen.

7.9.3 Perioperative Thrombozytentransfusion bzw. antithrombozytäre Therapie

Die intraoperative Thrombozytengabe ist ebenfalls kritisch zu sehen, weil Plättchen wesentlich an allen Stufen eines Metastasierungsprozesses beteiligt sein sollen:

- Thrombin soll über Fibrinbildung und Plättchenaggregation, getriggert durch PAR1 und PAR4 (Protease Activated Receptors), die Metastasenbildung initiieren.
- Thrombozyten fördern die Angiogenese, schützen zirkulierende Tumorzellen (CTC) vor dem Zugriff durch NK-Zellen und unterstützen die Extravasation der CTC zu sekundären Zielen (Wojtukiewicz et al. 2016).

Dabei finden sich Unterschiede in der Fähigkeit von Tumorzellen, Plättchen zu aggregieren: Tumorzellen, die diese Eigenschaft haben, verursachen im Tiermodell mehr Lungenmetastasen als solche, denen diese Eigenschaft nicht zu eigen ist (Janowska-Wieczorek et al. 2005). Bulla et al. (2017) gelang es in einem Hundemodell nach Thrombozytengabe, die Migration von Osteosarkomzellen durch Herunterregulation von SNAI2 und TWIST1 (Transkriptionsfaktoren u. a. für Cadherine) zu verhindern. Ob sich dieses Vorgehen in Zukunft für die Humantherapie eignet, müssen weitere Untersuchungen zeigen. Eine plättchenhemmende Therapie ging in experimentellen Studien mit einer Abnahme der Metasta-

senrate um etwa 50 % einher (Camerer et al. 2004; Mammadova-Bach et al. 2015).

> ❯ Thrombozyten begünstigen eine Metastasierung, Thrombozytenaggregationshemmung behindert sie. Die Indikation zur Thrombozytengabe sollte entsprechend kritisch erfolgen.

7.9.4 Perioperative Folgen von Störungen des Wärmehaushalts

Allgemein wird für eine intraoperative Hypothermie eine erhöhte Rate an Wundinfektionen beschrieben, ausgelöst durch eine Abnahme der Immunkompetenz unter Kontrolle von NF-κB (Harper et al. 2018; Kurz et al. 1996). Außerdem soll es bei Hypothermie zu einer Einschränkung der zellbasierten Immunität, vor allem der Aktivität von NK-Zellen kommen (Ben-Eliyahu et al. 1999), was aber nicht durchgängig bestätigt werden konnte (Melamed et al. 2003).

Eine Zunahme von Metastasen in der Lunge durch Hypothermie fand sich zwar in einem Tiermodell (Ben-Eliyahu et al. 1999), nicht aber in einer retrospektiven Untersuchung am Menschen (Yücel et al. 2005). Belegt ist eine Reduktion der Aktivität der plasmatischen Gerinnung sowie die Einschränkung der Thrombozytenfunktion mit abnehmender Körpertemperatur (Mitrophanov et al. 2013), Veränderungen also, die mit einem erhöhten Blutverlust und möglichem Transfusionsbedarf einhergehen sollen (Rajagopalan et al. 2008), was Poveda und Nascimento (2017) für Patienten mit Operationen aufgrund von gastrointestinalen Tumoren jedoch nicht nachvollziehen konnten.

7.9.5 Allgemeine Beurteilung anästhesiologischer Maßnahmen

Zusammenfassend lässt sich konstatieren:

> ❯ Perioperative allogene Bluttransfusion und Thrombozytengabe sowie Abfall der Körpertemperatur können mit immunsupprimierenden Effekten verbunden sein und sind daher kritisch abzuwägen.

Weitere experimentelle/klinische Untersuchungen zu den pathophysiologischen Konsequenzen von Transfusion (Blut/Thrombozyten) und Veränderungen der Körpertemperatur an Patienten mit definierten Tumorstadien sind notwendig, um deren Stellenwert einschätzen zu können, da die aktuelle Datenlage zwar eine Kompromittierung der Immunkompetenz nahelegt, die Heterogenität der Befunde derzeit aber keine abschließende Bewertung zulässt.

Insgesamt stellt sich der Einfluss anästhesiologischer Maßnahmen im Kontext onkologischer Operationen komplex und teilweise widersprüchlich dar. Unter diesen Voraussetzungen gilt es, die Aussagen einer Expertenkommission zu werten, die feststellten:

7

> Aussagen einer Expertenkommission (Buggy et al. 2015):
> - Das Konzept, dass Anästhesie oder Analgesie das Outcome von Tumorpatienten beeinflusst, ist faszinierend und interessant, verfügt aber derzeit über keine ausreichende Evidenz.
> - Die Bedeutung des Einsatzes von Opioiden bei Krebserkrankungen erscheint widersprüchlich, möglicherweise bedingt durch unterschiedliche Bedingungen (Dauer und Dosis der Opioidgabe, Studienpopulationen, Tiermodelle, Tumorentitäten).
> - Ob perioperativ verabreichte Opioide die Häufigkeit der Metastasierung bzw. des Wiederauftretens von Tumoren erhöhen, bleibt bislang ungeklärt.
> - Die Expertenkommission sieht nach Bewertung der vorliegenden Daten keine Evidenz dafür, an der derzeit gängigen klinischen Praxis in der Anästhesie etwas zu ändern. Auch werden keine Empfehlungen ausgesprochen, spezifische Verfahren oder Anästhestika bevorzugt zu verwenden. Befürwortet wird lediglich, durch verstärkte Zusammenarbeit (z. B. mit anderen Disziplinen, Krebsregistern) mögliche Einflüsse weiter zu erforschen.

Literatur[1]

Amri R, Dinaux AM, Leijssen LGJ et al (2017) Do packed red blood cell transfusions really worsen oncologic outcomes in colon cancer? Surgery 162:586–591

Barsevick AM (2007) The elusive concept of the symptom cluster. Oncol Nurs Forum 34:971–980

Bateni SB, Meyers FJ, Bold RJ, Canter RJ (2016) Increased rates of prolonged length of stay, readmissions, and discharge to care facilities among postoperative patients with disseminated malignancy: implications for clinical practice. PLoS One 11:e0165315

Boland JW, Pockley AG (2018) Influence of opioids on immune function in patients with cancer pain: from bench to bedside. Br J Pharmacol 175:2726–2736

Borovikova LV, Ivanova S, Zhang M et al (2000) Vagus nerve stimulation attenuates the systemic inflammatory response to endotoxin. Nature 405:458–462

Buggy DJ, Borgeat A, Cata J et al (2015) Consensus statement from the BJA Workshop on Cancer and Anaesthesia. Br J Anaesth 114:2–3

Bulla SC, Badial PR, Silva RC et al (2017) Platelets inhibit migration of canine osteosarcoma cells. J Comp Pathol 156:3–13

Chen EP, Smyth EM (2011) COX-2 and PGE2-dependent immunomodulation in breast cancer. Prostaglandins Other Lipid Mediat 96:14–20

Cronin-Fenton DP, Heide-Jørgensen U, Ahern TP et al (2015) Opioids and breast cancer recurrence: a Danish population-based cohort study. Cancer 121:3507–3514

Currie GL, Delaney A, Bennett MI et al (2013) Animal models of bone cancer pain: systematic review and meta-analyses. Pain 154:917–926

Dantzer R (2001) Cytokine-induced sickness behavior: mechanisms and implications. Ann N Y Acad Sci 933:222–234

Egenvall M, Mörner M, Martling A, Gunnarsson U (2017) Prediction of outcome after curative surgery for colorectal cancer: preoperative haemoglobin, crp and albumin. Color Dis [epub vor Druck]

Ejaz A, Spolverato G, Kim Y et al (2015) Impact of blood transfusions and transfusion practices on long-term outcome following hepatopancreaticobiliary surgery. J Gastrointest Surg 19:887–896

Gach K, Wyrebska A, Fichna J, Janecka A (2011) The role of morphine in regulation of cancer cell growth. Naunyn Schmiedebergs Arch Pharmacol 384:221–230

Gaudilliere B, Fragiadakis GK, Bruggner RV et al (2014) Clinical recovery from surgery correlates with single-cell immune signatures. Sci Transl Med 6:255ra131

Gleeson C, Spencer D (1995) Blood transfusion and its benefits in palliative care. Palliat Med 9:307–313

Grace PM, Hutchinson MR, Maier SF, Watkins LR (2014) Pathological pain and the neuroimmune interface. Nat Rev Immunol 14:217–231

---

1 Weitere umfangreiche Literatur zu diesem Kapitel finden Sie online auf der Seite http://extras.springer.com unter der ISBN 978-3-662-57361-7.

Guan Z, Hellman J, Schumacher M (2016) Contemporary views on inflammatory pain mechanisms: TRPing over innate and microglial pathways. F1000Res 5; Sep 30. pii: F1000 Faculty Rev-2425. eCollection 2016. https://doi.org/10.12688/f1000research.8710.1

Gurtner GC, Werner S, Barrandon Y, Longaker MT (2008) Wound repair and regeneration. Nature 453:314–321

Hooijmans CR, Geessink FJ, Ritskes-Hoitinga M, Scheffer GJ (2015) A systematic review and meta-analysis of the ability of analgesic drugs to reduce metastasis in experimental cancer models. Pain 156:1835–1844

Hotchkiss RS, Moldawer LL (2014) Parallels between cancer and infectious disease. N Engl J Med 371:380–383

Kanojia D, Vaidya MM (2006) 4-nitroquinoline-1-oxide induced experimental oral carcinogenesis. Oral Oncol 42:655–667

Karadeniz MS, Mammadov O, Ciftci HS et al (2017) Comparing the effects of combined general/epidural anaesthesia and general anaesthesia on serum cytokine levels in radical cystectomy. Turk J Anaesthesiol Reanim 45:203–209

Kim HJ, Barsevick AM, Fang CY, Miaskowski C (2012) Common biological pathways underlying the psychoneurological symptom cluster in cancer patients. Cancer Nurs 35:E1–E20

Laird BJ, McMillan DC, Fayers P et al (2013) The systemic inflammatory response and its relationship to pain and other symptoms in advanced cancer. Oncologist 18:1050–1055

Li J, Yang F, Wei F, Ren X (2017) The role of toll-like receptor 4 in tumor microenvironment. Oncotarget 8:66656–66667

Lord JM, Midwinter MJ, Chen YF et al (2014) The systemic immune response to trauma: an overview of pathophysiology and treatment. Lancet 384:1455–1465

Mörner MEM, Edgren G, Martling A et al (2017) Preoperative anaemia and perioperative red blood cell transfusion as prognostic factors for recurrence and mortality in colorectal cancer – a Swedish cohort study. Int J Color Dis 32:223–232

Nguyen J, Luk K, Vang D, et al (2014) Morphine stimulates cancer progression and mast cell activation and impairs survival in transgenic mice with breast cancer. Br J Anaesth 113 Suppl 1: i4–i13

Nie Y, Yang D, Oppenheim JJ (2016) Alarmins and antitumor immunity. Clin Ther 38:1042–1053

O'Dwyer MJ, Owen HC, Torrance HD (2015) The perioperative immune response. Curr Opin Crit Care 21:336–342

Ondrovics M, Hoelbl-Kovacic A, Fux DA (2017) Opioids: modulators of angiogenesis in wound healing and cancer. Oncotarget 8:25783–25796

Owusu-Agyemang P, Hayes-Jordan A et al (2017) Assessing the survival impact of perioperative opioid consumption in children and adolescents undergoing cytoreductive surgery with hyperthermic intraperitoneal chemotherapy. Pediatr Anesth 27:648–656

Pelayo-Alvarez M, Perez-Hoyos S, Agra-Varela Y (2013) Reliability and concurrent validity of the palliative outcome scale, the rotterdam symptom checklist, and the brief pain inventory. J Palliat Med 16:867–874

Petrilli V (2017) The multifaceted roles of inflammasome proteins in cancer. Curr Opin Oncol 29:35–40

Portenoy RK, Sibirceva U, Smout R et al (2006) Opioid use and survival at the end of life: a survey of a hospice population. J Pain Symptom Manag 32:532–540

Poveda VB, Nascimento AS (2017) The effect of intraoperative hypothermia upon blood transfusion needs and length of stay among gastrointestinal system cancer surgery. Eur J Cancer Care (Engl):e12688

Reljic T, Kumar A, Klocksieben FA, Djulbegovic B (2017) Treatment targeted at underlying disease versus palliative care in terminally ill patients: a systematic review. BMJ Open 7:e014661

Saloman JL, Albers KM, Rhim AD, Davis BM (2016) Can stopping nerves, stop cancer? Trends Neurosci 39:880–889

Sathornviriyapong A, Nagaviroj K, Anothaisintawee T (2016) The association between different opioid doses and the survival of advanced cancer patients receiving palliative care. BMC Palliat Care 15:95

Schmidt BL (2014) The neurobiology of cancer pain. Neuroscientist 20:546–562

Schmidt BL (2015a) What pain tells us about cancer. Pain 156(Suppl 1):S32–S34

Schmidt BL (2015b) The neurobiology of cancer pain. J Oral Maxillofac Surg 73:S132–S135

Schoop RA, Noteborn MH, Baatenburg de Jong RJ (2009) A mouse model for oral squamous cell carcinoma. J Mol Histol 40:177–181

Selvaraj D, Hirth M, Gandla J, Kuner R (2017) A mouse model for pain and neuroplastic changes associated with pancreatic ductal adenocarcinoma. Pain 158:1609–1621

Smith TJ, Saiki CB (2015) Cancer pain management. Mayo Clin Proc 90:1428–1439

Steinberg BE, Sundman E, Terrando N et al (2016) Neural control of inflammation: implications for perioperative and critical care. Anesthesiology 124:1174–1189

Sullivan R, Alatise OI, Anderson BO et al (2015) Global cancer surgery: delivering safe, affordable, and timely cancer surgery. Lancet Oncol 16:1193–1224

Targa A, Rancati G (2018) Cancer: a CINful evolution. Curr Opin Cell Biol 52:136–144

Tian M, Jin L, Li R et al (2016) Comparison of oxycodone and morphine on the proliferation, apoptosis and expression of related molecules in the A549 human lung adenocarcinoma cell line. Exp Ther Med 12:559–566

To TH, To LB, Currow DC (2016) Can we detect transfusion benefits in palliative care patients? J Palliat Med 19:1110–1113

Tohme S, Simmons RL, Tsung A (2017) Surgery for cancer: a trigger for metastases. Cancer Res 77:1548–1552

Torrance HD, Brohi K, Pearse RM et al (2015) Association between gene expression biomarkers of immunosuppression and blood transfusion in severely injured polytrauma patients. Ann Surg 261:751–759

Torrance HD, Pearse RM, O'Dwyer MJ (2016) Does major surgery induce immune suppression and increase the risk of postoperative infection? Curr Opin Anaesthesiol 29:376–383

Warschkow R, Güller U, Köberle D et al (2014) Perioperative blood transfusions do not impact overall and disease-free survival after curative rectal cancer resection: a propensity score analysis. Ann Surg 259:131–138

Zhang Q, Zhu B, Li Y (2017) Resolution of cancer-promoting inflammation: a new approach for anticancer therapy. Front Immunol 8:71

Zhong JH, Xiang BD, Li LQ (2016) Blood transfusion and postoperative complications: a cautionary comment. Transl Gastroenterol Hepatol 1:57

7

Anforderungen an die Aufklärung und Einwilligung von Palliativpatienten

Tobias Voigt

© Springer-Verlag GmbH Deutschland, ein Teil von Springer Nature 2019
M. Ghadimi et al. (Hrsg.), *Palliative Viszeralchirurgie*,
https://doi.org/10.1007/978-3-662-57362-4_8

Die Rechtmäßigkeit einer palliativmedizinischen Behandlung ist mangels besonderer Bestimmungen an den allgemeinen Regeln der Arzthaftung zu messen. Danach muss die medizinische Behandlung drei Grundvoraussetzungen genügen, um beruflich legitimiert zu sein und vor dem Recht bestehen zu können: Sie muss indiziert sein, den Regeln des Faches entsprechen (Verfahren „lege artis") und mit Einwilligung des aufgeklärten Patienten erfolgen („informed consent"). Die Beurteilung der Standardgemäßheit einer konkreten Behandlung ist hochgradig patienten- und einzelfallabhängig, weshalb die Gerichte zur Klärung von Behandlungsfehlervorwürfen in der Regel medizinische Sachverständige zuziehen müssen. Indikation sowie Aufklärung und Einwilligung des Patienten sind demgegenüber auch abstrakt klarer konturierte Aspekte des ärztlichen Pflichtenprogramms, denen hier aus palliativmedizinischer Sicht nachzugehen ist. Zu erörtern ist schließlich die ärztliche Pflicht zur Information des Patienten über Kostenaspekte der Behandlung bei fehlender Kostenübernahme, insbesondere durch die Gesetzliche Krankenversicherung.

8.1 Indikation palliativmedizinischer Behandlung

Gegenstand der Palliativmedizin ist eine aktive, ganzheitliche Behandlung von Patienten mit einer progredienten, weit fortgeschrittenen Erkrankung und einer begrenzten Lebenserwartung zu der Zeit, in der die Erkrankung nicht mehr auf eine kurative Behandlung anspricht und die Beherrschung von Schmerzen, anderen Krankheitsbeschwerden, psychologischen, sozialen und spirituellen Problemen höchste Priorität besitzt. Deshalb zielt die Behandlung auf bestmögliche Lebensqualität des Patienten und seiner Angehörigen, ohne den Tod zu beschleunigen oder hinauszuzögern (vgl. WHO 2002, S. 84; vgl. auch Leitlinienprogramm Onkologie der AWMF et al. 2015, S. 7, . 30).

> **Die ärztliche Behandlung richtet sich folglich auf umfassende Betreuung, Erhaltung vitaler Funktionen und Beseitigung von Krankheitssymptomen statt auf Heilung und Therapie. Insbesondere bezweckt die Palliativmedizin die Linderung von Schmerzen, Atemnot und Übelkeit, das Stillen von**

> **Hunger und Durst sowie bei Tumorpatienten die Wachstums- und Metastasierungshemmung (Uhlenbruck 2005, S. 950).**

Hierin unterscheidet sich die Palliativmedizin essenziell von der konventionellen Heilbehandlung, in deren Zentrum die kurative Therapie steht. Anhand dieser jedoch hat sich der bis heute auch in der Rechtsprechung verwendete Indikationsbegriff herausgebildet: Ursprünglich galt eine ärztliche Behandlung im strengen Sinne nur dann als indiziert, wenn sie vom ärztlichen Heilauftrag umfasst und geboten war (statt vieler Uhlenbruck und Laufs 2002, Rn. 1), das Vorgehen auf die Feststellung, Heilung oder Linderung von Krankheiten, Leiden oder Körperschäden bei Menschen zielte.[1] Entsprechend musste zunächst jeder nicht im kurativen Sinne indizierte ärztliche Eingriff als rechtswidrig und unzulässig gelten (so deutlich noch Kern und Laufs 1983, S. 9).

> **Auf der Grundlage eines *rein kurativen Indikationsverständnisses* fiele die palliativmedizinische Behandlung mangels Heilzweckverfolgung in das weite Feld ärztlichen Handelns „ohne Indikation" oder „relativer Indikation".**

Dieses hat in jüngerer Zeit vornehmlich mit Blick auf die wunscherfüllende Medizin interdisziplinär Beachtung und Kritik erfahren (vgl. etwa Stock 2009; zur Ethik Kettner 2009). Nach überkommener Einschätzung unterläge sie danach dem Verdikt der Rechtswidrigkeit.

Der *strikt kurative Indikationsbegriff*, auch wenn er mit der klassischen Heilbehandlung den Kernbereich ärztlichen Handelns zu beschreiben vermag, hat sich in seiner Notion inzwischen aber *nachhaltig gewandelt* (ausführlich Voigt 2013, S. 70 ff.).[2] Das Erfordernis der medizinischen Indikation einer Behandlung ist daher nach heutigem

---

1 Vgl. § 1 Abs. 2 HeilprG; dazu BGH NJW 2006, 1879, 1880, Tz. 12 = MedR 2006, 424, 425.

2 Dass es nicht nur auf eine kurative Indikation ankommen kann, lässt sich sowohl aus der prägenden zivilrechtlichen Leitmaxime der Privatautonomie im Rechtsverhältnis zwischen Arzt und Patient folgern als auch aus den Gebührenordnungen, die allgemein an die „beruflichen Leistungen der (Zahn-) Ärzte" anknüpfen, ohne einen Vorbehalt der kurativen Indikation aufzustellen, vgl. § 1 Abs. 1 GOÄ; § 1 Abs. 1 GOZ; folgerichtig sind auch kosmetische Operationen grundsätzlich zulässig u. vergütungspflichtig, vgl. BGH NJW 2006, 1879, 1880, Tz. 12 = MedR 2006, 424, 425.

Verständnis entweder durch Betonung des Selbstbestimmungsrechts des Patienten im Rahmen der erforderlichen Einwilligung zu korrigieren (so etwa Deutsch 2005, S. 1012; Wagner 2016, Rn. 7) oder begrifflich weit auszulegen (so etwa Laufs 2002, S. 125; Stock 2009, S. 99). Im letzten Sinne ist unter Indikation zu verstehen, dass der Arzt eine für die Erreichung des konkreten Vertragszwecks geeignete Untersuchung und Behandlung vornimmt. Zulässiger Zweck muss *nicht allein der Heilzweck*, sondern können je nach konkreter Abrede mit dem Patienten *auch andere Behandlungsziele* sein – wie Wohlbefinden, Komfort, Schönheit oder Lebensqualität (zum Ganzen Voigt 2013, S. 70 ff. m.w.N.).

> Eine medizinische Behandlung ist indiziert, wenn sie sich zur Erreichung des zwischen Arzt und Einwilligungsberechtigtem vereinbarten Behandlungsziels eignet. Mit wachsendem gesellschaftlichen Pluralismus nimmt das Spektrum legitimer Behandlungsziele zu, die Medizin erfüllt nicht nur kurative Zwecke, sondern mehr und mehr voluntativ-individuelle Bedürfnisse.

In diesem Sinne hat sich auch in der Rechtsprechung der Akzent weg von Fragen der Indikation hin zu den abstrakten Erfordernissen verstärkter Aufklärung und informierter Einwilligung verschoben.[3] Die medizinische Indikation eines ärztlichen Eingriffs ist vom ehemals unabdingbaren Rechtfertigungsgrund zum *Indikator dafür* geworden, *welcher Intensität hinreichende Aufklärung bedarf* (Voigt 2013, S. 74): Je dringlicher sich ein Eingriff nach medizinischer Indikation darstellt, umso eher können therapeutische Gesichtspunkte das Maß der ärztlichen Aufklärungslast begrenzen.[4] Indikationsdefizite – besonders bei kosmetischen Eingriffen – begründen hingegen eine besonders strenge und umfassende Aufklärungspflicht.[5] Im Übrigen misst die Rechtsprechung heute der medi-

zinischen Indikation weniger Bedeutung als Legitimationserfordernis ärztlichen Handelns bei, betont – umgekehrt – eher ihre limitierende Funktion: Rechtswidrig und unzulässig ist nicht bereits ärztliches Handeln ohne Indikation, sondern erst der kontraindizierte Eingriff.

Die Kontraindikation stellt die absolute Grenze zwischen privatautonomer Disposition und Rechtswidrigkeit dar: Eine kontraindizierte Behandlung darf auch nach eindringlichster Aufklärung und auf nachhaltigen Wunsch des Patienten nicht vorgenommen werden.[6] Führt der Arzt eine evident ungeeignete, aussichtslose oder überflüssige Behandlung durch, so handelt er standes- und sittenwidrig.[7] In solchen Fällen greift das Strafrecht als Ultima Ratio des Rechtsgüterschutzes zur Sanktionierung sozialschädlichen Verhaltens ein (Katzenmeier 2015b, Rn. 74; monographisch zu strafrechtlichen Grenzen der Palliativmedizin Grauer 2006).

> Je weniger eine Behandlung aber kurativ oder medizinisch indiziert ist, je mehr sie rein voluntativen Zwecken dient, desto intensivere Anforderungen an ihre Rechtmäßigkeit bestehen. Eine medizinisch kontraindizierte Behandlung ist rechtswidrig und hat zu unterbleiben.

Im breiten Spektrum zwischen medizinischer Indikation, relativer oder fehlender Indikation und Kontraindikation sind auch denkbare Maßnahmen im Rahmen einer palliativmedizinischen Behandlung zu verorten. Zahlreiche Verfahren – wie das Anlegen eines Anus praeter bei inoperablem Rektumkarzinom oder die Palliativbestrahlung bösartiger Tumoren zur Wachstums- und Metastasierungshemmung (Uhlenbruck 2005, S. 954) – sind allgemein fachlich anerkannt, viele genügen sogar Evidenzanforderungen (Leitlinienprogramm Onkologie der AWMF et al. 2015) und sind jedenfalls zur Symptom- oder Schmerzlinderung auch im klassischen Sinne medizinisch indiziert.

---

3 Vgl. etwa BGH NJW 2009, 1209, 1210 = MedR 2010, 181 f.

4 So BGH NJW 1982, 2121.

5 So nunmehr § 8 S. 5 MBO in Anlehnung an BGHZ 166, 336, 339 f., Tz. 8 = NJW 2006, 2108 = MedR 2006, 588, 589: Im Grundsatz ist „ein Patient umso ausführlicher und eindrücklicher über Erfolgsaussichten und etwaige schädliche Folgen eines ärztlichen Eingriffs zu informieren […], je weniger dieser medizinisch geboten ist, also nicht oder jedenfalls nicht in erster Linie der Heilung eines körperlichen Leides dient, sondern eher einem psychischen und ästhetischen Bedürfnis".

6 BGH NJW 1978, 1206: Zahnextraktion; s. auch OLG Köln VersR 1978, 551: Plastische Nasenoperation, die der Arzt selbst nicht als aussichtsreich für die vom Patienten ersehnte u. dann ausgebliebene Beschwerdefreiheit ansah; OLG Düsseldorf VersR 2002, 611; OLG Köln VersR 2000, 492.

7 VGH Mannheim NJW 2010, 692: Widerruf der Approbation nach berufsunwürdiger Abrechnung kontraindizierter, eigenmächtig vorgenommener Impfungen.

Gleichwohl kann ein Verfahren nur relativ indiziert sein, etwa ein invasiver palliativer Eingriff gegenüber einer konservativen Palliativbehandlung (Uhlenbruck 2005, S. 955). Für rein ästhetisch motivierte Behandlungswünsche des Patienten mag jede medizinische Indikation fehlen. Schließlich kann eine palliative Medikamentengabe sich insbesondere bei falscher Dosierung als lebensverkürzend oder – umgekehrt – als unzumutbar lebensverlängernd[8] und daher kontraindiziert erweisen. Wenngleich die Palliativmedizin nach den dargestellten Grundsätzen unter Voraussetzung einer besonderen Vereinbarung mit dem Patienten grundsätzlich bis zur Grenze der Kontraindikation rechtlich zulässig ist, muss der Arzt sich der besonderen Verantwortung gerade bei Palliativpatienten bewusst sein (hierzu auch BÄK 2011). Er darf keinesfalls den Eindruck erwecken, die palliativmedizinische Behandlung sei therapeutisch geboten und darf nicht die irrationale, doch womöglich noch bestehende Hoffnung des Patienten auf Heilung dazu ausnutzen, aus finanziellem Eigeninteresse eine nutzlose oder überflüssige Behandlung durchzuführen.[9] Auch vor solcher Ausnutzung der sozialen ärztlichen Machtstellung soll das Indikationserfordernis den Patienten schützen, weshalb es in jüngerer Zeit besonders – zudem gegen zunehmende ökonomische Tendenzen am „Gesundheitsmarkt" – in Erinnerung gerufen wird (zuletzt insb. BÄK 2015; Lipp 2015, 2018).

> ❯ In der nicht kurativen Palliativmedizin bedarf es einer besonders maßvollen, umsichtigen und abwägenden Indikationsstellung des Behandelnden gemeinsam mit dem Einwilligungsberechtigten.

Schließlich ist der Arzt nicht nur dem Patienten, sondern auch der Gesellschaft besonders verpflichtet.[10] Je mehr er seinen Tätigkeitsschwerpunkt aus der kurativen Medizin heraus in andere, nur relativ indizierte Betätigungsfelder – insbesondere der privat liquidierbaren Wunschmedizin – verlagert,

sieht er sich bei insgesamt anhaltend knappen medizinischen Ressourcen im Gesundheitssystem berechtigten Zweifeln an seinem berufsethischen Selbstverständnis bis hin zum Vorwurf rein eigennütziger Erwerbsinteressen ausgesetzt (differenziert zum Missbrauchspotenzial der Palliativmedizin aus medizinethischer Sicht etwa Strätling 2012, S. 431 ff. m.w.N.). Auch unabhängig davon ist namentlich das gesellschaftliche Gefahrpotenzial privater Zusatzleistungen nicht zu unterschätzen, das insbesondere das Vertrauen einkommensschwacher Patienten in die Integrität des ärztlichen Berufsstandes erschüttern kann (monografisch zum Ganzen Voigt 2013, S. 218 ff.).[11]

Gerade in der Palliativmedizin ist eine belastbare und maßvolle Indikationsstellung in offenem Umgang und Austausch mit dem Patienten daher nicht nur zur Vermeidung von Strafbarkeitsrisiken und Haftungs- sowie Abrechnungsstreitigkeiten unabdingbar, sondern kann den Arzt auch vor überzogenen Erwartungen und Forderungen einzelner Patienten (oder Angehöriger) bewahren, wenn er unter Verweis auf mangelnde Indikation einen Behandlungswunsch ablehnt.

> ❯ Eine sorgsame Indikationsstellung vergewissert den Arzt seiner berufstypischen gesellschaftlichen Verantwortung bei der konkreten Individualbehandlung, die er in den größeren Kontext des medizinisch Sinnvollen einordnet und fundiert vom bloß Machbaren oder allein Erwünschten abgrenzt.

8.2 Aufklärung und Einwilligung in der Palliativmedizin

Für das erforderliche kooperative und offene Verhältnis zwischen Arzt und Patient kommt dem Aufklärungsgespräch zentrale Bedeutung zu (allg. Katzenmeier 2002, S. 57 ff.). Im Kern geht es bei der *Aufklärung* darum, den Patienten trotz seines fehlenden medizinischen Fachwissens zu einer eigenverantwortlichen Entscheidung über den weiteren Behandlungsverlauf zu befähigen (Katzenmeier und Voigt 2012, S. 97).

Erst die daraufhin konkret erteilte *Einwilligung* des Patienten berechtigt den Arzt, eine ins Auge

---

8   LG München I MedR 2017, 889, 891 mit Anm. Duttge: Kontraindizierte Aufrechterhaltung künstlicher Ernährung mittels PEG-Sonde; bestätigt durch OLG München MedR 2018, 317.

9   OLG Hamburg, Urt. v. 15.11.2002 – 1 U 23/02, n.v.: Aufklärungsmangel bei Verschweigen geringer Erfolgschancen einer palliativen Chemotherapie bei Adenokarzinomen des Dünndarms.

10 Vgl. § 1 Abs. 1 u. 2 BÄO.

11 Die Problematik der Zusatzleistungen hemmt auch die Bemühungen um eine Reform der GOÄ, Voigt 2017.

gefasste diagnostische, therapeutische oder palliative Behandlung vorzunehmen. Auf dieser Grundlage kann – unabhängig von einer Standardverfehlung (dazu aus forensischer Sicht etwa Bauch et al. 2010) – auch aus verbotener ärztlicher Eigenmacht ein Haftungsvorwurf erwachsen (grundlegend Katzenmeier 2002, S. 304 ff.). Neben dem Behandlungsfehler kommt danach auch bei palliativmedizinischer Behandlung dem *Aufklärungsfehler* eine Schlüsselrolle bei Fragen der ärztlichen Haftung zu. Die Rechtsprechung ordnet auch den kunstgerecht erbrachten medizinischen Eingriff als Körper- oder Gesundheitsverletzung ein, wenn der Patient in die jeweils durchgeführte Behandlungsmaßnahme nicht wirksam eingewilligt hat (eingehend zur Körperverletzungsdoktrin Katzenmeier 2015a, Rn. 8 ff. m. Rspr.-Nachw.). Sinnvoll entscheiden kann der Patient aber nur, wenn der Arzt ihn angemessen aufgeklärt hat.

Gerade wo der Arzt – besonders bei nur relativ indizierter Behandlung – in hohem Maße die Therapiefreiheit in Anspruch nimmt, tritt seine Pflicht zur Aufklärung des Patienten als unausweichliches Korrelat neben die Verbindlichkeit von Standards der gebotenen Mindestsorgfalt (vgl. Katzenmeier 2015b, Rn. 70 ff., auch zum Folgenden). Denn bei der Therapiefreiheit geht es nicht um eine Privilegierung des Arztes, sondern um ein fremdnütziges Recht zugunsten des Patienten und dessen Anspruch auf Optimierung seiner Behandlung. Das Erfordernis der Einwilligung in präventive, diagnostische und therapeutische ärztliche Maßnahmen wurzelt normativ in den Verfassungsprinzipien der Selbstbestimmung des Patienten (Art. 1 Abs. 1, Art. 2 Abs. 1 GG) und seinem Recht auf Leben und körperliche Unversehrtheit (Art. 2 Abs. 2 S. 1 GG).[12]

> ❯ Ärztliche Eigenmacht, die Behandlung ohne Einwilligung des Berechtigten, ist rechtswidrig. Eine wirksame rechtfertigende Einwilligung setzt hinreichende Aufklärung voraus. Mangels eigener Fachkenntnis kann nur ein aufgeklärter Berechtigter informiert über sein Einverständnis mit der Behandlung entscheiden.

Oberster Zweck der Aufklärungspflicht ist es also, dem Patienten eine sinnvolle Wahrnehmung seines Selbstbestimmungsrechtes zu ermöglichen.[13] Sie bezieht sich dabei nicht nur auf das Ob, sondern auch auf die Art und Weise sowie das Für und Wider des Eingriffs. Der Arzt als Spezialist hat dem Patienten die wesentlichen Entscheidungsprämissen zu vermitteln.[14] Zu unterscheiden von dieser – für die Einwilligung des Patienten maßgeblichen – Selbstbestimmungsaufklärung über den beabsichtigten Eingriff ist die unter Umständen bestehende Pflicht des Arztes, den Patienten auch über Kostenfragen der Behandlung zu informieren (▸ Abschn. 8.3.).[15]

8.2.1 Inhaltliche Aspekte der Selbstbestimmungsaufklärung

Allgemein auf eine Formel gebracht, ist der Patient vom Arzt zu unterrichten über den medizinischen Befund, über Art, Tragweite, Dringlichkeit, voraussichtlichen Verlauf und Folgen des geplanten Eingriffs, über Art und konkrete Wahrscheinlichkeit der verschiedenen Risiken im Verhältnis zu den entsprechenden Behandlungschancen, über mögliche andere Behandlungsweisen und über den ohne Behandlung zu erwartenden Verlauf des Leidens.[16] Der *Umfang der erforderlichen Aufklärung* lässt sich dabei nicht pauschal festlegen, sondern hängt nach der Rechtsprechung weithin von den Umständen des konkreten Falles ab.[17]

Bei der *klassischen Heilbehandlung* genügt es im Allgemeinen, dass der Patient Wesen, Bedeutung und Tragweite der Behandlung erfasst[18] und das Für und Wider in den Grundzügen so verstehen können muss, dass ihm eine verständige Abwägung und damit Ausübung seines Selbstbestimmungsrechts überhaupt möglich ist.[19] Die Aufklärung soll dem Kranken kein medizinisches

---

12 BVerfG NJW 1103, 1104 = MedR 2005, 91, 92; BGHZ
    29, 46 = NJW 1959, 811.
13 BVerfG NJW 1979, 1925, 1931.

14 Ibid.: Die „Voraussetzungen der Abwägungsmöglichkeit zu vermitteln, […] ist typischerweise der Sinn der ärztlichen Aufklärungspflicht".
15 Dazu BGH NJW 2000, 3429, 3431 f.
16 Kompakter BGHZ 166, 336, 339, Tz. 6 = NJW 2006, 2108 = MedR 2006, 588 f.: Erforderlich ist, dass „der Patient über den Verlauf des Eingriffs, seine Erfolgsaussichten, seine Risiken und mögliche Behandlungsalternativen mit wesentlich anderen Belastungen, Chancen und Gefahren im Großen und Ganzen aufgeklärt worden ist".
17 BGH NJW 1976, 363, 364; VersR 1981, 456, 457 ff.
18 BGHZ 29, 176, 180 = NJW 1959, 814.
19 Der Patient muss „im Großen und Ganzen" wissen, worin er einwilligt, vgl. BGHZ 166, 336, 339 Tz. 6 m.w.N. = NJW 2006, 2108 = MedR 2006, 588 f.

Entscheidungswissen vermitteln, sondern ihm aufzeigen, was der Eingriff für seine persönliche Situation bedeuten kann.[20] Über drohende gesundheitsschädliche Nebenwirkungen einer Behandlungsmaßnahme ist er prinzipiell ebenso ins Bild zu setzen wie über mögliche Gesundheitseinbußen im Zuge der Behandlung. Auch die berufliche und private Lebensführung des Patienten sowie seine erkennbaren Entscheidungspräferenzen sind zu berücksichtigen. Es gilt das Prinzip der allgemein verständlichen,[21] patientenbezogenen Information (Katzenmeier 2015a, Rn. 26).

> ❯ Im Zentrum der Aufklärung steht nicht die Vermittlung medizinischen Fachwissens, sondern der konkrete Patient und sein Bedürfnis, die Bedeutung der Behandlung für seine individuelle Lebensführung ermessen zu lernen.

Mit Rücksicht auf *einzelfallabhängige Besonderheiten* haben Rechtsprechung und Literatur diese Vorgaben aber weiter konkretisiert.[22] Gerade bei wissenschaftlich umstrittenen, methodisch nicht allgemein anerkannten Methoden oder zweifelhafter Indikation steigen hinsichtlich einer ordnungsgemäßen Aufklärung die Anforderungen an den Arzt. Im unmittelbar kurativen Sinne gilt erst und einzig die eigentliche therapeutische Behandlung als medizinisch geboten (d. h. absolut indiziert), sodass zahlreiche ärztliche Aufgaben in den verstärkt aufklärungspflichtigen Bereich der „relativ indizierten" Maßnahmen einzuordnen sind.

> ❯ Je weniger eine Maßnahme indiziert ist, desto genauer und umfassender ist aufzuklären,[23] damit der Patient Sinn und Nutzen des ärztlichen Vorschlags möglichst präzise erfassen und abwägen kann.

8.2.1.1 Verlaufsaufklärung und Indikation

Umfang und Intensität hinreichender Aufklärung werden maßgeblich durch die auch im palliativmedizinischen Kontext bisweilen problematische Indikation einer beabsichtigten Behandlung beeinflusst. Stets, also auch im Bereich anerkannter und somit *indizierter palliativmedizinischer Verfahren*, ist es Aufgabe des behandelnden Arztes, den Patienten über seinen Zustand, die infauste Prognose, die Erreichung der Therapiegrenze, den Übergang in die Palliativbehandlung und die Erleichterungen aufzuklären, die prognostisch von der Palliativbehandlung gegenüber einer Nichtbehandlung im Krankheitsverlauf zu erwarten sind (vgl. Uhlenbruck 2005, S. 956). Auch wenn unmissverständlich darüber Aufschluss zu geben ist, dass die palliativmedizinische Maßnahme das unheilbare Hauptleiden des Patienten nicht zu beeinflussen vermag,[24] gilt das *Gebot möglichst schonender Aufklärung*.

Eine Gesprächsführung, durch die der Patient psychopathologischen Schaden erleidet oder gar in Suizidgedanken verfällt, kann bereits für sich genommen haftungsbegründend sein (näher Katzenmeier 2015a, Rn. 37; Uhlenbruck 2005, S. 956). Der Arzt soll bei seinen Formulierungen abwägend den Stellenwert der Behandlungsrisiken gegenüber den Folgen einer Nichtbehandlung und das Verhältnis irreversibler gegenüber reversiblen Folgen berücksichtigen; freilich darf er die Risiken nicht verharmlosen oder durch Verschweigen beschränkter Erfolgsaussichten des Eingriffs die Bedeutung der Risiken für die Entscheidung des Patienten in ein falsches Rangverhältnis rücken.[25] Gerade in der Palliativmedizin ist der besonderen Lebens- und Leidenssituation des Patienten durch ein rücksichtsvolles Gespräch Rechnung zu tragen, das bei lediglich relativ indizierten Behandlungsvorschlägen jedoch zugleich die nötige Klarheit und Offenheit zu Chancen, Risiken und Grenzen palliativmedizinischer Maßnahmen nicht vermissen lassen darf und insoweit gesteigertes ärztliches Abwägungs- und Einfühlungsvermögen erfordern wird (aus medizinischer Sicht bereits eingehend Diehl und Diehl 1982).

---

20 Es muss „eine allgemeine Vorstellung von dem Ausmaß der mit dem Eingriff verbundenen Gefahren vermittelt werden", BGHZ 166, 336, 342 Tz. 13 = NJW 2006, 2108, 2109 = MedR 2006, 588, 589 m.w.N.

21 BGHZ 166, 336, 343 Tz. 15 = NJW 2006, 2108, 2109 = MedR 2006, 588, 590.

22 Vgl. nun auch § 630d Abs. 1 BGB.

23 BGHZ 166, 336, 339 f., Tz. 8 = NJW 2006, 2108 = MedR 2006, 588, 589 legt zugrunde, dass „ein Patient umso ausführlicher und eindrücklicher über Erfolgsaussichten und etwaige schädliche Folgen eines ärztlichen Eingriffs zu informieren ist, je weniger dieser medizinisch geboten ist, also nicht oder jedenfalls nicht in erster Linie der Heilung eines körperlichen Leides dient".

---

24 OLG Hamburg, Urt. v. 15.11.2002 – 1 U 23/02, n.v.

25 So bereits BGHZ 90, 103, 108 = NJW 1984, 1397 = MedR 1985, 224.

> Aufzuklären ist über den absehbaren Krankheitsverlauf. In der Palliation ist namentlich die infauste Prognose unmissverständlich, aber behutsam zu vermitteln. An die Palliativbehandlung geknüpfte realistische Erwartungen sind konkret mit der Entwicklung bei unbehandeltem Leiden zu kontrastieren.

Besonders strenge Anforderungen an die Aufklärung stellen die Gerichte bei *Eingriffen ohne Heiltendenz oder medizinische Indikation,* namentlich bei kosmetischen oder schwerpunktmäßig ästhetisch motivierten Operationen.[26] Den Operateur trifft die Pflicht, dem Patienten Vor- und Nachteile mit allen Konsequenzen vollständig, detailliert und eindrücklich vor Augen zu führen, damit dieser in Kenntnis aller Umstände, vornehmlich der prognostischen, seinen Entschluss fassen kann.[27] Diese strengen Maßstäbe der sog. *schonungslosen Aufklärung*[28] dehnt die Instanzrechtsprechung inzwischen zunehmend auch auf medizinische Maßnahmen aus, die sie „in der Nähe" kosmetischer Eingriffe wähnt.[29]

Doch selbst wenn es nicht in diesem Sinne gänzlich an der Indikation fehlt, kann die Pflicht des Arztes zur Aufklärung ausschlaggebend gesteigert sein, namentlich im Bereich der auch für palliativmedizinische Behandlungswege bedeutsamen *relativen Indikation.* Erforderlich sind Angaben zur prognostischen Gesundheitsentwicklung des Patienten im Fall des Eingriffs, die anschaulich in Vergleich zu setzen ist mit dem zu erwartenden Verlauf ohne die avisierte palliativmedizinische Intervention, damit der Patient sich informiert für oder gegen die vorgeschlagene Behandlung entscheiden kann.

Soweit – wie bei zahlreichen neuen Behandlungsmethoden oder privaten Zusatzleistungen – der Nutzen und die Wirksamkeit einer ins Auge gefassten Methode fraglich oder umstritten sind, muss der Arzt den Patienten im Rahmen der Verlaufsaufklärung auch über das Faktum der fehlenden professionellen Akzeptanz und wissenschaftlichen Absicherung unterrichten.[30]

> Je weniger eine Behandlung medizinisch indiziert, je mehr sie rein voluntativ motiviert ist, desto intensiver sind die Grenzen des medizinisch von ihr Erwartbaren sowie die gesundheitlichen Risiken und sonstige Folgen für die individuelle Lebensführung zu verdeutlichen.

Behandlungswünschen, die aus einem *übersteigerten Sicherheits- oder Bequemlichkeitsbedürfnis des Patienten* erwachsen, hat der Arzt nicht ohne Weiteres nachzugeben, sondern ist zu besonders nachdrücklicher Aufklärung verpflichtet. Neben der erforderlichen entsprechend eingehenden, patientenbezogenen und sorgfältigen Risikoaufklärung (siehe nächsten ► Abschn. 8.2.1.2) muss der Arzt dem Patienten die Tragweite der Entschließung gerade auch mit Blick auf die mögliche Verzichtbarkeit oder medizinische Unwirksamkeit der Maßnahme deutlich vor Augen führen und weniger einschneidende andere sinnvolle Maßnahmen besonders mit ihm besprechen.[31] Damit sind neben der Verlaufsaufklärung bereits Aspekte der Aufklärung über Behandlungsalternativen (siehe übernächsten ► Abschn. 8.2.1.3) angesprochen.

8.2.1.2 Risikoaufklärung

Auch mit den einer Untersuchungs- oder Behandlungsmethode anhaftenden Risiken steigen die Anforderungen an den Umfang der Aufklärung. Maßgeblich kommt es auf die Art der möglicherweise eintretenden Folgen an, die Wahrscheinlichkeit der Gefahr ihres Eintritts im gegebenen Fall und auf das Gewicht des Risikos im Verhältnis zu den *Folgen, die für den konkreten Patienten im weiteren Lebensverlauf zu erwarten*

---

26 S. BGHZ 166, 336, 339 f., Tz. 8 = NJW 2006, 2108 = MedR 2006, 588, 589 m.w.N.

27 Vgl. nur BGH NJW 1991, 2349 (Faltenbeseitigung).

28 So etwa OLG Frankfurt MedR 2006, 294.

29 Etwa OLG Köln MedR 2010, 716 zur refraktiven Hornhautchirurgie m.w.N.

30 Vgl. BGHZ 172, 254, 260, Tz. 24 (Racz-Katheter) = NJW 2007, 2774, 2775 = MedR 2008, 87, 88 f.: Der Patient „ist auch darüber aufzuklären, dass der geplante Eingriff (noch) nicht medizinischer Standard ist und seine Wirksamkeit statistisch (noch) nicht abgesichert ist. Der Patient muss wissen, auf was er sich einlässt, um abwägen zu können, ob er die Risiken einer (eventuell – wie hier – nur relativ indizierten) Behandlung und deren Erfolgsaussichten im Hinblick auf seine Befindlichkeit vor dem Eingriff eingehen will".

31 Vgl. etwa zur prophylaktischen Mastektomie aus Krebsangst BGH NJW 2003, 1862, 1863 sub II 2b) = MedR 2003, 685; OLG Köln VersR 2011, 81, 82 sub 1b): Der Arzt muss etwa übertriebener Furcht vor Erkrankung oder Belastungen entgegenwirken.

wären, wenn die vorgesehene Behandlung unterbliebe (Katzenmeier und Voigt 2012, S. 100 f.).[32]

Nach gefestigter Spruchpraxis hat der Arzt „auch über seltene Risiken […] aufzuklären, wo sie, wenn sie sich verwirklichen, die Lebensführung schwer belasten und trotz ihrer Seltenheit für den Eingriff spezifisch, für den Laien überraschend sind".[33] Weil es kein festes Zahlenverhältnis zwischen Komplikationsdichte und Aufklärungspflicht gibt (zur Kritik Katzenmeier 2015a, Rn. 74 f.),[34] ist auch über extrem seltene Risiken eines Eingriffs oder eine Risikodichte aufzuklären, die sich nur im Promillebereich bewegt.[35] Generell sind also alle behandlungsspezifischen Risiken – von Zwischenfällen über Nebenwirkungen und Komplikationen oder sonstige Schadensfolgen – Gegenstand der Risikoaufklärung, deren Kenntnis bei dem konkreten Patienten nicht vorausgesetzt werden kann, die aber für seine Entscheidung über die Behandlungszustimmung ernsthaft ins Gewicht fallen können.[36]

Bei *palliativen Maßnahmen* ist insbesondere auf das Risiko einer – wenn auch ungewollten – Lebensverkürzung sowie auf typische Komplikationen und Nebenwirkungen wie z. B. das – wenn auch seltene – Risiko einer Parese bei einer Strahlentherapie im Bereich des Kopfes,[37] die Belastungen durch gesteigertes Auftreten von Diarrhöen bei Chemotherapie[38] oder über Wahrscheinlichkeit und Auswirkungen einer Atemdepression, Obstipation oder Sedierung bei medikamentöser Schmerztherapie einzugehen.

> ❯ Aufzuklären ist nicht nur über typische Risiken einer Behandlung, sondern auch über solche, die gerade die individuelle Lebensführung des Patienten betreffen können, auch wenn sie sich nur selten verwirklichen.

Der Umfang der Risikoaufklärung reicht bei *neuartigen oder alternativen Behandlungsmethoden* mit Blick auf deren noch nicht abschließend einschätzbares Risikospektrum und die regelmäßig noch anhaltende wissenschaftliche Überzeugungsbildung zur Spezifität von Risiken weiter als bei etablierten Verfahren (im Einzelnen Voigt 2013, S. 112 ff.): Während der Arzt dort grundsätzlich auf den nie völlig auszuschließenden Eintritt bislang unbekannter Komplikationen nicht hinweisen muss,[39] hat er bei neuartigen Methoden hingegen den Patienten sogar darauf aufmerksam zu machen, „dass unbekannte Risiken derzeit nicht auszuschließen sind".[40] Auch über bereits in der Fachliteratur diskutierte, aber noch nicht vollends erforschte konkrete Risiken einer neuen Methode muss der Arzt dann informieren, wenn es sich bei diesen nicht mehr um bloße Vermutungen handelt, sondern sie sich so weit verdichtet haben, dass sie zum Schutz des Patienten in dessen Entscheidungsfindung einbezogen werden sollten (ausführlich Voigt 2013, S. 112 ff. m.w.N.).[41]

8.2.1.3 Aufklärung über Behandlungsalternativen

Für die *konventionelle Heilbehandlung* gilt der Grundsatz, dass eine standardgemäße Behandlung den Arzt im Allgemeinen nicht dazu verpflichtet, dem Patienten ungefragt zu erläutern, welche Alternativen theoretisch in Betracht kommen und mit welchen Vorzügen oder Nachteilen diese jeweils verbunden sind.[42] Nur wenn für den konkreten Behandlungsfall mehrere medizinisch gleichermaßen indizierte Behandlungsmethoden mit unterschiedlichen Risiken und Erfolgschancen zur Verfügung stehen, gilt anderes: Wenn die alternative Methode entweder bei gleichwertiger Erfolgsaussicht den Patienten mit geringeren Ri-

---

32	S. etwa OLG Köln VersR 2010, 1606, 1607 zur Aufklärung über eine altersbedingte Risikoerhöhung.

33	St. Rspr., s. nur BGHZ 166, 336, 343 = NJW 2006, 2108, 2109 = MedR 2006, 588, 589; BGH NJW 2010, 3230, 3231, Tz. 11.

34	Vgl. BGHZ 144, 1, 5 = NJW 2000, 1784 = MedR 2001, 42; BGH MedR 2010, 494, 495 Tz. 11: „Risikostatistiken sind für das Maß der Aufklärung von nur geringem Wert."

35	BGHZ 126, 386 = NJW 1994, 3012 = MedR 1995, 25 (Risiko 1:15,5 Mio.).

36	BGH NJW 2009, 1209, 1210, Tz. 11 = MedR 2010, 181.

37	OLG München, Urt. v. 28.2.2013 – 1 U 3933/10, n.v.

38	OLG Hamburg, Urt. v. 15.11.2002 – 1 U 23/02, n.v.

39	BGH NJW 2010, 3230, 3231, Tz. 12 a.E. = MedR 2011, 242, 243.

40	BGHZ 168, 103, 109, Tz. 14 (Robodoc) = NJW 2006, 2477, 2478; BGHZ 172, 1, 13 f., Tz. 31 = MedR 2007, 653, 656.

41	BGHZ 168, 103, 109, Tz. 15 f. (Robodoc) m.w.N.

42	BGHZ 102, 17, 22 = NJW 1988, 763, 764; BGH VersR 2011, 1146, 1147, Tz. 11; so muss bei einer indizierten kurativen Darmoperation zur Verhinderung eines tumorbedingten Darmverschlusses auch nicht über alternative palliative Operationsmethoden aufgeklärt werden, OLG Stuttgart, Urt. v. 16.02.1995 – 4 U 43/94, n.v.

siken belastet oder bei nach Art und Richtung gleichwertigen Belastungen und Risiken eine größere Erfolgsaussicht verspricht, ist über die Behandlungsalternative aufzuklären.[43] Dies gilt in besonders umfangreichem Maße, wenn der Arzt eine neuartige Behandlungsmethode anwenden möchte, deren Risiken noch nicht abschließend geklärt, deren Wirksamkeit statistisch noch nicht abgesichert oder deren Anwendung umstritten ist. Stehen daneben Verfahren aus dem Bereich des allgemein anerkannten Standards zur Verfügung, können diese einen Plausibilitätsvorsprung für sich beanspruchen, der eine entsprechende Aufklärung des Patienten gebietet.[44]

Im *Bereich palliativmedizinischer Behandlungsansätze* ist der Vergleichsmaßstab der Indikation weniger augenfällig greifbar als im therapeutischen Kontext. Daher wird regelmäßig der Aufklärungsaufwand über Behandlungsalternativen gesteigert sein – ähnlich wie bei der Verlaufsaufklärung über die Folgen einer Nichtbehandlung. Denn wo das Behandlungsziel nicht in Heilung besteht, muss der Arzt die konkreten Absichten und Präferenzen des Patienten erst umfassend ergründen, um denkbare Behandlungsoptionen hinreichend an der individualisierten Indikation ausrichten und messen zu können. Neben einer ärztlich präferierten Behandlungsmaßnahme dürften daher sämtliche in ihrer Risikoquote oder Erfolgsaussicht zur Erreichung des Behandlungsziels vergleichbar nahe liegenden Vorgehensweisen im Rahmen einer umfassenden Aufklärung über das denkbare Behandlungsspektrum offenzulegen sein. Dabei reicht die Aufklärungspflicht grundsätzlich umso weiter, je angefochtener oder umstrittener eine präferierte medizinische Methode ist, je stärker der Arzt von eingeführten oder fachlich anerkannten Verfahren abweichen möchte und je tiefer er in Neuland vorstoßen will (Katzenmeier 2015b, Rn. 76 a.E.). Regelmäßig wird der Arzt

über verschiedene Arten der Schmerzbehandlung aufklären und unterschiedliche denkbare Behandlungsmöglichkeiten anschaulich dar- und gegenüberstellen müssen, etwa eine Palliativoperation gegenüber einer Palliativbestrahlung (Uhlenbruck 2005, S. 955).

> ❯ In der Palliation liegt neben der medizinischen Indikation einzelner Behandlungsschritte besonderes Augenmerk auf den individuellen Bedürfnissen des Patienten. Konsequent ist eine umfassende Erörterung verschiedener für die Erreichung des Behandlungsziels denkbarer Behandlungsalternativen geboten.

8.2.2 Form und Zeitpunkt der Aufklärung

> ❯ Auch wenn der Arzt zur Aufklärung bei der konventionellen Heilbehandlung Unterlagen und Formulare heranziehen kann, hat diese mündlich zu erfolgen.[45] Erst recht die Aufklärung über palliative Behandlungsmöglichkeiten erfordert ein persönliches Gespräch, nicht zuletzt um die Indikationsstellung mit dem Patienten gemeinsam zu erörtern.

Mag sich hierfür auch vergleichbarer Dokumentationsbedarf wie im therapeutischen Bereich ergeben, ist die (alleinige) Verwendung und bloße Aushändigung standardisierter Formulare in der Palliativmedizin nicht angebracht (Uhlenbruck 2005, S. 957) und dürfte den Erfordernissen der besonders einzelfall- und indikationsbezogenen mündlichen Aufklärung des Palliativpatienten nicht gerecht werden (zur psychologischen Bedeutung des Aufklärungsgesprächs Lang et al. 2007, S. 28 ff.; knapper Schmeling-Kludas 2006, S. 1114 ff.; sprachwissenschaftlich Lindtner-Rudolh und Bardenheuer 2015, jew. m.w.N.).

Nicht nur von den Risiken und der Indikation der jeweils beabsichtigten Behandlung, sondern darüber hinaus auch von deren Dringlichkeit hängen Umfang und Genauigkeitsgrad der Aufklärung ab.[46]

---

43 Vgl. BGHZ 168, 103, 107 f. (Robodoc) = NJW 2006, 2477, 2478.

44 BGHZ 168, 103, 109, Tz. 14 (Robodoc) = NJW 2006, 2477, 2478 = MedR 2006, 650: „Der Patient muss in die Lage versetzt werden, für sich sorgfältig abzuwägen, ob er sich nach der herkömmlichen Methode mit bekannten Risiken operieren lassen möchte oder nach der neuen Methode unter besonderer Berücksichtigung der in Aussicht gestellten Vorteile und der noch nicht in jeder Hinsicht bekannten Gefahren."

---

45 S. § 630d Abs. 2 S. 1 Nr. 1 BGB.

46 St. Rspr., statt vieler BGH NJW 1998, 1784 m.w.N.

8

> Die Aufklärung hat umso intensiver zu erfolgen, je weniger dringlich der Eingriff sich nach medizinischer Indikation und Behandlungsabsicht in zeitlicher und sachlicher Hinsicht für den Patienten darstellt.

So unterliegen nicht zwingend indizierte Eingriffe mit zweifelhaften Erfolgsaussichten, nicht unmittelbar Heilzwecken dienende Eingriffe, therapeutische oder wissenschaftliche Versuche in steigender Linie genaueren Aufklärungsanforderungen als medizinisch zwingende Eingriffe zur Abwehr einer erheblichen Gesundheitsgefahr.[47]

> Schließlich muss dem Patienten eine der Bedeutung des Eingriffs angemessene Überlegungszeit für eine selbstständige Willensbildung verbleiben.[48]

Das Selbstbestimmungsrecht des Patienten ist dabei nur dann gewahrt, wenn die Aufklärung zum richtigen Zeitpunkt stattfindet. Auch die Einwilligungserklärung muss rechtzeitig im Zustand freier Selbstbestimmung erfolgen.[49] Zwischen Aufklärung und Eingriff muss der Patient die Gelegenheit haben, das Für und Wider der Behandlungsmaßnahme abzuwägen und *je nach Schwere des Eingriffs* etwa in Gesprächen mit seiner Familie oder sonstigen Vertrauenspersonen zu besprechen, sodass ihm eine echte – nicht schon durch die Situation präjudizierte – Wahl ohne Entscheidungsdruck möglich ist (Katzenmeier 2015a, Rn. 47 ff., auch zum Folgenden).

Gleichwohl erfordert eine rechtzeitige Aufklärung nicht immer eine möglichst frühzeitige Information. Denn bei einem mehrere Wochen zurückliegenden Aufklärungsgespräch kann andernfalls die Gefahr bestehen, dass die Informiertheit des Patienten im Zeitpunkt des Eingriffs bereits nicht mehr gegeben ist. Wenn sichergestellt ist, dass eine eigenständige, freie Entscheidung des Patienten für oder gegen den Eingriff in Ruhe und ohne psychischen Druck möglich bleibt, lässt die Rechtsprechung bei einfachen Eingriffen und bei Eingriffen mit weniger einschneidenden Risiken wie bei manchen diagnostischen oder ambulanten Maßnahmen auch eine Aufklärung am selben Tag genügen.[50] Bei statio-

nären operativen Eingriffen soll regelmäßig eine Aufklärung am Vortag (nicht: Vorabend)[51] genügen,[52] bei besonders schwerwiegenden Eingriffen kann jedoch auch mehr Bedenkzeit erforderlich sein (Frahm und Walter 2018, Rn. 217).

> Die Aufklärung bereitet nicht nur eine überlegte und informierte Entscheidung des Patienten vor, sondern dient auch maßgeblich dazu, Vertrauen in den Eingriff und den Behandelnden zu stiften. Entsprechender Wert ist auf organisatorischen Rahmen und Gestaltung des Aufklärungsgesprächs zu legen.

> Da Aufklärung eine genuin ärztliche Tätigkeit ist, obliegt sie grundsätzlich dem behandelnden Arzt. Eine Delegation dieses wesentlichen Teils des Arzt-Patienten-Gesprächs auf nichtärztliches Personal ist unzulässig.[53]

Nach § 630d Abs. 2 S. 1 Nr. 1 BGB soll entgegen der Zurückhaltung in der bisherigen Rechtsprechung zwar eine Delegation des Aufklärungsgesprächs an andere Ärzte möglich sein, um insbesondere den Bedürfnissen des Klinikalltags Rechnung zu tragen (eingehend Achterfeld 2014, S. 141 ff.). Bei relativ indizierten Eingriffen dürfte jedoch der behandelnde Arzt sich selbst zu vergewissern haben, dass die bevorstehende Behandlung tatsächlich dem Willen und Behandlungsziel des Patienten entspricht, nicht zuletzt weil der sensible Bereich individualisierter Indikationsstellung als besonders fehler- und haftungsträchtig gelten kann.

8.2.3 Aufklärungsadressat und Einholung einer wirksamen Einwilligung

8.2.3.1 Einwilligungsfähiger Patient

Auch die palliativmedizinische Behandlung steht unter dem Vorbehalt einer Einwilligung des Berechtigten, ohne die sie zu unterbleiben hat.[54] Berechtigt und demzufolge auch Adressat der Aufklärung ist grundsätzlich (nur) der Patient selbst, auf die Sicht Angehöriger, Bevollmächtigter oder

---

47   Vgl. bereits BGH NJW 1981, 633 sub 2 a).
48   Vgl. § 630d Abs. 2 S. 1 Nr. 2 BGB und bereits BGH NJW 1998, 2734.
49   BGH NJW 1998, 1784 zur verspäteten Aufklärung.
50   BGHZ 144, 1, 12 = NJW 2000, 1784 = MedR 2001, 42.

51   BGH NJW 1998, 2734.
52   St. Rspr., s. nur BGH NJW 2003, 2012, 2013; BT-Drs. 17/10488. S. 25.
53   BGH NJW 1974, 604, 605; OLG Jena NJW-RR 2006, 135.
54   Vgl. § 630d Abs. 1 S. 1 BGB.

eines Betreuers kommt es im Ausgangspunkt nicht an. Allein wenn der Patient im maßgeblichen Zeitpunkt vor Beginn der Behandlung unfähig zur Erteilung der (nicht nachholbaren) Einwilligung ist, lässt diese sich anderweitig einholen (siehe den nächsten ▶ Abschn. 8.2.3.2).[55]

> ❯ **Entscheidend ist also zunächst, dass der behandelnde Arzt sich im Zeitpunkt der Einholung von der Einwilligungsfähigkeit des Patienten überzeugt.**

Der Begriff der Einwilligungsfähigkeit ist gesetzlich bis heute nicht definiert (krit. Coester-Waltjen 2012, S. 554 ff.; Damm 2013, S. 206; Katzenmeier 2013, S. 820; Spickhoff 2013, S. 275 f.), jedoch mithilfe von Anhaltspunkten in Rechtsprechung, Gesetzesmaterialien und im Schrifttum näher zu umreißen: Besitzt der Patient die natürliche Einsichts- und Entschlussfähigkeit dazu, Art, Bedeutung, Tragweite und Risiken der medizinischen Maßnahme zu erfassen und seinen Willen hiernach auszurichten,[56] ist er einwilligungsfähig und alleiniger Träger des Selbstbestimmungsrechts über seine medizinische Behandlung.

> ❯ **Der einsichts-, entschluss- und willensfähige Patient ist alleiniger Einwilligungsberechtigter.**

Bei *medizinisch unauffälligen Volljährigen* spricht der Anschein grundsätzlich für ihre Einwilligungsfähigkeit (Voigt 2016c, Rn. 12). Schwieriger zu beurteilen und stark von den Umständen des Einzelfalles abhängig ist die Einsichtsfähigkeit bei *Schmerzpatienten*.[57] Auch ein von starken Schmerzen gepeinigter Patient kann im Einzelfall noch

aufnahmefähig, bewusstseins- und entscheidungsklar sein, während psychisch besonders labile Patienten schon geringe Schmerzen fehlinterpretieren und sich dadurch in einen Angst- oder Erregungszustand hineinsteigern können, der die Einwilligungsfähigkeit einschränkt oder ganz aufhebt.[58] Einwilligungsunfähig ist der konkrete Patient also jedenfalls dann, wenn er derart unter – wie immer schwachen oder starken – Schmerzen steht, dass er völlig auf diese fixiert ist, schwerstens unter ihnen leidet und gegenüber Umweltreizen in erheblichem Maße in der Aufnahmefähigkeit eingeschränkt erscheint, sodass er die Bedeutung seiner Entscheidung nicht mehr überblicken kann.[59]

Auch *Bewusstseinseintrübungen*, etwa Desorientierung oder eine Vigilanzminderung, zumal nach Verabreichung von Sedativa, können die Einwilligungsfähigkeit je nach ihrer konkreten Schwere mindern oder ausschließen, müssen es aber nicht.[60] Zu bedenken ist, dass aufgrund des hohen Stellenwertes der Selbstbestimmung des Patienten nicht voreilig Mängel der Einsichtsfähigkeit anzunehmen, sondern erneut maßgeblich die Umstände des konkreten Einzelfalles zu berücksichtigen sind und eine entsprechende Anpassung der medizinischen Behandlung erfordern können. Denn je nach konkreter Patientensituation, je nach Stärke der Bewusstseinsstörung im Zeitpunkt der Einholung einer Einwilligung einerseits und je nach Schwere und denkbaren Konsequenzen einer ins Auge gefassten Behandlungsmaßnahme andererseits kann die Einwilligungsfähigkeit von Fall zu Fall durchaus gegeben oder aber ausgeschlossen sein: Während auch Bewusstseinsmängel einer Einwilligung etwa in eine wenig belastende diagnostische Ultraschalluntersuchung nicht entgegenstehen müssen, kann derselbe Patient in der derselben Situation unfähig sein, über einen chirurgischen Eingriff einsichtsvoll zu entscheiden.[61]

---

55   S. auch § 630d Abs. 1 S. 2 BGB, ggf. aufzuklären ist dann der Berechtigte, § 630e Abs. 4 BGB.
56   BT-Drs. 17/10488, 23: „Das Einsichtsvermögen und die Urteilskraft des Patienten müssen ausreichen, um die vorherige Aufklärung zu verstehen, den Nutzen einer Behandlung gegen deren Risiken abzuwägen und um schließlich eine eigenverantwortliche Entscheidung zu treffen"; zurückgehend auf BGHZ 29, 33, 36 = NJW 1959, 811; s. auch BT-Drs. 11/4528, 71.
57   OLG Koblenz NJW 2015, 79, Tz. 16: „Einen Erfahrungssatz dahin, dass Schmerzen, die in ihrem Schweregrad und dem Einfluss auf die kognitiven Fähigkeiten des Patienten schon objektiv nicht verlässlich einschätzbar sind, jenseits der auch subjektiv kaum fassbaren Schwellen zwischen ‚einfachem', ‚starkem' und ‚unerträglichem' Schmerz die Einwilligungsfähigkeit des Patienten immer einschränken und letztendlich sogar völlig aufheben, gibt es nicht."

58   OLG Koblenz NJW 2015, 79, Tz. 16 f.; krit. dazu Genske 2016.
59   OLG Frankfurt VersR 1984, 289, 290.
60   Ein stationärer Aufenthalt unter medikamentöser Schmerztherapie mit Fentanyl, Ibuprofen, Metamizol und Pethidin allein soll ohne Weiteres nicht schon gegen die erforderliche Einsichtsfähigkeit sprechen, OLG Brandenburg MDR 2014, 905 im Kontext der Testierfähigkeit des Patienten.
61   Nachempfunden dem Bsp. bei Zimmermann 2000, Rn. 4: Während Einwilligungsfähigkeit in eine Zahnextraktion vorliegen kann, muss sie zugleich nicht hinsichtlich einer schwer verständlich erklärbaren Behandlung mit diffiziler Risikolage bestehen.

Steht zu erwarten, dass eine Bewusstseinsstörung vorübergeht und ist die beabsichtigte Behandlung nicht dringend geboten, wird der Arzt mit deren Umsetzung abzuwarten haben, bis der Patient sich in einem einwilligungsfähigen Zustand, einem „lichten Moment" befindet (Frahm und Walter 2018, Rn. 211). Eine krankheitsbedingte Einschränkung der Fähigkeit zur freien Willensbildung ist jedenfalls durch entsprechende Nachfragen, Beratungsmöglichkeiten oder Bedenkzeit zu kompensieren (Katzenmeier und Schmitz-Luhn 2017).

Auch für *Minderjährige* ist das Kriterium hinreichender Einsichts- und Entschlussfähigkeit für eine selbstbestimmte Einwilligung maßgeblich, ohne dass feste Altersgrenzen bestehen (ausführlich Coester-Waltjen 2012, S. 555 ff.; Spickhoff 2018, 418 ff., jew. m.w.N.).[62] Jedenfalls wird es unter 14-Jährigen regelmäßig an der erforderlichen Reife mangeln, bei schwerwiegenden Eingriffen kann diese auch bis zum 18. Lebensjahr zu bezweifeln sein (näher zum Ganzen Katzenmeier 2015a, Rn. 52 ff.; monographisch Lipp 2000, S. 84 ff.).

> So wenig es für die Einwilligungsfähigkeit eine allgemeingültige Formel gibt, so viel Sorgfalt muss der Behandelnde bei seiner Feststellung des konkreten Zustands seines Patienten walten lassen.

Da den behandelnden Arzt im zivilen Haftungsprozess die *Beweislast für die Einwilligungsfähigkeit* des Patienten trifft,[63] empfiehlt sich eine *belastbare Dokumentation* des Patientenzustands, in Zweifelsfällen möglicherweise auch die Zuziehung eines Kollegen als Zeugen, soweit der behandelnde Arzt dadurch nicht seine Schweigepflicht verletzt.[64]

Erst und allein dann, wenn die Einwilligungsfähigkeit des Patienten ausgeschlossen ist, kommt es auf die Maßgaben für einwilligungsunfähige Patienten an. Bei bleibenden Zweifeln an der Einwilligungsfähigkeit des Patienten kann es sich aber schließlich empfehlen, einen im Falle der Einwilligungsunfähigkeit Berechtigten vorsorglich hinzuzuziehen und neben der Einwilligung des Patienten auch dessen Einverständnis einzuholen, um dem Vorwurf eigenmächtigen Handelns vorzubeugen. Nimmt etwa ein bereits bestellter Betreuer oder ein Bevollmächtigter an dem Gespräch zwischen Arzt und Patient teil, so kann dies der Klärung der Situation, der Positionen und auch der Frage dienen, inwieweit der Patient die ärztliche Aufklärung aufgenommen und verarbeitet hat (Bienwald 2013, Rn. 46 a.E.).

8.2.3.2 Einwilligungsunfähiger Patient

Einwilligungsfähige Volljährige können durch eine *Patientenverfügung* (▶ Abschn. 5.4.3) vorab für den Fall ihrer späteren Einwilligungsunfähigkeit konkrete Behandlungsmaßnahmen gestatten oder untersagen.[65] Der behandelnde Arzt darf derart gestattete Behandlungsmaßnahmen dann auch ohne Zuziehung Dritter und deren Einwilligung durchführen.[66]

Folglich kann der Patient zu Beginn einer Palliativbehandlung zurückhaltend auf die Möglichkeit einer Patientenverfügung hingewiesen werden, wenn im späteren Verlauf dessen Einwilligungsunfähigkeit zu erwarten steht. Gerade mit Palliativpatienten ist allerdings zugleich besonders rücksichtsvoll umzugehen, sie sind nicht zu einer entsprechenden Verfügung zu drängen. Für derart gestattete Eingriffe geht der Gesetzgeber zudem davon aus, dass der Patient ihnen „nur mit vorangegangener ärztlicher Aufklärung oder bei erklärtem Aufklärungsverzicht wirksam" bereits in der Patientenverfügung zustimmen kann.[67] Geht aus der Patientenverfügung – wie meist – zu einer vorangegangenen Auf-

---

62 BGHZ 29, 33, 36 = NJW 1959, 811: Der minderjährige Patient muss „nach seiner geistigen und sittlichen Reife die Bedeutung und Tragweite des Eingriffs und seiner Gestaltung zu ermessen vermögen".

63 S. nun auch § 630h Abs. 2 BGB, dazu Voigt 2016c, Rn. 12; Kreße 2015.

64 Keine Schweigepflichtverletzung liegt etwa darin, dass der Klinikarzt nach einer Einweisung dem Hausarzt berichtet, OLG München, NJW 1993, 797; dasselbe gilt für die Zuziehung von Angestellten des behandelnden Arztes, mit- und nachbehandelnden Ärzten, Katzenmeier 2015c, Rn. 21.

65 §§ 1901a Abs. 1 BGB, näher dazu aus praktischer Sicht Zimmermann 2016, S. 221 ff.; interdisziplinär May et al. 2016.

66 § 630d Abs. 1 S. 2 BGB.

67 BT-Drs. 17/10488, S. 23: „Enthält eine Patientenverfügung keinen ausdrücklich erklärten Verzicht auf eine ärztliche Aufklärung, ist [sie…] nur als Indiz für den mutmaßlichen Willen zu werten. Es bedarf dann immer einer Entscheidung des Betreuers oder des Bevollmächtigten über die Zulässigkeit des ärztlichen Eingriffs" zum Aufklärungsverzicht § 630e Abs. 3 BGB.

klärung aber nichts hervor, kann die gestattete Maßnahme gleichwohl umgesetzt werden. Das Schrifttum erkennt überzeugend in der Patientenverfügung einen konkludenten Einwilligungsverzicht für die spätere Behandlung, ohne dass es in deren Text noch auf einen ausdrücklichen Aufklärungsverzicht ankäme (Kreße 2015; Voigt 2016b, Rn. 15). Denn vor jedem Eingriff ist ohnehin *auch der einwilligungsunfähige Patient noch aufzuklären*,[68] damit seine Mitwirkung an der Behandlung sichergestellt ist.

Schließlich empfiehlt es sich für den Arzt, auch bei einer gestattenden Patientenverfügung einen bereits bekannten Bevollmächtigten oder Betreuer des Patienten gleichwohl zuzuziehen, um diesen die ihnen obliegende allgemeine Unterstützung des Patienten in der Behandlungssituation zu ermöglichen (Lipp 2016, S. 847).[69] Vermag der Arzt hier zwischen den Beteiligten mit Rücksicht auf die Patientenverfügung Einvernehmen herzustellen, macht er sich am wenigsten angreifbar.

> ❯ Bei einwilligungsunfähigen Patienten muss die Behandlung sich auf eine entsprechende Patientenverfügung stützen lassen, ansonsten ist die Einwilligung eines Berechtigten einzuholen.

Bei fehlender Gestattung durch eine Patientenverfügung, in Ermangelung einer solchen oder bei Zweifeln an deren Aktualität kommt es hingegen für eine wirksame Einwilligung darauf an, ob die Behandlungsmaßnahme dringend geboten oder aufschiebbar ist.

Unaufschiebbare Behandlung

> ❯ Die Durchführung unaufschiebbarer Behandlungsmaßnahmen lässt sich auch ohne Einwilligung des Patienten oder sonstiger Berechtigter auf den *mutmaßlichen Patientenwillen* stützen.[70] Unaufschiebbar ist indes nur eine Notfallbehandlung zur Abwendung dringender Lebens- oder Gesundheitsgefahren.[71]

Deshalb wird im palliativmedizinischen Bereich mangels vitaler Indikation regelmäßig eine Berufung allein auf die mutmaßliche Einwilligung des

Patienten ausscheiden (Uhlenbruck 2005, S. 955). Allenfalls bei erheblichen Schmerzen des einwilligungsunfähigen Patienten und, wenn wegen besonderer Eilbedürftigkeit die Einwilligung eines Berechtigten nicht mehr rechtzeitig eingeholt werden kann, dürfte eine schmerzlindernde Medikation sich ausnahmsweise auf eine mutmaßliche Patienteneinwilligung stützen lassen (Ulsenheimer und Erlinger 2001, S. 941).

Aufschiebbare Behandlung

Ansonsten kommt es bei einwilligungsunfähigen Patienten grundsätzlich auf die Einwilligung eines Berechtigten an.[72] Für Minderjährige sind dies die *Personensorgeberechtigten*,[73] für volljährige Patienten deren rechtsgeschäftlich bestellte *(Gesundheitsvorsorge-)Bevollmächtigte* (ausführlich Lipp 2009; ders. 2018, S. 759 ff.). Hat der Patient selbst niemanden bevollmächtigt, kommt es auf die Einwilligung eines *gerichtlich bestellten Betreuers* mit Gesundheitsbetreuungsrecht an.[74] Ist für einen Patienten ohne Vorsorgebevollmächtigten noch kein Betreuer bestellt und steht zu erwarten, dass die Einwilligungsunfähigkeit nicht nur vorübergehend andauert, kann der Arzt ohne Verletzung seiner Schweigepflicht beim Betreuungsgericht auf die Bestellung eines Betreuers hinwirken, bei Eile sogar im Wege einer einstweiligen Anordnung.[75] Bis zu dessen Bestellung dürfen dann nur unaufschiebbare Behandlungen mit mutmaßlicher Einwilligung des Patienten und in einer Patientenverfügung gestattete Maßnahmen vorgenommen werden.

> ❯ Bevollmächtigte und Betreuer sind bei der Erteilung der Einwilligung für den Patienten an dessen *Patientenverfügung* gebunden, wenn der darin geäußerte wirkliche Wille des Patienten für dessen aktuelle Lebens- und Behandlungssituation (noch) zutrifft.[76] Fehlt eine Patientenverfügung oder trifft diese für die Erfordernisse der aktuellen Situation des einwilligungsunfähigen Patien-

---

68 § 630e Abs. 5 BGB.
69 S. auch § 1901b BGB.
70 Vgl. etwa § 630d Abs. 1 S. 4 BGB, dazu Voigt 2016a, Rn. 4 ff., 7.
71 BT-Drs. 17/10488, S. 23.

---

72 S. auch § 630d Abs. 1 S. 2 BGB.
73 § 1626 Abs. 1 – grundsätzlich beide Elternteile, Katzenmeier 2015a, Rn. 52 ff.; sonst §§ 1793 Abs. 1, 1773 BGB.
74 §§ 1896 ff., 1901 Abs. 1 BGB.
75 §§ 300 ff. FamFG.
76 S. § 1901a Abs. 1, 5 BGB; bei Dissens zwischen Betreuer und behandelndem Arzt entscheidet das Betreuungsgericht, s. § 1904 Abs. 4 BGB im Umkehrschluss.

ten nicht (mehr) zu,[77] entscheidet der Bevollmächtigte/Betreuer auf der Grundlage der *Behandlungswünsche* oder des mutmaßlichen Willens des Patienten.

Für den mutmaßlichen Willen des Patienten müssen sich konkrete Anhaltspunkte ergeben, etwa aus dessen früheren Äußerungen, ethischen oder religiösen Überzeugungen sowie persönlichen Wertvorstellungen.[78] Dazu hat der Arzt mit dem Bevollmächtigten oder Betreuer ein Gespräch zu führen, in das nahe Angehörige und Vertrauenspersonen einbezogen werden sollen, sofern dies ohne erhebliche Verzögerung möglich ist.[79]

> Müssen andere Berechtigte als der Patient selbst einwilligen, mag der Vorgang mit einigem Aufwand, mitunter auch Kontroversen der Beteiligten verbunden sein. Der gesetzlich bezweckte Schutz Einwilligungsunfähiger vor ärztlicher Eigenmacht und Fremdbestimmung ist anders indes schwerlich zu erreichen.

Unter den Voraussetzungen des § 1904 BGB kann schließlich *bei Lebensgefahr oder schwerer und länger dauernder Gesundheitsgefahr für den Patienten* die *Genehmigung* einer (auch Nicht-) Behandlung *durch das Betreuungsgericht* erforderlich sein (näher zum Ganzen etwa Lipp 2016, Merkel 2017, jew. m.w.N.). Sofern es nicht um den Abbruch lebenserhaltender Maßnahmen geht, etwa die Ernährung per PEG-Sonde,[80] sondern um den weiten Bereich palliativmedizinischer Symptombekämpfung und Erhaltung vitaler Funktionen, dürfte eine betreuungsgerichtliche Befassung in der Regel ausbleiben.

8.3 Information des Patienten über Kostenaspekte der Behandlung

Bestehen aus ärztlicher Sicht Anhaltspunkte dafür, dass eine palliativmedizinische Behandlung nicht vom Leistungsumfang einer gesetzlichen oder privaten Kranken- oder Pflegeversicherung des Patienten oder von dessen Beihilfestelle umfasst ist, muss der Arzt den Patienten schon vor deren Beginn über die voraussichtlichen Kosten informieren.[81] Diese sogenannte wirtschaftliche Informationspflicht ist von der Selbstbestimmungsaufklärung zu trennen,[82] kann aber bei der palliativmedizinischen Behandlung ebenfalls bedeutsam sein.

So werden zwar zahlreiche anerkannte palliativmedizinische Maßnahmen etwa von der Gesetzlichen Krankenversicherung (GKV) erstattet, insbesondere soweit es um die Linderung von Krankheitsbeschwerden,[83] die stationäre Versorgung im Hospiz[84] oder die spezialisierte ambulante Palliativversorgung (SAPV)[85] geht (im Einzelnen Wallrabenstein 2016; monographisch Föllmer 2014). Gleichwohl kann der konkrete Patient im Interesse einer bestimmten Vorstellung von Lebensqualität im Einzelfall auch eine Behandlung wünschen, die medizinisch nicht notwendig oder im Rahmen der GKV nicht wirtschaftlich erscheint,[86] sodass er sie als private Zusatzleistung selbst finanzieren muss. Insbesondere bei Außenseiterverfahren, individuellen Gesundheitsleistungen (IGeL, dazu monographisch Voigt 2013), Off-Label-Use von Medikamenten sowie bei unkonventionellen Heilversuchen kann dies der Fall sein (vgl. bereits Uhlenbruck 2005, S. 955).

> Von der Haftung des Arztes für ordnungsgemäße Aufklärung und Einwilligung zu unterscheiden ist die Gewährleistung von Informationen zur Übernahme der Behand-

---

77 Zu den Wirksamkeitsgrenzen insb. bei Untersagung lebensverlängernder Maßnahmen zuletzt BGHZ 211, 67 = NJW 2016, 3297; BGH NJW 2017, 1737.

78 § 1901a Abs. 2 BGB.

79 § 1901b BGB; die Missachtung dieser Pflicht kann einen Behandlungsfehler begründen, LG München I MedR 2017, 889, 891 f. (PEG-Sonde); bestätigt durch OLG München MedR 2018, 317.

80 Dazu bereits BGHZ 154, 203 = NJW 2003, 1588; keiner betreuungsgerichtlichen Genehmigung bedarf es bei wirksam in einer Patientenverfügung untersagter lebenserhaltender Behandlung, ohne dass der Patient dazu bereits irreversibel tödlich erkrankt gewesen sein muss, BGHZ 202, 226 = NJW 2014, 3572.

81 § 630c Abs. 3 BGB.

82 Die Pflicht des Arztes zur Information über Kostenaspekte der Behandlung berührt nicht die Wirksamkeit der Einwilligung des Patienten in den ärztlichen Eingriff selbst, sondern lässt bei Mängeln den ärztlichen Vergütungsanspruch entfallen, BGH NJW 2000, 3429.

83 S. § 27 Abs. 1 S. 1 u. 3 SGB V.

84 § 39a SGB V.

85 § 37b SGB V, s. dazu auch die SAPV-RL des G-BA; zur allg. ambulanten Krankenpflege und Palliation § 37 Abs. 2a SGB V.

86 Vgl. §§ 2 Abs. 1, 12 Abs. 1 SGB V.

lungskosten im Kontext privaten und gesetzlichen Versicherungsschutzes.

Die Pflicht zur wirtschaftlichen Information entsteht im konkreten Einzelfall, wenn dem Arzt aufgrund seiner Abrechnungspraxis die fehlende Kostentragung einer Maßnahme durch die GKV leicht erkennbar und bewusst ist.[87] Der Arzt ist ganz allgemein gehalten, den „Patienten vor unnötigen Kosten und unverhältnismäßigen finanziellen Belastungen zu bewahren",[88] soweit er diesem gegenüber mit Blick auf etwaige Kosten der Untersuchung und Behandlung besser informiert ist. Nach geltendem Recht muss er dann den Patienten *in Textform über die voraussichtlichen Behandlungskosten unterrichten,*[89] also eine Art Kostenanschlag mit Aufschlüsselung der zu erwartenden Gebührenziffern stellen.[90] Die Vereinbarung stationärer Wahlleistungen erfordert sogar die Einhaltung der Schriftform,[91] während etwaige in den Bundesmantelverträgen vorgesehene Schriftformerfordernisse unbeachtlich sind (näher Voigt 2016a, Rn. 24). Hat der Arzt den Patienten nicht entsprechend informiert, kann er unter Umständen seinen Vergütungsanspruch nicht durchsetzen (zum Ganzen Voigt 2016a, Rn. 17 ff., 25 ff.).

Literatur

Achterfeld C (2014) Aufgabenverteilung im Gesundheitswesen. Springer, Heidelberg

BÄK (2011) Grundsätze der Bundesärztekammer zur ärztlichen Sterbebegleitung. DÄBl, S A-346–A-348

BÄK (2015) Stellungnahme der Bundesärztekammer „Medizinische Indikationsstellung und Ökonomisierung". DÄBl A-836. http://d.aerzteblatt.de/BS61. Zugegriffen am 01.03.2018

Bauch J et al (2010) Behandlungsfehler und Haftpflicht in der Viszeralchirurgie. Springer, Heidelberg

Bienwald W (2013) § 1904 Genehmigung des Betreuungsgerichts bei ärztlichen Maßnahmen. In: Stau-

dinger Jv (Begr.) Kommentar zum Bürgerlichen Gesetzbuch mit Einführungsgesetz und Nebengesetzen, Buch 4, Familienrecht, §§ 1896–1921. de Gruyter, Berlin, S 490–528

Coester-Waltjen D (2012) Reichweite und Grenzen der Patientenautonomie von Jungen und Alten – Ein Vergleich. MedR, S 553–560

Damm R (2013) Vulnerabilität als Rechtskonzept? MedR, S 201–214

Deutsch E (2005) Heilversuche und klinische Prüfungen. VersR, S 1009–1013

Diehl V, Diehl A (1982) Die Aufklärung und Begleitung des Krebspatienten. VersR, S 716–722

Föllmer J (2014) Palliativversorgung in der gesetzlichen Krankenversicherung – Zur Hospizversorgung nach § 39a SGB V und zur spezialisierten ambulanten Palliativversorgung nach § 37b SGB V. Springer, Heidelberg

Frahm W, Walter A (2018) Arzthaftungsrecht, 6. Aufl. Verlag Versicherungswirtschaft, Karlsruhe

Genske A (2016) Zur Einwilligungsfähigkeit bei schmerzbeeinträchtigten Patienten. MedR, S 173–177

Grauer T (2006) Strafrechtliche Grenzen der Palliativmedizin. Lang, Frankfurt am Main

Katzenmeier C (2002) Arzthaftung. Mohr Siebeck, Tübingen

Katzenmeier C (2013) Der Behandlungsvertrag – Neuer Vertragstypus im Bürgerlichen Gesetzbuch. NJW, S 817–823

Katzenmeier C (2015a) Kap. V, Aufklärungspflicht und Einwilligung. In: Laufs A, Katzenmeier C, Lipp V (Hrsg) Arztrecht, 7. Aufl. Beck, München, S 103–157

Katzenmeier C (2015b) Kap. X, Arztfehler und Haftpflicht. In: Laufs A, Katzenmeier C, Lipp V (Hrsg) Arztrecht, 7. Aufl. Beck, München, S 331–401

Katzenmeier C (2015c) Kap. XI, Berufsgeheimnis und Dokumentation. In: Laufs A, Katzenmeier C, Lipp V (Hrsg) Arztrecht, 7. Aufl. Beck, München, S 403–478

Katzenmeier C, Schmitz-Luhn B (2017) Rechtliche Rahmenbedingungen prädikativer und präventiver Medizin bei psychischen Erkrankungen. In: Klosterkötter J, Maier W (Hrsg) Handbuch Präventive Psychiatrie. Schattauer, Stuttgart, S 373–388

Katzenmeier C, Voigt T (2012) Aufklärungspflichten des Arztes nach geltendem Recht. In: Fürstenberg T et al (Hrsg) Untersuchungen zum Informationsangebot bei Individuellen Gesundheitsleistungen (IGeL), Studie im Auftrag der Bundesanstalt für Landwirtschaft und Ernährung, gefördert durch das Bundesministerium für Ernährung, Landwirtschaft und Verbraucherschutz, Berlin/Köln. http://www.bmel.de/SharedDocs/Downloads/Verbraucherschutz/StudieIGeL.pdf?__blob=publicationFile. Zugegriffen am 30.06.2017

Kern B-R, Laufs A (1983) Die ärztliche Aufklärungspflicht. Springer, Berlin/Heidelberg

Kettner M (2009) Wunscherfüllende Medizin. Campus, Frankfurt am Main

Kreße B (2015) Aufklärung und Einwilligung beim Vertrag über die ärztliche Behandlung einwilligungsunfähiger Patienten. MedR, S 91–96

Lang K, Schmeling-Kludas C, Koch U (2007) Die Begleitung schwer kranker und sterbender Menschen. Schattauer, Stuttgart

---

87 Vgl. bereits OLG Hamm, NJW 1985, 790. Anderes gilt z. T. im Bereich der Privaten Krankenversicherung, weil Ärzte deren Modalitäten i. d. R. im Einzelnen nicht kennen, vgl. BGH NJW 1996, 781 (Krankenhauskosten); ausführl. OLG Köln VersR 2005, 1589 (Zahnimplantat).

88 BGH NJW 2000, 3429, 3431 m.w.N.

89 §§ 630c Abs. 3 S. 1, 126b BGB.

90 Anders noch die Rechtsprechung vor Inkrafttreten des Patientenrechtegesetzes, etwa BGHZ 157, 87, 90 = NJW 2004, 684; VersR 2007, 950 Rn. 8.

91 § 17 Abs. 2 S. 1 KHEntgG, § 126 BGB.

Laufs A (2002) Informed Consent und ärztlicher Heilauftrag. In: Hillenkamp T (Hrsg) Medizinrechtliche Probleme der Humangenetik. Springer, Heidelberg, S 119–139

Laufs A (2015) Kap. I, Wesen und Inhalt des Arztrechts. In: Laufs A, Katzenmeier C, Lipp V (Hrsg) Arztrecht, 7. Aufl. Beck, München, S 3–28

Leitlinienprogramm Onkologie der Arbeitsgemeinschaft der Wissenschaftlichen Medizinischen Fachgesellschaften e. V. (AWMF), Deutschen Krebsgesellschaft e. V. (DKG) und Deutschen Krebshilfe (DKH) (2015) S3-Leitlinie Palliativmedizin für Patienten mit einer nicht heilbaren Krebserkrankung. Langversion 1.1, AWMF-Registernummer: 128/001OL. https://www.awmf.org/uploads/tx_szleitlinien/128-001OLl_S3_Palliativmedizin_2015-07.pdf. Zugegriffen am 26.10.2018

Lindtner-Rudolh H, Bardenheuer HJ (2015) Sprache am Lebensende: Chancen und Risiken ärztlicher Gesprächsführung in der Palliativmedizin. In: Busch A, Spranz-Fogasy T (Hrsg) Handbuch Sprache in der Medizin. Springer, Heidelberg, S 243–263

Lipp V (2000) Freiheit und Fürsorge. Mohr Siebeck, Tübingen

Lipp V, (Hrsg) (2009) § 16 Private Fürsorge in personalen Angelegenheiten. In: Handbuch Vorsorgeverfügungen. München: Vahlen, S 315–349.

Lipp V (2015) Die medizinische Indikation – ein „Kernstück ärztlicher Legitimation"? MedR, S 762–766

Lipp V (2016) Der rechtliche Schutz vulnerabler Patienten – Zum Zusammenspiel von Erwachsenenschutzrecht und Medizinrecht. MedR, S 843–850

Lipp V (2018) Der rechtliche Rahmen der Hospiz- und Palliativmedizin. MedR, S 754–764

May AT, Kreß H, Verrel T, Wagner T (2016) Patientenverfügungen. Springer, Berlin

Merkel G (2017) Patientenwille und Lebensschutz. MedR, S 1–8

Schmeling-Kludas C (2006) Die Rolle des Arztes und die Kommunikation mit Sterbenden. Bundesgesundheitsblatt, S 1113–1121

Spickhoff A (2013) Patientenrechte und Patientenpflichten – Die medizinische Behandlung als kodifizierter Vertragstypus. VersR, S 267–282

Spickhoff A (2018) Einwilligungsfähigkeit und Geschäftsfähigkeit von Minderjährigen im Kontext der medizinischen Behandlung. FamRZ, S 412–425

Stock C (2009) Die Indikation in der Wunschmedizin. Lang, Frankfurt am Main

Strätling M (2012) Gesundheitsökonomische Aspekte bei Entscheidungen am Lebensende, Mythos Palliativmedizin, Klinische „Ethikberatung" und Behandlungsbegrenzung bei schweren Gehirnschädigungen. MedR, S 428–436

Uhlenbruck W (2005) Rechtsfragen der Palliativmedizin. In: Söllner A et al (Hrsg) Gedächtnisschrift für Meinhard Heinze. Beck, München, S 949–968

Uhlenbruck W, Laufs A (Hrsg) (2002) § 44, Der Inhalt des Arztvertrages. In: Handbuch des Arztrechts, 3. Aufl. Beck, München, S 419–424

Ulsenheimer K, Erlinger R (2001) Forensische Aspekte der Schmerztherapie. In: Zenz M, Jurna I (Hrsg) Lehrbuch der Schmerztherapie, 2. Aufl. Wissenschaftliche Verlagsgesellschaft, Darmstadt

Voigt T (2013) Individuelle Gesundheitsleistungen (IGeL) im Rechtsverhältnis von Arzt und Patient. Springer, Heidelberg

Voigt T (2016a) § 630c Mitwirkung der Vertragsparteien; Informationspflichten. In: Dauner-Lieb B, Langen W (Hrsg) NomosKommentar BGB Schuldrecht, Bd 2/2, 3. Aufl. Nomos, Baden-Baden, S 3514–3523

Voigt T (2016b) § 630d Einwilligung. In: Dauner-Lieb B, Langen W (Hrsg) NomosKommentar BGB Schuldrecht, Bd 2/2, 3. Aufl. Nomos, Baden-Baden, S 3524–3530

Voigt T (2016c) § 630h Beweislast bei Haftung für Behandlungs- und Aufklärungsfehler. In: Dauner-Lieb B, Langen W (Hrsg) NomosKommentar BGB Schuldrecht, Bd 2/2, 3. Aufl. Nomos, Baden-Baden, S 3540–3547

Voigt T (2017) Arztvergütung und private Zusatzleistungen im Zeitenwandel. In: Katzenmeier C, Ratzel R (Hrsg) Festschrift für Franz-Josef Dahm. Springer, Berlin, S 503–516

Wagner G (2016) § 630d Einwilligung. In: Säcker FJ et al (Hrsg) Münchener Kommentar zum Bürgerlichen Gesetzbuch, Bd 4, 7. Aufl. Beck, München, S 2585–2599

Wallrabenstein A (2016) Sozialversicherungsrechtliche Aspekte der Palliativmedizin. In: Wienke A et al (Hrsg) Aktuelle Rechtsfragen der Palliativversorgung. Springer, Heidelberg, S 121–129

WHO (2002) National cancer control programmes. Policies and managerial guidelines, 2. Aufl. HDN, Geneva

Zimmermann W (2000) § 1904 Untersuchung des Gesundheitszustandes, Heilbehandlung und ärztlicher Eingriff. In: Soergel HT (Begr.) Kommentar zum Bürgerlichen Gesetzbuch, Bd 20, 13. Aufl. Kohlhammer, Stuttgart, S 511–522

Zimmermann W (2016) Vorsorgevollmacht – Betreuungsverfügung – Patientenverfügung, 3. Aufl. Erich Schmidt, Berlin

8

Adaptierte Schmerztherapie im perioperativen Management onkologischer Palliativpatienten

Nina Eulitz

© Springer-Verlag GmbH Deutschland, ein Teil von Springer Nature 2019
M. Ghadimi et al. (Hrsg.), *Palliative Viszeralchirurgie*,
https://doi.org/10.1007/978-3-662-57362-4_9

Eine adaptierte Schmerztherapie im perioperativen Management onkologischer Palliativpatienten muss individuell auf Schmerzpathophysiologie, Vormedikation, Organfunktion und Prognose des Patienten sowie den viszeralchirurgischen Eingriff abgestimmt werden. Bei der Prämedikation ist eine differenzierte Schmerz- und Medikamentenanamnese zu erheben und sind insbesondere neuropathische bzw. gemischte Schmerzsyndrome zu erfassen. Bei großen Ober- und Unterbaucheingriffen gilt die Kombination aus Allgemein- und Periduralanästhesie als Narkoseverfahren der Wahl. Der Periduralkatheter sollte darüber hinaus für die perioperative Schmerztherapie eingesetzt werden. Alternativ kann die postoperative Schmerztherapie mittels einer opioidhaltigen i. v. PCA mit Basisrate und Bolusfunktion erfolgen. Die Opioidbasis sollte mindestens äquipotent zur Vormedikation angesetzt und mittels Bedarfsmedikation/Bolus an den aktuellen Bedarf titriert werden. Als Bedarfsmedikation wird $\frac{1}{10} - \frac{1}{6}$ der 24-Stunden-Dosis des Opioids gewählt. Bei neuropathischen Schmerzen ist Ketamin als parenterales Koanalgetikum einsetzbar. Die Steuerung der medikamentösen Schmerztherapie erfordert von pflegerischer wie ärztlicher Seite eine engmaschige Schmerzerfassung. Diese Maßnahmen ermöglichen eine suffiziente Schmerzkontrolle zu jedem Zeitpunkt des perioperativen Verlaufs.

9.1 Einleitung

Eine adaptierte Schmerztherapie ist fester Bestandteil im perioperativen Management von viszeralchirurgischen Patienten und wird disziplinenübergreifend von Chirurgie und Anästhesiologie umgesetzt. Als schmerztherapeutische Maßnahmen werden insbesondere die Indikation von rückenmarknahen regionalanästhesiologischen Verfahren (Periduralanalgesie) und die patientenkontrollierte Analgesie (PCA-Verfahren) geprüft, um den durch die Operation hervor gerufenen Schmerz intra- und postoperativ suffizient zu kontrollieren.

Müssen Tumorpatienten, die sich in einem weit fortgeschrittenen, evtl. sogar präfinalen Stadium ihrer Grunderkrankung befinden, viszeralchirurgisch versorgt werden, kommt erschwerend hinzu, dass sich diese Patientengruppe häufig in einem reduzierten Allgemeinzustand mit eingeschränkter Organfunktion befindet. Weiterhin bestehen oft bereits präoperativ Tumorschmerz-

syndrome mit entsprechender medikamentöser Einstellung (Sorge 2012).

Die folgenden Ausführungen beziehen sich auf diese schwerst erkrankte Patientengruppe, die gemeint ist, wenn im Folgenden von „Palliativpatienten" gesprochen wird. Patienten mit einer fortschreitenden, lebenslimitierenden nicht onkologischen Erkrankung oder lebenslimitierend erkrankte onkologische Patienten, die sich in einem frühen Krankheitsstadium ohne Symptomlast befinden, werden in diesem Kapitel nicht behandelt.

9.2 Präoperatives Management

Vor einem viszeralchirurgischen Eingriff sollte bei Palliativpatienten im Rahmen der Prämedikationsvisite eine differenzierte Schmerz- und Medikamentenanamnese erhoben werden.

❯ **Bei Tumorpatienten ist der überwiegende Teil der Schmerzen direkt tumorbedingt (60–90 %), ein geringerer Teil therapiebedingt (10–25 %) oder tumorassoziiert wie z. B. Herpes zoster (5–20 %).**

In ca. 10 % liegt aber auch eine schmerzhafte tumorunabhängige Zweiterkrankung vor (Klaschik 2009). Mittels der differenzierten Schmerzanamnese sollte dieser schmerzauslösende Mechanismus geklärt und die Pathophysiologie der Schmerzen bestimmt werden, da sich die Substanzauswahl der medikamentösen Schmerztherapie danach ausrichtet.

❯ **Das anästhesiologische und schmerztherapeutische Regime wird sowohl auf die vorbestehenden als auch auf die perioperativ erwarteten Schmerzen abgestimmt. Dazu gehört auch die Aufklärung und Zustimmung des Patienten bezüglich der geplanten Maßnahmen der perioperativen Schmerztherapie.**

Bei der *Schmerzanamnese* werden im mehrdimensionalen Assessment die Parameter Lokalisation/Ausstrahlung, Qualität, Intensität, zeitlicher Verlauf (Häufigkeit, Dauer, tageszeitliche Abhängigkeit, Auslösemechanismen) und die patientenindividuelle Beeinträchtigung durch den Schmerz erfragt. Zur Erfassung der Schmerzintensität hat sich die 11-stufige numerische Ratingskala von 0–10 (NRS 0 = kein Schmerz, 10 = stärkster vorstellbarer Schmerz) bewährt. Mittels Anamnese und klinischer Untersuchung werden die Schmerzen pathophysiologisch zugeordnet:

- den viszeralen Nozizeptorschmerzen
- und/oder den somatischen Nozizeptorschmerzen
- und/oder den neuropathischen Schmerzen.

❯ Viszerale Nozizeptorschmerzen sprechen am besten auf Opioide an, gefolgt von somatischen Nozizeptorschmerzen. Neuropathische Schmerzen sprechen am schlechtesten auf Opioide an.

Ein neuropathischer Schmerzanteil mit einschießender, brennender oder dysästhetischer Qualität sollte nicht übersehen werden, da für dessen Behandlung neben Nichtopioid- und Opioidanalgetika zusätzlich Substanzklassen aus dem Bereich der Koanalgetika (▶ Abschn. 9.4.3) erforderlich sind.

❯ Bei ca. 30 % der Palliativpatienten sind gemischte Schmerzsyndrome mit Nozizeptor- und neuropathischen Schmerzen zu erwarten. Für deren Behandlung sind neben Nichtopioid- und Opioidanalgetika zusätzlich Substanzklassen aus dem Bereich der Koanalgetika erforderlich.

Um die patientenindividuelle Beeinträchtigung durch den Schmerz erfassen zu können, sollten auch die psychosozialen Faktoren Angst und Depression sowie die sozialen Verhältnisse erfragt werden. Bei hohen Angstwerten, präoperativ vorhandenen psychischen Komorbiditäten wie Depression und geringer sozialer Unterstützung können die postoperativen Schmerzen und der Opioidverbrauch erhöht sein (Carr et al. 2006; Brander et al. 2003).

Bei großen Ober- und Unterbaucheingriffen gilt die Kombination aus Allgemein- und Periduralanalgesie (PDA) als *Anästhesieverfahren* der Wahl. Die perioperative Schmerztherapie erfolgt über den (zumeist thorakalen, Anlagehöhe gemäß des OP-Gebietes) Periduralkatheter. Neben ihrer guten analgetischen Wirksamkeit verbessert eine PDA den pulmonalen Gasaustausch, senkt die Inzidenz postoperativer Pneumonien, verbessert die mikrovaskuläre Perfusion im Splanchnikusgebiet und die gastrointestinale Peristaltik (Brack et al. 2012).

❯ Bei vorbestehenden Tumorschmerzsyndromen erfahren 75–90 % der Palliativpatienten mittels einer lege artis durchgeführten systemischen medikamentösen Schmerztherapie durch konsequente Anwendung des

Dreistufenschemas der WHO eine suffiziente Schmerzkontrolle (Zech et al. 1995).

In Ausnahmefällen können jedoch so schwere Tumorschmerzen auftreten, dass auch durch alle Maßnahmen der WHO-Stufe III (stark wirksame Opioide, Nichtopioide und Koanalgetika) keine ausreichende Symptomkontrolle erreicht werden kann. Lässt es die Schmerzlokalisation zu, stehen in diesem Fall die regionalanästhesiologischen Verfahren zur Verfügung.

Liegt präoperativ bereits ein so schweres Tumorschmerzsyndrom vor, dass die systemische medikamentöse Analgetikatherapie an die Grenzen ihrer Möglichkeiten stößt, sollte der Periduralkatheter getunnelt angelegt werden, um das Verfahren über die perioperative Schmerztherapie hinaus für die Tumorschmerztherapie einzusetzen. Ggf. kann sogar geprüft werden, ob die Indikation zur Anlage eines Peridural- oder Spinalports besteht, um die rückenmarknahe Regionalanästhesie bis zum Lebensende zu nutzen.

Falls kein peridurales Verfahren gewählt wird – z. B. weil es sich um einen kleineren viszeralchirurgischen Eingriff handelt, ein Periduralkatheter technisch nicht möglich ist oder vom Patienten abgelehnt wird – soll bei ausreichender Vigilanz des Patienten die postoperative Schmerztherapie mittels einer opioidhaltigen i. v. PCA mit Basis- und Bolusfunktion und einem Nichtopioid als Basisanalgetikum erfolgen. Falls ein Periduralkatheter kontraindiziert ist, aber ein großer viszeralchirurgischer Eingriff durchgeführt werden wird, steht als zusätzliche schmerztherapeutische Alternative die intra- und postoperative intravenöse Lidocaininfusion bereit (Ahn et al. 2015; Kaba et al. 2007).

Die in der *Medikamentenanamnese* erfragte schmerztherapeutische Dauermedikation entspricht dem Basisbedarf und ist die Grundlage der analgetischen Therapieplanung. Zur Vermeidung einer physischen Entzugssymptomatik muss insbesondere das jeweilige Opioid in gewohnter Dosierung perioperativ fortgeführt werden. Ist ein Patient auf ein retardiertes Opioid mit 12-stündlichem Einnahmeintervall eingestellt, kann die gewohnte orale Gabe bei kleineren Eingriffen eingehalten werden. Bei komplexeren Einstellungen oder größeren Eingriffen muss das Opioid äquipotent in das perioperative Medikamentenregime übernommen werden (▶ Abschn. 9.4).

Die Operationsschmerzen können durch die Weiterführung der Opioiddauermedikation jedoch nicht therapiert werden. Sie erfordern zusätzliche systemische oder regionale Analgesie. Die Menge und Anwendungsdauer der perioperativ zusätzlich notwendigen Analgetika orientiert sich an dem zu erwartenden Schmerzverlauf und wird durch den Grad der Adaptation des Patienten bzw. der Enzyminduktion sowie der renalen und hepatischen Kompetenz variiert.

> ❯ Grundsätzlich sollte bei Palliativpatienten nicht unreflektiert eine perioperative Analgesie gemäß einer Standardanweisung angewendet werden, da sonst ausgeprägte Fehldosierungen möglich sind. Bei Palliativpatienten sind Fehldosierungen meist relative Unterdosierungen, da die Schmerzintensität häufig erhöht ist und ggf. aufgrund der vorbestehenden Analgetikatherapie bereits eine Enzyminduktion vorliegt.

Durch diese verstärkte Bildung der an der Metabolisierung beteiligten Enzyme wird das betroffene Analgetikum schneller abgebaut und seine Wirkdauer und -intensität herabgesetzt. Ist dagegen die Metabolisierung oder Ausscheidung der Analgetika durch die Grunderkrankung bei Leber- oder Niereninsuffizienz verringert, kann dies zu einem Wirkanstieg und damit zu Nebenwirkungen führen. Beispielsweise wird Morphin hepatisch zum aktiven Metaboliten Morphin-6-Glucuronid verstoffwechselt. Die Elimination erfolgt zu 90 % renal. Bei eingeschränkter Nierenfunktion kommt es zur Kumulation und damit zu einer „internen Überdosierung" mit den klinischen Zeichen, die auf eine zu hohe Opioiddosis hinweisen wie Myoklonien, Miosis und Vigilanzstörung bis hin zur Atemdepression.

Auf diese patientenspezifisch individuellen Bedürfnisse und wechselnden Schmerzintensitäten kann mit der patientenkontrollierten Analgesie (PCA) eingegangen werden, da neben dem regelhaft zu erwartenden Wundschmerz bei Palliativpatienten perioperativ schmerzverstärkende oder -reduzierende Effekte auftreten können:

— Teilweise kann es auch durch eine erfolgreiche Operation postoperativ zu vermehrten Schmerzen kommen. Beispielhaft sei hier

eine wiederhergestellte Darmpassage bei gleichzeitig bestehender Peritonealkarzinose genannt. Durch die postoperativ wieder einsetzende Darmmotilität können ggf. vorher inapparente viszerale Nozizeptorschmerzen auf dem Boden der Peritonealkarzinose in den Vordergrund treten.

— Teilweise kann es jedoch durch die Operation auch zur Reduktion des präoperativen Schmerzniveaus kommen, z. B. bei Tumor-Debulking, Adhäsiolyse oder Wiederherstellung der Passage bei einem obstruktiven Ileus.

> ❯ Eine vorbestehende Schmerzmedikation sollte zur Vermeidung einer Entzugssymptomatik fortgeführt und die Dosis der perioperativ zusätzlich notwendigen Analgetika daran ausgerichtet werden.

9.3   Intraoperatives Management

> ❯ Wenn ein Tumorschmerzsyndrom bekannt ist und eine komplexe analgetische Medikamenteneinstellung bereits vor dem Eingriff besteht, ist intraoperativ für die Allgemeinanästhesie mit einem erhöhten Analgetikabedarf zu planen.

Bei größeren viszeralchirurgischen Eingriffen, die mit einer Laparotomie einhergehen und bei denen postoperativ mit einer hohen Schmerzintensität zu rechnen ist, sollte wenn möglich zur intraoperativen Analgesie und postoperativen Schmerztherapie ein Periduralkatheter zum Einsatz kommen. Die peridural applizierten Lokalanästhetika verbessern zusätzlich durch ihre sympatholytische Wirkung die Perfusion des Splanchnikusgebiets und die gastrointestinale Peristaltik. Falls ein Periduralkatheter nicht möglich ist, kann auch auf eine intravenöse intra- und postoperative Lidocaininfusion zurückgegriffen werden. Durch dieses Verfahren können nach großer offener Abdominalchirurgie während der ersten postoperativen 24 Stunden Schmerzen, Opioidbedarf und Übelkeit signifikant verbessert werden (Herminghaus et al. 2011; Kranke et al. 2015).

Für die Details der Narkoseführung sei auf die anästhesiologische Fachliteratur verwiesen.

9.4 Postoperatives Management

Ziel ist eine suffiziente Schmerzkontrolle zu jedem Zeitpunkt des postoperativen Verlaufs sowohl auf der Intensivstation und der Intensivüberwachungspflege (Intermittent-Care-[IMC-]Einheit) als auch im Rahmen der Versorgung auf der viszeralchirurgischen Normalstation. Die Schmerzkontrolle gehört zu den grundsätzlichen ärztlichen Fürsorgepflichten (Grundsätze der BÄK zur ärztlichen Sterbebegleitung 2011). Darüber hinaus ist eine mangelhafte Schmerzkontrolle und ein konsekutiv erhöhter Sympathikotonus assoziiert mit (Angster 2012):

- verminderter Perfusion der viszeralen Organe
- beeinträchtigter gastrointestinaler Peristaltik
- erhöhtem Auftreten von Komplikationen wie Pneumonien und Wundheilungsstörungen

9.4.1 Engmaschige Schmerzdokumentation

Vor diesem Hintergrund ist postoperativ zur Steuerung der medikamentösen Schmerztherapie eine engmaschige Schmerzerfassung notwendig. Dabei ist die subjektive Patientenangabe der Schmerzintensität leitend für den Behandlungsbedarf und die Beurteilung der Effektivität der Schmerztherapie. Ausschließlich bei kognitiv oder kommunikativ eingeschränkten Patienten wird auf die Fremdeinschätzung zurückgegriffen.

Pflegerisch sollte die Intensität des Ruheschmerzes sowie die Häufigkeit und Intensität der Durchbruchschmerzen mindestens 1-mal pro Schicht (= 3-mal/tägl.) dokumentiert werden. Zur pflegerischen Krankenbeobachtung gehört auch die Erfassung der belastungsassoziierten Schmerzen bei Bewegung/Lagerung, bei enteraler Belastung (Schlucken, Erbrechen, Defäkation, Singultus etc.), bei allen potenziell schmerzhaften Prozeduren (z. B. Verbandswechsel) sowie zur Therapiekontrolle jeweils 30 Minuten nach der Applikation eines Bedarfsanalgetikums.

Ärztlich sollte neben der Intensität mindestens einmal täglich die Schmerzlokalisation und -qualität erfragt werden, um im Verlauf neu auftretende Schmerzen nicht zu übersehen. Bei bisher nicht bekannten Schmerzen, sollte immer nach dem Korrelat der Schmerzangabe gesucht werden, da sie auf eine Komplikation wie z. B. eine Anastomoseninsuffizienz hinweisen kann.

> Schmerzen als erstes Symptom einer akuten Komplikation lassen sich jedoch nur erkennen und eine Maskierung durch die Schmerztherapie lässt sich nur verhindern, wenn Schmerzverlauf und schmerztherapeutischen Maßnahmen pflegerisch wie ärztlich nachvollziehbar dokumentiert werden (S3-Leitlinie Behandlung akuter postoperativer und posttraumatischer Schmerzen 2009).

9.4.2 Auswahl, Applikationsart und Dosierung von Schmerzmitteln

Pharmakologisch stellt sich postoperativ die Frage nach den am besten geeigneten Analgetika, der geeigneten Applikation und der angemessenen Dosierung.

Grundsätzlich kommen *Analgetika* bzw. Koanalgetika entsprechend dem WHO-Stufenschema zur Anwendung. Die Substanzauswahl orientiert sich an der Pathophysiologie der Schmerzen, der Organfunktion und der gewünschten Pharmakokinetik (v. a. Wirkeintritt und Wirkdauer).

Die postoperative Dosierung der systemischen medikamentösen Schmerztherapie wird durch die Höhe der Vormedikation als Baseline vorgegeben und um eine Opioid-Bedarfsmedikation ergänzt. Als Dosierung der Bedarfsmedikation wird $\frac{1}{10}$–$\frac{1}{6}$ der 24-Stunden-Opioidbasismedikation gewählt und damit der postoperative Analgetikabedarf gegen den Schmerz titriert. Grundsätzlich muss im perioperativen Verlauf der Analgetikabedarf interpretiert und an die Schmerzintensität des Patienten angepasst werden.

> Bei Palliativpatienten hat sich als *Nichtopioidanalgetikum* das Metamizol (Novaminsulfon/Novalgin) bewährt.

Es ist das am stärksten analgetisch wirksame Nichtopioid und besitzt als einzige Substanz dieser Gruppe ausgeprägte spasmolytische Eigenschaften. Metamizol ergänzt die Basismedikation und wird im Gegensatz zu leichten postoperativen Schmerzen bei Nichttumorpatienten nicht als Bedarfsmedikation eingesetzt, sondern entsprechend des WHO-Stufenschemas ausdosiert. Die Dosierung erfolgt mit 1 g alle 4 Stunden bis max. 6 g/d per os oder i. v. als Kurzinfusion. Auch eine kontinuierliche Infusion über 24 Stunden mittels Spritzenpumpe oder als Zusatz zur parenteralen Ernährung ist möglich (Stabilitätsdaten liegen vor z. B. für Smof Kabiven). Metamizol ist kontraindiziert bei Leukopenie und Störungen der hämatopoetischen Knochenmarkfunktion.

> ❯ *Opioidanalgetika* **sind die wichtigste Substanzklasse zum perioperativen Management der Schmerztherapie bei Palliativpatienten.**

Das Anwendungsregime erfolgt als Basis- und Bedarfsmedikation. Ihre Dosierung sollte postoperativ als Basismedikation mindestens äquipotent zur präoperativen Opioiddosis angesetzt und mittels Bedarfsmedikation an den aktuellen Bedarf titriert werden. Die Bedarfsmedikation entspricht 1/10 – 1/6 der 24-Stunden-Dosis der Basismedikation. Die Gabe der Bedarfsmedikation erfolgt reaktiv bei Schmerzen und antizipierend 30 Minuten vor schmerzhaften Manövern. Der Therapieerfolg muss regelmäßig überprüft und die Gabe entsprechend titriert werden, bis die gewünschte Schmerzkontrolle erreicht ist.

Die Opioidapplikation wird postoperativ vorwiegend parenteral erfolgen müssen. Die Art der Applikation wird im Verlauf an die gastrointestinale Funktion und die Prognose des Patienten angepasst. Bei Palliativpatienten mit einer Opioid-Vormedikation ist die Kenntnis einer Äquipotenztabelle (■ Abb. 9.1) und der oralen Bioverfügbarkeit der gewählten Substanz unerlässlich.

> ❯ **Die postoperative Opioidbasismedikation sollte mindestens äquipotent zur präoperativen Dosis angesetzt und mittels Bedarfsmedikation an den aktuellen Bedarf titriert werden. Als Bedarfsmedikation wird $\frac{1}{10} - \frac{1}{6}$ der 24-Stunden-Dosis der Opioidbasismedikation gewählt.**

Wenn möglich wird das Opioid der Vormedikation auch im perioperativen Schmerzmanagement genutzt, wenn das vorbestehende Tumorschmerzsyndrom damit suffizient eingestellt war und um eine unnötige Opioidrotation als zusätzlichen De-

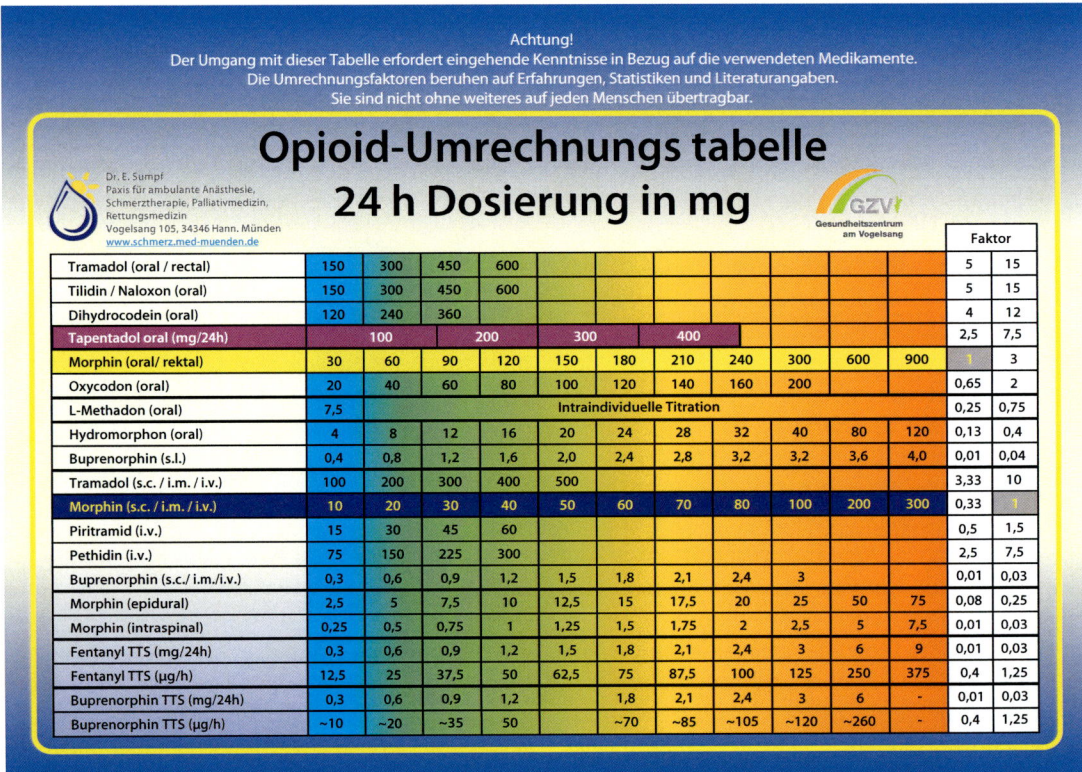

■ Abb. 9.1 Opioid-Umrechnungstabelle = Äquipotenztabelle. (24-Stunden-Dosierung in mg; Quelle: Dr. E. Sumpf, Praxis für ambulante Anästhesie, Schmerztherapie, Palliativmedizin, Rettungsmedizin, Vogelsang 105, 34346 Hann. Münden, ❯ www.schmerz.med-muenden.de)

stabilisierungsfaktor zu vermeiden. Eine Opioid-rotation ist dann indiziert, wenn durch Dosissteigerung keine Verbesserung der analgetischen Wirksamkeit, sondern nur noch eine Zunahme der Nebenwirkungen resultiert (Schuster et al. 2018).

9.4.2.1 Auswahl des Opioids

Morphin:
- Traditionelle Referenzsubstanz der Opioide.
- Analgetisches Wirkmaximum: 20 Minuten nach i. v. Gabe. Wirkdauer: 4–6 Stunden.
- Orale Bioverfügbarkeit: 30 %.
- Kumulation bei Niereninsuffizienz – deshalb Anwendung bei eingeschränkter Nierenfunktion vermeiden. Von allen Opioiden höchste Obstipationsquote und sedierende Potenz. Opioidbedingter Juckreiz möglich.
- Einsatz: wenn Analgesie plus Sedierung gewünscht sind sowie zur Abschirmung bei Luftnot und Angst (S3-Leitlinie Palliativmedizin). In Tumorschmerztherapie und beim perioperativen Schmerzmanagement nicht mehr Substanz der ersten Wahl.

Piritramid (Dipidolor):
- Wirkeintritt: 1–2 Minuten nach i. v. Gabe, Wirkdauer 5–6 Stunden.
- Ist in Deutschland für die postoperative Schmerztherapie sowohl auf Intensiv- als auch Normalstation als Einmalgaben i. v. oder s. c. und für die Anwendung als PCA breit etabliert.
- Bei Palliativpatienten sind die Begrenzungen der Substanz zu bedenken: Die relative Wirkstärke von 0,7 im Vergleich zu Morphin erlaubt bei hoch dosierter Opioidtherapie in der Vormedikation ggf. *keine* adäquate Dosierung der Bedarfsmedikation.
- **Cave** Inkompatibilitäten: Die gemeinsame Applikation mit anderen Arzneimitteln (z. B. Metamizol) über denselben Schenkel eines i. v. Zugangs kann zum Ausfallen und zur Okklusion des Zugangs führen.
- Die klassische Anwendung als postoperative PCA ohne Basisrate mit reiner Bolus-on-demand-Funktion sollte bei Palliativpatienten unterbleiben.

Hydromorphon (Palladon):
- Wirkeintritt: <5 Minuten nach i. v. Gabe, Wirkdauer 4–5 Stunden.
- Orale Bioverfügbarkeit: 37–62 %.

- Weniger sedierend als Morphin. Renale Elimination. Keine aktiven Metaboliten, keine Dosisreduktion bei Nieren- oder Leberinsuffizienz nötig.
- Bei schwerer Niereninsuffizienz und hohen Dosierungen kann die Kumulation der analgetisch nicht aktiven Metaboliten zu Neuroexzitation (z. B. mit Myoklonien) führen.
- Gilt aufgrund pharmakologischer Vorteile in der Verträglichkeit als Präferenzsubstanz in der Tumorschmerztherapie (DGS PraxisLeitlinien SchmerzMedizin 2016).

Oxycodon (Oxygesic):
- Wirkeintritt: <5 Minuten nach i. v. Gabe, Wirkdauer 4–6 Stunden.
- Orale Bioverfügbarkeit: 75 %.
- Dosisreduktion bei Nieren- und Leberinsuffizienz, bei starker Niereninsuffizienz sollte Oxycodon nicht eingesetzt werden.

Oxycodon/Naloxon (Targin) (ausschließlich orale Anwendung immer im Verhältnis 2:1 Oxycodon/Naloxon):
- Grund für die Kombination ist die enterale Antagonisierung der obstipierenden Wirkung von Oxycodon. Da jedoch eine Obstipation im palliativmedizinischen Kontext in der Regel multifaktoriell bedingt ist (Larkin et al. 2008), wird Targin eine Laxanzientherapie eher unterstützen als ersetzen.
- Bei Leberinsuffizienz Minderung der analgetischen Wirkung, bei moderater bis schwerer Leberfunktionseinschränkung ist Targin kontraindiziert.
- Tägliche Maximaldosis: 160 mg Oxycodon/80 mg Naloxon.
- Werden höhere Analgetikadosierungen benötigt, empfiehlt der Hersteller, zusätzlich retardiertes Oxycodon zusammen mit Targin-Tabletten einzunehmen. Dies vermindert jedoch die Wirkung von Naloxon. Ein Oxycodon-Naloxon-Verhältnis > 4:1 hat keine wesentlichen Effekte mehr auf die Darmfunktion (Meissner et al. 2009).

Fentanyl:
- Wirkeintritt: 1–2 Minuten nach i. v. Gabe, Wirkdauer: ca. 1 Stunde.
- Ca. 7 % werden unverändert renal ausgeschieden, deshalb bei Niereninsuffizienz

verminderte renale Elimination. Geringere opioidbedingte Obstipation als bei Morphin.

- Basiseinstellung mit transdermaler Applikation belassen, wenn erwartet werden kann, dass zeitnah zur präoperativen Einstellung zurückgekehrt werden kann.

Wird postoperativ eine anhaltend hohe Schmerzintensität mit vielen Durchbruchschmerzen erwartet und erscheint die Prognose auf Wochen begrenzt, kann für das postoperative Schmerzmanagement als Applikation eine PCA etabliert werden und eine Opioidrotation z. B. auf Hydromorphon erfolgen.

Buprenorpin (Transtec, Norspan, Temgesic):

- Wirkeintritt: 5–15 Minuten nach i. v. Gabe, Wirkdauer 6–8 Stunden.
- Partieller μ-Opioidrezeptor-Agonist, ein Agonist an ORL1 (Opioid Receptor Like 1) und ein κ-und δ-Opioidrezeptor-Antagonist.
- Verlangsamt die Darmpassage in geringerem Ausmaß als Morphin.
- Bei Leberinsuffizienz: verminderte Metabolisierung, deshalb Anwendung vermeiden.
- Keine Akkumulation bei Niereninsuffizienz.
- Kombination mit reinen μ-Agonisten, z. B. Morphin, hat sich in der Praxis als sicher und effektiv erwiesen (Mercadante et al. 2006).

D,L-Methadon (Methaliq):

- Ist für das perioperative Schmerzmanagement aufgrund seiner sehr langen, interindividuell schwankenden Wirkdauer und Akkumulationsgefahr ungeeignet.
- Hat opioide wie nichtopioide Eigenschaften und eine lange, variable Halbwertszeit von 5–130 Stunden. Bei Nieren- und Leberinsuffizienz ist keine Dosisreduktion nötig. Bei Niereninsuffizienz steigt der über die Galle eliminierte Anteil kompensatorisch an.
- Eine vorbestehende Basiseinstellung mit Methadon kann belassen werden, wenn postoperativ die enterale Applikation des Grundbedarfs wieder unmittelbar möglich ist.
- Als Bedarfsmedikation wird perioperativ mit reinen μ-Agonisten ergänzt.
- Ist postoperativ eine enterale Medikamentenapplikation nicht möglich, sollte Methadon auf ein anderes Opioid, z. B. Hydromorphon, rotiert werden. Dazu sollte ein mit der Substanz erfahrener Arzt konsultiert werden, da ein Wechsel von Methadon zu einem

anderen Opioid schwierig sein kann: In einer Studie litten 12 von 13 Patienten unter Schmerzen und Dysphorie (Moryl et al. 2002).

> Ist ein vorbestehendes Tumorschmerzsyndrom suffizient mit Morphin, Hydromorphon, Oxycodon oder Methadon eingestellt gewesen, sollten diese Opioide perioperativ belassen werden, insbesondere wenn postoperativ einer enteralen Medikamentenapplikation nichts entgegensteht.

Der postoperative Schmerz kann mit der Bedarfsmedikation des jeweiligen Opioids parenteral titriert werden. Dabei ist darauf zu achten, dass die Dosierung ausreichend hoch gewählt wird (siehe oben). Auch eine i. v. patientenkontrollierte Analgesie (PCA) ist mit jedem Opioid, für das eine i. v. Zubereitung vorliegt, möglich. Bei dem Wechsel zwischen der oralen Vormedikation auf die postoperative parenterale PCA muss bei der Dosierung die orale Bioverfügbarkeit des jeweiligen Opioids beachtet werden.

Eine vorbestehende *transdermale* Einstellung mit Fentanyl oder Buprenorphin kann kurzfristig belassen werden. Die postoperative Bedarfsmedikation kann mit der jeweiligen Grundsubstanz parenteral, bei Fentanyl auch transmukosal oder in äquipotenter Dosierung mit einem reinen μ-Agonisten erfolgen. Wird eine längere intensivmedizinische Betreuung notwendig, sollte das transdermale Opioid äquipotent durch das Opioid der jeweiligen Intensiveinheit (z. B. Sufentanil) i. v. ersetzt werden. Bei Tumorpatienten ohne vorbestehendes Tumorschmerzsyndrom sind transdermale Opioide für das perioperative Management von vorübergehenden Schmerzen und zur schnellen Dosistitration grundsätzlich ungeeignet.

> Bei Niereninsuffizienz sollten die Opioide Hydromorphon und Buprenorphin bevorzugt werden, bei Leberinsuffizienz die Opioide Hydromorphon und Fentanyl.

Anwendungsbeispiel:

- Vormedikation mit 3-mal 60 mg retard. Morphin
- Postoperativ diese Basis erhalten:
    - entweder 3-mal 60 mg retard. Morphin p. o.
    - oder 60 mg unretard. Morphin über 24 h kontinuierlich i. v.: 2,5 mg/h Morphinsulfat per injectionem (MSI) in Perfusor oder als Basisrate einer PCA

— Zusätzliche Bedarfsmedikation:
  – unretard. Morphin 10 mg als Bolus der PCA, Sperrzeit 30 Minuten
  – oder durch die Pflege alle 30 Minuten bis zur Schmerzkontrolle titrieren lassen

Eine patientenkontrollierte Analgesie) (PCA) erlaubt den Patienten, sich Medikamente selbst zu verabreichen. Dazu werden PCA-Pumpen verwendet, die es erlauben, neben Basalraten auch Bolusgrößen, Sperrintervalle und Mengenbegrenzungen sicher einzustellen.

> Metaanalysen zufolge führt eine i. v. PCA postoperativ zu besserer Analgesie als konventionelle Regimes (Hudcova et al. 2005). Voraussetzungen für ein PCA-Verfahren bei Palliativpatienten ist, dass Kraft und Konzentrationsfähigkeit ausreichen, dieses zu bedienen und dass der Patient diese Autonomie wünscht.

Eine von Pflegekräften durchgeführte kontrollierte i. v. Analgesie kann einer i. v. PCA gleichwertig sein, wenn sie systematisch und kontinuierlich erfolgt (Evans et al. 2005). Ein PCA-Verfahren kann bei Palliativpatienten mit schlechten Venenverhältnissen auch als subkutane Applikation angewandt werden.

Die typischen opioidbedingten Nebenwirkungen wie Sedierung, Übelkeit und Erbrechen, Obstipation, Pruritus und Harnretention variieren substanzspezifisch in der Ausprägung leicht. In der Viszeralchirurgie ist insbesondere die opioidinduzierte Hemmung der Propulsivmotorik des Darms relevant. Bei diesem Effekt gibt es keine Toleranzentwicklung. Er wird sowohl direkt über die enteralen μ-Rezeptoren des Plexus myentericus als auch zentral vermittelt (Kurz und Sessler 2003). Dieser Effekt kann durch den enteralen Opioidantagonisten Naloxegol (Moventiq) und den peripheren Opioidantagonisten Methylnaltrexon (Relistor) reduziert, aber nicht aufgehoben werden. Beide Arzneimittel sind erst dann indiziert, wenn die Patienten auf ein oder mehrere Laxanzien nicht ausreichend angesprochen haben.

9.4.3 Koanalgetika

> Als Koanalgetika werden Medikamente bezeichnet, die ursprünglich nicht zur Schmerzbehandlung zugelassen sind, bei speziellen Schmerzformen jedoch eine gute analgetische Wirkung zeigen.

Zu der heterogenen Gruppe der Koanalgetika gehören u. a. Antidepressiva, Antiepileptika, Biphosphonate, Kortikosteroide, Muskelrelaxanzien, Spasmolytika und weitere mehr. Die parenteralen Anwendungsmöglichkeiten der klassischen schmerztherapeutischen Koanalgetika (Antiepileptika und Antidepressiva) für neuropathische oder gemischte Schmerzsyndrome sind sehr begrenzt.

Ketamin:
— Ketamin ist als NMDA-Rezeptorantagonist eine therapeutische Alternative im perioperativen Management, die sowohl als parenterale als auch als enterale (orale Bioverfügbarkeit: 20 %) Anwendung zur Verfügung steht.
— Es reduziert als kontinuierliche i. v. Gabe den postoperativen Opioidbedarf (Subramaniam et al. 2004; Bell et al. 2006).
— Während Bell 2006 ein geringeres Auftreten postoperativer Übelkeit und Erbrechen (PONV) nachweisen konnte, war in den zwei großen Metaanalysen von Subramaniam et al. (2004) und Elia und Tramer (2005) keine Reduktion opioidbedingter Nebenwirkungen festzustellen.
— Anwendung in der Tumorschmerztherapie als Off-Label-Use. Synergistischer Effekt in Kombination mit Opioiden der WHO-Stufe 3 (Nauck und Radbruch 2012).
— Dosierung: 0,1–0,5 mg/kg KG/Stunde i. v. oder s. c.
— Um „bad trips" zu vermeiden, ist die Abschirmung mit einem niedrig dosierten Benzodiazepin sinnvoll, z. B. Lorazepam 1 mg 2-mal/d.

9.4.4 Postoperative Regionalanästhesie

Falls ein Periduralkatheter zur intraoperativen Analgesie gelegt wurde, sollte dieser – wenn möglich – bis zum Abklingen des operationsassoziierten Wundschmerzes zur postoperativen Analgesie genutzt werden. Falls der Patient physisch und kognitiv in der Lage ist, kann auch eine patientenkontrollierte Periduralanalgesie etabliert werden.

Die Anwendung regionalanästhesiologischer Verfahren beeinflusst die Dosierung der systemischen Opioidtherapie insbesondere dann, wenn das präoperative Schmerzniveau durch eine suffiziente PDA so gesenkt wird, dass der vorbestehende Opioidbedarf schrittweise abgesenkt werden kann.

Bei Beendigung einer Periduralanalgesie wird überlappend die systemische Schmerztherapie mit retardierten Opioiden wieder erhöht. Zusätzlich muss vor Beendigung der Regionalanästhesie im pflegerisch-ärztlichen Team geklärt werden, welche Bedarfsmedikation angewandt wird, um bei Ende der Wirkdauer der Lokalanästhetika den neuen Analgetikabedarf titrieren zu können. Zur ärztlichen Angabe der Dosierung gehören die Angabe der Interventionsgrenze (z. B. „Gabe darf nach jeweils 30 Minuten wiederholt werden bis max. 6-mal pro Tag") und die Handlungsanweisung für die Pflegenden bei Auftreten von Nebenwirkungen. Grundsätzlich sollen alle therapieassoziierten Nebenwirkungen erfasst werden.

Falls der gastrointestinale/enterale Transport verlässlich wiederhergestellt werden kann und der Kostaufbau gelingt, wird auch die Arzneimitteltherapie reenteralisiert. Dabei ist im Hinblick auf die Prognose des Patienten zu bedenken, welche Substanz, Applikation und Dosierung gewählt wird, sowie die Frage, ob durch den stattgehabten viszeralchirurgischen Eingriff eine veränderte Pharmakokinetik, z. B. Resorptionsstörung durch Dünndarmteilresektion, der Arzneimittel zu erwarten ist.

9.5 Zusammenfassung

Eine adaptierte Schmerztherapie im perioperativen Management onkologischer Palliativpatienten muss sowohl auf den viszeralchirurgischen Eingriff als auch individuell auf die Pathophysiologie der Schmerzen, die Vormedikation, die Organfunktion und die Prognose des Patienten sowie auf die angestrebte Versorgungsform abgestimmt werden.

Literatur

Ahn E et al (2015) Intravenous lidocaine for effective pain relief after a laparoscopic colectomy: a prospective, randomized, double-blind, placebo-controlled study. Int Surg 100:394–401

Angster R (2012) Postoperative Schmerztherapie. In: Rossaint R, Werner C, Zwißler B (Hrsg) Die Anästhesiologie, 3. Aufl. Springer, Heidelberg, S 1382–1430

Bell R et al (2006) Perioperative ketamine for acute postoperative pain. Cochrane Database Syst Rev (1):CD004603

Brack A et al (2012) Anästhesie in der Viszeralchirurgie. In: Rossaint R, Werner C, Zwißler B (Hrsg) Die Anästhesiologie, 3. Aufl. Springer, Heidelberg, S 1013–1032

Brander VA et al (2003) Predicting total knee replacement pain: a prospective, observational study. Clin Orthop Relat Res (416):27–36

Bundesärztekammer (BÄK) (2011) Grundsätze der Bundesärztekammer zur ärztlichen Sterbebegleitung. Dtsch Ärztebl 108(7):A346–A348

Carr E et al (2006) Patterns and frequency of anxiety in women undergoing gynaecological surgery. J Clin Nurs 15(3):341–352

DGS PraxisLeitlinien SchmerzMedizin (Hrsg) (2016) Deutsche Gesellschaft für Schmerzmedizin, Oberursel. http://www.DGS-PraxisLeitlinien.de. Zugegriffen am 29.10.2018

Elia N, Tramer MR (2005) Ketamine and postoperative pain – a quantitative systematic review of randomised trials. Pain 113(1–2):61–70

Evans E et al (2005) Randomised controlled trial of patient controlled analgesia compared with nurse delivered analgesia in an emergency department. Emerg Med J 22(1):25–29

Herminghaus A et al (2011) Intravenös verabreichtes Lidocain zur perioperativen Schmerztherapie. Anaesthesist 60:152–160

Hudcova J et al (2005) Patient controlled intravenous opioid analgesia versus conventional opioid analgesia for postoperative pain control: a quantitative systematic review. Acute Pain 7:115–132

Kaba A et al (2007) Intravenous lidocaine infusion facilitates acute rehabilitation after laparoscopic coletomy. Anesthesiology 106(1):11–18

Klaschik E (2009) Schmerztherapie und Symptomkontrolle in der Palliativmedizin. In: Husebø S, Klaschik E (Hrsg) Palliativmedizin. Grundlagen und Praxis, 5. Aufl. Springer, Heidelberg, S 207–314

Kranke P et al (2015) Continuous intravenous perioperative lidocaine infusion for postoperative pain and recovery. Cochrane Database Syst Rev (7):CD009642. https://doi.org/10.1002/14651858.CD009642.pub2

Kurz A, Sessler D (2003) Opioid-induced bowel dysfunction: pathophysiology and potential new therapies. Drugs 63(7):649–671

Larkin PJ et al (2008) The management of constipation in palliative care: clinical practice recommendations. Palliat Med 22(7):796–807

Meissner W et al (2009) A randomised controlled trial with prolonged-release oral oxycodone and naloxone to prevent and reverse opioid-induced constipation. Eur J Pain 13(1):56–64

Mercadante S et al (2006) Safety and effectiveness of intravenous morphine for episodic breakthrough pain in patients receiving transdermal buprenorphine. J Pain Symptom Manag 32(2):175–179

Moryl N et al (2002) Pitfalls of opioid rotation: substituting another opioid for methadone in patients with cancer pain. Pain 96(3):325–328

Nauck F, Radbruch L (2012) Systemische medikamentöse Schmerztherapie. In: Aulbert E, Nauck F, Radbruch L (Hrsg) Lehrbuch der Palliativmedizin, 3. Aufl. Schattauer, Stuttgart

9

S3-Leitlinie Behandlung akuter perioperativer und post-traumatischer Schmerzen, AWMF-Register-Nr. 001-025 (ehemals 041-001), Stand 01.04.2009

Schuster M et al (2018) Opioidrotation in der Tumorschmerztherapie: Ein systematisches Review. Dtsch Ärztebl 115(9):135–142

Sorge J (2012) Schmerztherapie: Epidemiologie, Klassifikation und Klinik von Krebsschmerzen. In: Aulbert E,

Nauck F, Radbruch L (Hrsg) Lehrbuch der Palliativmedizin, 3. Aufl. Schattauer, Stuttgart

Subramaniam K et al (2004) Ketamine as adjuvant analgesic to opioids: a quantitative and qualitative systematic review. Anesth Analg 99(2):482–495

Zech DF et al (1995) Validation of World Health Organization Guidelines for cancer pain relief: a 10-year prospective study. Pain 63:65

Ernährung im perioperativen Management von Palliativpatienten

Christian Löser

© Springer-Verlag GmbH Deutschland, ein Teil von Springer Nature 2019
M. Ghadimi et al. (Hrsg.), *Palliative Viszeralchirurgie*,
https://doi.org/10.1007/978-3-662-57362-4_10

Für die praktische Umsetzung moderner ernährungsmedizinischer Erkenntnisse im perioperativen Setting gelten die aktuellen Leitlinien der Deutschen Gesellschaft für Ernährungsmedizin (DGEM) sowie der Europäischen Gesellschaft für klinische Ernährung und Stoffwechsel (ESPEN). Darüber hinaus sind im perioperativen Management von Palliativpatienten die etablierten Grundsätze der palliativmedizinischen Betreuung insbesondere in Bezug auf die ethische Rechtfertigung einer ernährungsmedizinischen Maßnahme individuell kritisch zu berücksichtigen. Ernährungsmedizin allgemein und perioperative Ernährung haben in den letzten Jahren einen fundamentalen Paradigmenwechsel vollzogen: Ernährungsmedizinische Intervention ist heute nicht mehr Teil einer ärztlichen Basismaßnahme im Sinne einer Grundpflege, sondern effektiver, integraler Bestandteil ärztlicher Therapie und Prävention. Die moderne perioperative Ernährungsmedizin kann klinische und ökonomisch relevante Outcome-Parameter wie Morbidität, Lebensqualität, Mortalität, Krankenhausverweildauer und Kosten signifikant positiv beeinflussen.

10

10.1 Paradigmenwechsel in der Ernährungsmedizin

Kein Teilgebiet der Medizin hat in den letzten Jahren so gravierende Paradigmenwechsel vollzogen wie die Ernährungsmedizin. Paradebeispiel hierfür ist die akute Pankreatitis, die wir meinten zur „Schonung der Drüse" total parenteral ernähren zu müssen und heute frühzeitig enteral ernähren, was per se zu einer signifikanten Senkung der Mortalität und Morbidität dieses Krankheitsbildes führt (Al-Omran et al. 2010). Das trifft aber auch für generelle Strategien, wie z. B. die postoperative Ernährung zu, bei der wir früher erst enteral belastet haben, wenn der Darm erste Aktivitätssignale gesendet hat, während wir heute ganz bewusst sehr frühzeitig nach bauchchirurgischen Eingriffen enteral belasten, damit der Darm mobil und aktiv bleibt (Löser 2011a; Weimann und Rittler 2011).

Darüber hinaus haben wir einen grundsätzlichen Paradigmenwechsel in unserem Verständnis für Ernährung und ernährungsmedizinische Intervention durchgemacht. Galt bis in die 1990er-Jahre Ernährung als Basismaßnahme und Teil der Grundpflege, die von ärztlicher Seite aus gewährleistet werden sollte, ist Ernährungsintervention aus heutiger Sicht sowohl unter ethischen, als auch

unter medizinischen und juristischen Aspekten effektiver Teil ärztlicher Therapie und Prävention und bedarf damit einer medizinischen Indikation (Löser 2013a).

> ❯ Ernährung und ernährungsmedizinische Intervention sind hocheffektiver Bestandteil ärztlicher Therapie und Prävention.

10.2 Risikofaktor Mangelernährung

10.2.1 Prävalenz

Prospektive klinische Studien aus dem deutschsprachigen Raum belegen überzeugend, dass das Risiko für Mangelernährung in nichtselektionierten Patientenkollektiven im Bereich von ca. 25 % liegt (Löser und Falk 2001; Pirlich et al. 2006; Löser 2011b, c). Dabei liegen die Prävalenzen für onkologische (bis > 50 %), pneumologische (ca. 40 %) und geriatrische Patienten (gut 30 %) erwartungsgemäß am höchsten (Löser und Falk 2001; Löser 2011c). Die große Multicenterstudie der deutschen Gesellschaft für Ernährungsmedizin (DGEM) (The German Hospital Malnutrition Study, Pirlich et al. 2006) zeigt für chirurgische Patienten eine Prävalenz der Mangelernährung von 14 %, was durch andere Untersuchungen bestätigt werden konnte (Werner et al. 2011).

> ❯ Die Prävalenz von Mangelernährung liegt im chirurgischen Fachgebiet bei ca. 15 %.

Als Ursachen einer Mangelernährung kommen Schluckstörungen, Geschmacksveränderungen, schlechter Zahnstatus/defekte Zahnprothese, Übelkeit/Erbrechen, Malabsorption/Maldigestion, Hyperthyreose oder chronische Infektionen ebenso in Betracht wie verschiedene soziale, psychische und ökonomische Ursachen, u. a. Depressionen, Demenz, chronische Abhängigkeiten wie Alkoholismus oder Nikotinkonsum, die Unfähigkeit, sich selbst Nahrung zu besorgen oder zuzubereiten oder soziale Probleme wie Vereinsamung, Isolation oder Geldmangel (Löser 2014).

10.2.2 Klinische Folgen

Hohes Alter, die Anzahl der verordneten Medikamente, eine maligne Grunderkrankung sowie das Vorliegen einer chronischen Erkrankung sind unabhängige Risikofaktoren für die Entwicklung einer Mangelernährung. Die klinischen Folgen einer Mangelernährung sind evident und in einer Vielzahl von prospektiven wissenschaftlichen Untersuchungen überzeugend belegt (Übersichten: Löser 2010, 2011b, c; Stratton et al. 2003):

- An 365 konsekutiven Patienten, bei denen aufgrund eines Malignoms eine abdominelle Operation erfolgte, konnten Meguid et al. (1988) bereits 1988 überzeugend zeigen, dass mangelernährte Patienten im Vergleich zu Patienten mit einem normalen Ernährungszustand eine signifikant (p < 0,001) höhere postoperative Komplikationsrate (72 vs. 29 %) sowie eine signifikant (p < 0,001) höhere postoperative Mortalität (23 vs. 4 %) aufwiesen.
- Für Patienten mit gastrointestinalen Tumoren unter einer Chemotherapie konnten Andreyev et al. (1998) nachweisen, dass Patienten mit einem Gewichtsverlust eine jeweils hochsignifikant (p < 0,0001) höhere Toxizität, mehr Therapieabbrüche, einen schlechteren körperlichen Allgemeinzustand sowie darüber hinaus eine deutlich kürzere Überlebenszeit aufwiesen.
- Die an 5051 Patienten europaweit in 26 Zentren durchgeführte große Euro-OOP-Studie (Sorensen et al. 2008) fand für Patienten mit Risiko für Mangelernährung eine hochsignifikant höhere Komplikationsrate, Pneumonierate, Mortalität sowie eine um 3 Tage längere Krankenhausaufenthaltsdauer und belegte darüber hinaus, dass die Komplikationsrate im Krankenhaus signifikant höher für chirurgische Patienten, alte Menschen, Tumorpatienten und Patienten mit metabolischem Risiko bei eingeschränktem Ernährungsstatus war.

> ❯ **Mangelernährung ist ein hochrelevanter unabhängiger klinischer Risikofaktor, der alle relevanten klinischen und ökonomischen Parameter signifikant beeinflussen kann.**

10.2.3 Screening, Verlaufskontrollen

Die ernährungsmedizinischen Fachgesellschaften empfehlen in ihren Leitlinien, bei allen stationär in ein Krankenhaus aufgenommenen Patienten ein standardisiertes Screening auf Zeichen einer Mangelernährung durch etablierte Screeninginstrumente, wie das Nutritional Risk Screening (NRS 2002) oder den Subjective Global Assessment (SGA-)Score durchzuführen (Weimann et al. 2013, 2017; Arends et al. 2017).

Patienten mit nachgewiesener Mangelernährung oder einem entsprechenden Risiko für eine solche sollten dann einer standardisierten Ernährungstherapie auf der Basis des etablierten therapeutischen Stufenschemas zugeführt werden. Bei allen stationären Patienten – auch bei denen, die initial keine Zeichen für eine Mangelernährung aufweisen – sollte routinemäßig nach 7 Tagen erneut ein Screening auf Mangelernährung erfolgen. Für den ambulanten Bereich empfehlen die Fachgesellschaften das Malnutrition Universal Screening Tool (MUST) als bestgeeignetes Screeninginstrument zur Erfassung einer Mangelernährung (Löser 2011b).

> ❯ **NRS 2002, SGA und MUST sind wissenschaftlich gut evaluierte einfache Screeninginstrumente, um Mangelernährung im medizinischen Alltag schnell und mit wenig Aufwand sicher zu erfassen.**

10.2.4 Therapieoptionen

Für die klinisch effiziente Behandlung einer Mangelernährung steht in der Praxis eine Vielzahl von Maßnahmen zur Verfügung (❑ Abb. 10.1). Diese reichen von der individuellen Ursachensuche über eine professionelle, individuelle Ernährungsberatung, intensivierte Betreuung oder Einsatz spezieller Hilfsmittel (wie z. B. Verwendung spezieller Becher oder Bestecke, Griffverdickungen, Warmhalteteller, Tellerranderhebungen etc.) bis hin zu einer Vielzahl in der medizinischen Praxis etablierten Allgemeinmaßnahmen (Details in Löser 2011b):

> In wissenschaftlichen Studien belegte klinische Folgen von Mangelernährung (Löser 2010, 2011b; Stratton et al. 2003):
> - Verminderte Immunkompetenz
> - Erhöhte Infektrate/-schwere
> - Erhöhte Komplikationsrate
> - Verminderte Therapietoleranz
> - Reduzierte Prognose
> - Erhöhte Mortalität
>   Verminderte Lebensqualität

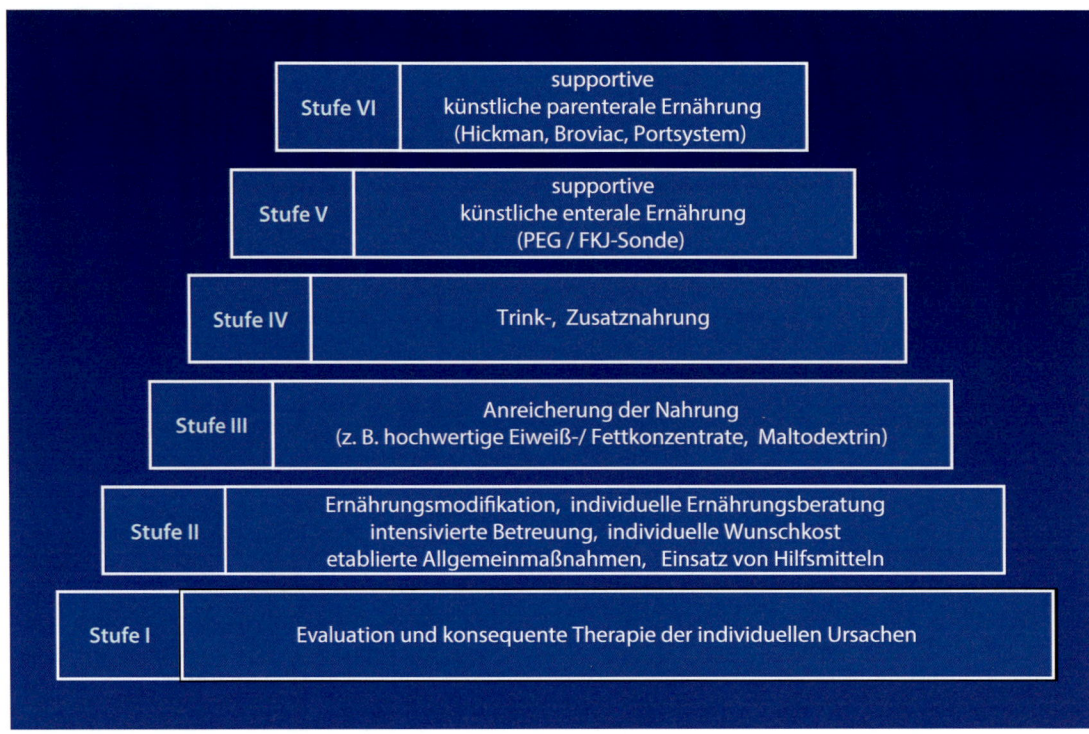

Abb. 10.1 Nach den Empfehlungen der Leitlinien der Fachgesellschaften etabliertes ernährungsmedizinisches Stufenschema zur Behandlung von Patienten mit Mangelernährung (modifiziert nach Löser 2010, 2011b)

10

- Gemeinsame Einnahme der Mahlzeiten in Gesellschaft
- Schaffen einer angenehmen Essensatmosphäre
- Bevorzugung individueller energiereicher Wunschkost
- Achten auf individuelle Unverträglichkeiten
- Energiereiche Zwischenmahlzeiten wie Fingerfood zum selbstständigen Essen
- Anpassen der Nahrungskonsistenz an individuelle Bedürfnisse
- Förderung körperlicher Aktivität etc.

Darüber hinaus können die Lieblingsspeisen des mangelernährten Patienten auch mit hochwertigen Eiweiß-/Fettkonzentraten, Fett oder Kohlenhydraten wie Maltodextrin energetisch angereichert werden. Wissenschaftlich besonders gut untersucht ist die klinische und ökonomische Effizienz der supportiven Verabreichung von Trink- und Zusatznahrung (Stratton und Elia 2007; Löser 2011b, c, d).

Sollte es auch hierunter nicht zu einer nachhaltigen Verbesserung des Ernährungszustands kommen, muss individuell über die supportive künstliche enterale Ernährung (z. B. über PEG-/PEJ-Sonden)

oder die supportive künstliche parenterale Ernährung (z. B. über Broviac-Katheter, Hickman-Katheter oder ein Portsystem) nachgedacht und entschieden werden. Hierbei sind neben den medizinischen Möglichkeiten individuell immer auch die ethischen Aspekte und damit der individuelle Nutzen für den Patienten zu evaluieren (Löser 2013b).

> Patienten mit nachgewiesener Mangelernährung sollten einer konsequenten Therapie auf der Basis des von den Fachgesellschaften empfohlenen etablierten therapeutischen Stufenschemas zugeführt werden.

10.3 Etablierte perioperative Ernährungsstrategien

Es ist der große Verdienst des dänischen Chirurgen Hendrik Kehlet Ende der 1990er-Jahre, das „Fast-Track"- oder ERAS-Konzept (ERAS: Enhanced Recovery After Surgery) entwickelt zu haben. Dies zog einen fundamentalen Umdenkungsprozess weg von einer eher mechanistischen hin zu einer metabolischen Betrachtungsweise der perioperativen Behandlungssituation nach sich (Kehlet 1997).

Oberstes Prinzip dieser neuen Konzepte ist die Verminderung von perioperativem Stress sowie Katabolie und einer daraus resultierenden deutlichen Verbesserung aller klinischen Outcome-Parameter mit schnellerem Genesungsprozess, früherer Mobilisation und schnellerer postoperativer Nahrungsaufnahme bis hin zur schnelleren Entlassung des Patienten in deutlich besserem Allgemeinzustand. Das integrierte multimodale ERAS-Therapiekonzept hat mit einer Vielzahl tradierter bisheriger perioperativer Vorgehensweisen gebrochen und zu neuen mittlerweile standardisierten perioperativen Behandlungsstrategien geführt (Übersicht: Weimann und Rittler 2011).

> ❯ Fast-Track und ERAS sollen im perioperativen Setting primär Stress, Katabolie und postoperative Darmatonie minimieren.

Wesentlicher Bestandteil von Fast-Track und ERAS ist eine völlig andere Vorgehensweise in Bezug auf die ernährungsmedizinische Betreuung chirurgischer Patienten (Lassen et al. 2009):

- Verkürzung der präoperativen Nüchternheitsperiode
- Frühestmögliche postoperative orale/enterale Nahrungszufuhr zur Gewährleistung einer raschen Normalisierung der Darmpassage
- Vermeidung von Magensonden
- Frühestmögliche Mobilisation

Obwohl aktuelle Metaanalysen der verfügbaren kontrollierten Studien überzeugend den Vorteil von Fast-Track und ERAS belegen (Varadhan et al. 2010; Weimann et al. 2013, 2017; August et al. 2009), setzt sich dieses neue Verständnis trotz Verankerung in den Leitlinien nur langsam durch (Awad et al. 2010; Visioni et al. 2017; Grant et al. 2017).

> ❯ Die klinischen und ökonomischen Vorteile von „Fast-Track" und ERAS sind wissenschaftlich in Metaanalysen überzeugend belegt.

Wenn möglich sollte der postoperative Kostaufbau bereits am Tag der Operation, z. B. mit Trinklösungen, Joghurts oder Pudding beginnen. Dabei dient die frühzeitige Nahrungszufuhr nicht primär der Nährstoff- und Kaloriengabe, sondern der funktionellen und strukturellen Erhaltung des Darmes und damit der Verminderung der postoperativen Darmatonie. Durch konsequentes Umsetzen des ERAS-Konzepts sollen der perioperative Stress reduziert und die Kachexie und postoperative Darm-

atonie minimiert werden (Kehlet 1997; Lassen et al. 2009; Weimann et al. 2013, 2017).

10.4 Präoperative metabolische Konditionierung

Die aktuellen Leitlinien von DGEM und ESPEN empfehlen mit Evidenzgrad A, dass Patienten mit hohem metabolischem Risiko vor einer Operation eine Ernährungstherapie erhalten sollten, selbst wenn deswegen die Operation verschoben werden muss (Weimann et al. 2013, 2017). Diese metabolische Konditionierung sollte, wann immer möglich, enteral durch Gabe von Trink- und Supplementnahrung erfolgen und kann bis zum Abend vor der Operation durchgeführt werden. Ist eine adäquate orale Nährstoff- und Kalorienzufuhr nicht gewährleistet, kann eine kombinierte enterale/parenterale Ernährung (duale Ernährungsstrategie) erfolgen (Evidenzgrad A). Diese gezielte präoperative Konditionierung sollte über 7 Tage, bei Patienten mit hohem metabolischem Risiko noch besser über 14 Tage erfolgen (Übersicht: Weimann et al. 2013).

Kriterien für hohes metabolisches Risiko (Weimann et al. 2013, 2017):
- Gewichtsverlust > 10–15 % des Körpergewichts
- BMI < 18,5 kg/m²
- Serumalbumin < 30 g/l (uneingeschränkte Leber- und Nierenfunktion)
- SGA Grad C

Studien belegen, dass Patienten noch bis 2 Stunden vor Operationsbeginn einen Glukosedrink erhalten können, ohne dass dadurch das Aspirationsrisiko während der Narkoseeinleitung erhöht ist. Die Leitlinien empfehlen, dass bei Patienten, die nicht enteral ernährt werden können, Glukose vor der Operation i. v. verabreicht werden sollte (Evidenzgrad B; Weimann et al. 2013). Für die präoperative Glukosezufuhr („carbohydrate loading") sollten bei oraler Verabreichung etwa 800 ml eines Glukosedrinks (z. B. 12,5 %) in der Nacht vor der Operation und etwa 400 ml vor der Operation selbst verabreicht werden (Weimann et al. 2013).

> ❯ Die präoperative Glukosezufuhr („carbohydrate loading") mit dem Ziel einer Reduktion des perioperativen Dyskomforts und

bei abdominalchirurgischen Eingriffen einer Verkürzung der Krankenhausverweildauer erfolgt in der Nacht (ca. 800 ml) und 2 Stunden vor dem Eingriff (ca. 400 ml).

10.5 Immunonutrition

Aufgrund der vorliegenden wissenschaftlichen Studienlage empfehlen sowohl die deutschen (Weimann et al. 2013), die europäischen (Weimann et al. 2017) als auch die amerikanischen Leitlinien (August et al. 2009), immunmodulierende Diäten (Arginin, Omega-3-Fettsäuren, Nukleotide) zu bevorzugen. Die Amerikaner geben hierfür eine A-, die Deutschen und Europäer eine B-Empfehlung.

Die metabolische Konditionierung durch immunmodulierte Diäten erfolgt über 5–7 Tage präoperativ und ist bei mangelernährten Patienten in Bezug auf die Senkung der postoperativen Morbidität und der Länge des Krankenhausaufenthalts besonders effektiv. Wissenschaftlich gut belegt ist vor allen Dingen die klinische Effizienz einer präoperativen Gabe immunmodulierender Nahrung (500–750 ml pro Tag), während die postoperative Gabe weniger effizient zu sein scheint (Weimann und Rittler 2011; Weimann et al. 2013). Besonders für onkologische Patienten vor großen Operationen ist die klinische Effizienz gut belegt (August et al. 2009; Weimann et al. 2017).

> Bei der perioperativen metabolischen Konditionierung werden immunmodulierende Diäten (Arginin, Omega-3-Fettsäuren, Nukleotide) bevorzugt.

10.6 Künstliche Ernährung in der Chirurgie

> Wann immer möglich und durchführbar, soll oral ernährt werden. Die enterale Ernährung ist – wenn praktisch durchführbar – grundsätzlich einer parenteralen Ernährung überlegen, weil sie physiologischer ist, deutlich weniger metabolische Nebenwirkungen hat, weniger aufwendig und deutlich kostengünstiger ist (Löser 2011b).

Wenn trotz professioneller Umsetzung eine ausreichende orale Ernährung nicht möglich ist, muss individuell über eine supportive enterale Ernährung kurzfristig über nasogastrale-/jejunale Sonden oder mittel-/langfristig über eine PEG-Sonde oder eine Feinnadel(katheter)jejunostomie (FKJ) entschieden werden.

In den seltenen Fällen einer bestehenden Kontraindikation für eine enterale Belastung muss alternativ über eine parenterale Ernährung, z. B. über einen Hickman- oder einen Broviac-Katheter oder ein bereits liegendes Portsystem entschieden werden. Bei onkologischen Patienten, die wegen einer Chemotherapie bereits mit einem Portsystem versorgt sind, kann dies zur supportiven parenteralen Applikation von Nährstoffen mitverwendet werden (◻ Tab. 10.1).

In Übereinstimmung mit den gültigen Leitlinien sollte postoperativ eine frühzeitige Sondenernährung (innerhalb von 24 h) bei den Patienten begonnen werden, bei denen eine frühe orale Ernährung nicht möglich ist. Dies gilt insbesondere für (Weimann et al. 2013, 2017):

1. Patienten mit großen Kopf/Hals sowie gastrointestinalen Eingriffen wegen eines Tumors [A]
2. Patienten, mit schweren Polytraumata einschließlich Schädel-Hirn-Trauma [A]
3. Patienten mit manifester Mangelernährung zum Operationszeitpunkt [A] und
4. Patienten, bei denen die orale Zufuhr voraussichtlich für mehr als 10 Tage unter 60–75 % bleiben wird [C].

Wann immer möglich, sollte mit der Supplementierung vor der Operation begonnen werden und diese postoperativ für 5–7 Tage auch nach unkomplizierten Eingriffen fortgesetzt werden. In den meisten Fällen reicht hierfür eine ganz normale nährstoffdefinierte Standardsondennahrung aus.

Insbesondere in palliativen Behandlungssituationen und explizit am absehbaren Lebensende muss in jedem Einzelfall nicht nur kritisch die medizinische Indikationsstellung, sondern vor allen Dingen auch die ethische Rechtfertigung geprüft werden. Die praktische Durchführung einer supportiven enteralen bzw. parenteralen Ernährung folgt den etablierten Grundsätzen der Palliativmedizin und orientiert sich am individuellen Bedarf, den Ressourcen, der Toleranz sowie dem Willen des jeweiligen Patienten.

> Vor Einleitung einer supportiven künstlichen enteralen oder parenteralen Ernährung muss individuell die medizinische Indikation und die ethische Rechtfertigung kritisch geprüft werden.

◘ **Tab. 10.1** Praktisch relevante Kernaussagen der DGEM-Leitlinie „Klinische Ernährung in der Chirurgie" (Weimann et al. 2013)

Kernaussage	Evidenzgrad
Patienten ohne besonderes Aspirationsrisiko sollten bis 2 Stunden vor Narkosebeginn klare Flüssigkeit trinken. Feste Nahrung ist bis 6 Stunden vor Anästhesie erlaubt.	A
Die präoperative Glukosezufuhr („carbohydrate loading") sollte bei Patienten ohne Diabetes mit dem Ziel einer Reduktion des präoperativen Dyskomforts und bei abdominalchirurgischen Eingriffen einer Verkürzung der Krankenhausverweildauer in der Nacht präoperativ und 2 Stunden vor dem Eingriff erfolgen.	B
Glukose sollte bei Patienten, die nicht enteral ernährt werden können, vor der Operation i. v. verabreicht werden.	B
Nach unkomplizierter Operation soll die orale Nahrungszufuhr nicht unterbrochen werden.	A
Auch nach kolorektalen Eingriffen soll die orale Nahrungszufuhr einschließlich klarer Flüssigkeit innerhalb von Stunden postoperativ begonnen werden.	A
Eine künstliche Ernährung ist bei Patienten mit Mangelernährung und solchen ohne manifeste Mangelernährung indiziert, wenn vorherzusehen ist, dass der Patient für mehr als 7 Tage postoperativ unfähig zu oraler Kostzufuhr sein wird. Die Indikation besteht ebenfalls für Patienten, die für mehr als 10 Tage nicht in der Lage sind, mehr als 60–75 % der empfohlenen Energiemenge oral aufzunehmen.	C
Bei der parenteralen Ernährung sollten Dreikammerbeutel den Einzelkomponenten vorgezogen werden.	B
Patienten mit schwerem metabolischem Risiko sollen vor der Operation eine Ernährungstherapie erhalten, selbst wenn die Operation verschoben werden muss.	A
Wann immer möglich und durchführbar, soll oral ernährt werden.	A
Mangelernährte Tumorpatienten und solche mit Hochrisiko sollen vor großen abdominalchirurgischen Eingriffen Trinknahrung erhalten.	A
Immunmodulierte Diäten (Arginin, Omega-3-Fettsäuren und Nukleotide) sollten vorgezogen werden.	B
Präoperativ kann die Einnahme für 5–7 Tage empfohlen werden	C

Die täglich zu applizierende Energiemenge kann entweder individuell anhand der etablierten Formel nach Harris und Benedict (1919) bestimmt oder nach den geltenden Faustregeln (30 kcal/kg KG/Tag; Grundumsatz: ca. 25 kcal/kg KG/Tag) abgeschätzt werden.

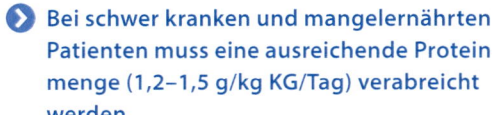 **Bei schwer kranken und mangelernährten Patienten muss eine ausreichende Proteinmenge (1,2–1,5 g/kg KG/Tag) verabreicht werden.**

Laut Leitlinie sollten bei parenteraler Ernährung Dreikammerbeutel den Einzelkomponenten vorgezogen werden (Evidenzgrad B). Laut Leitlinie (Weimann et al. 2013, 2017) ist eine kombiniert enteral-parenterale Ernährung nicht notwendig, wenn die erwartete Periode der parenteralen Ernährung

unter 4 Tagen liegt. Liegt die voraussichtliche Dauer zwischen 4 und 7 Tagen, kann die Ernährung hypokalorisch über einen peripheren Zugang verabreicht werden. Erst bei einer Dauer von absehbar 7–10 Tagen kann die Anlage eines zentralvenösen Katheters zur Ernährung mit einem Dreikammerbeutel empfohlen werden (Weimann et al. 2013, 2017).

10.7 Ernährung in der Palliativmedizin

Das Thema Ernährung am Lebensende setzt eine kritische Auseinandersetzung mit den komplexen zugrunde liegenden medizinischen, ethischen, emotionalen, psychologischen und letztlich auch juristischen Aspekten dieser Situation voraus (Löser 2013a).

10.7.1 Grundsätze und Ziele

Die ernährungsmedizinische Behandlung von Patienten im Rahmen einer palliativmedizinischen Betreuung und insbesondere am Lebensende muss individuell kritisch die Vorstellungen, Bedürfnissen und Wünsche sowie Ressourcen und Therapieziele des betroffenen Patienten berücksichtigen. In welchem Ausmaß ernährungsmedizinische Intervention medizinisch sinnvoll und ethisch vertretbar ist, hängt sehr davon ab, in welchem Stadium der palliativmedizinischen Betreuung der Patient sich befindet. Dies gilt es in der Praxis immer sorgfältig zu differenzieren, und das macht es generell schwierig, hier pauschale Empfehlungen zu geben.

Jeder Patient, der an einer kausal nicht kurablen Tumorerkrankung leidet, ist ein palliativmedizinisch zu betreuender Patient: Dabei hat natürlich der junge, aus dem normalen Leben gerissene Patient mit einem metastasierten gastrointestinalen Tumor ganz andere Anforderungen an seine ernährungsmedizinische Betreuung als der betagte, fortgeschritten tumorerkrankte Patient gegen Ende seines Leidensweges (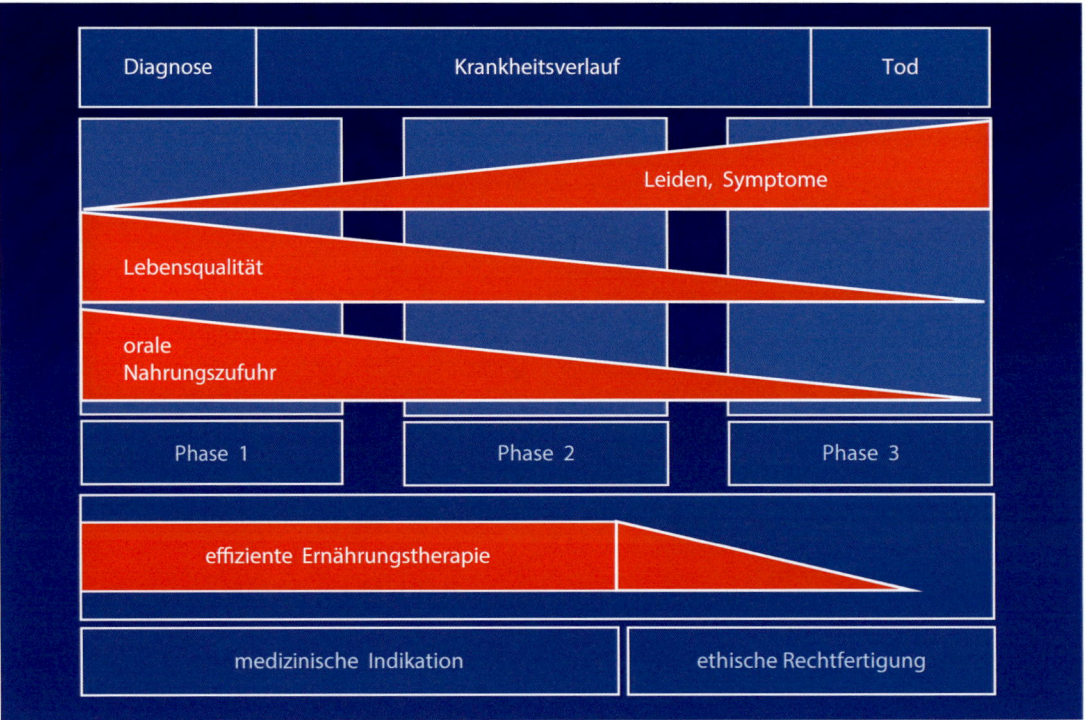 Abb. 10.2). Demzufolge sind die Ansprüche an und die Möglichkeiten einer modernen ernährungstherapeutischen Betreuung in den frühen Phasen einer palliativmedizinischen Behandlung, wenn der Patient noch Lebensqualität besitzt und ggf. aggressiv palliativ therapiert wird, völlig anders als in der Endphase einer Tumorerkrankung oder gar in der Terminalphase selbst.

Wie sämtliche Maßnahmen innerhalb der palliativmedizinischen Betreuung muss auch die Ernährungstherapie primär auf das Wohlbefinden und den Erhalt der Lebensqualität des jeweiligen Patient ausgerichtet werden und sich an der Frage orientieren, ob der Patient von den zur Verfügung stehenden ernährungsmedizinischen Maßnahmen in Bezug auf seine Befindlichkeit individuell profitieren kann (Löser 2013a, b). Hierbei ist es notwendig, die Vorstellungen, Bedürfnisse und Ressourcen des betroffenen Patienten zu respektieren und ein realistisches individuelles Therapieziel festzulegen.

Der Beitrag, den eine ernährungsmedizinische Betreuung im Rahmen der Palliativmedizin leisten kann, ist vielschichtig und relevant. Während auf der einen Seite eine frühzeitige ernährungsmedizinische Betreuung bei beginnendem Gewichtsverlust hilft, den Verlust der Lebensqualität zu

■ **Abb. 10.2**   Phasen eines palliativen Krankheitsverlaufs sowie unterschiedliche Effizienz und Anspruch an die ernährungsmedizinische Betreuungsstrategie (modif. nach Löser 2011b)

verringern, Krankenhausaufenthalte und Komplikationen zu vermeiden und eine Betreuung zu Hause zu ermöglichen, sollten auf der anderen Seite Patienten, die nicht mehr in der Lage sind, an einer Entscheidung für oder gegen eine bestimmte Ernährungstherapie mitzuwirken, weil sie anhaltend somnolent oder komatös sind, keine aktive Ernährungstherapie jenseits einer menschlich zugewandten Darreichung von Flüssigkeit und Nahrung bei Bedarf erhalten.

> **Ernährung kann im Rahmen der Palliativmedizin einen vielschichtigen und klinisch relevanten Beitrag leisten.**

10.7.2 Ernährung in der Terminalphase

Eine aggressive ernährungstherapeutische Intervention sollte in der Terminalphase vermieden werden. Selbstverständlich muss jedes direkte oder indirekte Zeichen von möglichem Hunger oder Durst sensibel erfasst werden und ist dann konsequent zu behandeln. Allerdings ist der Verlust von Appetit und Durst typisch für die Terminalphase und systematische Untersuchungen belegen überzeugend, dass Durst und Hunger hier nur sehr selten auftreten (McCann et al. 1994).

Wenn die etablierten Basismaßnahmen der palliativmedizinischen Betreuung konsequent umgesetzt werden und insbesondere eine adäquate individuelle Mundpflege erfolgt, ist das Auftreten von Hunger und Durst in der Terminalphase im klinischen Alltag ein extrem selten ernährungsmedizinisch zu behandelndes Phänomen. Auch das Vorliegen einer Exsikkose ist charakteristisch für die Terminalphase und daher kein primärer Behandlungsgrund (McCann et al. 1994; Druml et al. 2016).

Auch für palliativmedizinisch erfahrene Ärzte ist es nicht immer einfach, sicher zu differenzieren, ob vegetative Symptome, wie z. B. Unruhe, Übelkeit, Verwirrtheit, Tachykardie oder Schwitzen nicht doch kausal auf Exsikkose, Durst oder Hunger zurückzuführen sind. Dann ist es medizinisch wie juristisch legitim, einen sogenannten Rehydratationsversuch mit z. B. Gabe von 1–1,5 l Flüssigkeit subkutan über 24 Stunden durchzuführen, um zu sehen, ob der Patient durch Flüssigkeitsgabe eine nachweisliche Symptomlinderung erfährt. Wenn diese vorher als „Versuch" deklarierte gezielte Flüssigkeitsgabe nicht zu einer nachweislichen Symptomlinderung führt, besteht für die Weiterführung keine gerechtfertigte Indikation (Löser 2013a; Druml et al. 2016).

Eine symbolische Gabe von Flüssigkeit oder Kalorien ohne Nachweis einer klinischen Effizienz ist medizinisch, ethisch und juristisch in der Terminalphase nicht zu rechtfertigen (Druml et al. 2016). Die künstliche Ernährung bzw. Flüssigkeitsgabe ist keine symbolische Behandlung am Ende einer infausten Erkrankung oder gar eine Basismaßnahme bei Patienten am Lebensende (Löser et al. 2005).

Nach den Grundsätzen der Bundesärztekammer für die ärztliche Sterbebegleitung von 2011 gilt als unverzichtbare Basisbetreuung am Lebensende eine menschenwürdige Unterbringung, menschliche Zuwendung, Körperpflege, Schmerzlinderung, Linderung von Atemnot und Übelkeit sowie das Stillen von Hunger und Durst. Explizit keine Basisbetreuung sind Flüssigkeits- und Nahrungszufuhr, für die es jeweils einer medizinischen Indikation (wie z. B. Nachweis von Hunger und Durst) bedarf.

Nach den Grundsätzen der Bundesärztekammer für die ärztliche Sterbebegleitung darf das Sterben durch Unterlassen, Begrenzen oder Beenden einer begonnenen medizinischen Maßnahme ermöglicht werden, wenn dies dem Willen des Patienten entspricht. Das gilt auch für künstliche Ernährung und Flüssigkeitszufuhr. Und es gilt auch für Patienten, die sich noch nicht im Sterbeprozess selbst befinden, aber aller Voraussicht nach in absehbarer Zeit sterben werden. Medizinische Maßnahmen, die einen Todeseintritt nur verzögern – wie z. B. eine nicht an Symptomlinderung orientierte Flüssigkeits- bzw. Kalorienzufuhr – sollen unterlassen und beendet werden.

> **In der Terminalphase ist das Auftreten von Hunger bzw. Durst ein sehr seltenes Ereignis. Die Gabe von Flüssigkeit und Nahrung ist keine Basismaßnahme oder gar symbolische Behandlung am Lebensende. Hierfür bedarf es einer individuellen medizinischen Indikation sowie einer ethischen Rechtfertigung.**

10.7.3 Ernährung von Tumorpatienten

> **Im Gegensatz zu der Situation am Lebensende und der Terminalphase selbst kann die rechtzeitige ernährungsmedizinische Intervention am Beginn und im Verlauf**

einer palliativmedizinisch zu behandelnden Erkrankung wesentlich zur Lebensqualität des Patienten beitragen (Löser et al. 1998, 2003, 2005; Löser 2013a, b).

Klinische Studien belegen überzeugend, dass bereits bei Diagnosestellung einer Tumorerkrankung mehr als die Hälfte der Patienten unter einem relevanten Gewichtsverlust leiden, so z. B. 80 % der Patienten mit Magen- oder Pankreaskarzinom (Andreyev et al. 1998; Arends et al. 2017).

Die Auswirkungen der Mangelernährung auf die perioperative Morbidität und Mortalität wurden schon dargestellt (▶ Abschn. 10.2.2). Darüber hinaus resultiert aber auch eine höhere Toxizität bei zeitgleich durchgeführter Chemotherapie, die zu signifikant mehr Therapieabbrüchen führt (Andreyev et al. 1998; Arends et al. 2017).

Die frühzeitige Einbindung palliativmedizinischer Konzepte und hier explizit die individuell gezielte Ernährungsintervention auf der Basis des etablierten Therapiestufenschemas (◘ Abb. 10.1) in die Behandlung im Sinne eines Early-integration-Ansatzes kann eine gegen den Tumor gerichtete Therapie überhaupt erst ermöglichen und effektiv die Lebensqualität, Morbidität und auch Mortalität des Patienten verbessern (Arends 2012; Löser 2011b).

> ❯ Je weiter fortgeschritten die Tumorerkrankung ist, desto weniger effizient sind allerdings die Möglichkeiten einer gezielten Ernährungstherapie.

Während am Anfang einer ernährungstherapeutischen Intervention die medizinische Indikation (wie Erhalt des Ernährungszustands, Erhalt und Verbesserung der Lebensqualität etc.) relevant ist, wird mit weiterem Verlauf der infausten Grunderkrankung immer mehr die ethische Rechtfertigung einer ernährungsmedizinischen Maßnahme in den Vordergrund des individuellen Entscheidungsprozesses treten (Löser 2013a, b).

> ❯ Eine aggressive palliative Therapie, wie z. B. Chemotherapie oder Radiatio setzt eine adäquate, individuelle Ernährungsstrategie voraus.

> ❯ Im Rahmen der Betreuung von Tumorpatienten gehört die Frage nach dem Gewichtsverlust sowie individuellen Problemen bei der Ernährung unabdingbar zu jedem Arzt-Patienten-Kontakt.

10.7.4 Künstliche Ernährung

Gerade in der palliativmedizinischen Situation müssen Maßnahmen im Sinne einer künstlichen enteralen oder parenteralen Ernährung individuell sehr kritisch abgewogen werden und bedürfen einer ausführlichen individuellen Aufklärung des betroffenen Patienten sowie einer klaren medizinischen Indikationsstellung und ethischen Rechtfertigung (Löser et al. 2005; Druml et al. 2016; Löser 2013a, b).

In frühen und mittleren Phasen eines palliativmedizinischen Krankheitsverlaufs kann – gerade dann, wenn weitere palliativmedizinische Therapiemaßnahmen eingeleitet werden sollen – auf den gezielten Einsatz einer supportiven künstlichen enteralen (z. B. über eine PEG- oder FKJ-Sonde) oder parenteralen (z. B. über einen Broviac- oder Hickman-Katheter oder über ein liegendes Portsystem) Ernährung zurückgegriffen werden (◘ Abb. 10.2).

Dabei darf die künstliche Ernährung niemals aus Gründen der Zeit-, Personal- oder Kostenersparnis erfolgen und nicht mit einem Verlust von menschlicher Zuwendung und aktiver oraler Nahrungszufuhr – wenn hierfür individuell keine Kontraindikation besteht – einhergehen. Nach unserem heutigen modernen Schlüsselverständnis ist die künstliche Ernährung, z. B. über eine PEG-Sonde vom Charakter her frühzeitig, präventiv, häufig passager und vor allen Dingen supportiv (Löser 2010, 2013a, b).

In frühen Phasen einer palliativmedizinischen Betreuung kann bei rechtzeitiger, individuell reflektierter Indikationsstellung die supportive Ernährung über eine PEG-Sonde bei Patienten, die nicht mehr adäquat oral Nahrung zu sich führen können, signifikant den klinischen Verlauf und die Lebensqualität der Patienten verbessern (Löser et al. 1998, 2003). Im Verlauf einer palliativmedizinischen Betreuung sollte über die individuell bestmögliche Ernährungsstrategie frühzeitig mit betroffenen Patienten gesprochen werden. Einfühlsame Kommunikation und Antizipation sind die Schlüssel zur Vermeidung inadäquater Ernährungsstrategien am Ende des Lebens. Künstliche Ernährung, z. B. über eine PEG-Sonde, ist keine Alternative zum Nahrungreichen per Hand, sondern nur eine medizinische begründbare Ergänzung, um Symptome zu lindern und Lebensqualität zu erhalten (Löser 2013a, b).

> ❯ Die PEG-Sonde steht erst am Ende einer eskalierenden Therapiestrategie, bedarf immer einer klaren medizinischen und einer

ethischen Indikation und erfolgt nach individueller Abwägung.

❯ Rechtzeitige einfühlsame Kommunikation und Antizipation sind die Schlüssel zur Vermeidung inadäquater Ernährungsstrategien am Ende des Lebens.

10.8 Perioperative Ernährung bei Palliativpatienten – Praktisches Vorgehen

In den beiden vorhergehenden Absätzen wurden die aktuell gültigen Empfehlungen und Leitlinien für die ernährungsmedizinische Betreuung im perioperativen Bereich bei Patienten mit chirurgischen Eingriffen sowie die Grundsätze und Prinzipien der Ernährung in der Palliativmedizin erläutert. Die modernen Leitlinien „Klinische Ernährung in der Chirurgie" von DGEM (Weimann et al. 2013) und ESPEN (Weimann et al. 2017) geben hier – wie oben ausführlich dargelegt – für das perioperative Management auch von palliativmedizinisch betreuten Patienten entsprechende Indikationsstellungen und Handlungsanweisungen vor. Diese gelten uneingeschränkt für Patienten, die sich operativen Eingriffen in frühen und mittleren Stadien eines palliativmedizinischen Krankheitsprozesses (❯ Abb. 10.2) unterziehen müssen, da hier die medizinischen Indikationsstellungen für den verantwortlichen Arzt im Vordergrund stehen.

Je weiter fortgeschritten ein palliativmedizinischer Krankheitsverlauf ist und insbesondere da, wo die Terminalphase erwartungsgemäß bevorsteht, stehen die ethischen Grundsätze der klassischen palliativmedizinischen Betreuung im Vordergrund und bestimmen primär – wenn rein medizinisch die Indikation für einen palliativmedizinischen chirurgischen Eingriff besteht – das ärztliche Handeln (Druml et al. 2016; Löser 2013a).

In fortgeschrittenen palliativmedizinischen Krankheitsverläufen ist die Anlage einer PEG-Sonde zur supportiven künstlichen Ernährung nur dann medizinisch indiziert, wenn nachweislich oral nicht zu behandelnde Symptome von Hunger und Durst auftreten, was wie oben ausgeführt ein sehr seltenes Phänomen ist. Es ist aber sehr wohl eine palliativmedizinisch sinnvolle Option, eine PEG-Sonde anzulegen, um bei einer Magenausgangsstenose oder chronischen Ileuszuständen Flüssigkeit aus dem Magen abzuleiten und dem

Patienten damit chronisches Regurgitieren und Erbrechen zu ersparen (Löser 2011a, 2013a).

Die individuelle Umsetzung der in den gültigen Leitlinien empfohlenen ernährungsmedizinischen Maßnahmen bei Palliativpatienten, die einer operativen Intervention zugeführt werden sollen, richten sich nach den Ressourcen und Bedürfnissen des jeweiligen Patienten und damit seiner zu erhaltenden Lebensqualität. Folgerichtig sollte auch bei mangelernährten Palliativpatienten, die sich einer größeren palliativmedizinischen Operation unterziehen müssen, eine perioperative metabolische Konditionierung im Sinne der Leitlinienempfehlungen erfolgen.

Wenn die Patienten nicht stationär aufgenommen sind, sollte dies mit dem betreuenden Hausarzt in Bezug auf die adäquate präoperative ernährungsmedizinische Betreuung abgesprochen und koordiniert werden. Da es hier in Bezug auf die Kostenübernahme im medizinischen Alltag immer wieder zu intersektoralen (ambulant/stationär) Problemen kommt, geben viele chirurgische Kliniken dem Patienten die Trink-/Supplementnahrung für die präoperative metabolische Konditionierung mit nach Hause. Kann der betroffene Patient nicht peroral genügend Nahrung inklusive supportiver Trink-/Zusatznahrung zu sich nehmen, muss über eine perioperative supportive künstliche enterale oder parenterale Ernährung individuell entschieden werden. Hier gelten für die Indikationsstellung der medizinisch möglichen ernährungsmedizinischen Maßnahmen dieselben etablierten Grundsätze für die palliativmedizinische Behandlung wie für nicht chirurgische Patienten in der gleichen klinischen Situation.

Literatur

Al-Omran M, Albalawi ZH, Tashkandi MF et al (2010) Enteral versus parenteral nutrition for acute pancreatitis. Cochrane Database Syst Rev (1):CD002837

Andreyev HJ, Norman AR, Oates J et al (1998) Why do patients with weight loss have a worse outcome when undergoing chemotherapy for gastrointestinal malignancies? Eur J Cancer 34:503–509

Arends J (2012) Ernährung von Tumorpatienten. Akt Ernahrungsmed 37:91–106

Arends J, Bachmann P, Baracos V et al (2017) ESPEN guidelines on nutrition in cancer patients. Clin Nutr 36: 11–48

August DA, Huhmann MB, American Society for Parenteral and Enteral Nutrition (ASPEN) Board of Directors (2009) ASPEN clinical guidelines: nutritional support therapy during adult anticancer treatment and in hemapoetic cell transplantation. JPEN 33:472–500

Awad S, Herrod PJ, Forbes E et al (2010) Knowledge and attitudes of surgical trainees towards nutritional support: food for thought. Clin Nutr 29:243–248

Bundesärztekammer (2011) Grundsätze der BÄK zur ärztlichen Sterbebegleitung. Dtsch Ärztebl 108:C278–C280

Druml C, Ballmer PE, Druml W et al (2016) ESPEN guideline on ethical aspects of artificial nutrition and hydration. Clin Nutr 35:545–556

Grant MC, Yang D, Wu CL et al (2017) Impact of enhanced recovery after surgery and fast track surgery pathways on healthcare-associated infections: results from a systematic review and meta-analysis. Ann Surg 265:68–79

Harris JA, Benedict FG (1919) Standard basal metabolism constants for physiologists and clinicians. In: A biometric study of basal metabolism in man, Bd 279. Lippincott/Carnegie Institute of Washington, Philadelphia, S 223–250

Kehlet H (1997) Multimodal approach to control postoperative pathophysiology and rehabilitation. Br J Anaesth 78:606–617

Lassen K, Soop M, Ngyen J et al (2009) Consensus review of optimal perioperative care in colorectal surgery. Enhanced recovery after surgery (ERAS) group recommendations. Arch Surg 144:961–696

Löser C (2010) Unter-/Mangelernährung im Krankenhaus – Klinische Folgen, moderne Therapiestrategien, Budgetrelevanz. Dtsch Ärztebl Int 107:911–917. https://doi.org/10.3238/arztebl.2010.0911

Löser C (2011a) Ernährung im Wandel – Von der Grundpflege zur Therapie und Prävention. In: Unter- und Mangelernährung. Klinik, moderne Therapiestrategien, Budgetrelevanz. Thieme, Stuttgart, S 6–9

Löser C (2011b) Unter- und Mangelernährung – Klinik – moderne Therapiestrategien – Budgetrelevanz. Thieme, Stuttgart

Löser C (2011c) Unter-/Mangelernährung im Krankenhaus. Aktuel Ernahrungsmed 36:57–75

Löser C (2011d) Praktische Umsetzung moderner ernährungsmedizinischer Erkenntnisse im Krankenhaus – „Kasseler Modell". Aktuel Ernahrungsmed 36:351–360

Löser C (2013a) Ernährung am Lebensende – medizinische, ethische und juristische Grundsätze der palliativmedizinischen Ernährung. Aktuel Ernahrungsmed 38:46–66

Löser C (2013b) Das PEG-Dilemma – Plädoyer für ein ethisch verantwortungsbewusstes ärztliches Handeln. Z Gastroenterol 51:444–449

Löser C (2014) Ursachen und Klinik der Mangelernährung. Ther Umsch 71:135–139

Löser C, Falk D (2001) Prävalenz von Unter- und Überernährung bei stationären Patienten einer Uniklinik – Prospektive Studie an 1288 konsekutiven Patienten. Z Gastroenterol 39:747

Löser C, Wolters S, Fölsch UR (1998) Enteral long-term nutrition via percutaneous endoscopic gastrostomy (PEG) in 210 patients: a four-year prospective study. Dig Dis Sci 43:2549–2557

Löser C, von Herz U, Küchler T et al (2003) Quality of life and nutritional state in patients on home tube feeding. Nutrition 19:605–611

Löser C, Aschl G, Hébuterne X et al (2005) ESPEN Guidelines on artificial enteral nutrition – percutaneous endoscopic gastrostomy (PEG). Clin Nutr 24:848–861

McCann RM, Hall WJ, Groth-Juncker A (1994) Comfort care for terminally ill patients; the appropriate use of nutrition and hydration. JAMA 272:1263–1266

Meguid MM, Debonis D, Meguid V et al (1988) Complications of abdominal operations for malignant disease. Am J Surg 156:341–345

Pirlich M, Schütz T, Norman K et al (2006) The German hospital malnutrition study. Clin Nutr 25:563–572

Sorensen J, Kondrup J, Prokopowicz J et al (2008) An international, multicentre study to implement nutritional risk screening and evaluate clinical outcome. Clin Nutr 27:340–349

Stratton RJ, Elia M (2007) A review of reviews: a new look at the evidence for oral nutritional supplements in clinical practice. Clin Nutr 26(S1):5–23

Stratton RJ, Green CJ, Elia M (2003) Disease-related malnutrition: an evidence-based approach to treatment. CABI, Oxon

Varadhan KK, Neal KR, Dejong CH et al (2010) The enhanced recovery after surgery (ERAS) pathway for patients undergoing major elective open colorectal surgery: a meta-analysis of randomized controlled trials. Clin Nutr 29:434–440

Visioni A, Shah R, Gabriel E et al (2017) Enhanced recovery after surgery for noncolorectal surgery? A systematic review and meta-analysis of major abdominal surgery. Ann Surg. https://doi.org/10.1097/SLA.0000000000002267

Weimann A, Rittler P (2011) Perioperative Ernährung. Aktuel Ernahrungsmed 36:303–316

Weimann A, Breitenstein S, Breuer JP et al (2013) S3-Leitlinie der Deutschen Gesellschaft für Ernährungsmedizin in Zusammenarbeit mit der GESKES, der AKE, der DGCH, der DGAI und der DGAV. Klinische Ernährung in der Chirurgie. Aktuel Ernahrungsmed 38:e155–e197

Weimann A, Braga M, Carli F et al (2017) ESPEN guideline: clinical nutrition in surgery. Clin Nutr 36:623–650

Werner A, Burkhardt J, Haberzettl D et al (2011) Screening auf Mangelernährung – ist die Prävalenz wirklich so hoch? Aktuel Ernahrungsmed 36:196

10

Palliative Viszeralchirurgie in der ärztlichen Aus- und Weiterbildung

Benjamin Ilse

Herzlich danken möchte ich Frau Alexandra Scherg für ihre hilfreichen Kommentare zum Kapitel.

Für die Lehrinhalte in der palliativmedizinischen Aus- und Weiterbildung existieren nationale und internationale Vorschläge. Diese dienen der Erlangung von Wissen, Fähigkeiten und Haltung in der Betreuung palliativmedizinisch (auch viszeralchirurgisch) zu versorgender Patienten. Seit 2013 sind Grundkenntnisse in der Palliativmedizin Voraussetzung zur Erlangung des medizinischen Staatsexamens. Zusätzlich zur Facharztkompetenz Chirurgie kann die Zusatzweiterbildung Palliativmedizin erworben werden. Entscheidend für eine erfolgreiche palliativmedizinische Ausbildung sind auch kompetenzbasierte Prüfungen. Insbesondere die beabsichtigten positiven Auswirkungen auf die direkte Patientenversorgung sollten berücksichtigt werden.

11.1 Bildungsinhalte für die palliative Viszeralchirurgie

Die Bildungsinhalte der Palliativmedizin wurden im Jahr 2013 mittels eines „White Paper on palliative care education" mit der Formulierung der notwendigen Kernkompetenzen für alle in der Palliativversorgung tätigen Fachgruppen (Gamondi et al. 2013; Krumm et al. 2015) adressiert. Diese nach Expertenmeinungen gebildeten Kompetenzen sollen helfen, den höchstmöglichen Versorgungsstandard zu erreichen. Dabei soll Palliative Care in dem Setting angewandt werden, in dem Patient und Familie sich befinden und in dem der Patient in seinen vier personalen Dimensionen Beachtung finden soll: physisch, psychisch, sozial und spirituell (nach S3-Leitlinie Palliativmedizin, Tumorerkrankungen).

Eine Arbeitsgruppe der AG Bildung der Deutschen Gesellschaft für Palliativmedizin hat kürzlich eine kompetenzbasierte, fächerübergreifende Matrix mithilfe des genannten „White Papers" und des Deutschen Qualitätsrahmens (DQR) für lebenslanges Lernen der Kultusministerkonferenz erstellt. Der DQR enthält dabei zwei Kompetenzkategorien: „Fachkompetenz" mit „Wissen" und „Fertigkeiten" sowie „personale Kompetenz" mit „Sozialkompetenz und Selbständigkeit". Die bestehenden Curricula sollen durch diese Matrix umformuliert werden (Kopitzsch und Kamper 2017).

11.1.1 In der Ausbildung

Der medizinische Fakultätentag und die Gesellschaft für medizinische Ausbildung haben einen kompetenzbasierten Lernzielkatalog (NKLM) erstellt. Wird in diesem der Fachbezug Palliativmedizin gesetzt, erscheinen unter anderem folgende Lernziele:
- Betreuung unheilbar Kranker und Sterbender
- Generalisierter Schmerz, Schmerz an multiplen Lokalisationen
- Pflegebedürftigkeit, Gebrechlichkeit und Bettlägerigkeit
- Übelkeit und Erbrechen

Bereits diese Lernziele zeigen die offensichtlichen Verbindungen zur Viszeralchirurgie. Ebenso lassen sich Gemeinsamkeiten unter dem Kap. „Erkrankungsbezogene Prävention, Diagnostik, Therapie, Versorgungs- und Notfallmanagement" ausmachen. Hier wird im Fachbezug Palliativmedizin als Organsystem das Verdauungssystem genannt, für das die Absolventen Wissen bzw. Handlungskompetenz zu Erkrankungen besitzen sollen.

Die aktuellen Lerninhalte an den deutschen medizinischen Fakultäten (Anzahl: 34) stammen zurzeit allerdings meist aus dem Gegenstandskatalog der Deutschen Gesellschaft für Palliativmedizin (DGP Gegenstandskatalog) (64,7 %) und/oder aus eigenen Überlegungen (64,7 %) (Seidemann et al. 2016). Im Gegenstandskatalog, der mit Verweis auf die Empfehlungen der European Association of Palliative Care (EAPC) (EAPC undergraduate) entwickelt wurde, wird bezüglich der Gewichtung vorgeschlagen, 45 % des Unterrichts für „Behandlung von Schmerzen und anderen belastenden Symptomen" zu verwenden. Darin wird explizit das Wissen um chirurgische Optionen im Rahmen interdisziplinärer Therapiemöglichkeiten genannt. Die Studierenden sollen damit sowohl für die „Notwendigkeit interdisziplinärer und multiprofessioneller Behandlung" als auch „eine dem Krankheitszustand angemessene Diagnostik und Behandlung" sensibilisiert werden.

> **❯ Es ist Aufgabe der einzelnen Fakultäten, Lernzielkataloge zu erstellen, der NKLM und auch der Gegenstandskatalog der Deutschen Gesellschaft für Palliativmedizin fungieren als Orientierung.**

11

11.1.2 In der Weiterbildung

Die Weiterbildungsinhalte zur Erlangung der Facharztkompetenz auf dem Gebiet der Chirurgie sind in der Musterweiterbildungsordnung (MWBO 2003 – in der Fassung vom 23.10.2015) beschrieben. Dabei wird bereits in der Basisweiterbildung der „Erwerb von Kenntnissen, Erfahrungen und Fähigkeiten in der Betreuung palliativmedizinisch zu versorgender Patienten" genannt.

> Zusätzlich zur Facharztkompetenz kann die Zusatzbezeichnung Palliativmedizin erworben werden.

Diese Zusatzbezeichnung besteht seit dem Ärztetag 2018 aus 40 Stunden Kurs-Weiterbildung und zusätzlich 120 Stunden Fallseminare unter Supervision. Die Fallseminare können durch 6 Monate Weiterbildung unter Befugnis an Weiterbildungsstätten ersetzt werden. Die Intention ist dabei „die Behandlung und Begleitung von Patienten mit einer inkurablen, weit fortgeschrittenen und fortschreitenden Erkrankung mit dem Ziel, unter Einbeziehung des sozialen Umfelds die bestmögliche Lebensqualität zu erreichen und sicherzustellen".

Äquivalent zu der Ausbildung bestehen auch europäische Empfehlungen zur Erlangung der „Zertifikats" Palliativmedizin (Recommendations of the EAPC for the Development of postgraduate Curricula leading to Certification in Palliative Medicine).

11.2 Inhalte der Aus- und Weiterbildung in der Palliativmedizin mit Bezug zur Viszeralchirurgie

In Anbetracht der diversen Bildungsinhalte ist es umso wichtiger, sich vor dem Hintergrund der Anforderungen an Ärzte in der palliativen Viszeralchirurgie der im „EAPC White Paper on palliative care education" gestellten Kernfrage zu nähern: „Was sind meine Erwartungen an den Lernenden, der an diesem Ausbildungsprogramm teilnimmt, und wie gut sind Sie nun gerüstet, die Aufgaben auszuführen, die von Ihnen erwartet werden?" (Krumm et al. 2015).

> In der palliativen Chirurgie steht die „strenge Indikationsstellung sowie die Auswahl des operativen Verfahrens im Verhältnis zur Hospitalisierungs- und Erholungszeit des Patienten" im Vordergrund (Karstens et al. 2015).

11.3 Erwartungen von Absolventen an die palliativmedizinische Aus- und Weiterbildung

Eine 2016 stattgefundene Befragung US-amerikanischer Medizinstudierender bezüglich deren Erwartungen an die chirurgische Lehre ergab den Wunsch „mehr in die komplexe Patientenversorgung einbezogen zu werden" (Landmann et al. 2016).

Interessanterweise zeigte eine Erhebung der Universität München zu den Bedürfnissen, Erwartungen und Bedenken von Medizinstudierenden bei Themen am Lebensende eine Beunruhigung hinsichtlich der Konfrontation mit Leiden und Tod, die durch bereits vorangegangene Erfahrungen mit Patienten am Lebensende reduziert war. In dieser Studie erkannten die Studierenden auch den Themen Symptomkontrolle, ethische und rechtliche Fragen und Selbstreflektion eine hohe Wichtigkeit zu (Anneser et al. 2014).

Mittels Mindmapping und einer anschließenden qualitativ-inhaltsanalytisch ausgewerteten Untersuchung unter Medizinstudierenden in Deutschland zeigte sich unter anderem zusätzlich zu den im DGP-Gegenstandskatalog genannten Inhalten noch der Wunsch, „Symptombehandlung aus der Sicht der kurativen Medizin zusammenfassen und mit der Palliativmedizin zu erweitern" (Hildebrandt et al. 2013).

11.4 Strukturen palliativmedizinischer Aus- und Weiterbildung

Der häufig erste Kontakt mit den Themen Tod, Sterben und Trauer im Medizinstudium erfolgt bereits im Anatomieunterricht mit den Präparierkursen, die insbesondere auch die Grundlagen für die weitere chirurgische Aus- und Weiterbildung legen. Diese Kurse haben didaktische, soziale und ethische Aspekte (Ochs et al. 2012). An dem ethischen Aspekt, dem Umgang mit dem Leichnam und der Auseinandersetzung mit Sterben und Tod, setzen interdisziplinäre Kurse gemeinsam mit Palliativmedizinern an, die Raum für Reflektionen und Diskussionen bieten (Alt-Epping et al. 2014).

11.4.1 Ausbildungsstrukturen

Im Jahre 2009 erfolgte mit der Einführung des Querschnittfachs „13 Palliativmedizin" eine Änderung der ärztlichen Approbationsordnung. Damit wurden ab 2013 palliativmedizinische Grundkenntnisse zur Voraussetzung, um das medizinische Examen zu absolvieren.

In den Jahren 2006 bis 2012 ging die Koordination der Lehre in der Palliativmedizin zumeist von Abteilungen der Inneren Medizin oder Anästhesie aus (Ilse et al. 2015). Über die Zeit nahm die Möglichkeit für Studierende, ein Praktisches Jahr in der Palliativmedizin zu absolvieren, zu. Ebenso wurden vermehrt innovative Lehrmethoden wie Schauspielpatienten genutzt (ebd.).

Wie die Integration palliativmedizinischer Kommunikationskurse in chirurgische Ausbildungsabschnitte gelingt, zeigt ein internationales Beispiel von der Wright State University Boonshoft School of Medicine (Tchorz et al. 2013). Hier absolvierten Studierende Szenarien von Entscheidungen bei Wiederbelebungsmaßnahmen, bei Therapiezielentscheidungen und „Familienkonferenzen".

Zu einer umfassenden palliativmedizinischen Ausbildung gehören nicht nur die Lehrinhalte und Lehrmethoden, sondern ebenso durchdachte Prüfungen. Um palliativmedizinische Haltung und kommunikative Fähigkeiten adäquat kontrollieren zu können, bedarf es eines kompetenzbasierten Prüfungsprogramms. Noch 2014/15 wurden an den deutschen medizinischen Fakultäten allerdings mehrheitlich schriftliche Prüfungsformate wie Multiple-Choice-Prüfungen eingesetzt (Seidemann et al. 2016). Praktischere Prüfungsformen wie das reflektierende Schreiben (Elsner 2012) setzten sich allerdings zunehmend durch und können auch in chirurgischen Fächern durchgeführt werden (Liu et al. 2016).

11.4.2 Weiterbildungsstrukturen

Stand 2016 haben die Zusatzweiterbildung Palliativmedizin 10.805 Ärzte erworben (Ärztestatistik zum 31. Dezember 2016, Bundesärztekammer; plus 9 % Zunahme gegenüber dem Vorjahr. Davon arbeiten 5157 ambulant und 4599 stationär. Zum Vergleich betrugen die Gesamtzahlen der Ärzte mit Zusatzweiterbildung Intensivmedizin 6643, Notfallmedizin 41.432 und Geriatrie 2084.

11.5 Ausblick

Das Ergebnis palliativmedizinischer Lehre wird häufig durch Wissenstests, Prüfungen an Schauspielpatienten und Selbstbefragungen evaluiert (Bradley et al. 2010). Dabei gibt es bisher nur indirekte Evidenz dafür, dass palliativmedizinische Lehre zu einer besseren Patientenversorgung führt (Centeno und Rodriguez-Nunez 2015). Aus diesem Grund sind für die (viszeralchirurgische) palliativmedizinische Aus- und Weiterbildung Langzeitstudien zu fordern, welche die tatsächliche Auswirkung auf die Patientenversorgung erheben (Leopoldina, Palliativversorgung 2015).

Literatur

Alt-Epping B, Lohse C, Viebahn C et al (2014) On death and dying – an exploratory and evaluative study of a reflective, interdisciplinary course element in undergraduate anatomy teaching. BMC Med Educ 14:15

Anneser J, Kunath N, Krautheim V, Borasio GD (2014) Needs, expectations, and concerns of medical students regarding end-of-life issues before the introduction of a mandatory undergraduate palliative care curriculum. J Palliat Med 17(11):1201–1205

Bradley CT, Webb TP, Schmitz CC, Chipman JG, Brasel KJ (2010) Structured teaching versus experiential learning of palliative care for surgical residents. Am J Surg 200(4):542–547

Centeno C, Rodriguez-Nunez A (2015) The contribution of undergraduate palliative care education: does it influence the clinical patient's care? Curr Opin Support Palliat Care 9(4):375–391

Elsner F (2012) Der Patient als Lehrer. Palliativmedizin 13(05):A3

Gamondi C, Larkin P, Payne S (2013) Core competencies in palliative care: an EAPC White Paper on palliative care education – part 1. Eur J Palliat Care 20:86–91

Hildebrandt J, Ilse B, Schiessl C (2013) „Traumcurriculum" – Wünsche Medizinstudierender an die Ausbildung in Palliativmedizin. Palliativmedizin 14(02):80–84

11

Ilse B, Alt-Epping B, Kiesewetter I et al (2015) Undergraduate education in palliative medicine in Germany: a longitudinal perspective on curricular and infrastructural development. BMC Med Educ 15(1):151

Karstens KF, König A, Izbicki JR (2015) Palliative Chirurgie. Allg Viszeralchir up2date 9(05):337–356

Kopitzsch F, Kamper S (2017) Weiterbildung: Die Kompetenzmatrix – ein Zusammenspiel von Bildung und Wissen. Palliativmedizin 18(01):13–14

Krumm N, Schmidlin E, Schulz C, Elsner F (2015) Kernkompetenzen in der Palliativversorgung – ein Weißbuch der European Association for Palliative Care zur Lehre in der Palliativversorgung. Palliativmedizin 16(04):152–167

Landmann A, Havron WS, Patel A, Thompson BM, Lees JS (2016) Medical student expectations from surgical education: a two-year institutional experience. Am J Surg 212(6):1265–1269

Liu GZ, Jawitz OK, Zheng D, Gusberg RJ, Kim AW (2016) Reflective writing for medical students on the surgical clerkship: oxymoron or antidote? J Surg Educ 73(2):296–304

Nationale Akademie der Wissenschaften Leopoldina und Union der deutschen Akademien der Wissenschaften (2015) Palliativversorgung in Deutschland – Perspektiven für Praxis und Forschung. Nationale Akademie der Wissenschaften, Halle (Saale)

Ochs M, Mühlfeld C, Schmiedl A (2012) Präparierkurs: Grundlage ärztlichen Handelns. Dtsch Arztebl Int 109(43):2126–2127

Seidemann S, Jünger J, Alt-Epping B et al (2016) Prüfungen im Querschnittsbereich Palliativmedizin (QB 13). Schmerz 30(2):174–180

Tchorz KM, Binder SB, White MT et al (2013) Palliative and end-of-life care training during the surgical clerkship. J Surg Res 185(1):97–101

Wundversorgung bei Palliativpatienten

Susanne Weingardt

© Springer-Verlag GmbH Deutschland, ein Teil von Springer Nature 2019
M. Ghadimi et al. (Hrsg.), *Palliative Viszeralchirurgie*,
https://doi.org/10.1007/978-3-662-57362-4_12

Eine fortgeschrittene onkologische Erkrankung führt aus vielerlei Gründen zu einer deutlich eingeschränkten Heilungsfähigkeit von Wunden. Die Wundversorgung bei Palliativpatienten hat allerdings nicht primär die Abheilung der Wunde zum Ziel, sondern orientiert sich an den individuellen Prioritäten des Patienten. Eine besondere Herausforderung stellen Wunden nach Strahlentherapie, exulzerierende oder übel riechende Wunden dar, für die spezielle Behandlungsoptionen bestehen.

12.1 Einleitung

Eine fortgeschrittene onkologische Erkrankung führt u. a. aufgrund des kompromittierten Immunstatus, des oftmals eingeschränkten Ernährungszustands und der Nebenwirkungen von Medikamenten und Chemotherapeutika zu einer deutlich eingeschränkten Heilungsfähigkeit von Wunden. Anders als bei der Behandlung akuter Wunden bei onkologischen Patienten mit kurativem Therapieziel oder bei Patienten mit chronischer Wunden steht aber bei Patienten in der palliativen Behandlungssituation die Abheilung der Wunde nicht mehr zwangsläufig im Fokus der ärztlichen und pflegerischen Bemühungen. Vielmehr orientiert sich die Vorgehensweise an dem Ziel, die Lebensqualität des Patienten zu fördern und zu verbessern und bis an sein Lebensende zu erhalten.

Daher ergibt sich auch hier die ethische Fragestellung, welche Interventionen gewünscht sind und welche unterlassen werden sollen. Die Zielsetzung muss gemeinsam im Vorfeld und ggf. immer wieder neu mit dem Betroffenen und dessen Angehörigen eingehend besprochen werden, damit Ärzte und Pflegepersonal im „Notfall" richtig behandeln.

> ❯ Die Wundversorgung bei Palliativpatienten hat nicht primär die Abheilung der Wunde zum Ziel, sondern orientiert sich an den individuellen Prioritäten des Patienten.

Die palliative Wundversorgung stellt darüber hinaus eine besondere Herausforderung für die Pflegenden wie auch den Betreffenden und seine Angehörigen dar. Die Probleme, die sich im Kontext der Wundversorgung beim Palliativpatienten ergeben, lassen sich zwei Gebieten zuordnen:
- Zum einen betreffen sie den Handlungsrahmen und damit die Bereitschaft des Patienten, sich entsprechend versorgen zu lassen,

sowie die fachliche Kompetenz, aber auch Flexibilität, Kreativität und Improvisationsfähigkeit des (ambulanten) Pflegedienstes beziehungsweise Palliative Care Teams.
- Zum anderen betreffen sie die Wundkomplikationen, die bei Palliativpatienten häufig vorkommen.

Wundkomplikationen bei Palliativpatienten:
- Tumordurchbruch über das Hautniveau (exulzerierende Wunde)
- Blutungen und Infektionen
- Übler Wundgeruch
- Strahlenschäden
- Verbandwechsel

Die wichtigste Zielsetzung bei der Wundversorgung des Palliativpatienten besteht im Erhalt und Verbesserung der Lebensqualität des Betroffenen. Dabei gilt wie bei anderen Bestandteilen der Patientenbehandlung auch, psychosoziale Aspekte wie Wertschätzung, Verdrängungsmechanismen etc. zu beachten (▶ Kap. 4 und 6).

Zu den wundspezifischen Zielen der Wundversorgung gehören:
- Symptomlinderung, Steigerung der Lebensqualität
- Schmerzmanagement
- Keimreduktion
- Geruchsmanagement
- Blutungsmanagement
- Behandlungsgrenzen erkennen und akzeptieren
- Hautschutz, Hautpflege der Wundumgebung

Die konkrete Vorgehensweise bei der Wundversorgung eines Palliativpatienten ist in ❑ Tab. 12.1 zusammengestellt.

Ein wichtiger Aspekt bei der Wundversorgung ist die Vermeidung von Schmerzen beim Verbandwechsel. Um dieses Ziel zu erreichen sind ein regelmäßiges Schmerzassessment, die schonende Wundreinigung mit geeigneten Substanzen, und der Schutz von Wundrand und Wundumgebung vor schmerzhafter Mazeration zu nennen. Darüber hinaus ist eine adäquate Schmerztherapie zu bedenken.

▣ Tab. 12.1	Vorgehensweise bei der Wundversorgung eines Palliativpatienten
Patientensituation erfassen	Anamneseerhebung und Assessment (Wundsituation analysieren) Beurteilung der Wunde: Lokalisation, Tiefe, Durchmesser, Farbe, Geruch Exsudat, Blutungsneigung Wundrand, Wundumgebung Welche Risiken bestehen? Wünsche und Präferenzen des Patienten erfassen Erkrankungsphase, Prognose, Versorgungsrealität Symptome, Belastungen
Behandlungsziel festlegen	Palliativ (Symptomlinderung) Kurativ (Abheilung der Wunde)
Verbandregime erstellen	Teamentscheidung herbeiführen Betroffene einbeziehen und Gewohnheiten berücksichtigen Zu verwendende Materialien festlegen und sinnvoll bereitstellen Dokumentation/Evaluation
Informationsfluss sichern	Team Patient Angehörige

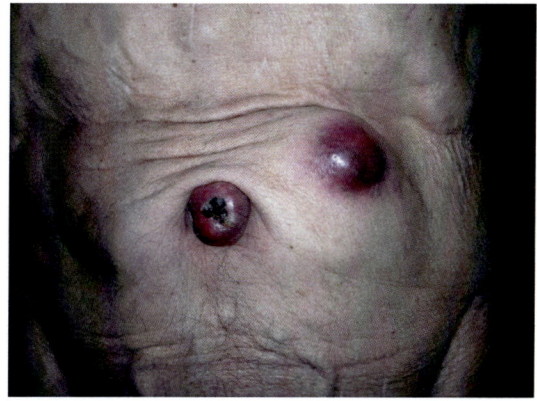

▣ **Abb. 12.1**   Tumordurchbruch bei Bronchialkarzinom

12.2 Spezifische Wundarten

12.2.1 Exulzerierende Wunde

> ❯ Exulzerierende Wunden/Tumoren sind maligne Läsionen der Haut, verursacht durch einen primären Hauttumor, eine Hautmetastase eines anderen primären Tumors oder den Durchbruch eines Tumors aus tiefer liegenden Gewebeschichten (British Columbia Cancer Agency).

Häufige klinische Symptome von Patienten mit einer exulzerierenden Wunde sind Schmerz und Infektion. Daneben macht das Auftreten von Hautveränderungen durch Exulzerationen eines Tumors das Fortschreiten und die Unheilbarkeit der Erkrankung für den Patienten direkt sichtbar. Er spürt die Erkrankung nicht mehr nur innerlich, er kann sie sehen und Veränderungen fast täglich beobachten. Dabei kommt es zu einer allmählichen Störung oder gar Zerstörung seines Körperbildes und seiner Körperwahrnehmung (DGP – Pflegeleitlinien Exulzerierende Wunden).

Zu Beginn zeigen sich primäre und sekundäre Tumoren als knotige Veränderungen, die noch hautbedeckt sind und erst bei zunehmendem Wachstum exulzerieren. Das Tumorgewebe zeigt sich dann als unstrukturiertes und über das Hautniveau erhabenes Gewebe. Meist liegen in diesem Stadium fibrinöse Beläge oder Nekrosen auf diesen Wunden und können zu Blutungen neigen (▣ Abb. 12.1)

Derartige Wunden werfen bei den Patienten neue Ängste und Sorgen auf und erzeugen Hilf- und Ratlosigkeit bei den Angehörigen. Menschen mit exulzerierenden Wunden berichten oftmals über Ängste wie „vom Krebs aufgefressen zu werden" oder „bei lebendigem Leib zu verfaulen". Mitmenschen sehen hiermit die Erkrankung.

Menschen mit exulzerierenden Wunden erfordern hohe Empathie, Sensibilität und kommunikative und fachliche Kompetenz – aber auch Fantasie, Kreativität und Mut, auch neue und manchmal unkonventionelle Wege zu beschreiten, um den Bedürfnisse und Wünschen der betroffenen Menschen bestmöglich gerecht zu werden und in der verbleibenden Lebenszeit größtmögliche Lebensqualität zu erreichen (Uebach und Kern 2010).

> ❯ Die Pflege exulzerierender Wunden erfordert ein hohes Maß an Geduld und Angehörigenmanagement. Hieraus resultiert die Forderung, dass alle Beteiligten, die den betreffenden Menschen begleiten, ungeachtet ihrer eigenen Professionalität akzeptieren, dass dieser Mensch selbst Experte seines Lebens ist: Er kann besser als jeder andere sagen, was ihm guttut und sein Leben lebenswert macht.

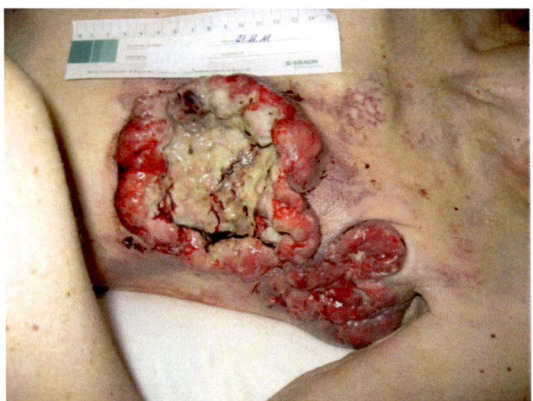

◘ Abb. 12.2   Blutungen bei exulzerierendem Mamma-karzinom

12.2.2 Blutende Wunde

Bei blutenden Wunden ist zwischen Spontan- und Kontaktblutungen zu unterscheiden (◘ Abb. 12.2). Darüber hinaus kann das Ausmaß klassifiziert werden. Entscheidende Bedeutung kommt der Frage zu, ob es sich unter Wertung der Gesamtsituation und des Patientenwillens um ein stillbare oder unstillbare Blutung handelt.

12.2.2.1 Stillbare Blutung

Optionen für die Behandlung stillbarer Blutungen (Montag et al. 2007):
— Ablösen des Verbands durch Auflegen von in kaltem Salbeitee getränkten Kompressen, darin enthaltene Gerbstoffe können leichte Blutungen stillen
— Leichtes mechanisches Komprimieren der blutenden Wunde (**cave:** Schmerz!)
— Kalziumalginat-Auflagen (blutstillende Wirkung)
— Kompresse getränkt mit Adrenalin 0,1 % (nur nach ärztlicher Anordnung) oder Hämostatika (resorbierbar oder nichtre-sorbierbar)
— Topische Applikation von Sucralfat-Suspension (z. B. Ulcogant) auf die Blutungsquelle (Off-Label-Use!)
— Ggf. chirurgische Intervention

12.2.2.2 Unstillbare Blutung

Bei unstillbaren Blutungen steht nicht die Wundbehandlung im Vordergrund, sondern die Zuwendung zum Patienten und die Linderung seines Leids. Be-

steht aufgrund der Tumorausbreitung grundsätzlich die Möglichkeit einer unstillbaren Blutung, sollten mit dem Patienten, seinen Angehörigen und dem Team frühzeitig alle notwendigen beziehungsweise gewünschten Maßnahmen besprochen werden.

Maßnahmen bei unstillbaren Blutungen:
— Behandlungsziel festlegen, Leidenslinderung, Patientenverfügung, Vorsorgevollmacht, Berücksichtigung der Wünsche des Betroffenen
— Notfallset (Notfallmedikation, Sedativa) im Patientenzimmer deponieren
— Dunkle Tücher, Handtücher bereithalten
— Infoblatt für Haus- und Notärzte über diese palliative Situation hinterlegen

Hat sich eine unstillbare Blutung eingestellt, werden die vorbereiteten Maßnahmen eingeleitet. Dazu gehört, die Wunde mit dunklen Tüchern abzudecken, um so zusätzliche psychische Belastungen und Ängste für den Patienten und dessen Angehörigen zu vermeiden. Zudem werden Patient und Angehörige nicht allein gelassen.

> Es zählt das Jetzt und Hier sowie das, was der Betroffene in seiner individuellen Palliativsituation als lebenswert betrachtet.

12.2.3 Übel riechende Wunde

Wunden mit deutlicher Geruchsbildung, die als „faulig, fäkal, süßlich oder säuerlich" beschrieben werden kann, sind für Patienten und ihre Angehörigen, aber auch für das Behandlungsteam eine besondere Herausforderung (◘ Abb. 12.3). Dabei hat die qualitative Bewertung wenig Bedeutung für die Behandlung, weshalb darauf im Allgemeinen verzichtet werden kann.

Fallbeispiel
Ein Betroffener beginnt bei der Begrüßung der Pflegekraft, die den Verbandwechsel vornimmt, folgende Aussage: „Stört Sie denn der Geruch meiner Wunde gar nicht?" Mit dieser Aussage beginnt der Patient eine Kommunikation mit der Pflegekraft und lädt förmlich zu einem Gespräch ein. Zweifellos sieht der Patient seinem Umfeld den Ekel an, den der Wundgeruch ausgelöst hat. Das

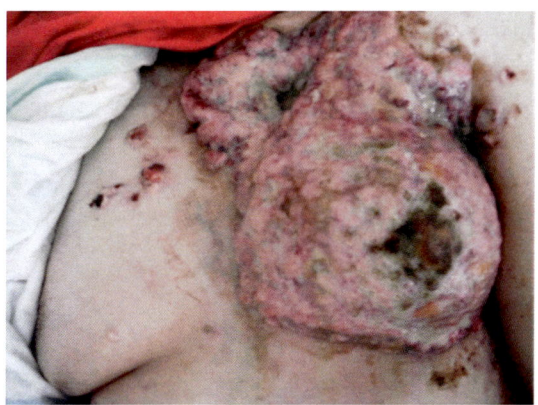

Abb. 12.3 Übel riechende Wunde bei Mammakarzinom

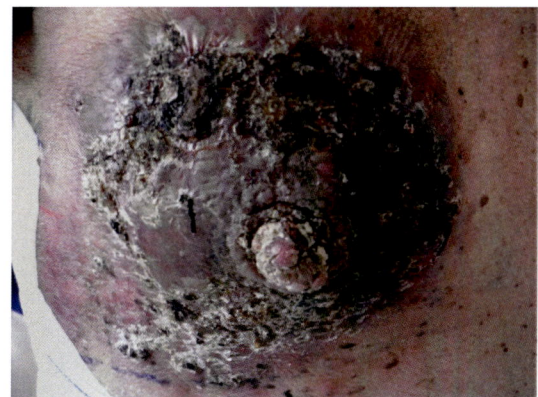

Abb. 12.4 Strahlenschäden bei Mammakarzinom

offene und authentische Gespräch schafft Vertrauen. Pflegekraft: „Ja, der Geruch ihrer Wunde stört mich auch sehr, aber wie muss es Ihnen denn gehen, wenn sie den ganzen Tag in ihrem Bett liegen und mit diesem Geruch ständig konfrontiert werden? Lassen Sie uns gemeinsam neue Wundmaterialien finden, um den Geruch zu reduzieren."

Mit diesem Dialog kann man sehr positive und fördernde Erfahrungen machen. Dem Patienten wird damit die Angst vor Isolation genommen, sozialer Austausch kann wieder erfolgen. Tatsächlich sind vielfältige Materialien zur Versorgung stark oder übel riechender Wunden vorhanden.

> Materialien zur Versorgung stark oder übel riechender Wunden:
> – Aktivkohlekompressen (Kohle bindet und absorbiert Gerüche und Flüssigkeit)
> – Alginat- und Silberverbände
> – Bei Infektionen verringert eine lokale Antibiotikaanwendung (z. B. Metronidazol) über die Keimreduktion die Geruchsbildung
> – Aufstellen von Duftlampen, um die Raumluft zu verbessern
> – Abdichtende Verbände anlegen, z. B. mit Haushaltsfrischfolie und Zinkpaste an den Wundrändern (**cave:** wegen überschüssiger Feuchtigkeitsansammlung nur kurzzeitig verwenden)

> Aufbrechende Tumoren stellen immer eine Herausforderung dar.

12.2.4 Strahlenschäden

Bestrahlungsverbrennungen der Haut sind anfänglich oberflächlich und können während oder direkt nach der Behandlung der Strahlentherapie auftreten. Diese Geschwüre sind oft sehr schmerzhaft und können sich trotz bestmöglicher Behandlung bis an die Ränder des Bestrahlungsgebietes ausbreiten (Abb. 12.4). Die Behandlung wird darauf ausgerichtet, keine weiteren Hautschäden zu verursachen.

> Behandlungsprinzipien Bestrahlungsverbrennungen der Haut:
> – Routinereinigung der Haut unterlassen, da diese die Hautschuppung verstärkt und das Granulationsgewebe schädigen kann
> – Kein Auftragen von Hautpflegeprodukten im Bereich der Hautschädigungen
> – Reinigung nur noch 2- bis 3-mal täglich für maximal 1 Minute mit lauwarmen Wasser
> – Fixierung der Verbände und Wundauflagen ohne Pflaster, um weitere Hautirritationen zu vermeiden

Es gibt in der palliativen Wundversorgung immer wieder Wunden, bei denen jeder Beteiligte an seine Grenzen stößt, da diese mit sehr unangenehmen Begleiterscheinungen verbunden sind. Das Wohlbefinden und die Erhaltung der Lebensqualität rücken in den Vordergrund. Gleichzeitig muss das ärztliche und pflegende Personal so viel Offenheit aufbringen, dass die sich schnell ändernden Bedürfnisse und Beschwerden des Betroffenen immer die Art und den Umfang aller Handlungen bestimmen.

> » „Wir haben also keine fertigen Rezepte für Entscheidungen anzubieten, sondern bestenfalls ein Schema für das Verständnis der Argumente und Entscheidungen, die wir und anderen Menschen im wirklichen Leben treffen."
> „Der größte Verstoß gegen die Heiligkeit des Lebens ist es, vor ihrer Komplexität in Gleichgültigkeit und Bequemlichkeit auszuweichen."
> Ronald Dworkin 1994

Literatur

Montag T et al (2007) Besonderheiten der Pflege in der Palliativmedizin. Palliativmedizin 8:101–115

Uebach B, Kern M (2010) Wunden sind nicht immer heilbar. Palliative Wundbehandlung exulzerierender Tumorwunden. Pallia-Med, Bonn

Vasel-Biergans A, Probst W (2010) Wundauflagen für die Kitteltasche, 3. Aufl. Wissenschaftliche Verlagsgesellschaft, Stuttgart

Internet

www.bibliomed-pflege.de
www.dgpalliativmedizin.de
www.palliativecare.bbraun.de
www.pflege-management.de

12

Klinische Leitsymptome

Inhaltsverzeichnis

Palliative Therapie der Dysphagie

Nina Eulitz und Eduardo Lauinger

© Springer-Verlag GmbH Deutschland, ein Teil von Springer Nature 2019
M. Ghadimi et al. (Hrsg.), *Palliative Viszeralchirurgie*,
https://doi.org/10.1007/978-3-662-57362-4_13

In Abgrenzung zum Ileus werden unter der Dysphagie Krankheitszustände subsummiert, bei denen eine Passagestörung im oberen Gastrointestinaltrakt bis zur Flexura duodenojejunalis (Treitz-Band) zu einer gestörten Essenaufnahme führt. Diese Passagestörung kann mechanisch-obstruktiv oder paralytisch bedingt sein, ebenso aber Ausdruck einer therapieassoziierten Morbidität oder einer unerwünschten Arzneimittelwirkung. Abhängig von der Ursache und dem vom Patienten formulierten Therapieziel können neben allgemeinen Maßnahmen sowohl medikamentöse als auch interventionell-operative Therapieansätze mit vertretbarer Morbidität und respektablen funktionellen Ergebnissen gewählt werden.

13.1 Einleitung

Der Begriff Dysphagie leitet sich von gr. *phagein* für „essen" und der Vorsilbe *dys* für „gestört" ab, bedeutet also eine gestörte Essensaufnahme (Prosiegel und Weber 2013). In der Palliativsituation (von lat. *palliatio* für „Bemäntelung" bzw. *pallium* für „Mantel" und *palliare* für „mit einem Mantel umhüllen") steht nicht die Heilung oder Wiederherstellung der normalen Körperfunktion im Vordergrund, sondern deren bestmögliche Anpassung an die gegebenen physiologischen und psychologischen Verhältnisse. Daher werden im Folgenden die medizinischen und pflegerischen Maßnahmen für eine bestmögliche Anpassung an eine inkurable Ess- bzw. Schluckstörung, deren Ätiologie der Viszeralchirurgie zugeordnet werden kann, dargestellt.

Konkret umfasst dies die Passagestörungen des oberen Gastrointestinaltraktes vom Ösophagus bis zur Flexura duodenojejunalis (Treitz-Band), die sich auf dem Boden einer malignen Grunderkrankung entweder funktionell-paralytisch oder als mechanische Stenose manifestieren. Für Passagestörungen aboral des Treitz-Bandes siehe ▶ Kap. 14.

Bezüglich der verschiedenen komplexen oropharyngealen Dysphagieformen auf dem Boden neurologischer oder internistischer Grunderkrankungen wird auf die entsprechende Fachliteratur der Neurologie und HNO verwiesen (ebd.).

13.2 Ätiologie

Auslösend für eine Schluckstörung können im viszeralchirurgischen Kontext obstruktive und/oder paralytische Passagestörungen, aber auch infektiöse Ursachen oder Therapienebenwirkungen sein.

Als Ursachen *mechanisch-obstruktiver Passagestörungen* kommen neben den Primärtumoren des oberen Gastrointestinaltraktes auch Tumorentitäten in Betracht, die eine anatomische Nähe zum oberen Gastrointestinaltrakt aufweisen und so zu einer Kompression von außen führen. Beispielhaft seien hier mediastinale Lymphknotenkonglomerate, Schilddrüsentumoren, Bronchialkarzinome und eine Peritonealkarzinose im Oberbauch genannt. Daneben können *Motilitätsstörungen durch eine Tumorinfiltration* in die gastrointestinale Muskulatur oder die enteralen Nervenplexus auftreten.

Neben diesen malignen Ursachen sollten immer auch benigne Zweiterkrankungen wie eine peptische Stenose bedacht werden.

Bei Tumorinfiltrationen in den oberen Gastrointestinaltrakt können jedoch auch bei fehlender Stenose paralytische/funktionell-obstruktive Passagestörungen auftreten, wenn die propulsive Peristaltik durch Irritation oder Destruktion des Plexus myentericus (Auerbach) gestört ist. Hier stehen die hypo- oder amotilen Peristaltikstörungen im Vordergrund (z. B. Gastroparese). Selten kann auch einmal eine hypermotile Peristaltikstörung eine Dysphagie auslösen (z. B. fehlende Öffnung des oberen Ösophagussphinkters bei Tumoren der schluckrelevanten Hirnstammareale in Pons oder Medulla oblongata oder bei Infiltration des N. vagus) (ebd.).

Die antineoplastischen Behandlungen selbst können jedoch auch ursächlich für eine Schluckstörung sein, z. B. bei einer Mukositis im Rahmen einer systemischen Tumortherapie oder postradiogen bzw. im Rahmen einer Radiochemotherapie. Infektiös steht die Soorösophagitis (meist: Candida albicans) klinisch im Vordergrund vor viralen (meist: Herpes-simplex-Virus) oder bakteriellen Beeinträchtigungen der Schleimhaut.

Bei Palliativpatienten kann eine funktionelle Passagestörung auch durch eine unerwünschte

Arzneimittelwirkung (UAW) medikamentös induziert sein:

— Da Acetylcholin im Gastrointestinaltrakt der wichtigste die Peristaltik anregende Transmitter ist, haben anticholinerg wirkende Medikamente einen hemmenden Einfluss auf die gastrointestinale Motilität (z. B. Butylscopolamin).

— Die gesamte Gruppe der Opioidanalgetika, die in der medikamentösen Therapie von Palliativpatienten unerlässlich ist, führt zu einer Tonussteigerung und Motilitätsabnahme mit Abschwächung der propulsiven Darmperistaltik. Diese Effekte werden teils peripher über den Plexus myentericus, teils zentral über vagale Stimulation vermittelt.

— Auch Kortison ist im Rahmen der Palliativmedizin ein häufig eingesetztes Medikament. Als UAW kann es eine medikamenteninduzierte Myopathie auslösen, die mit Schluckstörungen einhergeht (Finsterer 2006).

— Atypische Neuroleptika wie Quetiapin oder Clozapin können eine vermehrte Speichelproduktion (Hypersalivation) verursachen, die abzugrenzen ist vom Dysphagiesymptom des vermehrten Speichelflusses (Sialorrhö), weil die normale Speichelmenge nicht abgeschluckt werden kann.

❯ Passagestörungen im oberen Verdauungstrakt können mechanisch-obstruktiv oder paralytisch bedingt sein, ebenso aber Ausdruck einer therapieassoziierten Morbidität oder einer unerwünschten Arzneimittelwirkung.

❯ Bereits eine prolongierte endotracheale Intubation >48 h ist unabhängig von der zugrunde liegenden kritischen Erkrankung ein eigenständiger Prädiktor für eine (meist oropharyngeale) Schluckstörung (Barker et al. 2009; Ferraris et al. 2001).

Palliativpatienten mit einer Dysphagie weisen in der Regel einen hohen Leidensdruck auf, der durch die Symptome der Schluckstörung hervorgerufen wird. Eine effektive Palliation der Symptome kann für den Betroffenen zu einer deutlichen Steigerung der Lebensqualität führen und wenn möglich sogar zu einer Wiederherstellung einer partiellen oder vollständigen enteralen Ernährung.

13.3 Symptomatik

Ein intakter Schluckvorgang ist von vitaler Bedeutung und muss pro Tag durchschnittlich mehr als 1000-mal durchgeführt werden. Zusätzlich zum Nahrungsbrei werden täglich ca. 2 l Magensäure, ca. 0,8–1,0 l Gallenflüssigkeit und ca. 1,5 l enzymreiches Pankreassekret intraluminal ausgeschüttet und transportiert. Wenn dieser Transport während der Passage zwischen Ösophagus und Flexura duodenojejunalis gestört ist, entwickelt sich die Symptomatik einer Dysphagie.

Die Symptomausprägung kann von einem erhöhten Speichelfluss (Sialorrhö), den die Patienten durch häufiges Ausspucken in ein Taschentuch zu kompensieren versuchen, bis hin zu schweren Würgeattacken mit Erbrechen erheblicher Mengen an Verdauungssekreten des oberen Gastrointestinaltraktes reichen. Hinzu treten nicht selten Schmerzen beim Schlucken (Odynophagie) oder ein retrosternales Druck- oder Bolusgefühl. Verlust an Lebensqualität und Sekundärkomplikationen wie Aspirationspneumonie oder Mangelzustände wie Exsikkose oder Malnutrition sind die Folgen.

13.4 Diagnostik

Von besonderer Bedeutung ist eine sorgfältige, auf einzelne Aspekte der Dysphagie eingehende Anamneseerhebung, die dann erste Hinweise auf die Ätiologie der Dysphagie liefern kann.

Wichtige anamnestische Fragen:

— Was kann nicht geschluckt werden (Flüssigkeiten und/oder ausschließlich feste Nahrung)?

— Seit wann bestehen die Schluckbeschwerden (intermittierend oder progredient zunehmend)?

— Ist ein vermehrter Speichelfluss vorhanden, oder bestehen Probleme bei der Speichelkontrolle?

— Führt das Schlucken zu Sodbrennen oder stärkeren Schmerzen?

— Liegt ein Bolusgefühl vor? Führt die Nahrungsaufnahme zu Würgen und/oder Erbrechen? Und, wenn ja, was und wie viel wird erbrochen?

- Kommt es zum Husten beim Essen/Trinken? Treten Luftnotattacken auf? Bestanden in der Vergangenheit unklare Temperaturerhöhungen oder Atemwegsentzündungen?
- Ist ein unbeabsichtigter Gewichtsverlust in den letzten 3 Monaten beobachtet worden? Wenn ja, wie hoch ist er?

Bei der klinischen Untersuchung sollten zusätzlich der Schluckstatus und der Ernährungszustand des Patienten einschließlich Körpergröße, Körpergewicht und Body-Mass-Index (BMI = Körpergewicht (in kg)/[Körpergröße (in m)]^2) erhoben werden.

> Ein ungewollter Gewichtsverlust von >5 % in 3 Monaten bzw. von >10 % in 6 Monaten oder ein BMI < 18 kg/m^2 gilt als pathologisch und weist auf eine Malnutrition hin.

Eine ergänzende logopädische Untersuchung ist bei viszeralchirurgischen Patienten in aller Regel nicht notwendig, da deren Schwerpunkt auf den oropharyngealen Schluckstörungen liegt und Dysphagieformen mit ösophageal oder gastrointestinal begründeten Passagestörungen nicht erfasst werden.

Zur Klärung der Lokalisation, Ausprägung und Ätiologie einer Schluckstörung stehen unterschiedliche bildgebende und apparative Verfahren zur Verfügung. Die endoskopische Beurteilung des oberen Gastrointestinaltraktes im Rahmen einer Ösophagogastroduodenoskopie (ÖGD) ist das diagnostische Instrument der Wahl und kann nahezu den gesamten relevanten Teil des Verdauungstraktes einsehen.

Ergänzend oder in besonderen Fällen alternativ kann eine konventionell radiologische Kontrastmittel-Breischluck-Untersuchung erfolgen, die auch funktionelle Aussagen zulässt, z. B. zu Aspirationen und zur Ösophagusmotilität. Im Falle eines Aspirationsverdachts ist statt Bariumsulfat das isoosmolare Kontrastmittel Iotrolan zu empfehlen, da auch bei erheblicher Aspiration keine pulmonalen Probleme auftreten (Gmeinwieser et al. 1988). Innovativ ist die Darstellung des Schluckaktes und des Bolustransports in der MRT (Zhang et al. 2015), wobei eine Anwendung bei Palliativpatienten bisher nicht beschrieben ist.

Für die Abgrenzung zu den oropharyngealen Dysphagieformen stehen zur Analyse des Pathomechanismus' der Dysphagie und zur Detektion stiller Aspirationen weiterhin die flexible endoskopische Evaluation des Schluckvorgangs (FEES = Flexible Endoscopic Evaluation of Swallowing) und die Videofluoroskopie (VFSS) zur Verfügung. Die beiden Verfahren ergänzen sich in ihrer Aussagekraft (Dziewas et al. 2014).

> Basis der Diagnostik ist eine sehr sorgfältige Anamneseerhebung, ergänzt durch apparativ-technische Untersuchungen, vor allem endoskopisch, aber auch funktionell mittels Kontrastmittelschluck.

13.5 Therapie

Die komplexen, teils überschneidend vorhandenen Ätiologien und Störungsmuster der Dysphagie erfordern oftmals eine multimodale ursachen- und funktionsorientierte Behandlung unter Einbeziehung verschiedener ärztlicher Disziplinen sowie der Pflege, Physiotherapie und Ernährungsberatung (Zylka-Menhorn 2014). Die möglichen Behandlungsansätze reichen von einer konservativen (medikamentösen, physiotherapeutischen, ernährungsmedizinischen) Therapie über endoskopisch-interventionelle (Stent, Dilatation, Ablation) bis zu invasiven operativen Eingriffen (Umgehung, Ableitung). In diesem Beitrag werden später die endoskopisch-interventionellen und die operativen Therapieoptionen gemeinsam dargestellt.

13.5.1 Konservative Therapie

Die konservative Therapie der Dysphagie lässt sich im Wesentlichen in zwei Kernfelder aufteilen:
- Allgemein unterstützende Maßnahmen inklusive physiotherapeutischer Techniken und ernährungsmedizinischer Empfehlungen
- Spezifische medikamentöse Therapieoptionen

13.5.1.1 Allgemeine unterstützende Maßnahmen

Zu den allgemein unterstützenden Maßnahmen gehören vor allem
- *Optimierung der Kopf- und Oberkörperhaltung:* ggf. Stützen bei gestörter Rumpfkontrolle.

Mangelhafte Körperspannung oder ausgeprägte Anteflexion/Reklination des Kopfes (z. B. bei schwerer Tumorfatigue oder Paresen) erschweren das Schlucken.

— *Bestmögliche Mund-/Zahnpflege und -hygiene:* Diese verbessert den Appetit und reduziert Aspirationspneumonien (Langmore et al. 1998).

— *Auswahl geeigneter Darreichungsformen bei der Arzneimitteltherapie:* Besonders geeignet sind eine transdermale Applikation, lösliche Tabletten oder fertige Lösungen zum Einnehmen. In Ausnahmefällen kann evtl. eine Off-Label-Anwendung, die jedoch mithilfe der Fachinformation oder eines Apothekers geprüft werden sollte, hilfreich sein: So können z. B. Hydromorphon-Kapseln geöffnet und die Pellets mit einem Löffel Apfelmus geschluckt werden, ohne die retardierte Wirkstofffreisetzung zu beeinträchtigen.

— *Diätetische Maßnahmen und Kostadaptation ggf. mittels Ernährungsberatung:* Die Viskosität der Nahrung und der sensorische Input lässt sich entsprechend der individuellen Situation optimieren, Wunschnahrung in angemessenen Portionen optisch ansprechend richten. Feste Nahrung pürieren, Flüssigkeiten andicken (z. B. mit „thick & easy"), Anreicherung der Nahrung mit Kalorienträgern wie Maltodextrin oder Eiweißkonzentraten, positiv besetzte Geschmackserlebnisse ermöglichen (z. B. Lieblings-Wassereis, gefrorener Ananassaft). Salzige und säurehaltige Speisen fördern die Produktion serösen dünnflüssigen Speichels. Milchprodukte, Getreide und süße Speisen wirken schleimbildend. Säure- und fetthaltige Speisen sollten bei Aspirationsgefahr vermieden werden, weil sie das Alveolarepithel besonders schädigen (Prosiegel und Weber 2013).

— Steigerung der Lebensqualität durch *Geschmackserlebnisse,* die ohne die Notwendigkeit zu schlucken generiert werden (z. B. Schaumspeisen).

Bei schwerer therapierefraktärer Dysphagie sollte im Hinblick auf das Krankheitsstadium und die Prognose die Möglichkeit und Indikation einer enteralen Sondenernährung (gastral/jejunal) oder parenteralen Ernährung versus einer Therapiebegrenzung auf die reine Symptomkontrolle geprüft werden (Oehmichen et al. 2013).

13.5.1.2 Medikamentöse Therapie der Dysphagie

In der Palliativmedizin orientiert sich die Auswahl der zu Einsatz kommenden Substanzen an der wahrscheinlichsten Ursache der Symptomatik und dem Wirkmechanismus des Arzneimittels. Bei der Kombination mehrerer Arzneimittel sollten antagonistische Effekte vermieden (z. B.Metoclopramid in Kombination mit Butyl-scopolamin [Buscopan] oder Dimenhydrinat [Vomex], da anticholinerg wirkende Arzneimittel die cholinerge Wirkung von MCP hemmen) und Medikamentenkombinationen mit unterschiedlichem Wirkmechanismus verwendet werden. Das gewählte Medikament sollte regelmäßig entsprechend seiner Wirkdauer und ggf. zusätzlich bei Bedarf appliziert werden.

Sekretionshemmende Anticholinergika

Wird bei einer Dysphagie der ausgeprägte Speichelfluss zur Belastung, weil der normale Speichel nicht ausreichend abgeschluckt werden kann, können sekretionshemmende Anticholinergika zum Einsatz kommen. Dabei ist jedoch zu beachten:

> ❯ **Anticholinergika wirken motilitätshemmend (= krampflösend) auf den Gastrointestinaltrakt und verlangsamen die Passagezeit.**

Weiterhin können bei Sialorrhö die anticholinergen (Neben-)Wirkungen schlafanstoßender Antidepressiva genutzt werden. Grundsätzlich sollte auf anticholinerge Nebenwirkungen wie Harnverhalt und Herzrhythmusstörungen; bei Scopolamin auch auf zentralnervöse anticholinerge Nebenwirkungen wie Benommenheit, Schwindel, und insbesondere bei älteren Patienten auf delirante Syndrome vor allem in den ersten Tagen geachtet werden. Bei guter Verträglichkeit kann der Therapieversuch fortgesetzt und ggf. die Dosierung gesteigert werden.

— *Butylscopolamin (Buscopan):*
  — Dosierung: 20 mg als Einmalgabe i. v. oder s. c. (Off-Label); steigerbar bis zu 60–200 mg über 24 h kontinuierlich i. v. oder s. c. (Off-Label).

- *Glycopyrrolat (Robinul):*
  - Dosierung: 0,2 mg = 200 µg = 1 Amp. s. c. (Off-Label); steigerbar bis zu 600–1200 µg über 24 h kontinuierlich i. v. Applikation p. o. oder sublingual ist möglich, schmeckt jedoch bitter.
  - *Butylscopolamin und Glycopyrrolat* überwinden beide nicht die Blut-Hirn-Schranke und verursachen darum keine zentralnervösen anticholinergen Nebenwirkungen.
- *Scopolamin-Pflaster (Scopodem TTS):*
  - Dosierung: 1 Pflaster/72 h, dies entspricht 0,33 mg/d (Leitlinie Neurogene Dysphagien AWMF-Registernummer: 030/111).
- *Amitriptylin (Saroten):*
  - Trizyklisches Antidepressivum.
  - Wirkmechanismus: Serotonin- und Noradrenalin-Wiederaufnahme-Hemmer (SNRI). wirkt außerdem antagonistisch an Muskarin- und Histamin$_1$-Rezeptoren.
  - Dosierung: Initial 10–25 mg zur Nacht. schrittweise in 25-mg-Schritten steigerbar. Dosissteigerung >150 mg zur Nacht zur Reduktion des Speichelflusses ist nicht sinnvoll.

Prokinetika

Bei Dysphagie auf dem Boden einer paralytischen Passagestörung im oberen Gastrointestinaltrakt sind Prokinetika die Arzneimittel der ersten Wahl, um eine gerichtete Peristaltik anzuregen.
- *Metoclopramid (MCP):*
  - Wirkmechanismus: Potenter Dopaminantagonist (D2-Rezeptoren), prokinetisch im oberen Gastrointestinaltrakt dadurch, dass es ein Agonist an einem Subtyp des Serotoninrezeptors ist (5-HT4). Stimulation der 5-HT4-Rezeptoren führt zu einer gesteigerten Freisetzung von Acetylcholin und dadurch zu einer Zunahme des Tonus der glatten Muskulatur – vor allem des unteren Ösophagussphinkter – und der propulsiven Peristaltik, was die Magenentleerung unterstützt, die Dünndarmpassage beschleunigt und den gastroösophagealen Reflux reduziert (mittlere Beschleunigung der Magenentleerung: 20 %). Dadurch ist es nicht nur antiemetisch wirksam, sondern auch hilfreich bei gastroösophagealem Reflux (Ripamonti et al. 2001; Becker 2010).

  - Dosierung: 10 mg als Einmalgabe p. o./i. v. bis zu 4-mal tägl., 50(–100) mg kontinuierlich über 24 h i. v./s. c.
- *Domperidon (Motilium):*
  - Wirkmechanismus: Beschleunigt wie MCP die Magenentleerung (mittlere Beschleunigung der Magenentleerung: 30 %). Wirkt allerdings nicht über vermehrte Freisetzung von Acetylcholin aus dem Darmnervensystem; daher ist seine gastroprokinetische Wirkung nicht durch Anticholinergika hemmbar – was einen Vorteil darstellt, wenn Anticholinergika zeitgleich zur Symptomkontrolle von ausgeprägtem Speichelfluss eingesetzt werden. D2-Rezeptor-Antagonist, dessen genauer Wirkmechanismus der gastroprokinetischen Wirkung nicht bekannt ist. Passiert nur schwer die Blut-Hirn-Schranke und ruft daher – anders als MCP – nur selten unerwünschte zentrale Wirkungen (z. B. arzneimittelinduzierte Bewegungsstörungen) hervor.
  - Dosierung: 10 mg 2- bis 3-mal tägl. p. o. (bei >30 mg Tagesdosis: **Cave** QT-Verlängerung, Risiko für plötzlichen Herztod steigt!).
  - Wirkdauer: 12–24 h
- *Erythromycin:*
  - Wirkmechanismus: Motilinagonist. Motilinrezeptoren finden sich in Mukosa, Plexus myentericus und Dünndarmmuskulatur. Bindet bereits in subantibiotischen Dosen an den Motilinrezeptor und bewirkt so eine Förderung der gastrointestinalen Peristaltik, eine Relaxation der Pylorusmuskulatur und koordiniert die motorischen Aktivitäten des Magens und Duodenums. Mittlere Beschleunigung der Magenentleerung durch Erythromycin: 45 %.
  - Dosierung: 3-mal 125 mg p. o. oder i. v.; steigerbar bis zur Höchstdosis von 4-mal 250 mg (Patrick und Epstein 2008; Mutschler 2008).

Prucaloprid (Resolor): Findet im Rahmen einer Dysphagie zwar *keine* Verwendung-Wirkmechanismus ist aber dem MCP vergleichbar: durch 5-HT4-Agonismus gesteigerte Freisetzung von Acetylcholin und Zunahme der propulsiven Peristaltik, was die Magenentleerung unterstützt und die Dünndarmpassage beschleunigt. Nicht proarrhythmogen. Zulassung und Anwendung

13

□ Tab. 13.1 Wirkstärke und des Wirkmechanismus diverser Prokinetika sowie des Anticholinergikums Scopolamin

	5-HT4-Agonist	5-HT3-Antagonist	D2-Antagonist	Motilinagonist	Muskarinantagonist
Metoclopramid	+	+	+	–	–
Domperidon	–	–	++	–	–
Prucaloprid	+	–	–	–	–
Erythromycin	–	–	–	+	–
Scopolamin	–	–	–	–	+++

Wirkstärke: – keine Wirkung, + Wirkung gegeben, ++ mittlere Wirkung, +++ starke Wirkung

ausschließlich bei chronischer Obstipation, wenn durch Laxanzien kein ausreichender Effekt erzielt werden kann. Dosierung: 2 mg 1-mal tägl.

❯ Kommt es unter Prokinetika zu einer Zunahme von Erbrechen und kolikartigen Schmerzen, kann dies der Hinweis auf einen vollständigen gastrointestinalen Verschluss sein. Bei vollständiger Obstruktion sind Prokinetika kontraindiziert.

□ Tab. 13.1 zeigt eine Übersicht der Wirkstärke und des Wirkmechanismus diverser Prokinetika sowie des Anticholinergikums Scopolamin.

Octreotid

Bei Tumorstenosen im oberen Gastrointestinaltrakt, bei denen die Passage nicht wiederhergestellt werden kann, kommen neben ableitenden Verfahren (▶ Abschn. 13.5.2) sekretionshemmende Arzneimittel zum Einsatz. Neben den Anticholinergika kann hier das stärker antisekretorisch wirkende Octreotid eingesetzt werden.

— *Octreotid (Sandostatin):*
  — Synthetisches Somatostatinanalogon. Inhibitorisches Hormon mit vielseitigen Wirkungen im gesamten Körper:
    – hemmt u. a. die Sekretion in Magen, Pankreas und Dünndarm, die gastrointestinale Motilität und reduziert die viszerale Durchblutung.
    – Bei inoperabler Tumorobstruktion reduziert es die gastrointestinale Sekretion, Übelkeit, Erbrechen, Sialorrhö und abdominelle Schmerzen (Matulonis et al. 2005; Massacesi und Galeazzi 2006).

    – Darüber hinaus gibt es Hinweise auf eine antineoplastische Wirkung auf neuroendokrine und gastrointestinale Tumoren (Miljkovic et al. 2012; Rinke et al. 2009).
  — Anwendung als s. c. oder kontinuierliche i. v. Injektion (Mercadante 1995).
  — Dosierung: Initial 50 µg s. c. 2-mal tägl.; steigerbar bis 150 µg s. c. 3-mal tägl. oder 500 µg über 24 h kontinuierlich s. c. oder i. v.

Kortikosteroide

Auch Kortikosteroide spielen in der symptomatischen Behandlung einer gastrointestinalen Tumorobstruktion als Off-Label-Indikation mit ihren antiödematösen und entzündungshemmenden Eigenschaften eine wichtige Rolle. Durch die Reduktion des peritumorösen Ödems kann eine Lumenerweiterung und darüber eine Verbesserung der Magen-Darm-Passage erreicht werden.

Bei Ansprechen der Therapie sollte eine schrittweise Dosisreduktion erfolgen. Abhängig von der Prognose sollte die Steroidtherapie entweder nach einer Woche ausgeschlichen werden, um den Therapieeffekt später erneut nutzen zu können, oder sie kann im präfinalen Krankheitsstadium bei niedrigerer Erhaltungsdosis fortgeführt werden (Feuer und Broadley 1999).

— *Dexamethason (Fortecortin):*
  — Wirkmechanismus: Starkes Glukokortikoid, aber keine relevante mineralokortikoide Wirkung
  — Dosierung: 8–16 mg p. o. bzw. als Kurzinfusion i. v. 1-mal morgendlich; aufgrund der langen Wirkdauer von 36–48 Stunden ist die einmal morgendliche Gabe ausreichend und reduziert

steroidinduzierte Schlafstörungen und Agitiertheit; Dosis nach spätestens 7 Tagen schrittweise reduzieren.

Antimykotika

Schmerzen beim Schlucken (Odynophagie) weisen differenzialdiagnostisch auf eine entzündliche Genese hin. Bei Palliativpatienten liegt häufig eine Pilzinfektion mit Candida albicans vor, die mit Antimykotika behandelt wird. Die topische Schleimhautanwendung von Amphotericin B (Ampho-Moronal) oder Nystatin 4-mal tägl. nach dem Essen ist *nicht* ausreichend. Eine Soor-Ösophagitis sollte deshalb zusätzlich systemisch mit Fluconazol behandelt werden.

- *Fluconazol (Diflucan):*
  - Dosierung: Initial einmalig 200 mg/d; danach 100 mg 1-mal tägl. oral über 5 Tage, bei Immunsupprimierten auch länger.

Topischer Schleimhautschutz und Schleimhautanalgesie

Bei nicht infektbedingten Entzündungen/Mukositis besteht die Therapie in der Gabe von lokalen und systemischen Analgetika, topischem Schleimhautschutz und diätetischen Maßnahmen. Ein gastroösophagealer Reflux kann eine Dysphagie verstärken und sollte mit Protonenpumpenhemmern behandelt werden.

Ein topischer Schleimhautschutz kann durch Anwendung von Panthenol-Lösung 5 % oder Sucralfat (Ulcogant) erreicht werden. Eine Mischung zu gleichen Teilen aus viskösem Lidocain 2 % und Algeldrat-Magnesiumhydroxid-Suspension (Maaloxan) gewährleistet eine lokale Schleimhautanalgesie.

> ❯ Um Interaktionen zu vermeiden, sollte jeweils ein 2-Stunden-Abstand zur Einnahme anderer Arzneimittel eingehalten werden.

Botulinumtoxin

Als Reservetherapie gilt das Botulinumtoxin, das sowohl bei ausgeprägter therapierefraktärer Sialorrhö in die Parotiden als auch intrapylorisch oder bei Öffnungsstörungen des oberen Ösophagussphinkters in den M. cricopharyngeus injiziert werden kann.

- *Botulinumtoxin Typ A (Botox):*
  - Wirkmechanismus: Irreversible Hemmung der Acetylcholinausschüttung aus den

präsynaptischen Vesikeln und Unterbrechung der Impulsübertragung vom Nerven auf den Muskel → Lähmung der quer gestreiften und glatten Muskulatur.
- Wirkdauer etwa 3 Monate.
- *Indikationen:*
  - *Sialorrhö:* Ultraschallgesteuerte Injektion (Stone und O'Leary 2009; Hagenah et al. 2005; Young et al. 2011) in die Parotiden, evtl. zusätzlich in die Submandibulardrüsen.
  - *Magenauslassstörung:* Injektion intrapylorisch (Haans und Masclee 2007).
  - *Öffnungsstörung des oberen Ösophagussphinkters:* Injektion in den M. cricopharyngeus

Eine primäre Öffnungsstörung des oberen Ösophagussphinkters liegt vor, wenn eine Relaxationsstörung des oberen Ösophagussphinkters mittels Radiomanometrie nachgewiesen wurde. Bessert sich diese trotz adäquat durchgeführter Schlucktherapie über mehr als 6 Monate nicht, ist die Indikation zu einer Botulinumtoxin-Injektion oder zu einer krikopharyngealen Myotomie zu überdenken.

Die Botulinumtoxin-Injektion kann entweder transkutan von außen oder im Rahmen eines endoskopischen Eingriffs unter Sicht erfolgen. Sie sollte an drei Stellen des Muskels (median und beidseits lateral) erfolgen. Postinterventionell ist eine Schlucktherapie notwendig. In einer Studie mit 34 Patienten wurden jeweils 15 Botulinumtoxin-Einheiten injiziert. Die Erfolgsquote nach 3 Monaten betrug 50 %. Bei der Botulinumtoxin-Injektion in den M. cricopharyngeus kann die seltene, aber relevante Nebenwirkung einer (evtl. sogar beidseitigen) Stimmbandparese auftreten (Regan et al. 2014).

> ❯ Für die konservative Therapie stehen neben Allgemeinmaßnahmen eine Vielzahl medikamentöser Behandlungsansätze zur Verfügung, deren Einsatz auch vom mit dem Patienten definierten Therapieziel abhängig ist.

13.5.2 Interventionell-operative Therapie

In Abhängigkeit von dem mit dem Patienten definierten Therapieziel kommen je nach Dysphagieursache und deren Lokalisation im oberen Gastrointestinaltrakt auch interventionelle und operative Verfahren zur Behandlung in Betracht. Insbesondere ein operativer Eingriff muss ausführlich unter klarer Darstellung der realistisch erreichbaren Lebensqualitätsverbesserung und des realistischen, aber auch des maximalen Risikos mit dem Patienten und seinen Zugehörigen besprochen werden. Dieses Gespräch sollte eine Erläuterung über die mögliche Diskrepanz zwischen bildgebenden Befunden und realem Situs ebenso beinhalten wie die Wahrscheinlichkeit, dass der gewünschte Nutzen der Operation nur teilweise oder gar nicht erreicht wird, da eine Dysphagie einerseits multifaktoriell bedingt sein kann und andererseits z. B. eine fortgeschrittene Peritonealkarzinose die chirurgischen Optionen deutlich einschränken kann.

Im Folgenden werden die möglichen endoskopisch-interventionellen und operativen Behandlungsansätze in Abhängigkeit vom dysfunktionellen Organ dargestellt:

- Ösophageale Stenosen
- Magenausgangstenosen
- Duodenale Stenosen

13.5.2.1 Ösophageale Stenosen

Bei Dysfunktion des oberen Ösophagussphinkters (oÖS) ist eine *krikopharyngeale Myotomie* (CPM) unter folgenden Voraussetzungen indiziert:

- Erfolglose funktionell orientierte Schlucktherapie
- Radiomanometrischer Nachweis einer Öffnungs- und Relaxationsstörung des oÖS
- Suffiziente Hyoid-Larynx-Exkursion
- Kein Reflux

Die Indikation soll nur in einem interdisziplinären Team gestellt werden. Wie bereits dargestellt, kommt unter denselben Voraussetzungen alternativ die Injektion von Botulinum-Neurotoxin (BoNT) Typ A in den M. cricopharyngeus infrage; die Datenlage für BoNT ist aber schlechter als für die CPM. Bei beiden Verfahren soll die Schlucktherapie mit dem Ziel einer möglichst optimalen oÖS-Öffnung über einen ausreichend langen Zeitraum weiter fortgeführt werden (AWMF 2012, 2014).

❯ Erkrankungen, die zu einer Stenosierung des Ösophagus aboral des oÖS oder des gastroösophagealen Übergangs führen, führen fast ausnahmslos zu gradueller Malnutrition und Reduktion des Allgemeinzustands. Bei hochgradiger Stenosierung oder komplettem Verschluss leidet der Patient an täglichem Erbrechen sowie thorakalem Druckgefühl einhergehend mit einer äußerst eingeschränkten Lebensqualität.

Als primär favorisierte Therapieoption hat sich die *interventionelle Endoskopie* durchgesetzt, die neben der Überbrückung der Stenose auch die Bedeckung begleitender Fisteln zum Ziel hat. Zu den endoskopischen Behandlungsoptionen haben sich die Bougierung bzw. Dilatation, Stenteinlagen sowie endoskopisch ablative Verfahren bewährt.

Bei hochgradigen Engen kann die Stenose sondiert und schrittweise bis zur nötigen Weite bougiert werden. Anschließend wird ein der Tumorlänge angepasster Stent durchleuchtungskontrolliert platziert. Die Komplikationsrate bei selbst expandierenden Metallstents ist bei 2–9 % eher gering (Spaander et al. 2016; Medeiros, et al. 2017). Jedoch kann ein Tumoreinwuchs zur Restenose führen. Eine Kunststoff- oder Silikonummantelung verhindert einen Tumoreinwuchs, bedingt aufgrund der schlechteren Fixierung jedoch eine höhere Dislokationstendenz. Periinterventionell sollte deshalb auf ggf. auftretende Schmerzen und im Verlauf auf Materialdislokation geachtet werden (▶ Kap. 16).

Zusätzlich kann in der mutlidisziplinären Tumorkonferenz eine transkutane, endoluminal applizierte Bestrahlung (Brachytherapie; Bown 1991) mit oder ohne begleitende systemische Chemotherapie empfohlen werden.

13.5.2.2 Chirurgische Therapie

Falls interventionelle Verfahren nicht effektiv eingesetzt werden können, verbleibt die Chirurgie als wichtige Behandlungsoption. Sofern möglich, sollten chronisch unterernährte Patienten zunächst mittels zentralvenösen Katheters parenteral ernährt werden, idealerweise über einige Tage, bis die Katabolie aufgehoben wurde (▶ Kap. 10). Somit erhöht man die Wahrscheinlichkeit eines regelrechten postoperativen Verlaufs (AWMF 2013).

Eine palliative Ösophagusresektion kommt nur in Ausnahmefälle bei hochselektierten Patienten in Betracht (▶ Kap. 17).

Eine nicht resezierende Chirurgie fokussiert auf zwei Aspekte: die effektive Ableitung heruntergeschluckten Speichels bzw. zur Steigerung der Lebensqualität per os aufgenommener Flüssigkeiten vor der Stenose oder Fistel sowie die Gewährleistung einer enteralen Nahrungsaufnahme hinter der Stenose bzw. Fistel. Letzteres ist bei einem Großteil der Patienten mit einem geringen Risiko durch Anlage eines *perkutanen Gastrostomiekatheters* (PEG) möglich, der meistens aufgrund der Stenose nicht endoskopisch eingelegt werden kann. Insbesondere bei nicht voroperierten Patienten können diese PEG-Sonden effektiv laparoskopisch implantiert werden.

Seine Begrenzung erfährt diese Therapieoption bei Patienten mit multiplen abdominellen Voroperationen und/oder ausgedehnter Peritonealkarzinose, da in diesen Fällen ein erhöhtes operatives Risiko durch Zugangsverletzungen am Darm anzunehmen ist, auch wenn wissenschaftliche Daten hierzu fehlen. Hier kann eine offenchirurgische Implantation erwogen werden. Sollte eine PEG implantiert worden sein, verbleibt diese in der Regel bis zum Ableben des Patienten.

Eine auch für den Patienten und sein Bedürfnis nach Erhalt von Lebensqualität und Integrität akzeptable Behandlung des Speichelerbrechens ist deutlich schwieriger zu erreichen. Transnasale Ableitungssonden sind – sofern sie bei Stenosen im oberen und mittleren Ösophagus überhaupt sinnvoll platziert werden können, in der Regel nur vorübergehend tolerierte Alternativen. Auch vor der vermeintlich unkomplizierten Anlage einer solchen Ernährungssonde ist der Patient über mögliche Risiken aufzuklären. Bereits bei der Anlage besteht das Risiko von Blutungen in Nasen-Rachen-Raum, Ösophagus und ggf. Magen. Zudem kann ein ausgelöster Würgereiz insbesondere bei abgeschwächten oder fehlenden Schutzreflexen zu Aspiration mit schwerer Pneumonie führen sowie durch Auslösen vagaler Reflexe zu Bradykardie und Asystolie. Weiterhin haben diese Sonden zusätzliche Risiken bei langer Anwendung. So werden z. B. Sinusitiden begünstigt, es treten schmerzhafte Drucknekrosen an der Nasenwand (■ Abb. 13.1) und Dekubitus in Rachen und Ösophagus auf.

Zur Prophylaxe der Nasenwandnekrosen können Oliven aus Silikon im Abdruckverfahren individuell angefertigt werden, diese ermöglichen zudem ein zeitweises „Versenken" der Sonde, z. B.

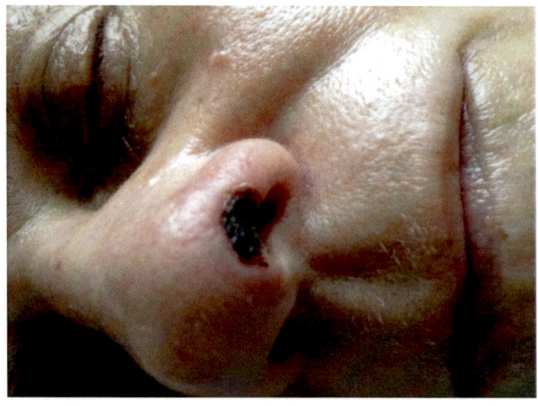

■ **Abb. 13.1**   Nasenwandnekrose nach transnasaler Magensonde

für die Zeit des Besuches von Familienmitgliedern, insbesondere Kindern (■ Abb. 13.2a–g).

Für Patienten, die unter einer transnasalen Ausleitung besonders leiden und sich für die Phase der Verabschiedung eine visuelle Integrität ihrer Person wünschen, kann eine operativ angelegte zervikale Sondenausleitung eine Option sein. Dabei wird über einen zervikalen Zugang lateral des M. sternocleidomastoideus in den Hals eingegangen. Hinter der Schilddrüse kann der Ösophagus präpariert werden. Über eine kleine Inzision wird eine Sonde eingebracht und mit einer Tabaksbeutelnaht fixiert. Die Ausleitung erfolgt supraklavikulär (■ Abb. 13.3).

> Die Stentimplantation und unterschiedliche Sondeneinlagen sind bei ösophagealen Ursachen der Dysphagie vorrangige Optionen. Je nach Patientenwunsch sind auch seltene Wege der Sondeneinlage zu erwägen.

13.5.2.3 Magenausgangsstenosen

Unter den Tumorformationen die zu einer symptomatischen Magenausgangsstenose führen können, gehören typischerweise distale Magenkarzinome (■ Abb. 13.4) sowie Papillenkarzinome, distale Gallengangkarzinome und fortgeschrittene Pankreaskarzinome.

Bei diesen Entitäten ist auch vor kurativ intendierten Operationen eine dezidierte Anamneseerhebung zu Symptomen einer Magenausgangsstenose wichtig. Dies deshalb, weil sich bei der chirurgischen Exploration als resektabel einge-

13

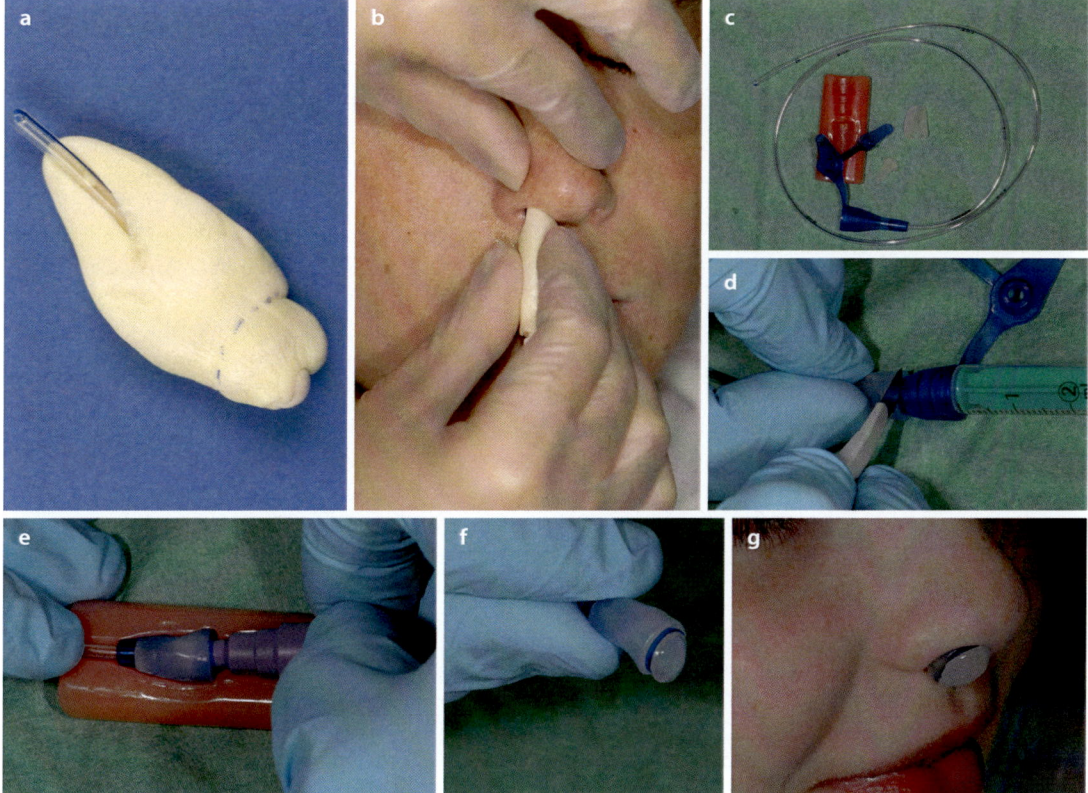

◪ Abb. 13.2   a–g Erstellung einer individuellen Nasenolive mit Sonde (mit freundlicher Genehmigung von Peter Rehmann, Gießen). **a** Silikonummantelte Sonde zur Erstellung eines Abdrucks. **b** Erstellung des Nasenhöhlenabdrucks. **c** Magensonde mit Negativschablone, **d** Zurechtkürzen der Sonde für Adapter. **e** Modellierung der individuellen Nasenolive. **f** Fertige Nasenolive mit Verschluss. **g** Eingesetzte Nasenolive

stufter Befunde eine okkulte Peritonealkarzinose oder ein ausgedehnter, primär nicht resektabler Tumor zeigen kann und sich dann die Frage nach einem palliativen Bypass stellt, der grundsätzlich mit einer Morbidität einhergeht.

Allerdings liegen Daten vor, dass bei solchen Befunden die Patienten auch bei noch vorhandener Passage von einer prophylaktischen Gastroenterostomie profitieren (Fujitani et al. 2017). Auch wenn keine dezidierten Daten zu postoperativen Anastomoseninsuffizienzen nach Gastroenterostomie in der Palliativsituation vorliegen, kann aufgrund der eigenen Erfahrung dieses Risiko als unter 10 % abgeschätzt werden.

Anders stellt sich die Situation bei Patienten dar, bei denen von vornherein eine Palliativsituation bei fortgeschrittenem Tumorleiden mit Magenausgangsstenose bekannt ist und möglicherweise schon abdominelle Operationen stattgefunden haben. Hier muss mit dem Patienten abgewogen werden, ob überhaupt ein operativer Eingriff erfolgen soll, da zunächst auch endoskopisch-interventionelle Verfahren, insbesondere die Stentimplantation, genutzt werden können.

Operationstechnisch können eine distale Magenresektion, die Gastroenterostomie oder eine palliative Magenausleitung z. B. mittels PEG/Witzel-Fistel erfolgen. Letztere erlaubt den Patienten eine orale Flüssigkeitsaufnahme ohne Angst, deswegen erbrechen zu müssen. Dies wird seitens der Betroffenen als eine deutliche Lebensqualitätsverbesserung wahrgenommen.

Die Datenlage zeigt bisher keine grundsätzliche Überlegenheit eines Verfahrens. In einem systematischen Review von 13 überwiegend retrospektiven Untersuchungen zeigte sich hinsichtlich der Zeit bis zur oralen Nahrungsaufnahme und der Krankenhausverweildauer ein Vorteil für die Stentimplantation im Vergleich zur offenen Gastroenterostomie, nicht aber in Bezug auf

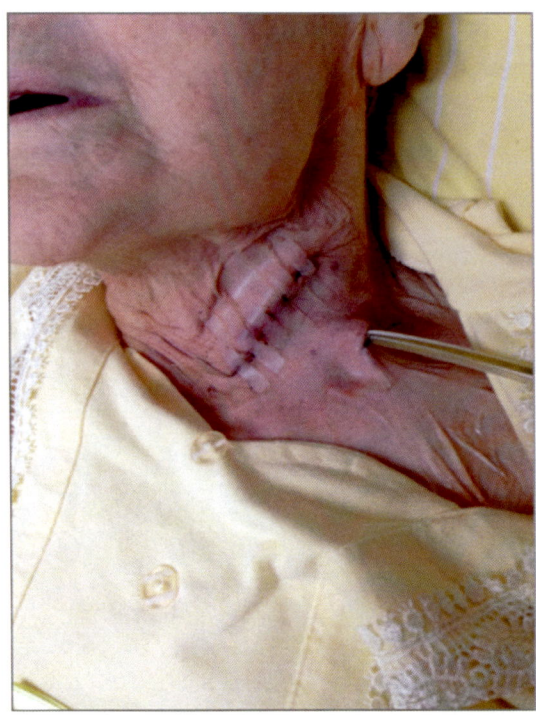

■ **Abb. 13.3** Supraklavikulär ausgeleitete Magensonde. Implantation über einen zervikalen Zugang in den proximalen Ösophagus

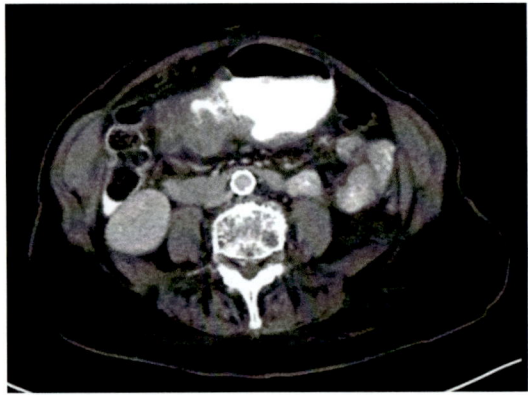

■ **Abb. 13.4** Ausgedehntes distales Magenkarzinom mit Magenausgangsstenose

Komplikationsraten oder 30-Tage-Mortalität. Die ausgewählten Studien ließen keinen ausreichenden Vergleich zwischen der Stentimplantation und laparoskopischer Gastroenterostomie zu (Ly et al. 2010). Eine aktuellere monozentrische Untersuchung an 53 konsekutiven Patienten mit irresektablem Magenkarzinom zeigte, dass die laparoskopisch angelegte Gastroenterostomie zu

einer früheren oralen Nahrungsaufnahme führt als die offen angelegte Gastroenterostomie (Ojima et al. 2017).

Bei der Gastroenterostomie wird eine proximale Jejunumschlinge soweit distal wie möglich an den Magen anastomosiert und damit die Stenose für die Passage des Nahrungsbreies umgangen. Die distale Positionierung ist wichtig, da die Gastroenterostomie bei zu weit proximaler Anlage erst nach deutlicher Füllung des Magens zu einer Entleerung führt und dadurch die Symptomatik der Magenausgangsstenose nur bedingt behoben wird.

Abhängig von der Tumorlokalisation und -ausdehnung und anderen Faktoren wie z. B. Adhäsionen, stattgehabter Darmresektionen, Peritonealkarzinose oder Verkürzung des Mesenteriums können mehrere Aspekte unterschieden werden:

- Die Jejunalschlinge kann in Bezug auf das Colon transversum antekolisch oder durch eine herzustellende Lücke im Mesokolon retrokolisch hochgezogen werden.
- Die Anastomosierung des Jejunums an den Magen kann dann an die Vorderwand oder an die Hinterwand und entweder isoperistaltisch (gleiche Peristaltikrichtung von Magen und Jejunum) oder anisoperistaltisch erfolgen.
- Zur Vermeidung einer füllungsbedingten Obliteration des abführenden Schenkels kann statt einer konventionellen Seit-zu-Seit-Anastomose die Naht am Magen in „Cross-section"-Technik angelegt werden (Horstmann et al. 2001). Hierzu wird die Inzision am Magen längs verlaufend angelegt, während das Jejunum antimesenterial beginnend quer so weit inzidiert wird, dass an der Mesenterialseite eine ca. 1 cm breite Gewebebrücke verbleibt (■ Abb. 13.5).

Als weiterer Aspekt bleibt die Wahl zwischen einer Roux-Y-Rekonstruktion oder einer Omegaschlinge:

- Die *Roux-Y-Rekonstruktion* hat neben einer Magen- und einer Dünndarmanastomose noch einen Blindverschluss an der hochgezogenen Jejunalschlinge, der potenziell insuffizient werden kann. Zur Häufigkeit solcher Insuffizienzen liegen keine wissenschaftlichen Daten vor. In der eigenen Erfahrung handelt es sich aber um eine äußerst seltene Komplikation.

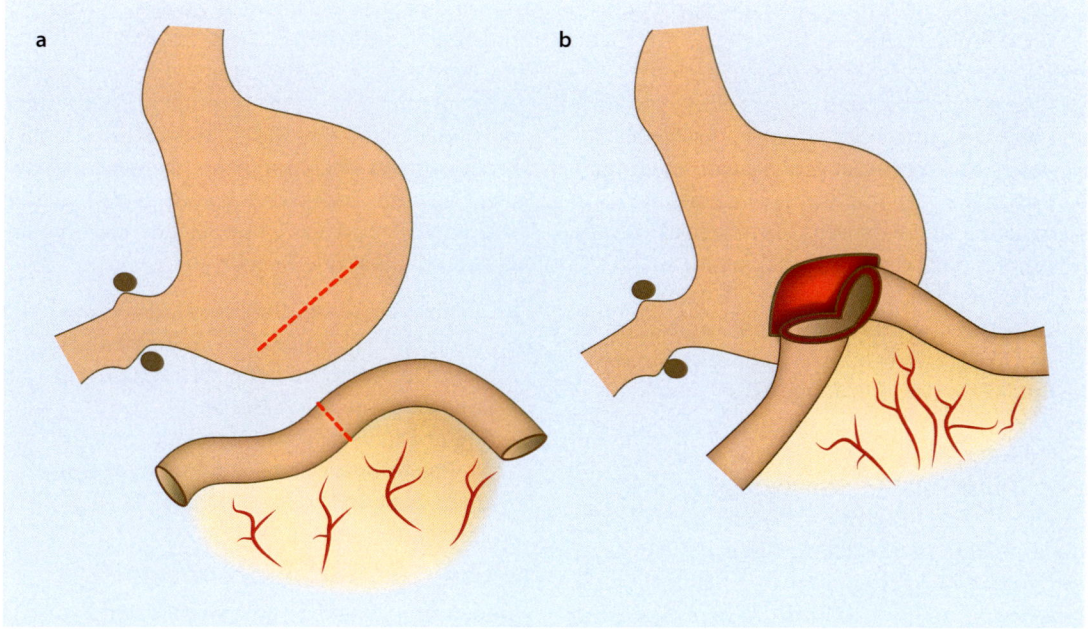

▣ Abb. 13.5 Anlage einer Gastroenterostomie in „Cross-section"-Technik. **a** Längsverlaufende Inzision am Magen und querverlaufende Inzision am Jejunum. **b** Herstellung der Anastomose in fortlaufender Nahttechnik

▣ Abb. 13.6 a, b Anlage der Gastroenterostomie. Schema der Oberbauchanatomie beim stehenden (*links*) und liegenden Patienten (*rechts*). Von den Anlagemöglichkeiten einer Gastroenterostomie zeigte die hintere, retrokolisch hochgezogene Gastroenterostomie die funktionell beste Entleerung

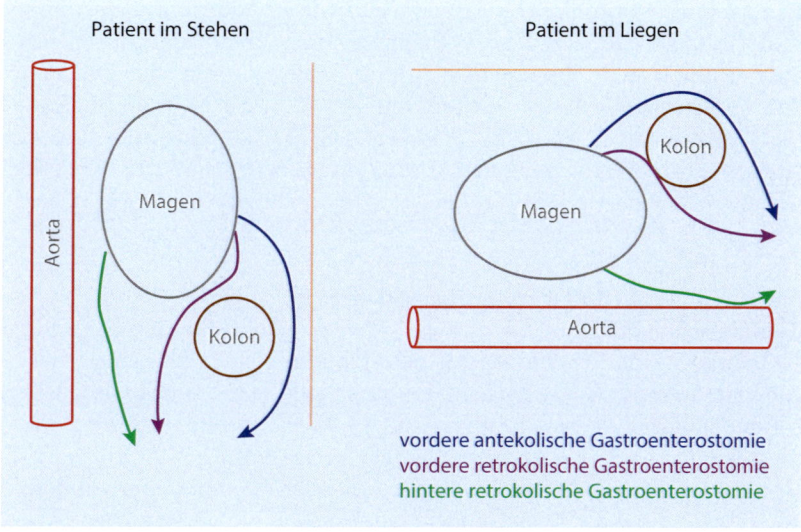

Zur Vermeidung eines gastralen Gallerefluxes ist es wichtig, dass die Reinsertion des proximalen Jejunums an die hochgezogene Schlinge mit einem Mindestabstand zur gastralen Anastomose von 50 cm erfolgen muss.
– Die *Omegaschlinge* kommt mit einer Magen- und Dünndarmanastomose (Braun-Fußpunktanastomose) aus. Allerdings ist das Risiko eines galligen Refluxes hier höher.

Aufgrund der Anatomie des Oberbauchs weisen verschieden angelegte Gastroenterostomien unterschiedliche funktionelle Ergebnisse auf (▣ Abb. 13.6):
– Eine antekolisch hochgezogene Jejunumschlinge entleert schlechter, insbesondere bei Patienten mit signifikanter Koprostase und konsekutiver Dilatierung des Colon transversum. Die bei Palliativpatienten häufige

opioidbasierte Schmerztherapie aggraviert diese Problematik.

- Die retrokolisch hochgezogene hintere Gastroenterostomie ist einer retrokolischen vorderen Gastroenterostomie sowie jeder antekolisch hochgezogenen Gastroenterostomie funktionell überlegen. Die eingangs geschilderten Faktoren verhindern allerdings oftmals die Auswahlmöglichkeiten. So ist z. B. bei großen Tumoren des distalen Magens oder des Pankreas mit Infiltration der Magenhinterwand eine hintere Gastroenterostomie selten möglich.

Gemäß der derzeit in Überarbeitung befindlichen deutschen S3-Leitlinie „Magenkarzinom" ist eine distale Magenresektion in der Palliativsituation nur in Ausnahmefällen bei Vorliegen von anders nicht therapierbaren Tumorkomplikationen indiziert (AWMF 2012). Allerdings zeigt eine aktuelle Untersuchung bei 104 Patienten mit symptomatischer Magenausgangsstenose (keine orale Aufnahme von festen Speisen möglich) vielversprechende Ergebnisse. Im Rahmen der Studie wurde bei 32 Patienten eine (distale) Gastrektomie und bei 70 Patienten eine Gastrojejunostomie durchgeführt. Eine orale Nahrungsaufnahme fester Speisen war bei 82, 85, 75 Patienten 2 Wochen, 1 Monat und 3 Monate postoperativ möglich. Die 30-Tage-Mortalitätsrate lag bei 2 % (Fujitani et al. 2017). Diese neuen Daten belegen die niedrige Komplikationsrate auch resezierender Eingriffe in der Palliativsituation und rechtfertigen daher im selektionierten Fall diese Chirurgie.

Ist weder eine Resektion noch die Mobilisation einer Jejunalschlinge in den Oberbauch aufgrund stärkster Verwachsungen oder einer ausgedehnten Peritonealkarzinose möglich, eignet sich zur Symptomkontrolle die Anlage einer PEG/Witzel-Fistel als Ablaufsonde. Damit erübrigt sich das permanente Tragen einer transnasalen Sonde, zudem kann der Patient per os Flüssigkeiten zu sich nehmen.

Für die Anlage einer PEG/Witzel-Fistel wird eine tumorfreie Fläche der Magenvorderwand benötigt. Der Magen muss sich spannungsfrei bis zu Bauchdecke hochziehen lassen, da andernfalls durch Zug ein hohes Perforationsrisiko mit konsekutiver Peritonitis besteht. Um die geplante Ausleitungsstelle am Magen werden sternförmig

drei Haltenähte vollwandig gestochen, um später den Magen an die Bauchdecke zu pexieren. Über eine 1 cm großen Gastrotomie wird eine perkutan eingeführte spezielle gastrale Ernährungssonde oder ein 30-Ch-Harnblasenkatheter in den Magen vorgeschoben und nach sicherer intragastraler Lage mit Aqua-Lösung geblockt. Anschließend wird der Magen mithilfe der vorgelegten Nähte an die ventrale Bauchwand pexiert.

> ❯ Die niedrige Morbidität der Magenchirurgie und ihre funktionell respektablen Ergebnisse sprechen dafür, chirurgische Optionen bei entsprechendem Allgemeinzustand des Patienten auch in der Palliativsituation wieder mehr in den Vordergrund zu stellen.

13.5.2.4 Duodenale Stenosen

Duodenale Stenosen entstehen häufig durch tumoröse Prozesse der Bauchspeicheldrüse, der distalen Gallengänge und des Duodenums selbst. Ergänzend zu den bereits für die Magenausgangsstenose beschriebenen Passagestörungen des Nahrungsbreies können Abflussstörungen des biliopankreatischen Systems vorliegen.

Für die Behebung der Passagebehinderung des Nahrungsbreies steht neben den dargestellten Möglichkeiten der Gastroenterostomie und der PEG/Witzel-Fistel auch die *Magentransposition* zur Verfügung. Diese kann vorgenommen werden, wenn der distale Magen und die Pylorusregion nicht in den tumorösen Prozess einbezogen sind.

Bei der Magentransposition werden die gastroepiploischen Gefäße sowie die A. gastrica dextra und anschließend das postpylorische Duodenum disseziert. Der Magen kann dann mitsamt einer 1–2 cm langen duodenalen Manschette im Sinne einer End-zu-Seit-Duodenojejunostomie an die erste oder zweite Jejunalschlinge anastomosiert werden (◻ Abb. 13.7a, b).

Diese Rekonstruktion hat im Vergleich zur klassischen Gastroenterostomie ein deutlich besseres funktionelles Outcome. Allerdings besteht das zusätzliche Risiko einer Duodenalstumpfinsuffizienz. Ein weiterer Nachteil ist die dann fehlende endoskopische Zugänglichkeit der Tumorstenose, was z. B. im Fall von Blutungen relevant sein kann. Voraussetzung für diese Rekonstruktion ist zudem eine erhaltene

13

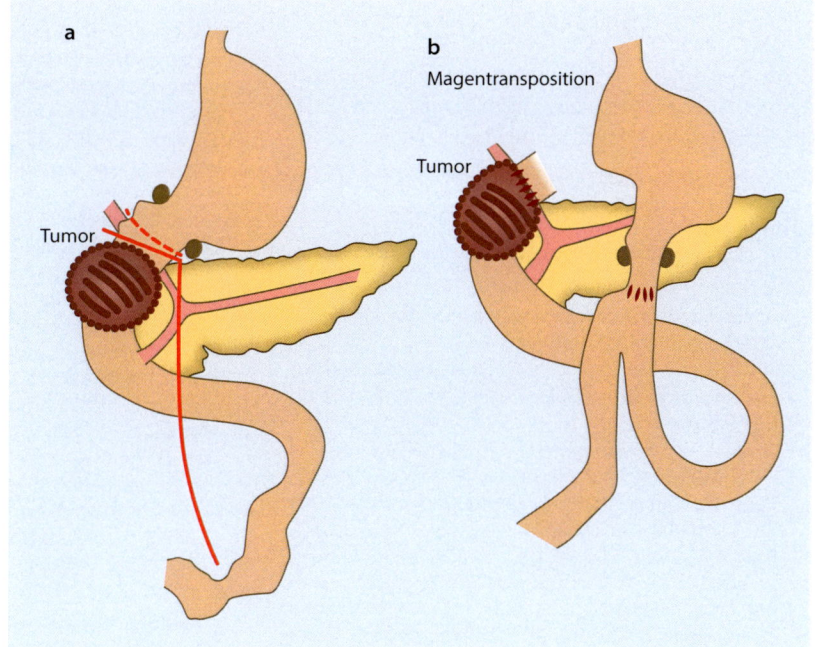

■ **Abb. 13.7 a, b** Technik der Magentransposition bei Duodenalstenose ohne Sphinkterbeteiligung. **a** Nach pylorusnaher Dissektion der gastroepiploischen Gefäße sowie der A. gastrica dextra kann das postpylorische Duodenum abgesetzt (rote Linie) und ca. 40 cm distal verlagert werden (roter Pfeil). **b** Reinsertion des postpylorischen Duodenums als End-zu-Seit-Duodenojejunostomie

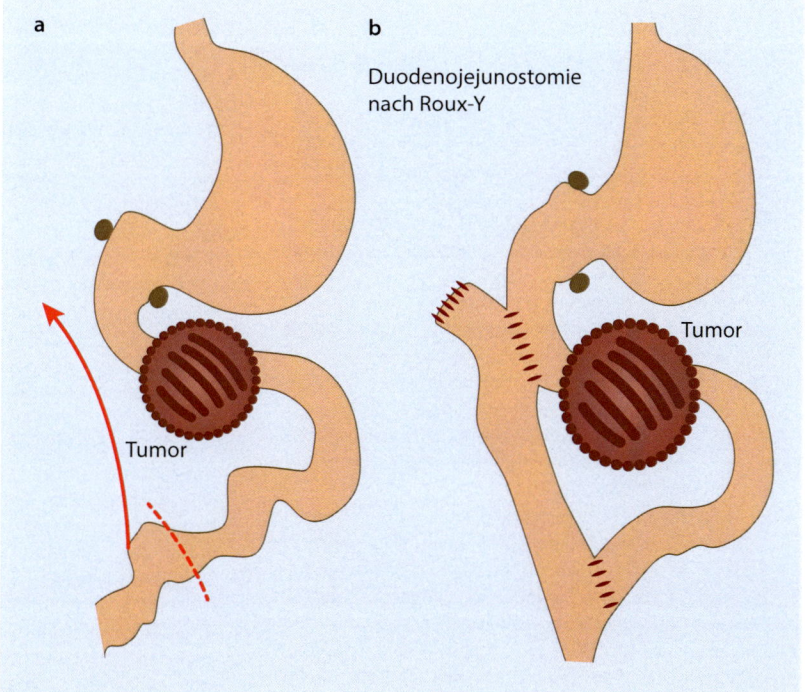

■ **Abb. 13.8 a, b** Technik der Seit-zu-Seit Duodenojejunostomie bei distaler Duodenalstenose. **a** Eine proximale, gut mobile Jejunalschlinge wird mit dem Klammernahtgerät durchtrennt (rote Linie), und das Memo wird disseziert. Je nach Tumorausbreitung kann die Schlinge retrokolisch (funktional besser) oder antekolisch hochgezogen werden (roter Pfeil). **b** Am Duodenum erfolgt am duodenalen C eine Seit-zu-Seit-Anastomose; die Rekonstruktion wird nach Roux-Y komplettiert durch eine 50 cm aboral angelegte End-zu-Seit-Jejunojejunostomie des proximalen Jejunums mit der hochgezogenen Schlinge

Passage für Galle und Pankreassekret. Sollte diese nicht vorhanden sein, müssen hier ebenfalls die unterschiedlichen Möglichkeiten der Galleableitung gegeneinander abgewogen werden (▶ Kap. 20).

Bei Passagehindernis in der Pars horizontalis des Duodenums kann als weitere chirurgische Möglichkeit auch eine Seit-zu-Seit Duodenojejunostomie nach Roux-Y angelegt werden (■ Abb. 13.8a, b). Letztere folgt den gleichen Prinzipien wie die

Gastroenterostomie, wird aber im Bereich der Pars descendens des Duodenums vor der Tumorstenose angelegt. Um eine größere Spannungsfreiheit zu erreichen, sollte – sofern möglich – ein Kocher-Manöver durchgeführt werden.

Literatur

AWMF (2012) S3-Leitlinie Diagnostik und Therapie der Adenokarzinome des Magens und ösophagogastralen Übergangs. Registernummer 032/009

AWMF (2013) S3-Leitlinie der Deutschen Gesellschaft für Ernährungsmedizin (DGEM): Klinische Ernährung in der Chirurgie

AWMF (2012, 2014) Neurogene Dysphagien – Leitlinien für Diagnostik und Therapie in der Neurologie. AWMF-Registernummer: 030/111. Veröffentlicht: September 2012. Ergänzt: August 2014. www.dgn.org. Zugegriffen am 12.01.2015 (Gültig bis: 31.12.2016)

Barker J, Martino R, Reichardt B et al (2009) Incidence and impact of dysphagia in patients receiving prolonged endotracheal intubation after cardiac surgery. Can J Surg 52:119–124

Becker D (2010) Nausea, vomiting, and hiccups: a review of mechanisms and treatment. Anesth Prog 57: 150–157

Bown SG (1991) Palliation of malignant dysphagia: surgery, radiotherapy, laser, intubation alone or in combination? Gut 32(8):841–844

Dziewas R, Glahn J, Helfer C et al (2014) FEES für neurogene Dysphagien – Ausbildungscurriculum der DGN und DSG. Nervenarzt. https://doi.org/10.1007/s00115-014-4114-7

Ferraris VA, Ferraris SP, Moritz DM et al (2001) Oropharyngeal dysphagia after cardiac operations. Ann Thorac Surg 71:1792–1795; discussion 1796

Feuer DJ, Broadley K (1999, 2009) Members of the Systematic Review Steering Committee. Systematic review and meta-analysis of corticosteroids for the resolution of malignant bowel obstruction in advanced gynaecological and gastrointestinal cancers. Ann Oncol 10:1035–1041 (Update 2009 Cochrane Database)

Finsterer J (2006) Medikamenteninduzierte Myopathien. Nervenarzt 77:682–693

Fujitani K et al (2017) A prospective multicenter observational study of surgical palliation examining quality of life in patients treated for malignant gastric outlet obstruction caused by incurable advanced gastric cancer. J Clin Oncol 35(4 Suppl):6

Gmeinwieser J, Golder W, Lehner K et al (1988) X-ray diagnosis of the upper gastrointestinal tract at risk for aspiration using a non-ionic iso-osmolar contrast medium. Rontgenpraxis 41:361–366

Haans J, Masclee A (2007) Review article: the diagnosis and management of gastroparesis. Aliment Pharmacol Therapeut 26(Suppl 2):37–46

Hagenah J et al (2005) Die Behandlung der Sialorrhö mit Botulinum-Toxin. Nervenarzt 76:418–425

Horstmann O, Kley CW, Post S, Becker H (2001) Cross section gastroenterostomy in patients with irresectable periampullary carcinoma. HPB (Oxford) 3:157–163

Langmore SE et al (1998) Predictors of aspiration pneumonia: how important is dysphagia? Dysphagia 13:69–81

Ly J, O'Grady G, Mittal A, Plank L, Windsor JA (2010) A systematic review of methods to palliate malignant gastric outlet obstruction. Surg Endosc 24:290–297

Massacesi C, Galeazzi G (2006) Sustained release octreotide may have a role in the treatment of malignant bowel obstruction. J Palliat Med 20(7):715–716

Matulonis UA et al (2005) Long-acting octreotide for the treatment and symptomatic relief of bowel obstruction in advanced ovarian cancer. J Pain Symptom Manag 30(6):563–359

Medeiros et al (2017) Adverse events of self-expandable esophageal metallic stent in patients with long-term survival from advanced malignant disease. Gastrointest Endosc 86(2):299–306

Mercadante S (1995) Tolerability of continuous subcutaneous octreotide used in combination with other drugs. J Palliat Care 11(4):14–16

Miljkovic MD et al (2012) Novel medical therapies of recurrent and metastatic gastroenteropancreatic neuroendocrine tumors. Dig Dis Sci 57(1):9–18

Mutschler et al (2001) Arzneimittelwirkungen, 9. Aufl. Wissenschaftliche Verlagsgesellschaft, Stuttgart

Oehmichen F et al (2013) Leitlinie der Deutschen Gesellschaft für Ernährungsmedizin (DGEM). Ethische und rechtliche Gesichtspunkte der Künstlichen Ernährung. Akt Ernahrungsmed 38:112–117

Ojima T, Nakamori M, Nakamura M, Katsuda M, Hayata K, Yamaue H (2017) Laparoscopic gastrojejunostomy for patients with unresectable gastric cancer with gastric outlet obstruction. J Gastrointest Surg 21(8):1220–1225

Patrick A, Epstein O (2008) Review article: gastroparesis. Aliment Pharmacol Ther 27(9):724–740

Prosiegel M, Weber S (2013) Dysphagie. Diagnostik und Therapie. Springer, Berlin

Regan J, et al (2014) Botulinum toxin for upper oesophageal sphincter dysfunction in neurological swallowing disorders. Cochrane Database Syst Rev (5): CD009968

Rinke A et al (2009) Placebo-controlled, double-blind, prospective, randomized study on the effect of octreotide LAR in the control of tumor growth in patients with metastatic neuroendocrine midgut tumors: a report from the PROMID Study Group. J Clin Oncol 27(28):4656–4663

Ripamonti C et al (2001) Working Group of the European Association of Palliative Care. Clinical-practice recommendations for the management of bowel obstructions in patients with end-stage cancer. Support Care Cancer 9:223–233

Spaander MC et al (2016) Esophageal stenting for benign and malignant disease: European Society of Gastrointestinal Endoscopy (ESGE) Clinical Guideline. Endoscopy 48(10):939–934

Stone CA, O'Leary N (2009) Systematic review of the effectiveness of botulinum toxin or radiotherapy for sialorrhea in patients with amyotrophic lateral sclerosis. J Pain Symptom Manag 37:246–258

Young CA, et al. (2011) Treatment for sialorrhea (excessive saliva) in people with motor neuron disease/amyotrophic lateral sclerosis. Cochrane Database Syst Rev (5):CD006981

Zhang S, Joseph AA, Gross L, Ghadimi M, Frahm J, Beham AW (2015) Diagnosis of gastroesophageal reflux disease using real-time magnetic resonance imaging. Sci Rep (5):12112

Zylka-Menhorn V (2014) Dysphagie: Wenn Schlucken eine Tortur ist. Dtsch Arztebl 111(13):A-550/B-474/C-454

Palliative Therapie des Ileus

Thilo Sprenger und Michael Ghadimi

© Springer-Verlag GmbH Deutschland, ein Teil von Springer Nature 2019
M. Ghadimi et al. (Hrsg.), *Palliative Viszeralchirurgie*,
https://doi.org/10.1007/978-3-662-57362-4_14

Einschränkungen der enteralen Passage im Rahmen inkurabler abdomineller oder extraabdomineller Tumorerkrankungen sind für Patienten sehr unangenehme und die Lebensqualität nachhaltig beeinflussende Begleitmanifestationen. Diagnostik und Therapie der malignen intestinalen Obstruktion (MIO) zielen primär auf eine optimale Symtomkontrolle ab und stellen eine häufig nur interdisziplinär zu bewältigende Herausforderung dar. In diesem Kapitel werden pathophysiologische Grundlagen und die daraus folgenden diagnostischen Notwendigkeiten und therapeutischen Optionen bei MIO vorgestellt. Schwerpunkt liegt hierbei auf der Indikationsstellung zur chirurgischen Therapie. Diese sollte nach Ausschöpfung konservativer Maßnahmen gemäß dem Grundsatz „So wenig wie möglich – so viel wie nötig" gestellt werden. Sie beinhaltet eine auf den Patientencharakteristika und der onkologischen Situation basierende und an den mit dem Patienten definierten Behandlungszielen orientierte individuelle ärztliche Entscheidung und ein ebenso individuelles palliativchirurgisches Therapiekonzept.

14.1 Einleitung

Beeinträchtigungen der enteralen Passage sind häufig auftretende Begleiterscheinungen fortgeschrittener gastrointestinaler Tumorleiden, aber auch solcher im Bereich der ableitenden Harnwege oder des inneren Genitales der Frau.

> **Der Ileus ist definiert als Transportstörung des Darmes, die entweder den gesamten Darm oder einzelne Abschnitte betreffen kann. Durch eine Stase intestinaler Gase und Flüssigkeiten mit konsekutiver Distension der Darmwand kommt es über komplexe regulative Mechanismen neben Störungen der Flüssigkeits- und Elektrolythomöostase zum Zusammenbruch der Mukosa- und Darmwandbarriere (Teixeira et al. 2013).**

Folgen eines Ileus sind eine bakterielle Dislokation mit Peritonitis und Sepsis, die verstärkt durch zusätzliche intestinale Flüssigkeitsretention und -verluste (Erbrechen) und einer daraus resultierenden Hypovolämie und Elektrolytstörungen zum Multiorganversagen führen kann (Henne-Bruns und Lohnert 2000).

Entsprechend der Definition der *malignen intestinalen Obstruktion* (MIO), die distal der Flexura

duodenojejunalis auftritt (Anthony et al. 2007), wird in diesem Kapitel auf Diagnostik und Therapie bei inkurablen malignen Ileusmanifestationen im Bereich des Dünn- und Dickdarmes eingegangen. Palliative Therapieoptionen bei malignen Obstruktionen des oberen Gastrointestinaltraktes und des Duodenums werden in ▶ Kap. 13 behandelt.

Diagnostisch schwer von der MIO abzugrenzen ist die *benigne intestinale Obstruktion*. Dieser liegt keine direkte tumorbedingte Obstruktion zugrunde, sondern mögliche Briden oder innere Hernien nach vorangegangener (Tumor-)Operation oder postradiogene Residuen wie Fibrosierungen oder Strikturen der Darmwand.

Der nachfolgende Beitrag fokussiert auf Diagnostik sowie konservative, interventionelle und operative Therapieoptionen und auf das Problem der häufig diffizilen Indikationsstellung zur chirurgischen Therapie bei MIO. Bereits eingangs sei hier auf die große Bedeutung einer fachübergreifenden Interdisziplinarität bei der Festlegung eines palliativen Therapiekonzepts für Patienten mit MIO hingewiesen.

In der Mehrzahl der Fälle erfolgt die Betreuung zunächst durch die die zugrunde liegende Tumorerkrankung behandelnde Fachdisziplin (z. B. medizinische Onkologie, Gastroenterologie, Gynäkologie). Zeigen sich erste Symptome einer MIO, profitieren die betroffenen Patienten neben der frühzeitigen Einbindung eines Palliativmediziners oder versierten Schmerztherapeuten und eines Ernährungsmediziners von einer einschätzenden Beurteilung durch einen endoskopisch erfahrenen Gastroenterologen und einen Viszeralchirurgen.

14.1.1 Ätiologie und Klassifikation

Grundsätzlich werden zwei ätiologische Formen des Ileus unterschieden: mechanischer und funktioneller (paralytischer) Ileus. Beide Varianten und ineinander übergehende Mischformen treten bei Patienten mit malignen Grunderkrankungen regelmäßig auf. So können neben Stenosen durch intraluminales Tumorwachstum vor allem sekundäre abdominelle Tumormanifestationen, z. B. im Rahmen einer peritonealen Dissemination, zu einer malignen intestinalen Obstruktion (MIO) führen.

Ursachen funktioneller Ileusformen sind vor allem Nebenwirkungen von Analgetika, Antidepressiva oder Neuroleptika, die bei fortgeschrittenen Tumorerkrankungen zu den häufig eingesetzten

Routinemedikamenten gehören. Kombinierte Formen, wie bei einer Infiltration vegetativer Nervenstrukturen des Intestinums, bedingen funktionelle Störungen der Passage und können zusätzlich vorhandene inkomplette mechanische Obstruktionen aggravieren und so zum Vollbild eines Ileus führen.

Unter klinischen Gesichtspunkten kann ein Ileus zusätzlich nach seinem Verlauf (akuter, subakuter oder chronischer Ileus) und der dezidierten intestinalen Lokalisation (hoher/tiefer Dünndarm- oder Dickdarmileus) weiter charakterisiert werden.

14.1.2 Epidemiologie und Pathophysiologie der MIO

Die MIO ist eine häufige und vielfach schwerwiegende Komplikation fortgeschrittener abdomineller oder abdominell metastasierter Neoplasien. So führen peritoneal metastasierte Ovarialkarzinome in bis zu 51 % zu einer Obstruktionssymptomatik (Chi et al. 2009; Winner et al. 2013). Bei den intestinalen Malignomen hat das kolorektale Karzinom die höchste Inzidenz und bedingt in bis zu 28 % eine MIO (Teixeira et al. 2013). Daneben gehören u. a. Magen-, Pankreas-, Zervix-, Harnblasen- und Mammakarzinome sowie das Melanom zu den Entitäten, die im Rahmen eines nicht kurablen lokalen oder peritonealen Rezidivs häufig zu Passagestörungen führen.

Ätiologisch ist diese entweder Folge einer Stenosierung durch intraluminalen Verschluss des entsprechenden Darmsegments, z. B. durch einen lokal nicht sanierten Primärtumor eines metastasierten kolorektalen Karzinoms, oder sie ist Folge einer extraluminal bedingten Kompression eines Darmabschnitts, z. B. durch peritoneale oder mesenteriale Tumormanifestationen oder Lymphknotenmetastasen. Die Infiltration der muskulären Darmwand kann zudem eine Zunahme der Rigidität bis hin zur vollständigen Wandstarre (Linitis plastica) des betroffenen Darmsegments hervorrufen.

Neben diesen rein mechanischen Ursachen führt eine Vielzahl funktionell bedingter Störungen der Darmperistaltik ebenfalls zum klinischen Bild einer MIO. Hier sind neben paralytischen Arzneimittelnebenwirkungen durch Opioide, trizyklische Antidepressiva, Anticholinergika oder Neuroleptika auch paraneoplastische Phänomene von Bedeutung. Die paraneoplastische Pseudoobstruktion (Ogilvie-Syndrom) basiert auf einer Dysbalance der autonomen Darminnervation zu-

lasten des kontraktionsfördernden parasympathischen Einflusses, wodurch es zu einer massiven Überblähung des atonen Darmes kommen kann (Vanek und Al-Salti 1986).

Auch paraneoplastische Neuropathien des vegetativen Nervensystems führen zu einer intestinalen Hypomotilität. Zudem bedingt die Infiltration nervaler Strukturen im Retroperitoneum und Mesenterium (Plexus coeliacus und mesentericus) sowie in der Darmwand (Plexus myentericus und submucosus) eine Atonie der abhängigen Darmabschnitte.

> ❯❯ Häufig führt bei Patienten mit fortgeschrittenen Tumorerkrankungen in der Palliativsituation eine Kombination aus mechanischen und funktionellen Beeinträchtigungen zum klinischen Bild einer MIO mit unterschiedlich ausgeprägter Symptomatik.

Die – auch begrifflich – strikte Trennung zwischen mechanischem und funktionellem Ileus im angloamerikanischen Bereich („obstruction" vs. „ileus") ist also für die MIO nicht angemessen, da es sich in der Vielzahl der Fälle um eine Passagestörung handelt, die sowohl mechanische Ursachen als auch eine zusätzliche funktionell-paralytische Komponente hat.

> ❯❯ In vielen Fällen entwickelt sich die MIO durch eine Kombination aus mechanischer Obstruktion und einer funktionellem Ileuskomponente.

Pathophysiologisch führt eine mechanische Beeinträchtigung der Darmpassage zu einer Dilation der prästenotischen Abschnitte und dies wiederum zu einer reflektorischen Steigerung der Motilität mit repetitiven Kontraktionen, die vom Patienten als kolikartiger Schmerz wahrgenommen werden.

Zudem kommt es durch die Darmdilatation und die Zunahme des luminalen Durchmessers zur Vergrößerung der epithelialen Oberfläche, was zu einer gesteigerteten mukosalen Flüssigkeitssekretion führt. Da diese aufgrund der ursächlichen Obstruktion nicht in aboraler Richtung transportiert werden kann, sind eine Zunahme von Übelkeit und Erbrechen die Folge.

Des Weiteren stellt sich ein Dehnungsschaden der intestinalen Wandung ein, der zu lokaler Inflammation mit gesteigerter Sekretion von Entzündungs- und Schmerzmediatoren einhergeht (Henne-Bruns und Lohnert 2000; Zorn et al. 2010). Letztere aggravieren die durch Koliken und möglicherweise vorhandene Tumorinfiltration nervaler Plexus ohnehin bestehende Schmerzsymptomatik.

Noch vor einer gegebenenfalls möglichen chirurgischen Therapieoption, die in einer Beseitigung oder Umgehung der intestinalen Obstruktion liegt, ist eine zügige Symptomkontrolle durch Durchbrechung dieses pathophysiologischen Circulus vitiosus geboten (Post und Schuster 2000). Neben einer intestinalen Entlastung durch eine Magensonde und dem Ausgleich eines bereits bestehenden Elektrolyt- und Flüssigkeitsdefizits steht hier vor allem die medikamentöse Symptomkontrolle mit Analgetika, Spasmolytika, Antiemetika und Sekretionshemmern im Vordergrund (Williams et al. 2005).

14.2   Klinische Manifestation und Diagnose

14.2.1   Anamnese und Untersuchung

14.2.1.1   Anamnese

> ❯ Anamnestisches Hauptsymptom der MIO sind krampfartige abdominelle Schmerzen, die bei annähernd 90 % der Patienten vorliegen (Ripamonti et al. 2008).

Symptome wie Vomitus, abdominelle Distension, Meteorismus, Wind- und Stuhlverhalt sind dagegen variabel und treten in Abhängigkeit von Lokalisation und Ausprägung der intestinalen Obstruktion auf:

– Während Patienten mit *hohem Dünndarm*verschluss über heftiges, schwallartiges und meist galliges Erbrechen klagen, fehlt hier häufig ein Meteorismus, und die Patienten haben zunächst normale Wind- und Stuhlabgänge. Kolikartige Schmerzen können auftreten, sind aber häufig moderat.

– Ein *tiefer Dünndarm*ileus äußert sich durch Erbrechen von dunklerem Dünndarmstuhl (Miserere) bei häufig ausgeprägter Übelkeit und Koliken im Ober- und Mittelbauch. Windabgänge sind meist unbeeinträchtigt, die Stuhltätigkeit kann zunächst ebenfalls (häufig bis zur vollständigen Entleerung des Kolonrahmens) noch vorhanden sein.

– Ein *Dickdarm*ileus fällt dagegen über einen ausgeprägten Meteorismus mit aufgetriebenem Abdomen, krampfartigen Schmerzen paraumbilikal und im Unterbauch auf. Hierbei besteht meist nur eine dezente Übelkeit. In der Regel liegt ein über mehrere Tage bestehender Stuhlverhalt vor. Miserere ist ein Spätsymptom des mechanischen Dickdarmverschlusses. Während subtotale Stenosen passagere Windabgänge zulassen, fehlen diese bei einem kompletten Darmverschluss vollständig.

> ❯ Da die Symptomatik einer MIO sich in der überwiegenden Zahl der Fälle über Tage oder Wochen aufbaut, liegt selten eine akute Notfallsituation, z. B. im Sinne eines dekompensierten Ileus oder einer intestinalen Perforation, vor.

Oftmals beschreiben Patienten intermittierend auftretende Beschwerden mit zwischenzeitlicher spontaner Besserung. Erfahrungsgemäß werden jedoch die Beschwerdephasen mit fortschreitender Erkrankung intensiver und die symptomarmen Intervalle kürzer.

14.2.1.2   Körperliche Untersuchung

Die körperliche Untersuchung bei manifester MIO zeigt einen Patienten, der zunächst vom konsumierenden Charakter der Malignomerkrankung gezeichnet ist und allgemein das Bild eines körperlichen Verfalls zeigt. Im Rahmen der Passagestörung kommt es zu intestinalen Flüssigkeitsverschiebungen und -verlusten mit intravasaler Hypovolämie und Exsikkose. Klinisch fallen daher Adynamie, Hypotonie, reduzierter Hautturgor, trockene Schleimhäute und ein ausgeprägtes Durstgefühl auf.

Das Abdomen weist neben möglichen Zeichen der fortgeschrittenen Tumorerkrankung (palpable intraabdominelle Tumormassen, Aszites) Druckschmerzhaftigkeit, distendierte Bauchdecken und Meteorismus auf. Ein Peritonismus oder Abwehrspannung deuten auf eine Durchwanderungsperitonitis oder Perforation hin. Die Auskultation kann ein mechanisches Passagehindernis durch hochgestellte, ggf. „spritzend" klingende Darmgeräusche objektivieren und lokalisieren. Ein paralytischer Ileus ist dagegen durch eingeschränkte oder nicht vorhandene Darmgeräusche (Totenstille) gekennzeichnet.

> ❯ Zum Ausschluss einer anderweitigen Ursache eines Ileus sind in jedem Fall die Bruchpforten der äußeren Rumpfwand (Leistenkanäle, Nabel und sämtliche Operationsnarben) zum Ausschluss einer inkarzerierten Hernie zu untersuchen, da diese – im Gegensatz zur MIO – eine Notfallsituation darstellt und eine dringliche Indikationsstellung zur Operation zur Folge hätte.

14

14.2.2 Labor und apparative Diagnostik

> ❯ Ein sicherer Ausschluss nicht unmittelbar tumorbedingter mechanischer Obstruktionsursachen (Bride, Strangulation, Inkarzeration innerer Hernien, Volvolus, Invagination), bei denen auch bei Vorliegen eines inkurablen Tumorleidens in den allermeisten Fällen die Indikation zur Notfalllaparotomie gestellt wird, ist in den allermeisten Fällen *nicht* ohne bildgebende Diagnostik möglich.

Neben der klinischen Einschätzung des Patienten bieten Laboruntersuchungen und bildgebende diagnostische Verfahren die Möglichkeit, Ausmaß und Dynamik einer MIO einzuschätzen, mögliche therapeutische Konsequenzen daraus abzuleiten sowie *Differenzialdiagnosen* (benigne intestinale Obstruktion, Obstipation) mit hoher Sicherheit auszuschließen.

Laborchemisch zeigen sich neben Elektrolytstörungen häufig ein Anstieg der Retentionsparameter (Kreatinin, Harnstoff) sowie der Infektwerte und Akutphaseproteine (Leukozyten, C-reaktives Protein, Procalcitonin). Daneben können die entsprechenden Tumormarker der Verlaufsbeurteilung der Malignomerkrankung unter einer antitumoralen Therapie dienen.

Unter den bildgebenden Verfahren steht die *Sonografie* aufgrund der hohen Verfügbarkeit klinisch zunächst an erster Stelle. Allerdings ist die Aussagekraft stark von den jeweiligen Untersuchungsbedingungen und der Expertise des Untersuchers abhängig. Neben einer Beurteilung von Ausmaß und Richtung der Darmmotilität (Hypermotilität/Pendelperistaltik vs. Atonie) und der Dilatation einzelner Darmsegmente können Vorhandensein, Lokalisation und ggf. die Anzahl mechanischer Obstruktionen erfasst werden, was zur Festlegung einer möglichen Operationsstrategie wichtig ist.

Obstruierte Darmsegmente stellen sich indirekt als luminaler Kalibersprung mit prästenotischer Dilatation und poststenotischem „Hungerdarm" dar. Bei guten Untersuchungsbedingungen können größere intraluminale oder peritoneale Tumorformationen direkt abgebildet werden. Der Füllungszustand des Magens und die Notwendigkeit, zur Verhinderung einer Aspiration eine zügige Entlastung desselben durch Einbringen einer Magensonde zu schaffen, kann sonografisch si-

cher beurteilt werden. Des Weiteren ist die Gewinnung diagnostischer Proben (Tumorbiopsie, Aszites) unter sonografischer Kontrolle möglich.

Der Stellenwert der *konventionellen Röntgen-Leeraufnahme des Abdomens* ist zugunsten der aussagekräftigeren Schnittbildverfahren deutlich in den Hintergrund getreten. Während in der Notfalldiagnostik dokumentierte freie intraabdominelle Luft die Verdachtsdiagnose einer Hohlorganperforation untermauert, kann im Rahmen einer klinisch kompensierten MIO lediglich das Bild eines Dünn- oder Dickdarmileus objektiviert werden.

In den allermeisten Fällen wird zur dezidierten Lokalisation der Stenose(n), zur Quantifizierung der abdominellen Tumorlast oder zum Staging ohnehin eine kontrastmittelgestützte *Computertomografie (CT) des Abdomens* durchgeführt. Dann sollte auf eine zusätzliche konventionelle Röntgenuntersuchung in Vorfeld selbstverständlich verzichtet werden, um unnötige Doppeluntersuchungen zu vermeiden. Mit der CT können nicht nur die Ursache (luminales Tumorwachstum, Kompression durch extraluminale Manifestationen) sondern auch die Ausprägung (kompensierte, subtotale oder komplette Stenose) und die Anzahl bereits manifester und weiterer subklinischer oder drohender Obstruktionen beurteilt werden. Für therapeutische Entscheidungen sind dies relevante Information, sodass die CT den diagnostischen Goldstandard bei der MIO darstellt (Laval et al. 2014). Eine Abgrenzung zwischen eindeutig malignen Stenosen und Verwachsungen oder Briden ist in der CT allerdings auch bei optimaler Darmkontrastierung oftmals nicht möglich (DiSantis et al. 2000).

> ❯ Die CT ist für die Diagnose, die Indikationsstellung zur Operation und die Festlegung einer operativen Strategie das entscheidende bildgebende Verfahren

Dynamische kontrastmittelgestützte Untersuchungen des Dünndarmes (*Röntgenuntersuchung nach Sellink*) oder die *MRT nach Sellink*, die eine hohe Sensitivität und Spezifität in der Detektion pathologischer Dünndarmveränderungen hat (Wiarda et al. 2009), haben ihren Stellenwert aber – schon aufgrund der relativ aufwendigen Vorbereitung – bei der rein elektiven Diagnostik entzündlicher oder primärer neoplastischer Läsionen des Dünndarmes. Zudem steht das MRT nicht flächendeckend zu Verfügung.

Die *Endoskopie* kann sowohl im Rahmen der Diagnostik maligner Obstruktionen des oberen

Gastrointestinaltraktes und des Kolons als auch zur interventionellen Platzierung endoluminaler Stents zum Einsatz kommen.

14.3 Therapie

14.3.1 Allgemeine Therapieprinzipien und Stellenwert der Viszeralchirurgie bei MIO

Die Betreuung von Patienten mit MIO stellt eine große – und immer interdisziplinäre – Herausforderung dar. Neben der die Behandlung der zugrunde liegenden Tumorerkrankung führenden Fachdisziplin sollten frühzeitig der Viszeralchirurg, der endoskopisch versierte Gastroenterologe, der Schmerztherapeut, der Palliativmediziner und auch ein Psychoonkologe hinzugezogen werden. Aufgrund der unterschiedlichen klinisch-onkologischen Ausgangssituation, der konkreten (und zu erwartenden) Beschwerdesymptomatik und der individuellen Prognose des Patienten ist es sinnvoll, ein gemeinsames Behandlungskonzept mit einer klaren *Definition der Behandlungsziele* festzulegen. Hierbei ist die Einbindung des Patienten und der Angehörigen von essenzieller Bedeutung.

Grundsätzlich sind als Hauptsäulen jeglicher Therapie bei inkurablen Malignomerkrankungen anzusehen:

- Beseitigung oder Linderung beeinträchtigender Tumorsymptome
- Möglichst anhaltende Verbesserung der Lebensqualität
- Verlängerung der Lebenszeit

Während lange Zeit die Tumorkontrolle mit dem vorrangigen Ziel einer Verlängerung der Lebenszeit im klinischen Fokus stand, hat sich diesbezüglich in den letzten Jahren ein Paradigmenwechsel eingestellt (Kaasa et al. 2006; ▶ Kap. 2):

> ❯ Primäres Behandlungsziel ist nunmehr die Kontrolle beeinträchtigender Tumorsymptome, die mit einer verbesserten Lebensqualität einhergeht (Delgado-Guay et al. 2016; Hanson et al. 2017).

Dazu zählen in erster Linie (Easson et al. 2003):
- Ausschaltung tumorbedingter Schmerzen
- Behandlung von Übelkeit und Erbrechen

- Wiederherstellung einer enteralen Passage mit der Möglichkeit, flüssige und feste Nahrung zu sich zu nehmen
- Schaffung von Voraussetzungen zur ambulanten Versorgung im häuslichen Umfeld des Patienten.

Im Rahmen der für den einzelnen Patienten und seiner individuellen Ausgangssituation definierten Behandlungsziele haben die Viszeralchirurgie und die operativen Therapieoptionen, die sie anbieten kann, ihren Platz zu finden.

> ❯ Die Manifestation einer MIO ist eine besonders vulnerable Situation, da sie neben den z. T. schweren somatischen Symptomen mit der bewussten Wahrnehmung des Patienten, einen spürbaren Progress der Tumorerkrankung zu haben, einhergeht. Vielen Patienten wird die Unheilbarkeit ihres Leidens nun erst deutlich, und es kommt oft zu einer konkreten Konfrontation mit dem eigenen Tod.

Da bei Palliativpatienten der therapeutische Fokus weniger auf einer Kontrolle der Malignomerkrankung als auf der Kontrolle der den Patienten belastenden Symptome derselben liegt, ergibt sich eine *maximale Priorisierung konservativer Maßnahmen*, sofern diese geeignet sind, die angestrebten Behandlungsziele zu erreichen. Erst wenn durch konservative Therapieansätze keine ausreichende Symptomkontrolle zu erreichen ist, können interventionelle oder operative Schritte diskutiert werden.

Die *Indikationsstellung zur operativen Therapie* bei vorliegender MIO und inkurabler Gesamtsituation hängt von einer Vielzahl individueller Faktoren ab. Grundsätzlich gilt es, Morbidität und Mortalität des durchzuführenden Eingriffs gegen seinen erwarteten Nutzen für den Patienten abzuwägen. Die Wahrscheinlichkeit, die mit dem Patienten definierten Behandlungsziele (Schmerzlinderung, Besserung von Übelkeit und Erbrechen, Ermöglichung einer oralen Nahrungsaufnahme, ambulante Versorgbarkeit, Rückkehr in häusliches Umfeld) tatsächlich zu erreichen, muss gegen die damit verbundenen Risiken abgewogen werden. In diese Abwägung sollten die individuelle Tumorsituation (Tumorlast, Anzahl und Lokalisation tumorbedingter Obstruktionen), die mutmaßliche Tumorbiologie, die Dynamik des bisherigen Krankheitsverlaufs und die sich daraus ergebende onkologische Gesamtprognose

14

ebenso einfließen wie die gegenwärtige Symptomatik, die Effektivität konservativer Therapiemaßnahmen, das allgemeine Operationsrisiko sowie Vorstellungen und Wünsche des Patienten.

14.3.2 Konservative Therapie bei MIO

Da sich die Obstruktionssymptomatik bei MIO in den wenigsten Fällen akut manifestiert, bleibt in der Regel ausreichend Zeit für eine dezidierte bildgebende Diagnostik, um ein mit dem Patienten abgestimmtes und an den Behandlungszielen orientiertes Therapiekonzepts festzulegen. Nachdem eine Notfallsituation (z. B. akutes Abdomen auf dem Boden einer Darmperforation) oder eine benigne intestinale Obstruktion (Briden-, Strangulationsileus), bei denen auch bei palliativer Gesamtsituation in den meisten Fällen die Indikation zur Exploration gestellt wird, ausgeschlossen wurde, kann bei MIO in vielen Fällen zunächst ein konservatives Vorgehen erfolgen:
- Einbringen einer Magensonde zur Dekompression des oberen Gastrointestinaltraktes und zum Aspirationsschutz
- Volumensubstitution unter Ausgleich der Serumelektrolyte
- Ggf. abführenden Maßnahmen (Klysma, Einlauf)

❯ Wichtig ist die kontinuierliche aktive Mitbeurteilung des Patienten durch einen Viszeralchirurgen, der bei progredienter Symptomatik, klinischer Dekompensation oder Entwicklung eines akuten Abdomens unmittelbar die Indikation zur Operation stellen kann.

Ein konservativer Therapieversuch kann über 48–72 Stunden unternommen werden und führt häufig zunächst zu einer Besserung der Ileussymptomatik (Dolan 2011). Dennoch ist ein Rezidiv unter alleinigen konservativen Maßnahmen sehr wahrscheinlich (Tang et al. 1995). Eine prognostische Abschätzung des Erfolgs eines konservativen Therapieversuchs kann die vorsichtige orale Applikation von wasserlöslichem Kontrastmittel (z. B. Gastrografin) liefern. Ist dieses bei einer Dünndarmobstruktion innerhalb von 24 Stunden nachweislich ins Kolon übergetreten, kann von einer chirurgischen Intervention zum gegebenen Zeitpunkt vielfach abgesehen werden (Branco et al. 2010).

14.3.2.1 Medikamentöse Therapieoptionen bei MIO

Die medikamentöse Therapie ist das Rückgrat jeder interdisziplinären Behandlung von Patienten mit MIO. Ziel ist eine optimale Symptomkontrolle sowohl bei Patienten, die zusätzlich einer interventionellen oder operativen Therapie zugeführt werden, als auch jenen, die sich aus unterschiedlichen Gründen nicht für eine solche qualifizieren. Symptomatische Obstruktionen können durch medikamentöse Ansätze (z. B. über Motilitätssteigerung, Reduktion intestinaler Sekretion oder antiinflammatorische Wirkung) in ihrer klinischen Ausprägung abgemildert werden, was zu einer subjektiven Besserung beim Patienten führt (Laval et al. 2000; Ripamonti et al. 2000). Die medikamentöse Therapie basiert im Wesentlichen auf der Behandlung der Symptomkomplexe „Übelkeit/Vomitus" und „Schmerzen/Koliken".

Übelkeit und Erbrechen

Die Behandlung von Übelkeit und Erbrechen zielt auch darauf ab, auf eine dauerhafte nasogastrale Ableitung per Magensonde verzichten zu können und eine Weiterbehandlung im häuslichen Umfeld oder einer Palliativeinrichtung/Hospiz zu gewährleisten (Holtmann et al. 2008). Hierzu werden Antiemetika und Sekretionshemmer eingesetzt. Die klassischen Substanzgruppen zur Behandlung tumorassoziierter Übelkeit sind:
- Prokinetika (Metoclopramid, Domperidon, Erythromycin; vgl. ▸ Abschn. 13.5.1)
- Antihistaminika
- 5-HT3-Antagonisten

Unterstützend können auch *Neuroleptika* (Haloperidol, Levopromazin), *Benzodiazepine* und *Kortikosteroide* eingesetzt werden. Letztere führen neben einer zentralen antiemetischen Wirkung zur Reduktion des tumorassoziierten Wandödems und damit der Stenose und wirken über eine verstärkte Elektrolyt- und Wasserresorption auch antisekretorisch (Feuer und Broadley 1999; Laval et al. 2000).

Der Einsatz von Cholinesteraseinhibitoren, z. B. Neostigmin, die bei der Behandlung des paralytischen Ileus zugelassen sind, ist bei manifester mechanischer Obstruktion nicht indiziert (Herbert und Holzer 2008).

Bei den Sekretionshemmern spielen vor allem *Anticholinergika* (Butylscopolamin), das auch zur Behandlung von Koliken eingesetzt werden kann, und vor allem *Somatostatinanaloga* (Octreotid) eine Rolle. Octreotid reduziert nicht nur die intestinale Sekretion, sondern auch die Perfusion im Splanchnikusgebiet und damit die Darmmotilität. Übelkeit und Erbrechen werden bei 75–100 % der Patienten deutlich gebessert, häufig kann auf den Verbleib der Magensonde verzichtet werden (Hisanaga et al. 2010; Mariani et al. 2012; Ripamonti et al. 2000).

Aufgrund der vorhandenen Übelkeit und zur Gewährleistung einer ausreichenden Verfügbarkeit sollten die Medikamente parenteral verabreicht werden. Eine subkutane Applikation lässt sich zudem problemlos auch außerhalb eines akut-medizinischen Settings, z. B. im ambulanthäuslichen Umfeld oder Hospiz fortführen.

Abgesehen von der Akutsituation eines Ileus wird die grundsätzliche intravenöse Volumensubstitution im Rahmen einer nicht chirurgisch zu adressierenden, klinisch kompensierten Stenose bei MIO *nicht* grundsätzlich empfohlen (Fainsinger und Bruera 1997). Während in der Akutsphase eine dezidierte Bilanzierung mit Ausgleich von Flüssigkeits- und Elektrolytverlusten erfolgen sollte, kann bei Rekompensation und fehlendem Erbrechen auf eine solche verzichtet werden. Eine allzu großzügige Flüssigkeitssubstitution kann in dieser Phase sogar zu einer Verschlechterung der Symptomatik durch eine vermehrte intestinale Sekretion und die Ausbildung von Anasarka und Lungenödemen führen (Burge 1996; Hoda et al. 2005).

Schmerztherapie bei MIO

Zur Behandlung viszeraler Dauerschmerzen hat sich *Metamizol* als potentes peripher wirksames Analgetikum als Mittel der Wahl erwiesen. Es weist zudem eine gewisse spasmolytische Wirkung auf, die sich positiv auf kolikartige Beschwerden auswirkt.

Bei ausgeprägten Koliken sollte das Anticholinergicum *Butylscopolamin* eingesetzt werden. Zur Komplettierung des analgetischen Stufenschema kommen bei starken – durch Metamizol nicht beherrschbaren Schmerzen – *Opioide* zum Einsatz. Hier haben sich lipophile Substanzen, z. B. transdermal appliziertes Fentanyl, hinsichtlich der opioidinduzierten Obstipation als nebenwirkungsärmer und besser verträglich erwiesen als Morphin (Radbruch et al. 2000). Eventuell können additiv auch *nicht steroidale Antiphlogistika (NSAID)* eingesetzt werden, um die Opioidsubstitution zu begrenzen und deren intestinale Nebenwirkungen zu reduzieren (Mercadante et al. 2002).

> ❯ Konservative Therapiemaßnahmen sind, wenn sie zu einer ausreichenden Symptomkontrolle führen, jeglichen operativen Optionen vorzuziehen.

14.3.3 Chirurgische Therapieoptionen bei MIO

14.3.3.1 Indikationsstellung und Patientenselektion

Wie bereits in ▶ Abschn. 14.3.1 beschrieben, ist die Indikationsstellung zur operativen Therapie von einer Vielzahl unterschiedlicher Faktoren abhängig und sollte sowohl interdisziplinär diskutiert als auch mit dem Patienten und dessen engstem Umfeld hinsichtlich des Risikos und dem erwartetem Nutzen des Eingriffs offen besprochen werden.

> ❯ Grundsätzlich bietet die chirurgische Intervention bei entsprechender Indikation im Vergleich zur konservativen Therapie eine effektivere und vielfach auch anhaltendere Verbesserung der Stenosesymptomatik bei MIO. Abgewogen werden muss dieser vermeintliche Benefit gegen die mit einer Operation einhergehende – oft nicht unerhebliche – Morbidität.

So können *postoperative Komplikationen* sowohl die zeitnahe Entlassung in das häusliche Umfeld als auch eine möglicherweise intendierte Chemotherapie verzögern oder verhindern und damit den angestrebten Behandlungszielen entgegenlaufen. Erfahrungsgemäß kann zudem festgehalten werden, dass postoperative Komplikationen bei Palliativpatienten aufgrund der limitierten Gesamtkonstitution vielfach dramatischere Konsequenzen haben als bei gesunden oder kurativ operierten Patienten.

Voraussetzung für eine erfolgreiche operative Therapie der MIO ist eine sinnvolle *Patientenselektion* (Miner et al. 2004). Bei ausgewählten Patienten mit intestinalen Obstruktionen durch fortgeschrittene Tumorerkrankungen konnte durch eine chirurgische Intervention eine subjektive Beseitigung oder Verbesserung der Symptomatik in über 90 % – bei einer operationsbedingten Morbidität von 20,1 % und einer Mortalität von 3,9 % – erreicht werden (Miner et al. 2011).

Neben der Anzahl und Lokalisation der intestinalen Obstruktionen spielen Art und Ausdehnung der zugrunde liegenden malignen Erkran-

14

kung eine entscheidende Rolle. Grundsätzlich sollte die Prognose des Patienten, z. B. durch zusätzliche extraabdominelle Manifestationen nicht derart limitiert sein, dass ein Überleben von mehr als 60 Tagen nicht gewährleistet ist, wenn eine chirurgische Intervention bei MIO erwogen wird.

Die Operationsindikation sollte sich an der Erreichbarkeit des individuellen Behandlungszieles für den einzelnen Patienten orientieren. Dies kann von der Beseitigung konservativ nicht beherrschbarer Obstruktionssymptome (Schmerzen, Übelkeit oder Erbrechen) bis zur Wiedererlangung der Fähigkeit, sich enteral ernähren zu können, um dadurch z. B. die Krankenhausentlassung oder die Fortführung einer palliativen Systemtherapie zu ermöglichen.

Insgesamt haben z. B. Patienten mit einem peritoneal metastasierten kolorektalen Karzinom durch die Operation einen größeren Benefit als jene mit einer Peritonealkarzinose durch nicht kolorektale gastrointestinale Karzinome, gynäkologische Tumoren oder Melanome (Abbas und Merrie 2007).

Das Vorhandensein von Aszites (>100 ml) ist ein negativer Prognosefaktor und reduziert signifikant die Möglichkeit einer relevanten Symptomkontrolle durch eine operative Therapie (Blair et al. 2001; Higashi et al. 2003). Ein limitierter Performancestatus (ECOG $\geq$ 2), Hypalbuminämie und höheres Patientenalter gehen mit einer signifikant erhöhten Morbidität und Mortalität bei chirurgischer Intervention einher und sollten bei Indikationsstellung gegebenenfalls berücksichtigt werden (Medina-Franco et al. 2008; Wright et al. 2010).

Für Patienten mit MIO und erhöhten Serumwerten des *C-reaktiven Proteins (CRP)* ($\geq$8 mg/l) konnte ein signifikant höheres Risiko, postoperative Komplikationen zu entwickeln und ein verkürztes Gesamtüberleben nach chirurgischer Therapie gezeigt werden (Blakely et al. 2014). Dabei scheinen erhöhte Entzündungsproteine Ausdruck einer IL-6-getriggerten systemischen Inflammationsreaktion zu sein, die auch bei potenziell kurativen Tumorerkrankungen einen negativen Prognosemarker darstellt (Hara et al. 2007).

> ❯ Für den nachhaltigen Erfolg der operativen Therapie bei MIO und eine längerfristige Symptomkontrolle ist eine sinnvolle Patientenselektion unabdingbar. Dabei sollte auch der Erfahrung Rechnung getragen werden, dass postoperative Komplikationen bei Palliativpatienten mit fortgeschrittenen Tumorerkran-

kungen häufig dramatischere Konsequenzen haben als bei gesunden oder kurativ behandelten Patienten.

Insgesamt ist die Evidenzlage zur Bewertung der Rolle der Chirurgie bei MIO im Rahmen inkurabler Tumorleiden schwach. Dies liegt im Wesentlichen an der Schwierigkeit, in dieser Situation kontrollierte prospektive Studien durchzuführen. Individuelle Therapieentscheidungen (wie der Off-Label-Einsatz bestimmter Medikamente bei der konservativen Therapie) und Indikationsstellungen zu unterschiedlichen operativen Interventionen werden in den meisten Fällen retrospektiv evaluiert. Eine aktuelle Cochrane-Analyse der zwischen 1997 und 2015 erhobenen Daten zeigt hinsichtlich einer Wiederherstellung der enteralen Passage durch operative Eingriffe sehr inhomogene Erfolgsraten zwischen 30 und 100 % (Cousins et al. 2016). Die hierzu durchgeführten chirurgischen Prozeduren sowie Komplikationsraten, Morbidität und Mortalität der Eingriffe wurden nur rudimentär und Daten zur postoperativen Lebensqualität der Patienten nahezu nicht erfasst (Kucukmetin et al. 2010).

Letztlich basiert die Indikationsstellung zur operativen Intervention häufig auf individuellen Erfahrungswerten der jeweiligen Institution oder Klinik. Umso mehr ist hierbei ein möglichst weiter interdisziplinärer Konsens, in den die Vorstellungen/Wünsche des Patienten einfließen, wünschenswert.

Übersicht

Entscheidende Grundvoraussetzungen für eine operative Intervention bei MIO:
- Narkose- und Operationsfähigkeit des Patienten
- Chirurgisch-technische Möglichkeit der Wiederherstellung einer Passage
- Fehlende oder insuffiziente konservative Behandlungsalternativen

Zudem sind individuelle anatomische, pathophysiologische und tumorbiologische Aspekte nicht nur für die Indikationsstellung zur Operation, sondern auch zur Festlegung der operativen Strategie von besonderer Bedeutung:
- Quantität der abdominellen Tumorlast (Tumormassen, Aszitesmenge)
- Anzahl, Verteilung und Lokalisation der tumorbedingten Stenosen
- Bisherige Dynamik der Tumorerkrankung und mutmaßliche Gesamtprognose

14.3.3.2 Chirurgische Therapie- und Operationsstrategien bei MIO

Die Entscheidung über das operative Konzept hängt entscheidend von den jeweiligen anatomischen Voraussetzungen und von der Anzahl und Lokalisation relevanter intestinaler Obstruktionen ab.

> **Übersicht**
>
> Grundsätzliche chirurgisch-technische Therapiemöglichkeiten:
> - Resektion obstruierter Darmsegmente
> - Bypass-Verfahren durch Entero-Entero- oder Entero-Kolo-/Rektostomie
> - Stuhldeviation durch entero- oder kolokutanes Stoma
> - Endoluminales Stenting oder lokal-ablative Methoden bei Stenosen in Kolon und Rektum
> - Anlage einer Kathetergastrostomie („Witzel-Fistel") bei fehlender Möglichkeit der Einlage einer perkutanen endoskopischen Gastrostomie-Sonde (PEG-Sonde).

Die *Resektion obstruierter Darmsegmente* ist bei isolierter Stenose einzelner Dünndarmsegmente gerechtfertigt. Bei einem langstreckigen oder multisegmentalen Befall, der u. U. die Anlage mehrerer Anastomosen notwendig machen würde, sollte eine Resektion unterbleiben. Die Indikation zur kontinuitätserhaltenden Resektion obstruierter Kolonsegmente sollte strenger gestellt werden als bei Dünndarmanteilen. Anastomosen im Kolonbereich erhöhen das auch bei Dünndarmresektionen bestehende Risiko einer Anastomoseninsuffizienz und somit die Gesamtmorbidität und -mortalität des Eingriffs signifikant (Ellison 1989).

Da bei inkurabler Gesamtsituation die regionäre Lymphadenektomie keinerlei prognostische Relevanz hat, kann die Resektion stenotischer Darmsegmente tubulär (d. h. darmwandnah) erfolgen, was zu spannungsfreien Anastomosen bei guter mesenterialer Perfusion führt. Die Resektion obstruierter Darmsegmente und das damit verbundene Risiko schwerwiegender postoperativer Komplikationen ist in aller Regel nur bei einer kontrollierten onkologischen Gesamtsituation (z. B. isolierter Peritonealkarzinose mit allenfalls oligotoper Organmetastasierung), die eine relevante Lebenserwartung (>6 Monate) zulässt, und

bei einem ausreichenden Performance- und Ernährungszustand des Patienten zu erwägen.

Ähnliches gilt für die Anlage eines *intestinalen Bypasses* unter Umgehung obstruierter Darmabschnitte. Hiermit können auch längerstreckig betroffene Segmente, die nicht reseziert werden sollen, unter Vermeidung eines Anus praeter umgangen werden. Technisch werden in der Regel Seit-zu-Seit-Anastomosen zwischen Dünndarm- (z. B. Jejunojejuno- oder Jejunoileostomie) und/ oder Kolonanteilen (z. B. Ileotransversostomie) angelegt. Neben dem Risiko von Nahtinsuffizienzen kann es im Rahmen von Bypass-Anastomosen stasebedingt zu einer bakteriellen Hyperkontamination in der funktionell ausgeschalteten Schlinge mit mannigfaltigen klinischen Symptomen wie Anämie, Diarrhö und abdominellen Schmerzen kommen (Frank et al. 1990; Lennert 1979).

Bei ausgeprägter abdomineller Tumorlast, multiplen oder langstreckigen Obstruktionen sowie in Situationen, in denen die Anlage einer intestinalen Anastomose vermieden werden soll, z. B. bei unzureichendem Performancestatus oder in einer Notfallsituation mit dekompensiertem Ileus, kann die Anlage eines *entero- oder kolokutanen Stomas* erfolgen. Grundsätzlich sollte hierzu ein möglichst distal lokalisierter Darmabschnitt ausgeleitet werden, um eine maximale intestinale Resorptionsstrecke zu erhalten.

Typische Indikationen zur Anlage einer doppelläufigen Deszendo- oder Sigmoidostomie sind distale Stenosen, z. B. bei einer Tumorausmauerung des kleinen Beckens. Bei höher lokalisierten und multiplen Obstruktionen kann eine Jejuno- oder Ileostomie zur Verhinderung einer akuten Ileussymptomatik mit Perforation zur notfallmäßigen Entlastung des Intestinaltraktes erfolgen.

Problematisch werden hohe Dünndarmstomata durch die damit verbundenen Elektrolyt- und Flüssigkeitsverluste, die u. U. eine parenterale Substitutionstherapie notwendig werden lassen. Als längerfristige Option oder bei intendierter Chemotherapie sollten Dünndarmstomata daher – wenn möglich – vermieden werden.

Grundsätzlicher Vorteil der Stomaanlage sind die im Vergleich zu den kontinuitätserhaltenden Verfahren geringere postoperative Morbidität und Mortalität, die sich durch eine Vermeidung von Anastomoseninsuffizienzen und die Möglichkeit laparoskopischer Operationstechniken ergeben. Als subjektiver Nachteil wird von Patienten und Angehörigen allerdings vielfach die Vorstellung angese-

14

hen, in der letzten Lebensphase mit einem Stoma leben zu müssen. Eine operative Stuhldeviation kann bei einem Teil der Patienten dadurch problematisch sein, dass der Zugang zur Abdominalhöhle und die Auswahl einer zur Ausleitung geeigneten Darmschlinge durch disseminierten Tumorbefall, Fixierung oder (postoperative) Verwachsungen limitiert und nur unter erhöhtem Risiko möglich ist.

Für Patienten mit Obstruktionen im (distalen) Kolon und Rektum können daher alternativ auch *selbst expandierende endoluminale Stents* platziert werden. Hierdurch können sowohl metastasierte kolorektale Karzinome als auch extraluminale Malignome mit Infiltration oder Kompression des Kolorektums adressiert werden. Die technische Machbarkeit und die früh-postinterventionellen klinischen Erfolgsraten bei palliativ behandelten Patienten sind mit 96 bzw. 99 % als sehr hoch beschrieben (Small et al. 2010).

Allerdings entwickeln bis zu 25 % der Patienten im Verlauf Komplikationen, wie Schleimhautulzerationen, Blutungen, Perforationen und Stentverschlüsse. Das Risiko für Komplikationen durch einen endoluminal platzierten Stent hängt dabei maßgeblich von der Ausdehnung der Obstruktion und der Länge des Stents ab (Sousa et al. 2017). Häufig beobachtet werden wiederholte Migrationen und Dislokationen des Stents bei Patienten, bei denen eine Chemotherapie zum Downsizing der obstruierenden Tumorformationen führt (Fernandez-Esparrach et al. 2010). Durch das hohe Risiko von Langzeitkomplikationen ist vor allem bei Patienten mit substanzieller Lebenserwartung die Indikation zum Stenting zurückhaltend zu stellen und auf Patienten zu beschränken, die eine Stuhldeviation definitiv ablehnen. Alternativ können in einer solchen Situation auch *lokal-ablative Verfahren*, z. B. wiederholte endoskopische Tumorabtragungen mit Argonbeamer oder Laser, erwogen werden. Diese sind allerdings mit einem hohen kumulativen Komplikationsrisiko (Blutungen, Perforation) einhergehend (Kimmey 2004).

Bei sehr fortgeschrittener Krankheitssituation mit hoher Dünndarmobstruktion und multiplen Stenosen im Bereich des gesamten Intestinaltraktes kann als Ultima Ratio eine *Kathetergastrostomie* zur Gewährleistung eines Sekretablaufs implantiert werden. Ein operativer Eingriff ist hierzu nur bei Patienten notwendig, bei denen eine *perkutane endoskopische Gastrostomie (PEG)* nicht durchgeführt werden kann. Hier besteht die Möglichkeit, eine laparoskopisch oder im Rahmen einer limi-

tierten Oberbauchlaparotomie offen-chirurgisch eingebrachte Ablaufsonde im Magen zu platzieren, um eine symptomkontrollierende Entlastung des Intestinaltraktes und eine Perforationsprophylaxe zu gewährleisten. Limitation für die Anlage einer – endoskopisch oder chirurgisch angelegten – Kathetergastrostomie ist das Vorhandensein größerer Aszitesmengen.

> ❯ **Die interventionelle oder operative Strategie richtet sich immer individuell nach der Konstitution des Patienten, der Manifestation und Ausdehnung des Tumorleidens, dessen Biologie, dem mutmaßlichen Verlauf der Erkrankung und der erwarteten lebenszeitlichen Prognose. Grundsätzlich gilt: so viel Chirurgie wie sinnvollerweise notwendig, so wenig operatives Trauma und Komplikationsrisiko wie nötig!**

14.4 Fallbeispiele

Fallbeispiel 1

Ein 85-jähriger Patient, der vor 2 Jahren bei einem lokal fortgeschrittenen Adenokarzinom des Magenkorpus (ypT3, ypN0 [0/49], cM0, L1, V0, G2, R0) multimodal behandelt wurde (6 Zyklen perioperative Chemotherapie mit 5-Fluorouracil, Leukovorin, Oxaliplatin, Taxotere [FLOT] und Gastrektomie mit D2-Lymphadenektomie) stellt sich mit einer deutlichen Verschlechterung des Allgemeinzustands, Dyspnoe und dem Bild eines progredienten Ileus vor.

Im Rahmen der Tumornachsorge war bereits vor 6 Monaten ein Anstieg der Tumormarker beobachtet worden. Da der Patient aber jegliche Interventionen, insbesondere eine erneute Chemotherapie, im Falle eines Tumorrezidivs ablehnte, erfolgte zum damaligen Zeitpunkt keine weitere Diagnostik. Aktuell wurde der Patient – unter der Verdachtsdiagnose eines lymphogenen oder peritonealen Tumorrezidivs – palliativstationär aufgenommen. Bei zunehmenden abdominellen Beschwerden und Miserere erfolgten eine chirurgische Vorstellung und die Durchführung einer CT, die eine komplette Stenose im Bereich des Colon transversum als Ursache für den Dick- und Dünndarmileus sowie eine subtotale Stenose im Bereich der transmesokolisch hochgezogenen (Y-Roux-)Jejunalschlinge, etwa 40 cm aboral der Ösophagojejunostomie, zeigte. Ursächlich war eine im Mesocolon transversum identifizierbare Tumorformation, die zur Obstruktion beider Darmabschnitte führte. Zwar zeigten sich ubiquitär geringe Mengen von Aszites, jedoch kein Anhalt für pulmonale oder hepatische Filiae. Vonseiten des Patienten wurde eine Operation zunächst abgelehnt, bei zunehmender Unwirksamkeit der konservativen Maßnahmen aber letztlich vom Patienten und seiner Familie gewünscht.

Bei der Exploration fand sich neben der im CT bereits darstellbaren peritonealen Läsion, die zu einer Obstruktion von Colon transversum und der zur Y-Roux-Rekonstruktion im Rahmen der Gastrektomie hochgezogenen Jejunalschlinge führte. Zytologisch ließen sich im mäßig vorhandenen Aszites atypische Zellen im Sinne einer Peritonealkarzinose sichern, weitere solide peritoneale Tumorformationen lagen allerdings nicht vor.

Es erfolgte eine Segmentresektion des Colon transversum mit Blindverschluss des Colon descendens und Anlage einer endständigen Transversostomie sowie eine tubuläre Jejunumteilresektion des obstruierten Segments mit anschließender End-zu-End-Jejunojejunostomie.

Der Patient wurde am 12. postoperativen Tag nach erfolgtem enteralem Kostaufbau und unter Anbindung an die spezialisierte ambulante Palliativversorgung (SAPV) in sein häusliches Umfeld entlassen. Unter „Best-supportive-care-Maßnahmen" lebt der Patient 5 Monate nach dem Eingriff beschwerdearm und bisher ohne notwendige parenterale Substitutionstherapie.

Wie dieses Fallbeispiel zeigt, ist durch eine sinnvolle Indikationsstellung und eine befundorientierte Operationsstrategie trotz vermeintlich ungünstiger Ausgangssituation (hohes Patientenalter, Grunderkrankung mit aggressiver Biologie, fortgeschrittener Ileus) eine längerfristige Palliation unter Erhalt der oralen Nahrungsaufnahme möglich.

Fallbeispiel 2

Ein 67-jähriger Patient mit synchron pulmonal und peritoneal metastasiertem Adenokarzinom des Pankreaskopfes wird durch die Onkologie, wo der Patient eine ambulante Chemotherapie erhält, mit einem seit mehreren Tagen bestehenden Stuhlverhalt und zunehmenden abdominellen Beschwerden vorgestellt. Die Erstdiagnose einer Pankreaskopfraumforderung wurde bereits 17 Monate zuvor gestellt. Ein suspekter pulmonaler Unterlappenherd erwies sich nach minimal invasiver atypischer Resektion histologisch als Metastase eines Adenokarzinoms des pankreatobiliären Systems. Zudem bestand bei Aszites und vereinzelten kno-

tig-peritonealen Läsionen im Oberbauch der Verdacht auf eine peritoneale Dissemination, sodass keine Resektion des Primarius erfolgte und eine palliative Systemtherapie eingeleitet wurde.

Die aktuelle Diagnostik objektivierte einen Obstruktionsileus durch peritoneale Abtropfmetastasen im kleinen Becken mit relevanter Kompression des rektosigmoidalen Übergangs. Nach interdisziplinärer Diskussion, in die der Patient und seine Angehörigen einbezogen wurden, erfolgte die laparoskopische Anlage einer doppelläufigen Deszendostomie. Die Entscheidung gegen ein (technisch mögliches) interventionelles Stenting des Rektosigmoids basierte auf der Einschätzung einer erwarteten Lebenszeit von über einem Jahr. Erneute Organmetastasen lagen bildgebend nicht vor, die durchgeführte Chemotherapie war diesbezüglich effektiv und wurde vom Patienten auch bisher exzellent toleriert. Ziel war daher der möglichst definitive und sichere Erhalt der enteralen Passage, um die Systemtherapie zeitnah fortsetzen zu können. Im Rahmen der Laparoskopie konnten zudem weitere peritoneale Läsionen, die möglicherweise zu einer erneuten intestinalen Obstruktion führen könnten, ausgeschlossen werden. Der Patient selbst hatte nach entsprechender Aufklärung über die therapeutischen Alternativen keine Einwände gegen eine Stuhldeviation durch ein doppelläufiges Deszendostoma.

Dieses Fallbeispiel demonstriert die Bedeutung des interdisziplinären Diskurses unter Einbeziehung der Vorstellungen des Patienten, der individuellen Tumorsituation und des bisherigen und erwarteten Krankheitsverlaufs.

Fallbeispiel 3

Eine 59-jährige Patientin mit diffus peritoneal metastasiertem Ovarialkarzinom wird mit progredienter Ileussymptomatik durch die Gynäkologische Klinik vorgestellt. Die Patientin wurde dort mit einer rapiden Reduktion des Allgemeinzustands und rezidivierendem Erbrechen unter ambulanter Applikation einer palliativen Chemotherapie stationär aufgenommen.

Die kontrastmittelgestützte CT von Abdomen und Becken zeigte multiple tumorbedingte Obstruktionen im Bereich des Dünn- und Dickdarmes. Entsprechend der Lokalisation der ersten Obstruktion im proximalen Jejunum bot die Patientin das klinische Bild eines hohen Dünndarmileus. Zudem zeigten sich mehr als 10 weitere, potenziell passagerelevante, nachgeschaltete Obstruktionen. Unter Ausschöpfung aller konservativen Maßnahmen kam es nicht zu einer subjektiven Besserung der Ileussymptomatik. Besonders belastend für die Patientin waren die dauerhafte Übelkeit sowie das anhaltende (>10-mal tägl.) schwallartige Erbrechen. Zudem wurde die einliegende Magensonde nicht mehr toleriert. Aszites lag nur in geringer Menge vor.

Aufgrund fehlender Möglichkeit einer sicheren Diaphanoskopie bei fraglichen Tumormanifestationen im Bereich des ventralen Peritoneums wurde auf die Anlage einer PEG-Sonde verzichtet und laparoskopisch ein großlumiger Gastrostomiekatheter implantiert. Übelkeit und Erbrechen sistierten unter Entlastung durch die Ablaufsonde, und die Patientin konnte ab dem 2. postoperativen Tag Getränke, u. a. Kaffee, und flüssige Nahrung zu sich nehmen, was insgesamt zu einer deutlichen Zunahme der subjektiven Lebensqualität im Rahmen der weiteren Behandlung auf der Palliativstation führte.

Literatur

Abbas SM, Merrie AE (2007) Resection of peritoneal metastases causing malignant small bowel obstruction. World J Surg Oncol 5:122

Anthony T, Baron T, Mercadante S et al (2007) Report of the clinical protocol committee: development of randomized trials for malignant bowel obstruction. J Pain Symptom Manag 34:S49–S59

Blair SL, Chu DZ, Schwarz RE (2001) Outcome of palliative operations for malignant bowel obstruction in patients with peritoneal carcinomatosis from nongynecological cancer. Ann Surg Oncol 8:632–637

Blakely AM, Heffernan DS, McPhillips J et al (2014) Elevated c-reactive protein as a predictor of patient outcomes following palliative surgery. J Surg Oncol 110:651–655

Branco BC, Barmparas G, Schnuriger B et al (2010) Systematic review and meta-analysis of the diagnostic and therapeutic role of water-soluble contrast agent in adhesive small bowel obstruction. Br J Surg 97:470–478

Burge FI (1996) Dehydration and provision of fluids in palliative care. What is the evidence? Can Fam Physician 42:2383–2388

Chi DS, Phaeton R, Miner TJ, Kardos SV et al (2009) A prospective outcomes analysis of palliative procedures performed for malignant intestinal obstruction due to recurrent ovarian cancer. Oncologist 14:835–839

Cousins SE, Tempest E, Feuer DJ (2016) Surgery for the resolution of symptoms in malignant bowel obstruction in advanced gynaecological and gastrointestinal cancer. Cochrane Database Syst Rev (1):CD002764

Delgado-Guay MO, Rodriguez-Nunez A et al (2016) Characteristics and outcomes of patients with advanced cancer evaluated by a palliative care team at an emergency center. A retrospective study. Support Care Cancer 24:2287–2295

DiSantis DJ, Ralls PW, Balfe DM et al (2000) The patient with suspected small bowel obstruction: imaging strategies. Am coll radiol Acr appropriateness criteria Radiol 215(Suppl):121–124

Dolan EA (2011) Malignant bowel obstruction: a review of current treatment strategies. Am J Hosp Palliat Care 28:576–582

Easson AM, Lee KF, Brasel K, Krouse RS (2003) Clinical research for surgeons in palliative care: challenges and opportunities. J Am Coll Surg 196:141–151

Ellison GW (1989) Wound healing in the gastrointestinal tract. Semin Vet Med Surg 4:287–293

Fainsinger RL, Bruera E (1997) When to treat dehydration in a terminally ill patient? Support Care Cancer 5:205–211

Fernandez-Esparrach G, Bordas JM et al (2010) Severe complications limit long-term clinical success of self-expanding metal stents in patients with obstructive colorectal cancer. Am J Gastroenterol 105:1087–1093

Feuer DJ, Broadley KE (1999) Systematic review and meta-analysis of corticosteroids for the resolution of malignant bowel obstruction in advanced gynaecological and gastrointestinal cancers. Systematic review steering committee. Ann Oncol 10:1035–1041

Frank P, Batzenschlager A, Philippe E (1990) Blind-pouch syndrome after side-to-side intestinal anastomosis. Chirurgie 116:586–596

Hanson LC, Collichio F, Bernard SA et al (2017) Integrating palliative and oncology care for patients with advanced cancer: a quality improvement intervention. J Palliat Med 20:1366–1371

Hara M, Matsuzaki Y, Shimuzu T et al (2007) Preoperative serum c-reactive protein level in non-small cell lung cancer. Anticancer Res 27:3001–3004

Henne-Bruns D, Lohnert M (2000) Current status of diagnosis and nonoperative therapy of small bowel ileus. Chirurg 71:503–509

Herbert MK, Holzer P (2008) Standardized concept for the treatment of gastrointestinal dysmotility in critically ill patients--current status and future options. Clin Nutr 27:25–41

Higashi H, Shida H, Ban K et al (2003) Factors affecting successful palliative surgery for malignant bowel obstruction due to peritoneal dissemination from colorectal cancer. Jpn J Clin Oncol 33:357–359

Hisanaga T, Shinjo T, Morita T et al (2010) Multicenter prospective study on efficacy and safety of octreotide for inoperable malignant bowel obstruction. Jpn J Clin Oncol 40:739–745

Hoda D, Jatoi A, Burnes J et al (2005) Should patients with advanced, incurable cancers ever be sent home with total parenteral nutrition? A single institution's 20-year experience. Cancer 103:863–868

Holtmann MH, Domagk D, Weber M et al (2008) Gastroenterological palliative care. Z Gastroenterol 46:712–724

Kaasa S, Hjermstad MJ, Loge JH (2006) Methodological and structural challenges in palliative care research: how have we fared in the last decades? Palliat Med 20:727–734

Kimmey MB (2004) Endoscopic methods (other than stents) for palliation of rectal carcinoma. J Gastrointest Surg 8:270–273

Kucukmetin A, Naik R, Galaal K, et al. (2010) Palliative surgery versus medical management for bowel obstruction in ovarian cancer. Cochrane Database Syst Rev (7):CD007792

Laval G, Girardier J, Lassauniere JM et al (2000) The use of steroids in the management of inoperable intestinal obstruction in terminal cancer patients: do they remove the obstruction? Palliat Med 14:3–10

Laval G, Marcelin-Benazech B et al (2014) Recommendations for bowel obstruction with peritoneal carcinomatosis. J Pain Symptom Manag 48:75–91

Lennert KA (1979) The small-intestine-stasis syndrome following side-to-side anastomosis. Chirurg 50:21–25

Mariani P, Blumberg J, Landau A et al (2012) Symptomatic treatment with lanreotide microparticles in inoperable bowel obstruction resulting from peritoneal carcinomatosis: a randomized, double-blind, placebo-controlled phase iii study. J Clin Oncol 30:4337–4343

Medina-Franco H, Garcia-Alvarez MN, Ortiz-Lopez LJ, Cuairan JZ (2008) Predictors of adverse surgical outcome in the management of malignant bowel obstruction. Rev Investig Clin 60:212–216

Mercadante S, Fulfaro F, Casuccio A (2002) A randomised controlled study on the use of anti-inflammatory drugs in patients with cancer pain on morphine therapy: effects on dose-escalation and a pharmacoeconomic analysis. Eur J Cancer 38:1358–1363

Miner TJ, Brennan MF, Jaques DP (2004) A prospective, symptom related, outcomes analysis of 1022 palliative procedures for advanced cancer. Ann Surg 240:719–726; discussion 726–717

Miner TJ, Cohen J, Charpentier K et al (2011) The palliative triangle: improved patient selection and outcomes associated with palliative operations. Arch Surg 146:517–522

Post S, Schuster KL (2000) Abandoned, effective and current aspects of surgical small bowel ileus therapy. Chirurg 71:524–531

Radbruch L, Sabatowski R, Loick G et al (2000) Constipation and the use of laxatives: a comparison between transdermal fentanyl and oral morphine. Palliat Med 14:111–119

Ripamonti C, Mercadante S, Groff L et al (2000) Role of octreotide, scopolamine butylbromide, and hydration in symptom control of patients with inoperable bowel obstruction and nasogastric tubes: a prospective randomized trial. J Pain Symptom Manag 19:23–34

Ripamonti CI, Easson AM, Gerdes H (2008) Management of malignant bowel obstruction. Eur J Cancer 44:1105–1115

Small AJ, Coelho-Prabhu N, Baron TH (2010) Endoscopic placement of self-expandable metal stents for malignant colonic obstruction: long-term outcomes and complication factors. Gastrointest Endosc 71:560–572

Sousa M, Pinho R, Proenca L et al (2017) Predictors of complications and mortality in patients with self-expanding metallic stents for the palliation of malignant colonic obstruction. GE Port J Gastroenterol 24:122–128

Tang E, Davis J, Silberman H (1995) Bowel obstruction in cancer patients. Arch Surg 130:832–836; discussion 836–837

Teixeira PG, Karamanos E, Talving P et al (2013) Early operation is associated with a survival benefit for patients with adhesive bowel obstruction. Ann Surg 258:459–465

Vanek VW, Al-Salti M (1986) Acute pseudo-obstruction of the colon (ogilvie's syndrome). An analysis of 400 cases. Dis Colon Rectum 29:203–210

Wiarda BM, Horsthuis K, Dobben AC et al (2009) Magnetic resonance imaging of the small bowel with the true fisp sequence: intra- and interobserver agreement of enteroclysis and imaging without contrast material. Clin Imaging 33:267–273

Williams SB, Greenspon J, Young HA et al (2005) Small bowel obstruction: conservative vs. Surgical management. Dis Colon Rectum 48:1140–1146

Winner M, Mooney SJ, Hershman DL et al (2013) Incidence and predictors of bowel obstruction in elderly patients with stage iv colon cancer: a population-based cohort study. JAMA Surg 148:715–722

Wright FC, Chakraborty A, Helyer L et al (2010) Predictors of survival in patients with non-curative stage iv cancer and malignant bowel obstruction. J Surg Oncol 101:425–429

Zorn M, Domagk D, Auerbauch T et al (2010) Malignant bowel obstruction. Z Gastroenterol 48:264–273

14

Palliative Therapie viszeraler Blutungen

Alfred Königsrainer und Karl-Ernst Grund

© Springer-Verlag GmbH Deutschland, ein Teil von Springer Nature 2019
M. Ghadimi et al. (Hrsg.), *Palliative Viszeralchirurgie*,
https://doi.org/10.1007/978-3-662-57362-4_15

Eine Blutung in der Palliativ-Situation ist eine ernste Komplikation, sie kann zur Diagnose führen oder erst im Verlauf der Therapie auftreten. Entscheidend für Diagnostik und mehr noch Therapie ist ihre Intensität – das Spektrum reicht von der okkulten Blutung bis zur Massenblutung. Das gewählte Vorgehen soll patientenschonend, nachhaltig, effektiv und möglichst rezidivvermeidend sein. Dazu gehört vor allem das Bestreben, in einer einzigen – wenn möglich ambulanten – Sitzung das Therapieziel zu erreichen. Die Blutung kann intraluminal in ein Hohlorgan oder als freie Blutung in die Bauchhöhle auftreten. Zur Blutstillung sind chirurgische, endoskopische und interventionellradiologische Verfahren verfügbar. Primäres Ziel ist immer, die Akutsituation zu beherrschen, um dann eine dauerhafte Blutstillung anzustreben. Bei intraluminalen Blutungen aus Gastrointestinaltrakt oder Tracheobronchialsystem stehen endoskopische Verfahren in Diagnostik und Therapie ganz im Vordergrund. Die Differenzialindikation zum Einsatz der diversen Methoden richtet sich nach Ursache, Art, Lokalisation und Intensität der Blutung. Aus dem großen Spektrum der Blutstillungsverfahren sind dem Einzelfall angepasste Methoden oder -kombinationen zu wählen, ein schematisches Vorgehen nur nach Leitlinie ist meist nicht angebracht. Blutungen in die freie Bauchhöhle sind deutlich komplexer und erfordern nach adäquater Diagnostik vielfach eine Notfalllaparotomie. Bei der Wahl der Therapie sind obige Kriterien zu berücksichtigen, wobei für eine definitive und sichere Blutstillung große Resektionen erforderlich sein können.

15.1 Allgemeiner Teil

15.1.1 Definition „palliativ"

Wie bereits in den einleitenden Kapiteln dieses Buches ausführlich beschrieben wurde, hat sich die viele Jahrzehnte lang übliche Definition einer Palliativsituation in den letzten Jahren geändert und umfasst heute jede Situation, in der eine zeitnahe kausale bzw. definitive Therapie schwer oder nicht möglich ist bzw. nicht zur Heilung führen kann.

Auch für die Blutstillung ergeben sich im klinischen Alltag dadurch Modifikationen für Indikation und Durchführung der Hämostase. In Leitlinien, die Blutungen betreffen, ist die Palliativsituation fast nir-gends speziell berücksichtigt (Arbeitsgemeinschaft der Wissenschaftlichen Medizinischen Fachgesellschaften (AWMF) 2017; European Society of Gastrointestinal Endoscopy (ESGE) Guideline 2015). Das führt in manchen Fällen zwangsläufig zu einer kritischen Auseinandersetzung mit diesen Therapieempfehlungen. In diesem Zusammenhang erhalten ethische Überlegungen – auch durch die exponentielle Zunahme von Patienten mit Demenz – eine immer größere Bedeutung (Maluf-Filho et al. 2013; Tang et al. 2009; Trawick und Yachimski 2012).

15.1.2 Definition „Blutung"

Ein entscheidender, zum Teil auch disziplinspezifischer Unterschied liegt in der Tatsache, dass konservativ orientierte und operative Fächer eine Blutung unterschiedlich definieren. Für Chirurgen werden in der Regel größere Blutmengen mit diesem Begriff assoziiert. Dieses Definitionsproblem erschwert die kritische Bewertung der gängigen Literatur ganz erheblich, ebenso beeinflusst es die konsequente Diagnostik und Therapie (Gralnek et al. 2017; Seth et al. 2017; Tang et al. 2009; Trawick und Yachimski 2012). ◘ Abb. 15.1 zeigt unterschiedliche Blutungsquellen im Gastrointestinaltrakt.

15.1.3 Lokalisation und Ursachen

Definitionsgemäß kann eine Blutung extraluminal überall im Körper auftreten und ist meist der Trigger für konsequente diagnostische und/oder therapeutische Maßnahmen; intraluminale Blutungen im Gastrointestinaltrakt oder im Tracheobronchialsystem sind dagegen heutzutage primär Gegenstand endoskopischer Verfahren. Operative Eingriffe werden hier meist nur als Ultima Ratio in Betracht gezogen.

Blutungen in der Palliativsituation sind vorwiegend mit Tumorblutungen assoziiert, wobei neben einer Vielzahl maligner Tumoren durchaus auch semimaligne oder primär benigne Neubildungen eine Rolle spielen können. Speziell Arrosionsblutungen spielen im Zusammenhang mit Tumoren eine wichtige Rolle. Relativ häufig sind Blutungen aus Malformationen (z. B. Teleangiektasien im Rektum nach Radiatio im kleinen Becken, GAVE-Syndrom oder Wassermelonenmagen (Engers et al. 1992).

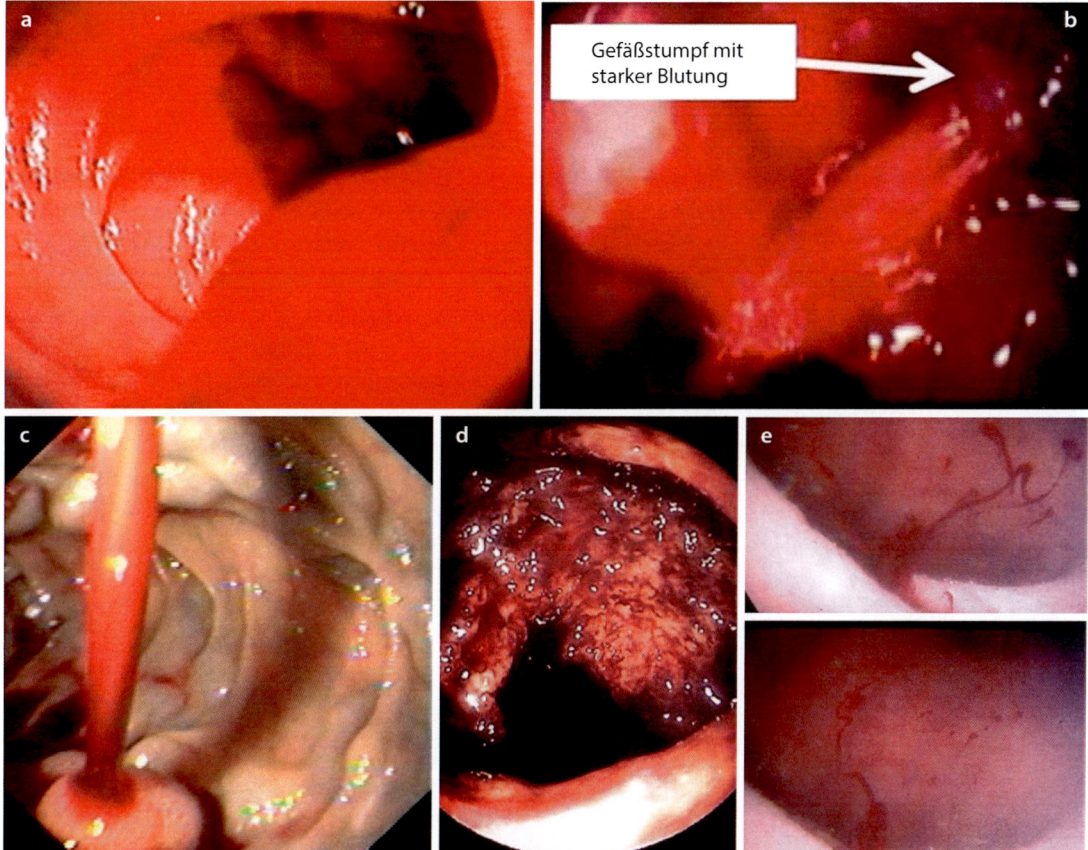

◻ Abb. 15.1   a–e Formen von Blutungen in den Gastrointestinaltrakt. **a** Massenblutung im Duodenum ohne Übersicht. **b** Forrest-Ia-Blutung aus einem Gefäß-stumpf. **c** Spritzende Massivblutung aus Ösophagusvarizen. **d** Koagel im Kolon ohne Übersicht. **e** Nachweis einer minimalen Blutung in Subaqualtechnik

Blutungen aus Ösophagus- und Fundusvarizen bedeuten eine lebensgefährliche Situation bei einer fortgeschrittenen Leberzirrhose oder einer Tumorleber.

Schließlich sind iatrogene Blutungen, seien sie chirurgisch oder endoskopisch induziert, zu nennen. Diese sind oftmals durch Störungen der Blutgerinnung mitverursacht, die auch medikamentös bedingt sein kann (Grund 2014; Maluf-Filho et al. 2013)

15.1.4 Palliative Therapie viszeraler Blutungen

Eine Blutung in der viszeralen Onkologie kann erstes Symptom einer Tumorerkrankung sein, aber auch jederzeit unter laufender Therapie auftreten. Dabei ist die Blutungsintensität die entscheidende Größe, die zum einen bei okkulter Blutung noch eine adäquate Diagnostik zulässt, zum anderen aber auch eine Notfallsituation darstellen kann. Obwohl erstere von der Bedeutung und den erforderlichen Konsequenzen dem Akutereignis keinesfalls nachsteht, ist eine Vertiefung in diesem Beitrag nicht vorgesehen. Vielfach kann eine Sickerblutung ohne Beeinträchtigung des Kreislaufs als „Indikatorblutung" bei frühzeitiger Diagnostik und Therapie einer Massenblutung im Verlauf vorbeugen.

Die Blutung kann intraluminal, d. h. in ein Hohlorgan, wie Ösophagus oder Magen-Darm-Trakt, erfolgen oder als freie Blutung z. B. bei Tumorperforation in die freie Bauchhöhle auftreten. Letzteres Ereignis ist zusätzlich problembehaftet, da neben der akuten, zum Teil lebensbedrohlichen Blutung die mögliche Tumorzellverschleppung in den Peritonealraum prognostisch zu beachten ist.

Bearbeitet werden sowohl die intraluminalen als auch die intraperitonealen Blutungen. Neben den chirurgischen Optionen der Blutstillung sind endoskopische und vermehrt interventionellradiologische Verfahren zunehmend von Bedeutung. Diese erlauben es vielfach, die Akutsituation zu beherrschen, um früh elektiv eine möglichst dauerhafte chirurgische Blutstillung anzustreben.

Ob dies dann als palliativer Eingriff lediglich mit dem Ziel Blutstillung oder auch als Debulking mit längerfristiger Symptomkontrolle zu klassifizieren ist, zeigt sich vielfach erst im Verlauf und ist im Einzelfall unterschiedlich zu bewerten.

15.2 Spezieller Teil

15.2.1 Intraluminale Blutung in den Gastrointestinaltrakt

15.2.1.1 Diagnostik

Die Diagnostik einer intraluminalen Blutung ist heute praktisch immer Aufgabe der Endoskopie (Enns 2013; European Society of Gastrointestinal Endoscopy (ESGE) Guideline 2015; Grund 2014; Seth et al. 2017), die mit speziellen Verfahren auch kleinste Blutungsquellen verifizieren und dann therapieren kann (◘ Abb. 15.1). Bei okkulten Blutungen, vor allem bei solchen in den Dünndarm, hat die Kapselendoskopie ihren wichtigen Stellenwert; das Konkurrenzverfahren, die Enteroskopie bietet den Vorteil, an die Diagnose sofort die Therapie anschließen zu können. In Einzelfällen kann eine Angiografie (insbesondere als CT-Angiografie) zum Einsatz kommen, rein angiografische Methoden (mit der Möglichkeit der interventionellen Blutstillung durch Embolisation) oder Ultraschalluntersuchungen unter Verwendung eines (Farb-)Dopplers sind durchaus indiziert (Mille et al. 2015; Tan et al. 2008).

Problembereiche für die endoskopische Diagnostik ergeben sich bei schwer zugänglicher Anatomie wie Bronchusperipherie, Gallenwege (Hämobilie bzw. Bilhämie), Pankreasgangsystem (Haemosuccus pancreaticus) oder erschwertem endoskopischen Zugang z. B. nach Resektionen im Oberbauch (Gastrektomie, BII-Resektion, Pankreasresektion). Unter Umständen ist der Zugang über ein Enteroskop, das die langen zu- bzw. abführenden Dünndarmschlingen passieren kann, zielführend.

Problematisch sind Massenblutungen (◘ Abb. 15.1a–c), da sie auch unter entsprechenden energischen Spülmaßnahmen keine sichere endoskopische Lokalisation und/oder Therapie ermöglichen und den Untersucher zunehmend unter Zeitdruck setzen. Gerade hier ist der erfahrene Endoskopiker mit chirurgischem Hintergrund

von erheblicher prognostischer Relevanz, um eine schnelle indikatorische Entscheidungen hin zu einer Notfalloperation treffen zu können.

15.2.1.2 Endoskopische Blutstillungsverfahren (Goelder et al. 2016; Grund 2014; Holster und Kuipers 2012; Leung Ki und Lau 2012; Mille et al. 2015)

Es gibt eine ganze Reihe von in der täglichen Praxis routinemäßig angewendeten endoskopische Blutstillungsverfahren, die auch für die Palliativsituation geeignet sind. ◘ Abb. 15.2 zeigt, welche Blutstillungsmaßnahmen für bestimmte Blutungstypen – analog der Forrest-Klassifikation (◘ Tab. 15.1) – möglich bzw. empfehlenswert sind (Forrest et al. 1974).

Je nach Charakteristik der Blutung und den individuellen Umständen soll besonders in der Palliativsituation eine Methode oder eine Methodenkombination gewählt werden, die hohe Effizienz mit tolerablem Aufwand kombiniert. So soll das Therapieziel möglichst in einer einzigen Sitzung und unter Vermeidung eines Rezidivs erreicht werden.

Wiederholungssitzungen sind für den Palliativpatienten belastend, auch ein stationärer Aufenthalt bedeutet per se bei beschränkter Lebenserwartung eine erhebliche Minderung der Lebensqualität.

Mechanische Verfahren (Grundprinzip Kompression)

Hier stehen zur Verfügung: Clips, Gummibandligatur, alle Injektionsverfahren von NaCl bis Fibrinkleber und Okklusionsmethoden (z. B. Okklusionsballon bei Bronchialblutungen).

Den chirurgischen Blutstillungsverfahren entsprechende mechanische Verfahren sind auch in der Endoskopie durch verschiedene Clips (◘ Abb. 15.3, 15.4 und 15.5) repräsentiert. Neben den üblichen Hämostaseclips haben vor allem die großkalibrigen, „auf dem Endoskop reitend" eingeführten „Over-the-scope-Clips" (OTSC) (◘ Abb. 15.4 und 15.5) für die Blutstillung (wie auch für den Verschluss von Perforationen; ▶ Abschn. 16.3.1) trotz des relativ hohen Preises große Bedeutung erlangt (Kirschniak et al. 2011; Leung Ki und Lau 2012; Mille et al. 2015; Richter-Schrag et al. 2016). Damit lassen sich – im Gegensatz zu den üblichen Hämostaseclips – auch größere arterielle Gefäße sicher verschließen. Voraussetzung ist zunächst ein ausreichender Zugang zur Blutungsstelle – was bei

	Hämostaseclips	OTS-Clips	Gummibandligatur	Injektion NaCl + Adrenalin	Injektion Fibrinogen + Thrombin	Embolisation (Acrylat)	Thermisch: Hochfrequenz konventionell	Thermisch: Argonplasmakoagultion (APC)	Pulverapplikation	Stent	OP
Blutung: arteriell massiv	🟡🔴	🟢	🔴	🔴	🔴	🔴	🔴	🔴	🔴	🔴	🔴
Forrest I a	🟢	🟢🟢	🔴	🟡	🟢🟡	🔴	🟡	🟡	🔴	🔴	🔴
Forrest I b	🟢	🟢	🔴	🟢	🟢	🟢	🟢	🟢	🟡	🟡	🟡
Forrest II a	🟢	🟢	🔴	🟢	🟢	🟡🟢	🟡	🟡	🔴	🔴	🟡🟢
Forrest II b	🟢	🟢	🔴	🟢	🟢	🔴	🟢	🟢	🟡🟢	🔴	🔴
Forrest II c / Forrest III	in aller Regel *keine* endoskopische Therapie erforderlich										

◼ Abb. 15.2 Eignung diverser endoskopischer Blutstillungsverfahren bezogen auf Blutungstyp bzw. -intensität gemäß Forrest-Klassifikation (FIa–FIII): 2 grüne Smileys = „Therapie der Wahl", 1 grüner Smiley = „gut geeignet"; 1 gelber Smiley = „unter Umständen geeignet"; 1 roter Smiley = „wenig bzw. nicht geeignet", 2 rote Smileys = „ungeeignet bzw. kontraindiziert"

◼ Tab. 15.1 Forrest-Klassifikation der Blutungstypen (Forrest et al. 1974)

Forrest I	Akute Blutung	Ia	Arteriell spritzende Blutung
		Ib	Sickerblutung
Forrest II	Stattgefundene Blutung	IIa	Läsion mit Gefäßstumpf
		IIb	Koagelbedeckte Läsion
		IIc	Hämatinbedeckte Läsion
Forrest III	Läsion ohne Blutung mit Blutungsanamnese		

der schwierigen Manipulierbarkeit des Endoskops mit montiertem Applikationssystem zuweilen Probleme bereitet – und dann eine adäquate Platzierung des Clips. Dies kann trotz ausreichendem Training und guter Teamzusammenarbeit im Einzelfall schwierig sein. Für flächenhafte Blutungen und leicht zerreißliche Gefäßwände (z. B. Varizen) sind Clips ungeeignet.

Auch die Gummibandligatur (◼ Abb. 15.9) und die Implantation geeigneter Stents, deren Durchmesser so gewählt ist, dass eine adäquate Kompression der Blutungsquelle bewirkt wird, repräsentieren mechanische Verfahren.

Injektionsverfahren (◼ Abb. 15.6, 15.7 und 15.8) werden oft wegen ihrer guten Praktikabilität als erste Wahl eingesetzt (Arbeitsgemeinschaft der Wissenschaftlichen Medizinischen Fachgesellschaften (AWMF) 2017; Enns; European Society of Gastrointestinal Endoscopy (ESGE) Guideline 2015; Goelder et al. 2016; Grund 2014). Der mechanische Kompressionseffekt ist dabei entscheidend. Die Hämostasewirkung kann durch Zumischung von Adrenalin (in hoher Verdünnung) zu einer Injektionslösung durch die resultierende pharmakologische Gefäßkonstriktion weiter verstärkt werden (Grund et al. 2015). ◼ Abb. 15.6a zeigt die Rezeptur der Lösung.

Entscheidend ist die korrekte Injektionstechnik. Nur bei selektiver Injektion in die Submukosa/Muskularis ergibt sich eine ausreichende Kompression der Blutungsquelle. Die synchrone oder sequenzielle Injektion von Fibrinogen und Thrombin – fälschlich Fibrinkleberinjektion genannt – führt erst *im* Gewebe zur Bildung stabiler Fibrinclots, die einen sehr effektiven und (im

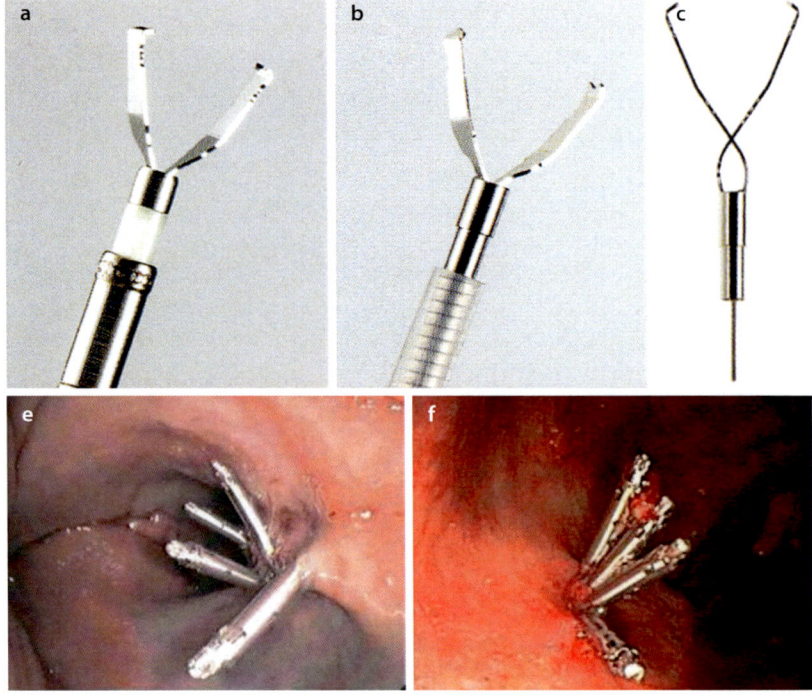

■ **Abb. 15.3   a–f** Verschiedene Typen von Hämostaseclips (**a–d**); Hämostaseclips in situ (**e, f**)

15

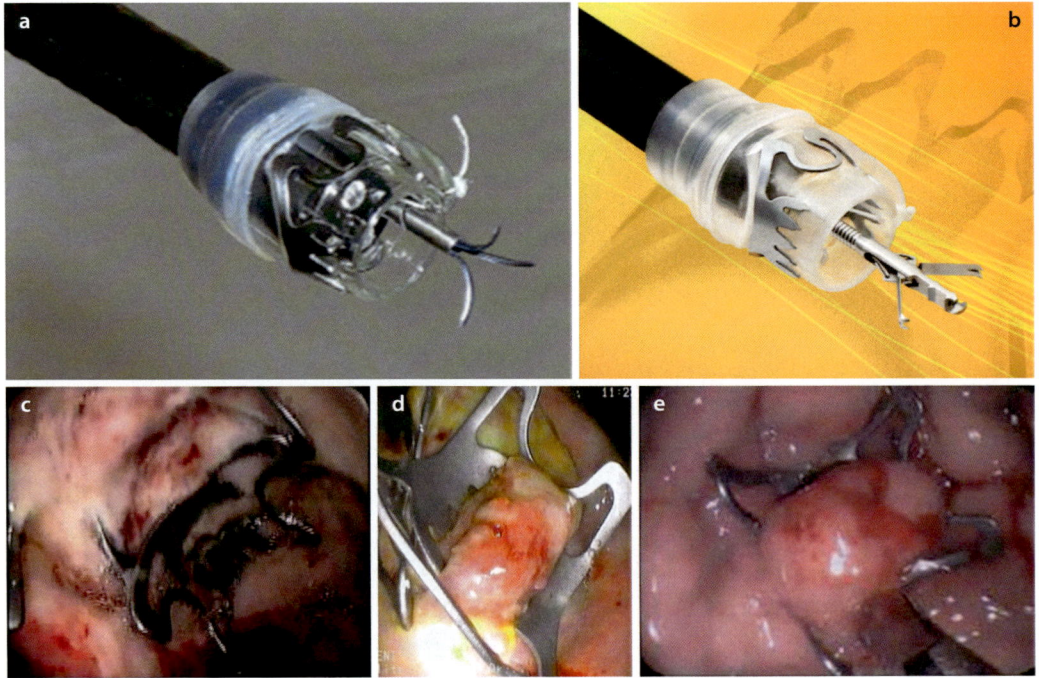

■ **Abb. 15.4   a–e** Over-the-scope-Clips, die auch bei größeren Gefäßen eine sichere Blutstillung ermöglichen. **a, b** Auf dem Endoskop montierte Clips vor dem „Abschuss". Aus dem Arbeitskanal ragen Greifer bzw. Zange zum Einziehen des Gewebes in die Kappe; **c–e** OTSC in situ im Gewebe

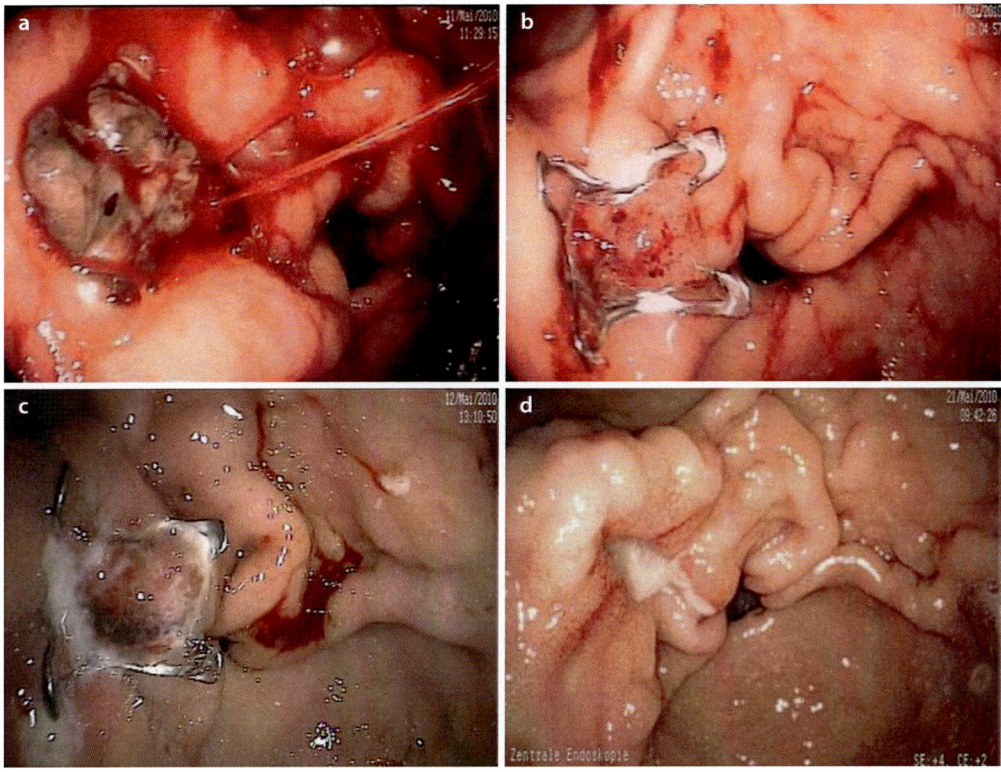

◻ **Abb. 15.5** a–c Blutstillung mittels OTSC. **a** Forrest-Ia-Blutung aus einem Ulkus an der Angulusfalte; **b** sichere Blutstillung nach Clipapplikation; **c** im Verlauf nach 3 Tagen; **d** Situation nach Abfallen des Clips 3 Wochen später

◻ **Abb. 15.6** a–c
Primärtherapie der Blutung
mittels Adrenalin in hoher
Verdünnung (1:100.000)
Glukose anstatt Kochsalz
ist vorteilhaft, wenn
zusätzlich mit Hochfre-
quenzchirurgie gearbeitet
werden soll. **a** Rezeptur für
die Injektionslösung
1:100.000. **b** Durch die
Klinikapotheke steril
abgefüllte 10 ml Spritzen.
c Vorbereitete Injektions-
nadel und Spritze auf dem
Notfallwagen, die Injektion
ist innerhalb weniger
Sekunden möglich

**Rezept für eine hochverdünnte Adrenalinlösung (1:100000)
(10 µg Adr./ml) zur Injektion:**

Rezept: Adrenalin-Stammlösung (1:1000): 1 ml
Methylenblau (0,15 %): 1 ml (= 20 gtt.) ≙ 1,5 mg
Glukose 5%: 98 ml

Steril filtrieren und in 10-ml-Spritzen mit Verschlusskappe abfüllen

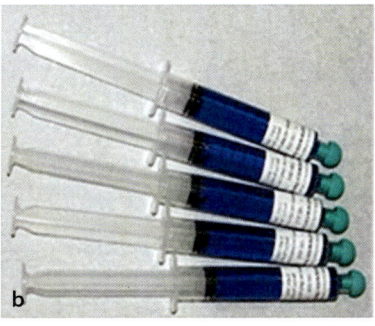
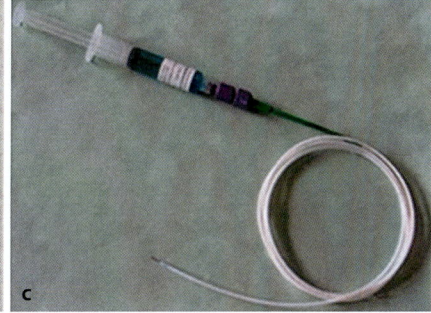

Gegensatz zu reiner NaCl-Injektion) lang anhaltenden (ca. 3 Wochen Wirkdauer!) Kompressionseffekt zur unmittelbaren Blutstillung bewirken
(◻ Abb. 15.7 und 15.8) (Grund et al. 1995; Holster
und Kuipers 2012; Rutgeerts et al. 1997; Ryou und
Thompson 2006; Salm und Grund 2005). Daneben fördert die Injektion dieser physiologischen
Gerinnungssubstanzen auch nachweislich die Abheilung der Läsion. Dies liegt am hohen Gehalt
von Faktor XIII und EGF in der Fibrinogenkom-
ponente (Grund et al. 1995; Salm und Grund
2005).

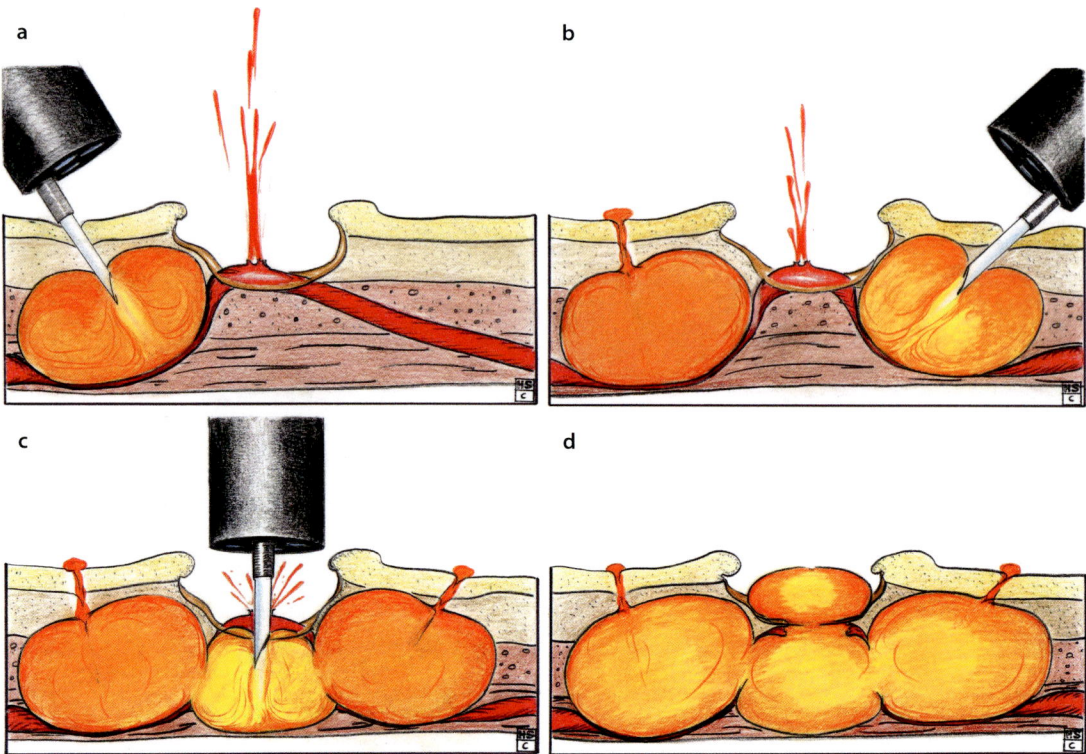

○ Abb. 15.7   a–d Dübel-Anker-Technik bei der Injektion von Fibrinogen und Thrombin („Fibrinkleberinjektion"). **a** Laterale intramurale Injektion zur Kompression des zuführenden Arterienastes; **b** kontralaterale Applikation eines intramuralen Clots; **c** zentrale Umspritzung der Blutungsstelle; **d** im Rückzug Bildung eines Fibrin-Plug mit oberflächlicher Versiegelung des Gewebedefekts

Zügiges Anmischen (ca. 3 Minuten) bzw. Auftauen (ca. 10 Minuten) der Komponenten in der Notfallsituation erfordern Training und Zeit. Dazu erweist sich eine erfolgreiche Injektion der zwei Ausgangssubstanzen in der notwendigen Dübel-Anker-Technik (○ Abb. 15.7) technisch als durchaus anspruchsvoll und ist nur mit Sorgfalt und Übung im Team erfolgreich. Trotz dieser Einschränkungen bildet dieses Verfahren in schwierigen Situationen insbesondere nach erfolgloser anderweitiger Therapie eine sehr effektive und nebenwirkungsarme Rescue-Methode (○ Abb. 15.8).

Das rein mechanische Prinzip der Gummibandligatur (○ Abb. 15.9) – primär als Therapie der Wahl bei Ösophagusvarizenblutungen angesehen – entspricht in Prinzip und Ausführung genau der Ligatur von Hämorrhoiden nach Barron (Arbeitsgemeinschaft der Wissenschaftlichen Medizinischen Fachgesellschaften (AWMF) 2017; European Society of Gastrointestinal Endoscopy (ESGE) Guideline 2015; Mille et al. 2015). Auch Risiken und Komplikationsmöglichkeiten (vorzeitiges Abfallen der Ligatur mit Massenblutung,

unerwünschte Vernarbung) entsprechen der Erfahrung im Rektum.

Embolisation (Acrylat, Fibrinkleber)

Eine Alternative zu Gummibandligatur bei Varizenblutungen bildet die Embolisation mit Zyanacrylat (vulgo Sekundenkleber), die vor allem bei Fundusvarizen das einzige wirklich effektive endoskopische Blutstillungsverfahren darstellt (European Society of Gastrointestinal Endoscopy (ESGE) Guideline 2015; Ryou und Thompson 2006).

❯ Die Methode ist vor allem im Notfall durchaus anspruchsvoll. Sie beruht auf einer technisch diffizilen streng intravasalen Injektion in die blutende(n) Varize(n). Erhebliche Risiken sind bei insuffizienter Injektionstechnik die Ablösung eines Acrylatclots mit folgender Embolisation in die Lunge oder irreversible Verklebung von Nadel, Instrument, Arbeitskanal und Endoskop infolge insuffizienter Silikonisierung aller Gerätschaften (Grund et al. 1995; Salm und Grund 2005).

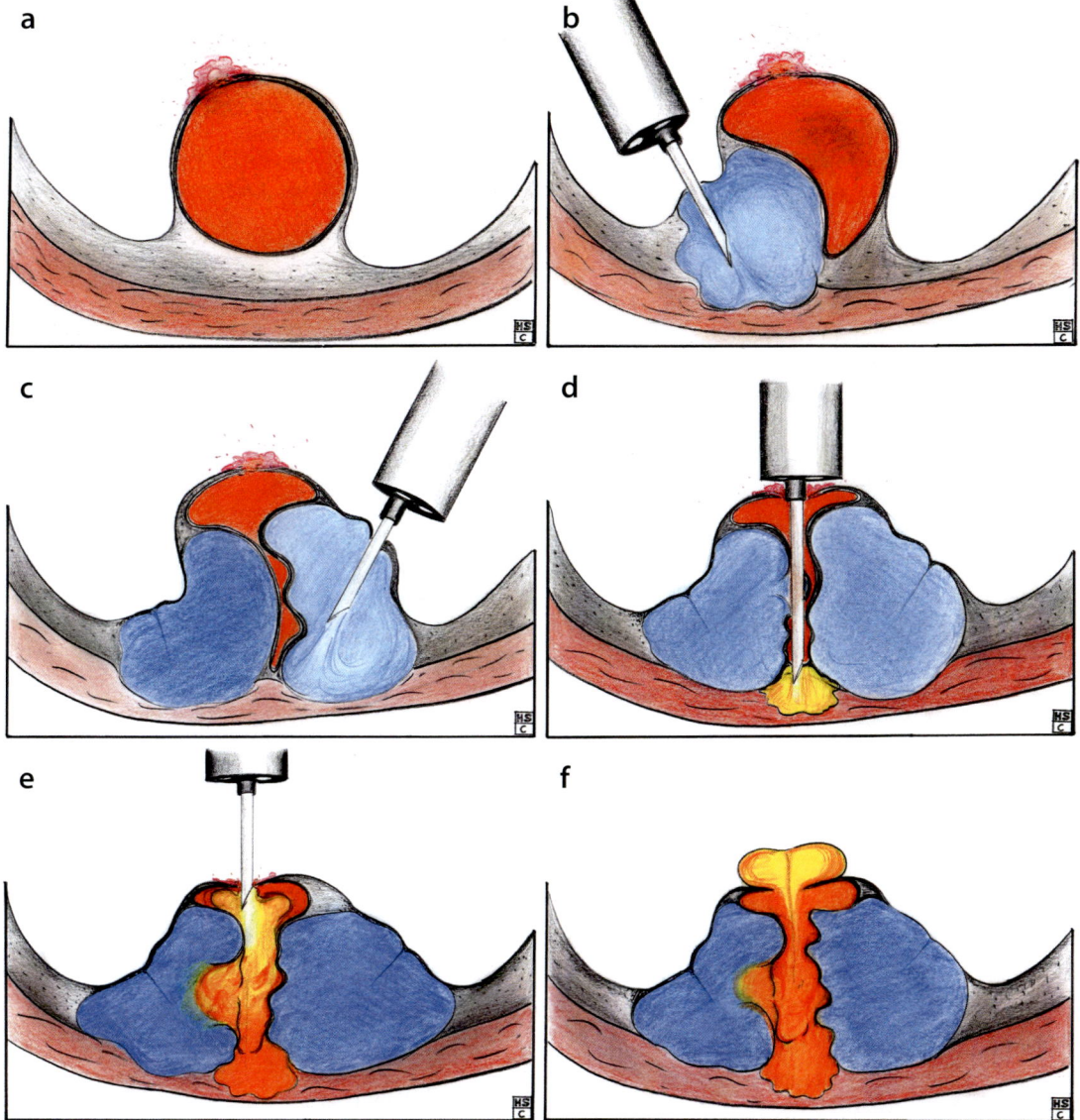

□ Abb. 15.8   a–f Rescue-Technik bei blutenden Varizen (z. B. im Fundus) für den Fall, dass kein Acrylat verfügbar: Spezielle Technik der Injektion von Fibrinogen und Thrombin („Fibrinkleberinjektion"). **a** Ausgangsbefund; **b** paravasale laterale Injektion; **c** paravasale Injektion kontralateral zur Kompression der Varize; **d** transversale Injektion, in der Ösophaguswand beginnend; **e** Obliteration der komprimierten Varize durch kontinuierliche Injektion im Rückzug; **f** erfolgte Blutstillung

Steht kein Acrylat zur Verfügung, kann die Embolisation auch mittels Fibrinkleber versucht werden, dabei sind aber zur Sicherheit spezielle Applikationstechniken mit primärer *para*vasaler und sekundär streng *intra*vasaler Injektion erforderlich (□ Abb. 15.8).

Thermische Verfahren aller Art

Eine einfache Hitzesonde („heater probe") zur Blutstillung ist zwar in den USA, nicht aber in Europa gebräuchlich. Die pathophysiologisch sehr sinnvolle Elektro-Hydro-Thermo-(EHT-)Sonde ist inzwischen nicht mehr verfügbar und damit obsolet.

Große Bedeutung für die Hämostase in der Chirurgie haben schon traditionsgemäß thermische Verfahren, hier insbesondere die verschiedenen Methoden der Hochfrequenzchirurgie (Grund et al. 2015). Die Blutstillung erfolgt hier – *nicht* wie in der Literatur beschrieben durch sogenannte Koagulation, die lediglich eine weißliche Verfärbung des Gewebes bedeutet – sondern durch Desikkation des

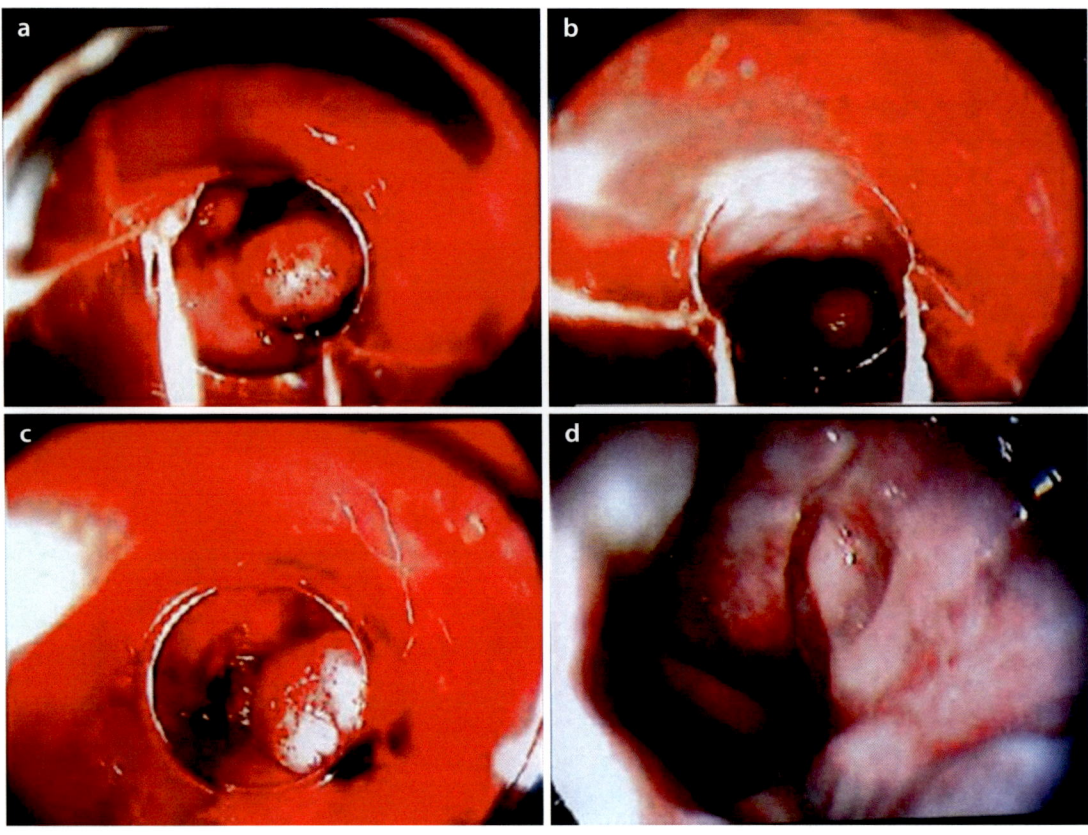

☐ Abb. 15.9   a–d Gummibandligatur bei blutenden Ösophagusvarizen. **a–c** Applikation der Gummiringe auf den blutenden Varizenstrang; **d** Kontrolle nach Abfallen der Varizenknoten

Gewebes mit konsekutiver Schrumpfung auch der Gefäße und folgendem primärem, dann sekundär thrombotischem Gefäßverschluss.

> Insbesondere die Argonplasmakoagulation (APC) spielt auch in der Palliativtherapie bei Tumorblutungen und Blutungen aus Malformationen eine entscheidende Rolle; hier ist sie eindeutig als Therapie der Wahl anzusehen (☐ Abb. 15.2).

Bei der APC wird Argongas durch hohe Hochfrequenzspannung ionisiert und in Argonplasma umgewandelt. Mit diesem „Plasma-Beam" wird thermische Energie kontaktlos auf das Zielgewebe übertragen, wobei die Eindringtiefe begrenzt bleibt und Komplikationen (im Gegensatz zum früher benutzten, heute obsoleten Nd:YAG-Laser) sehr selten sind (☐ Abb. 15.10) (Grund et al. 2015). Gerade bei Tumorblutungen wird neben einer sicheren Blutstillung – auch von größeren Arealen – zusätzlich eine effektive Tumorreduktion durch Devitalisierung erreicht.

Probleme aller Hochfrequenzverfahren sind die korrekte Einstellung des Hochfrequenzgenerators (Kompetenz der Anwender) und die Gefahr eines thermischen Kollateralschadens, da die Devitalisierung keine sichtbaren Spuren am Gewebe hinterlässt und trotzdem zu thermischen Nekrosen führen kann. Erst die nächste Stufe, die Koagulation, zeigt sich dann visuell als weißliche Verfärbung (Grund et al. 2015).

> Wichtig
> Wendet man die APC im Tracheobronchialsystem an, muss während der Aktivierung unbedingt die Sauerstoffkonzentration in der Atemluft auf unter 25 % begrenzt werden, da ansonsten Explosionsgefahr droht!
> Bei inadäquater Anwendung der APC sind Überdistensionen des Intestinallumens möglich und bei fehlerhafter Applikation (Eindrücken der Sonde ins Gewebe) Argonembolien beobachtet worden.

15

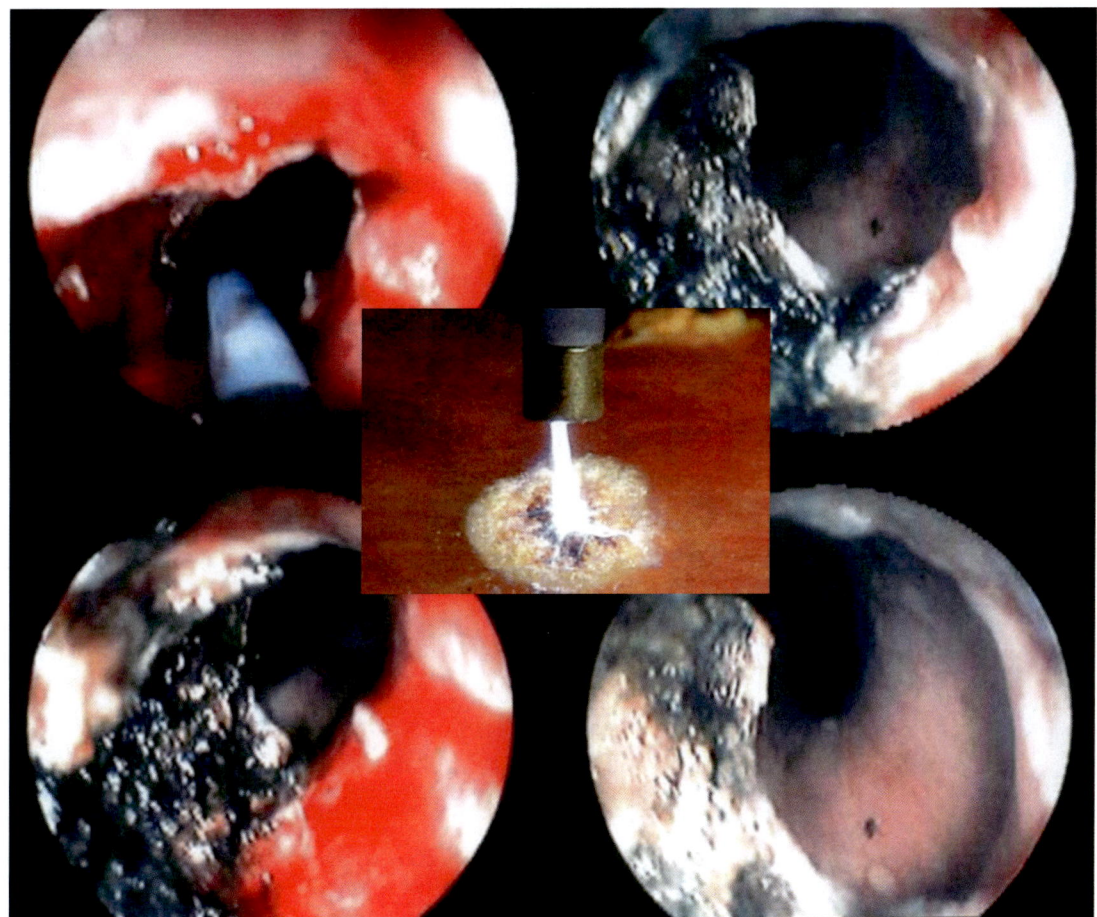

Abb. 15.10 Blutstillung und synchrone Stenosethe-
rapie mittels Argonplasmakoagulation (APC). Zentrales
Einschaltbild: Argonplasmastrahl zum berührungslosen
Energietransfer auf das Gewebe. Endoskopische Bilder:
sichere Blutstillung durch APC, nach Abstoßung der
thermischen Nekrosen ist das Lumen wieder gut
durchgängig

Topische Applikation von Pulversub-stanzen zur Steigerung der lokalen Gerinnung

In jüngster Zeit können – meist als Alternative bei
vorher erfolgloser Blutstillung oder in schwierigen Situationen – sogenannte Hämostasepulver
auch in der Endoskopie eingesetzt werden (2, 4
13). Sie entstammen der offenen Kriegschirurgie.
Man unterscheidet mineralische Pulver (Zeolith)
von organischen (Stärke) (Haddara et al. 2016;
Prei et al. 2016). Diese Pulver werden durch den
Instrumentierkanal in einem Luftstrom auf die
Blutungsquelle aufgebracht. Das Pulver bildet
eine gelartige Matrix an der Oberfläche der Blutungsstelle, erhöht durch Wasserbindung bei diffusen Blutungen die lokale Konzentration von
Gerinnungsfaktoren und führt so zu Blutstillung
(**▶** Abb. 15.11 und 15.12).

Die Applikation durch das Endoskop ist nicht
unkritisch und erfordert Sorgfalt und Übung. Das
meist entstehende „Schneegestöber" behindert
die Übersicht ganz erheblich. Bei Überdosierung
des Pulvers sind intestinale Obturationen durch
„Betonbildung" beobachtet worden.

Pharmakologische Therapie

Der Vollständigkeit halber sollen gefäßveren-
gende Substanzen wie Adrenalin erwähnt werden, das per Injektion oder auch topisch appliziert werden kann.

❯ Gerade bei Injektion von Adrenalin können
schwerwiegende Komplikationen wie
Wandnekrosen, aber auch kreislaufrelevante
Nebenwirkungen resultieren. Deshalb sollte
die Injektion von Adrenalin streng indiziert
und den Experten vorbehalten sein.

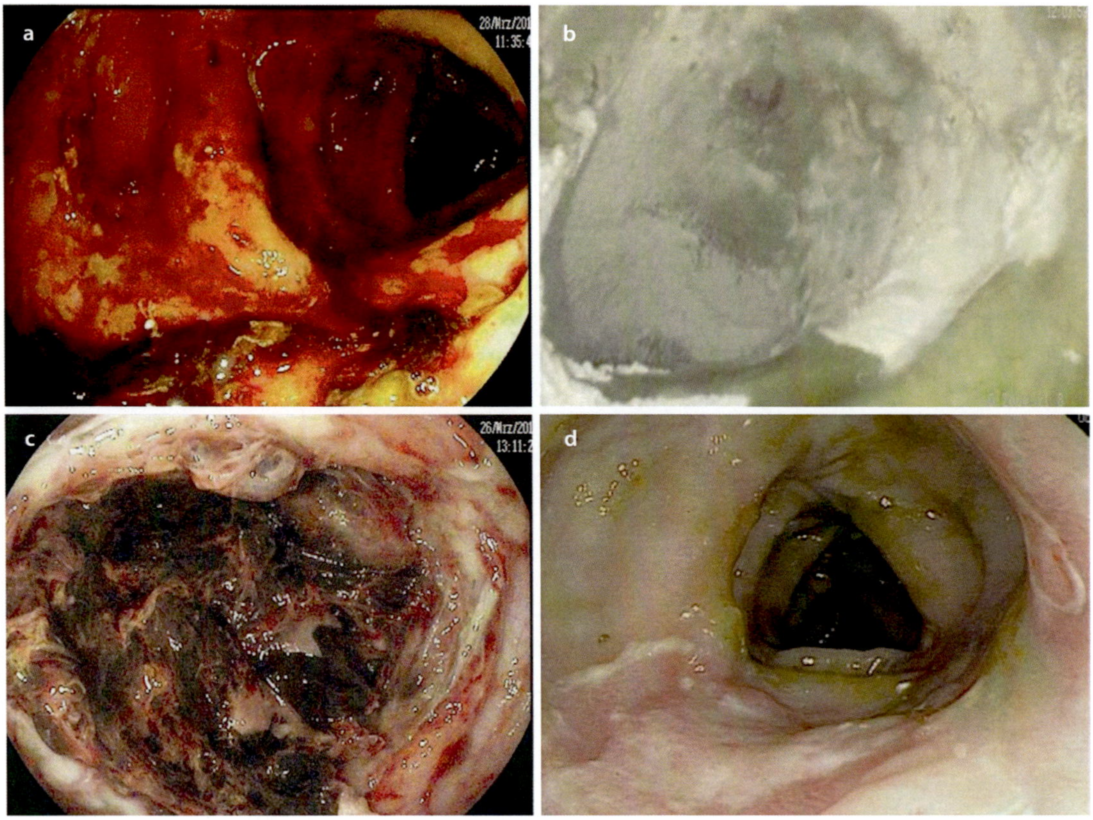

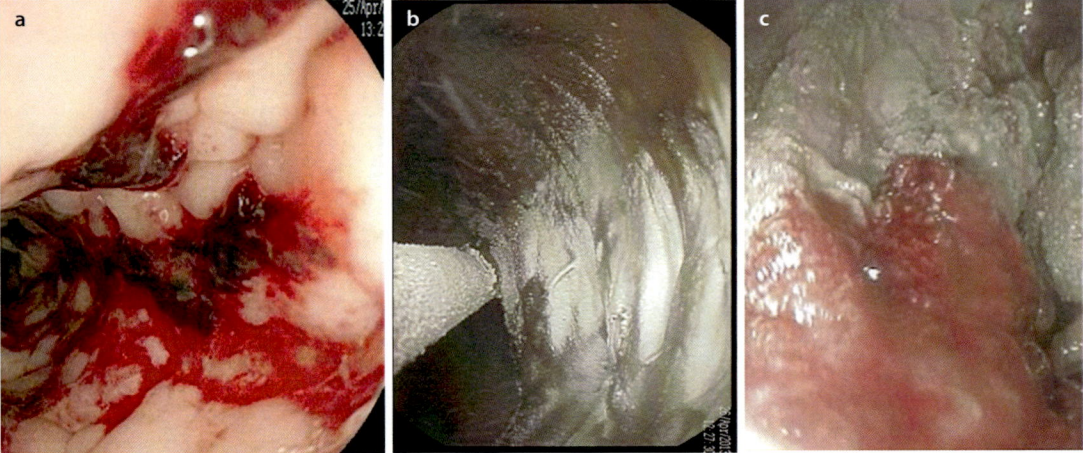

◻ Abb. 15.11   a–d Diffuse Sickerblutung aus dem Kolon bei breitflächigem Tumoreinbruch und schwerer Kolitis. **a** Ausgangsbefund; **b** nach Pulverapplikation; **c** Status nach erfolgreicher Blutstillung (5 Tage); **d** Defektheilung mit Ulkus

◻ Abb. 15.12   a–c Anastomosenblutung ohne sicher identifizierbare Blutungsquelle. **a** Ausgangsbefund; **b, c** nach Pulverapplikation

Die Anwendung von Antidota (Protaminsulfat, spezifische Antidota gegen neue orale Antikoagulanzien [NOAK]) und die Substitution von Gerinnungsfaktoren sind oft vonnöten und gehören zum Armentarium der sicheren Blutstillung. Sie werden allerdings durchwegs systemisch und nicht lokal verabreicht.

Differenzialindikation der verschiedenen Blutstillungsverfahren

> ❯ Betrachtet man die verschiedenen Blutungsursachen im Palliativbereich hinsichtlich einer geeigneten Hämostasetherapie (◙ Abb. 15.2), zeigt sich, dass für die häufigen Tumorblutungen und für Angiodysplasien eindeutig die APC den höchsten Stellenwert besitzt: Sie ist in jeder Endoskopieabteilung vorhanden, relativ einfach anzuwenden und hocheffektiv.

Bei Gerinnungsstörungen kann neben der Behandlung der Ursache (Absetzen bzw. Antagonisierung der „Blutverdünner" bzw. Substitutionstherapie) auch die Applikation von Hämostasepulvern sinnvoll sein.

Bei blutenden Varizen kann statt der klassischen Gummibandligatur – die vor allem bei schon vorbehandeltem sklerosierten Ösophagus, tiefen Ulzera oder multiplen vorangegangenen Ligaturen nicht möglich ist – eine Fibrinkleberinjektion (kombiniert paravasal und intravasal, siehe ◙ Abb. 15.8) zum Erfolg führen.

Ist bei der akuten massiven Blutung aus Ösophagusvarizen eine Acrylat-Embolisation nicht möglich, wird heute bei fehlender Übersicht oder bei Rezidiven statt der klassischen, inzwischen obsoleten Ballontamponadesonden (nach Sengstaken-Blakemore bzw. Linton) ein großlumiger beschichteter Metallgitterstent (Danis-Stent) eingelegt, der die blutenden Varizen im Ösophagus sicher komprimiert (Arbeitsgemeinschaft der Wissenschaftlichen Medizinischen Fachgesellschaften (AWMF) 2017; Mille et al. 2015). Dieser Stent kann sogar „blind" appliziert werden und sorgt in der Regel für eine zuverlässige Hämostase.

15.2.1.3 Typische klinische Beispiele

Tumorblutung
Fallbeispiel 1
Inoperables Pankreaskarzinom mit Einbruch ins Duodenum, Stenose und rezidivierende progrediente Blutung. Die optimale Therapie besteht hier in einer relativ hoch dosierten APC-Applikation (möglichst unter Aussparung der Papille, im Zweifelsfall Stenting von Gallen- und/oder Pankreasgang) gefolgt von der Implantation einer Nitinol-Prothese, die in der Palliativsituation ohne Coating eingesetzt wird, um eine Migration zu vermeiden.

Fallbeispiel 2
Maligner, inoperabler Bronchialtumor mit Hämoptysen. Blutungen aus dem Bronchialsystem bieten besondere Probleme. Hier sind schon geringe Blutmengen durchaus lebensgefährlich. Eine (u. U. seitengetrennte) Intubation, die Verwendung eines Bronchoskops mit großem Arbeitskanal sowie primär Spülungen mit hoch verdünnter Adrenalinlösung zur Gewinnung von Übersicht sind unabdingbar. Als besonders hilfreich für die Blutstillung erweist sich auch hier die APC, wobei neben der Blutstillung gleichzeitig eine Devitalisierung und Schrumpfung des Tumors erreicht werden kann. Dies ist in der Palliativsituation ein nicht zu unterschätzender zusätzlicher Vorteil. Im äußersten Fall ist die temporäre Okklusion des blutenden (Subsegment-)Bronchus mittels Ballon bzw. Tachostyptikum-Vlies indiziert.

Arrosionsblutung

> ❯ Arrosionsblutungen an Gefäßen und Gefäßprothesen sind besonders dramatisch (◙ Abb. 15.1). Lässt sich die Blutung nicht zeitnah endoskopisch durch Injektion bzw. Clipping stoppen bzw. Übersicht gewinnen, darf man, vor allem bei einer Massivblutung, keine Zeit mit aussichtslosen endoskopischen Blutstillungsversuchen verlieren, sondern sollte den Patienten umgehend einer Notfalloperation zuführen.

Fallbeispiel 3
Endoskopische Gastrozystostomie bei ausgedehnter Pankreasnekrose nach postoperativer Pankreasnekrose mit mehrfachen endoskopischen Ausräumungen, dabei Arrosionsblutung aus größerem arteriellem Gefäß. Bei ausreichender endoskopischer Übersicht Versuch der Applikation eines OTSC, allerdings im Anschluss radiologische Diagnostik in Embolisationsbereitschaft. Eine Notoperation ist bei persistierender Blutung indiziert.

Angiodysplasieblutung (Teleangiektasieblutungen, GAVE-Syndrom, portale Hypertension)
Fallbeispiel 4
Rezidivierende Blutung aus aktinisch geschädigter Rektummukosa (Strahlenschaden nach primärer Bestrahlung eines Prostatakarzinoms, inzwischen multiple Metastasen). Trotz modernster Bestrahlungstechnik sieht man solche gravierenden Strahlenschäden auch nach Radiatio im

gynäkologischen Bereich. Diese Patienten benötigen oft multiple Bluttransfusionen, konservative lokale Maßnahmen sind in der Regel erfolglos. Hier erweisen sich aber oberflächliche thermische Verfahren (APC bzw. Multipolarkoagulation) als sehr effektiv; sie haben die Therapie dieser bislang schwierig anzugehenden Blutungen revolutioniert. In der Regel besteht schon nach der ersten APC-Sitzung kein Transfusionsbedarf mehr.

Varizenblutung

Fallbeispiel 5

Rezidivierende kombinierte Ösophagus- und Fundusvarizenblutung bei progredienter Leberzirrhose bei fortgeschrittenem hepatozellulären Karzinom (Resektion, Lebertransplantation und transjugulärer intrahepatischer portokavaler Shunt [TIPS] nicht möglich). Hier erweist sich die Notfallhämostase durch Kombination von Stentimplantation im Ösophagus und Acrylatembolisation im Fundus als lebensrettend.

Gerinnungsprobleme

Gerinnungsprobleme werden meist durch Heparin, Cumarine und neue orale Antikoagulanzien (NOAK) verursacht, es gibt aber auch genuine Gerinnungsstörungen bei schwer kranken Patienten. Neben dem Absetzen der entsprechenden Medi-

kation muss bei akuter Blutung über Antagonisierung und Substitution nachgedacht werden.

Sonstige Blutungen

Fallbeispiel 6

Relevante Rezidivblutung aus persistierender erosiver Ösophagitis trotz suffizienter Therapie mit Protonenpumpeninhibitoren (PPI) bei breiter antithrombotischer Therapie nach vierfachem aortokoronarem Bypass. Hier ist in der Notfallsituation die Applikation von Hämostasepulver indiziert. Falls sie erfolglos verläuft, kann auch die Implantation eines Spezialstents in den Ösophagus überlegt werden (Abschn. ▶ „Differenzialindikation der verschiedenen Blutstillungsverfahren" weiter oben).

15.2.1.4 Zusammenfassung

◘ Abb. 15.13 zeigt, wie geeignet die Verfahren zur Stillung der diversen intraluminalen Blutungsformen sind (vgl. ◘ Abb. 15.2).

Relevante Parameter

− *Blutungsquelle:* Stets ist eine sorgfältige Suche erforderlich, manche Patienten haben mehrere Blutungsquellen!
− *Blutungstyp:* Es sind zu unterscheiden: Massivblutung, arteriell spritzende, venös sickernde und flächige Blutungen

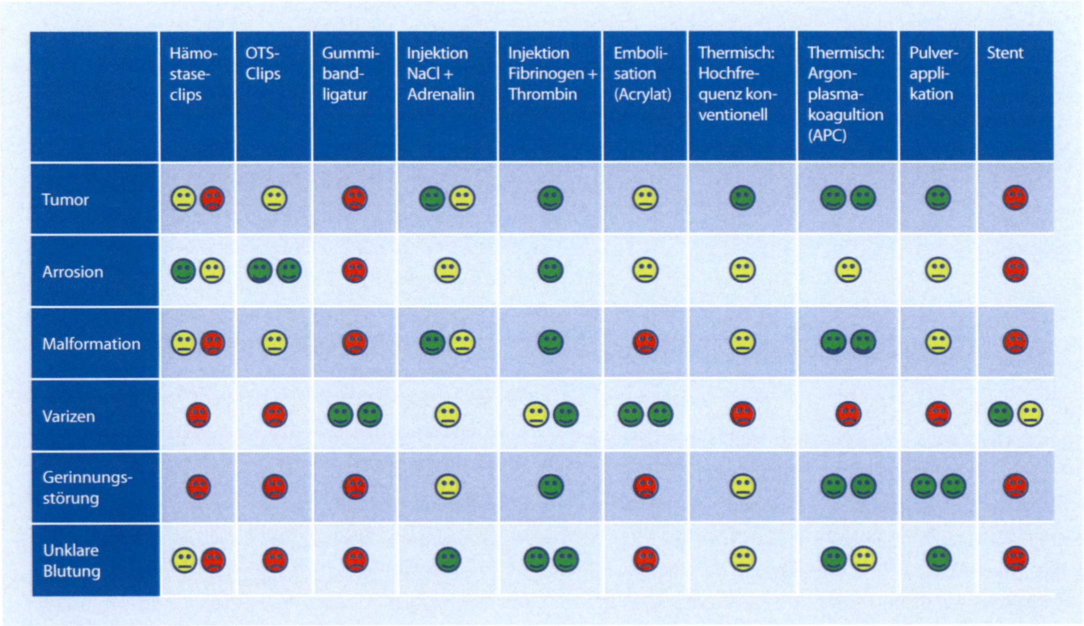

◘ **Abb. 15.13** Welches Verfahren wann und wie? (2 grüne Smileys = „Therapie der Wahl", 1 grüner Smiley = „gut geeignet"; 1 gelber Smiley = „unter Umständen geeignet"; 1 roter Smiley = „wenig bzw. nicht geeignet", 2 rote Smileys = „ungeeignet bzw. kontraindiziert")

– *Blutungsintensität:* Sie ist in praxi oft schwer einzuschätzen, man beachte jedoch:
  – Eine kontinuierliche Blutung mit nur 1 Tropfen alle 3 Sekunden (entsprechend 0,016 ml/s, d. h. 1 ml/min) ergibt einen Blutverlust von 1440 ml in 24 Stunden.
  – Eine kontinuierliche Blutung mit 1 Tropfen pro Sekunde (entsprechend 0,05 ml/s, d. h. 3 ml/min) ergibt einen Blutverlust von 4320 ml in 24 Stunden.

Verfügbarkeit der verschiedenen Methoden

Hier ist insbesondere eine gute Infrastruktur und eine optimierte Logistik gefragt, damit auch bei Untersuchungen in der Poliklinik oder auf Intensivstation der Notfallwagen optimal bestückt ist und dort alle Blutstillungsverfahren genutzt werden können.

Regelmäßige Fortbildungen und Teamtraining einer Notfallsituation sind unabdingbar, um entsprechende Erfahrungen zu generieren. Dasselbe gilt für die Generierung und Erhaltung der Kompetenz des Endoskopierenden und der Assistenz.

In der Palliativsituation müssen auch patientenassoziierte Faktoren berücksichtigt werden. Hier kann auch der Patientenwunsch nach eingeschränkter Invasivität bzw. eine Patientenverfügung relevant sein.

15.2.2 Intraperitoneale Blutung – Hämoperitoneum

Prinzipiell kann es bei allen intraabdominellen Tumoren zu einer Ruptur mit Blutung in die Bauchhöhle kommen. Bei therapienaiven Patienten erfolgt meist eine umgehende Intervention ohne differenzierte Diagnostik. Im Fokus steht dabei die interventionelle oder chirurgische Blutstillung. Eine stadiengerechte Therapie steht dabei nicht im Vordergrund und ist größtenteils auch nicht möglich. Erst im Anschluss kann bei detaillierter Aufarbeitung die Frage einer evtl. definitiven Therapie adressiert werden.

Kommt es unter einer laufenden Chemotherapie, seltener unter Strahlentherapie, zur Tumorruptur, kann der Verlauf mindestens ebenso dramatisch sein, denn neben dem Blutungsereignis sind speziell therapieassoziierte Faktoren der Behandlung, wie Art, Dauer und Abstand zur letzten Behandlung zu beachten. Besonderes Augenmerk muss dabei auf Anastomosen und Wundheilung

bei laufender zytotoxischen Therapie bzw. Antikörpertherapie zum Risiko der Rezidivblutung, etwa bei antiangiogenetischer Therapie gelegt werden.

Dazu kommen noch eingriffspezifische Komplikationen, wie Pneumonie, lokale und systemische Infektionen mit Sepsis bis hin zum Organversagen. Diese Besonderheiten müssen bei der Art der Intervention unbedingt Beachtung finden, auch wenn durch die Operation in den allermeisten Fällen eine definitive Blutstillung erreicht werden kann.

15.2.2.1 Symptomatik und Diagnostik

Die klinische Präsentation ist vielfach-unabhängig von der Blutungsursache-ähnlich und beginnt meist plötzlich mit heftigen Bauchschmerzen und Beeinträchtigung des Kreislaufs bis zum hämorrhagischen Schock. Ist der Patient nicht bei Bewusstsein, ist die Anamnese über Begleitpersonen hilfreich und unbedingt zu erfragen. Die Labordiagnostik kann beinahe immer eine Blutung bestätigen. Aufgrund der Schnelligkeit und Verfügbarkeit des CT ist diese Untersuchung der Sonografie oder MRT vorzuziehen. In den allermeisten Fällen ist mit dieser Methode eine Diagnosestellung möglich.

Bei einer Blutungsintensität von 0,3–0,5 ml/min und mehr lässt sich auch die Blutungsquelle lokalisieren und die Frage der Intensität der Blutung klären (Scheffel et al. 2011; He et al. 2017). Unmittelbar darauf können die therapeutischen Optionen erwogen werden.

15.2.2.2 Möglichkeiten der Blutstillung

Interventionell radiologische Verfahren (IRV) haben in den letzten Jahren signifikant an Bedeutung gerade in der Akutsituation gewonnen. Nach der Schnittbilddiagnostik, möglichst ein Mehrphasen-Kontrastmittel-CT, kann dieses Verfahren umgehend nach Absprache zwischen Chirurgen und Radiologen erwogen und eingesetzt werden.

Vorwiegend wird der Zugang über eine Leistenarterie gewählt und Katheter unterschiedlicher Größe an das Zielorgan gebracht, um eine „selektive Blutstillung" zu erreichen und gesundes Gewebe möglichst zu schonen. Diese Interventionen werden als *transarterielle Embolisationen* (TAE) beschrieben.

Als Embolisat stehen unterschiedliche Partikel, Spiralen und schnell härtende Substanzen zur Verfügung. Ist die Blutstillung erfolgreich, lässt sich in den allermeisten Fällen die Akutsituation beherrschen. Nach der Stabilisierung des Patienten können weitere Schritte geplant und patientenadaptiert eingeleitet werden, um eine möglichst definitive Blutstillung längerfristig zu gewährleisten.

15.2.2.3 Ursachen intraabdomineller Blutungen

Gastrointestinaler Stromatumor (GIST)

GISTs sind seltene Weichgewebetumoren, die überall im Gastrointestinaltrakt als Primärlokalisation, aber auch in Form von Organ- oder Bauchfellmetastasen auftreten können. Rupturieren und bluten können dabei intramural wachsende Tumoren eines Hohlorgans, und zwar sowohl nach innen–intraluminal als auch in die Bauchhöhle, aber auch Lebermetastasen oder peritoneale Herde.

Die *Ruptur eines peritonealen Herdes* ist besonders problematisch, weil dadurch immer eine Tumorzellverschleppung in das Abdomen resultiert und folglich mit einem hohen Risiko eines lebenslimitierenden Tumorbefalls der Bauchhöhle zu rechnen ist. In der Literatur finden sich mehrere Fallberichte einer lebensbedrohlichen Blutung, die allesamt chirurgisch durch zum Teil limitierte Resektionen primär beherrscht werden konnten (Lai et al. 2015; Misawa et al. 2014).

Wesentlich problematischer als das rupturierte HCC ist die Ruptur einer Lebermetastase oder einer großen peritonealen Absiedlung eines GIST. Letztere erfordert beinahe immer Operationen größeren Ausmaßes bis zu ausgedehnten multiviszeralen Resektionen, um die definitive Blutstillung zu erreichen und eine sichere Wiederherstellung der gastrointestinalen Kontinuität zu ermöglichen.

Die *Ruptur einer Lebermetastase* gilt als ein lebensbedrohliches Ereignis und kann in den allermeisten Fällen durch eine sekundäre Resektion nach primärer gezielter Embolisation beherrscht werden. Die Schnittbildgebung erlaubt neben der Ausdehnung des Tumors eine gewisse Artdiagnostik, hat aber primär die Intensität der Blutung, die Ausdehnung des Tumors, das Restlebervolumen und vor allem die interventionellen Optionen einer gezielten Embolisation zur primären Blutstillung im Fokus.

Gibt es die Möglichkeit der gezielten transarteriellen Embolisation (TAE), sollte diese unbedingt genutzt werden. Der stabile Patient muss aufgrund des hohen Rezidivblutungsrisiko dann aber einer weniger riskanten definitiven chirurgischen Blutstillung mittels Resektion zugeführt

werden, um eine Rezidivblutung zu verhindern. Dabei muss immer das Nachblutungsrisiko, insbesondere aber auch das funktionelle Restlebervolumen Beachtung finden.

> Übersicht:
> - Bei intraabdomineller Blutung primär Schnittbildgebung, möglichst ein Mehrphasen-KM-CT.
> - Ein in die Bauchhöhle rupturierter primärer GIST kann durch limitierte bis erweiterte Resektionen suffizient behandelt werden.
> - Die Ruptur einer peritonealen oder retroperitonealen Metastase erfordert durchweg erweiterte bis multiviszerale Resektionen in der Akutsituation.
> - Bei Ruptur und Blutung einer Lebermetastase sollte vor der chirurgischen Blutstillung, die nur über eine Resektion möglich ist, die Option der TAE geprüft werden. Bei operablen Patienten empfiehlt sich immer die Resektion zur Verhinderung einer Rezidivblutung.

Primäre und sekundäre Lebertumoren

Prinzipiell können alle großen, insbesondere aber die Leberoberfläche erreichenden Tumoren der Leber einen lebensbedrohlichen Zustand durch eine spontane Einblutung oder Ruptur in das Abdomen verursachen.

> ❯ Neben einer Reihe von gutartigen Tumoren wie Adenomen und Hämangiomen sind das hepatozelluläre Karzinom, das Hämangiosarkom und Metastasen des malignen Melanoms sowie seltener auch des Bronchialkarzinoms rupturgefährdet.

Bei disseminiertem Befall ist die Frage der Therapie immer eine Abwägung zwischen interventioneller und chirurgischer Blutstillung. Wie oben, sollte mittels Schnittbildgebung die Lage der rupturierten Metastase und die Möglichkeit der interventionellen Versorgung primär evaluiert werden. Gerade bei multiplen Metastasen kann man so dem Patienten eine riskante Operation ersparen oder diese entsprechend limitiert durchführen, ohne die Gesamtprognose beeinflussen zu wollen (Mochimaru et al. 2017; Wolfsan et al. 2012).

15

Hepatozelluläres Karzinom (HCC)

Weltweit erkranken jährlich über 500.000 Menschen an einem HCC, somit ist dieses die fünfthäufigste Tumorerkrankung. In Deutschland beträgt die Inzidenz ca. 13–15 Neuerkrankungen pro 100.000 Einwohner pro Jahr. Diese Tumoren sind lange Zeit asymptomatisch.

Die spontane intrahepatische Blutung eines HCC oder Ruptur in die Bauchhöhle ist ein relativ häufiges Ereignis und wird in der Literatur mit einer Prävalenz von 3–20 % angegeben. Im Jahre 2000 publizierte die Japanische Liver Cancer Studygroup eine Tumorrupturinzidenz von 8,2 % – die Ruptur war somit die dritthäufigste Todesursache beim HCC. Dabei war die Größe des Tumors weniger relevant als die zelluläre Differenzierung.

Die *Ursache* für die Ruptur ist nicht endgültig geklärt. Neben Antikörpertherapie und Traumen kommen zentrale Tumornekrosen bei schnellem Wachstum und Gefäßarosionen in Betracht (Liu et al. 2001). Auch der thrombotische Verschluss eines Lebervenenastes kommt als Ursache infrage (Yeh et al. 2002). Die *Symptomatik* kann protrahiert mit plötzlichem Bauchschmerz beginnen, aber auch unmittelbar als Vernichtungsschmerz mit hämorrhagischem Schock einhergehen (Swe et al. 2016; Tarantino et al. 2011).

> ❯ Da eine Tumorblutung in das Abdomen immer als lebensbedrohliche Komplikation anzusehen ist, muss initial unabhängig von der Gesamtprognose die Blutstillung im primären Fokus stehen.

Prinzipiell ist das strategische Vorgehen bei allen blutenden intraabdominellen Tumoren gleich. Anzustreben ist primär eine Schnittbildgebung in mehreren Kontrastphasen mit einer in gleicher Sitzung intendierten radiologischen interventionellen Blutstillung über eine möglichst selektive Embolisation der betreffenden Leberarterie bzw. Leberarterienäste (Abdel Samie et al. 2007). Gelingt die Blutstillung, verbleibt genügend Zeit, um den Patienten zu stabilisieren und im Anschluss weitere Therapieoptionen zu prüfen.

> ❯ Abgesehen von der intrahepatischen Blutung stellt die freie Perforation beinahe immer eine Palliativsituation dar, denn die Tumorzellverschleppung in die Bauchhöhle bedeutet immer eine Dissemination in das Abdomen.

Als weiterer wesentlicher Risikofaktor für eine potenziell kurative Behandlung ist die vielfach vorliegende Leberzirrhose anzusehen. Eine radikale Resektion ist wegen der Zirrhose meist nicht möglich, und eine Transplantation scheidet aus onkologischen Gründen (Tumorperforation) aus, sodass die definitive Blutstillung möglichst durch ein embolisierendes Verfahren erreicht werden sollte. Marginale Resektionen bei Zirrhose oder auch große Resektionen bei nicht zirrhotischer Leber sollen in der Zusammenschau aller Befunde auf jeden Fall erwogen werden.

Fatal verlaufen durchweg primäre, zum Teil nicht zielgerichtete Resektionen bei schockierten Patienten mit eingeschränkter Leberfunktion. Technisch möglich sind in ausgewählten Fällen auch laparoskopische Verfahren. So wurde im Einzelfall bereits eine palliative Blutstillung durch eine laparoskopische Mikrowellenablation erreicht (Warren et al. 2016).

> Vorschläge für ein sinnvolles und patientenorientiertes Vorgehen (Bassi et al. 2010):
> 1. Bei jeder nicht traumatisch bedingten intraabdominellen Blutung an die Ruptur eines HCC oder Adenoms denken
> 2. Stabilisierung des Patienten im Schockraum
> 3. Suffiziente Mehrphasenschnittbildgebung unter Interventionsbereitschaft
> 4. Möglichst selektives Embolisationsverfahren
> 5. Patienten- und tumoradaptiertes Verfahren zur definitiven Blutstillung

Hämangiosarkom

> ❯ Das Hämangiosarkom ist eine seltene, aber prognostisch ernste Erkrankung, die beinahe überall im Körper auftreten kann. Die spontane Ruptur bei Leberbefall verläuft meist letal, und zwar trotz primär interventioneller Blutstillung, gefolgt von einer sekundären Resektion.

Der therapeutische Algorithmus orientiert sich an dem oben beschriebenen Vorgehen. Inwieweit nach erreichter Blutstillung weitere Maßnahmen wie die Resektion erforderlich sind, muss im Einzelfall festgelegt werden. Neben resektiven Verfahren wurden in Einzelfällen auch eine Lebertransplantation über Hochdringlichkeitskriterien bei vermeintlich gutartigem Tumor durchgeführt, wobei bei maligner Diagnose dafür keine Rationale vorliegt und die Transplantation sogar kontraindiziert ist (Huerta-Ovozco et al. 2015). Dies ist aber insofern problematisch, als die Differenzialdiagnose zum rupturierten Hämangiom in der Akutsituation nicht möglich und somit die Entscheidung für ein proaktives Vorgehen bei interventionell nicht erreichter Blutstillung und evtl. Inoperabilität zur Rettung des Patienten gerechtfertigt ist (Okano et al. 2012; Terzi et al. 2014).

Eine weitere Erstmanifestation eines Angiosarkoms kann die Ruptur einer Milzmetastase sein. Die Initialsymptomatik ist zur Ruptur eines Leberbefundes nicht unterschiedlich. Die Diagnose gelingt beinahe immer erst histopathologisch aus der Milz, wobei dies keinen Einfluss auf die Indikation zur Splenektomie hat. Ob die Operation offen konventionell oder laparoskopisch durchgeführt wird, ist dabei zweitrangig und muss der Gesamtsituation angepasst sein. Die Prognose ist trotz Splenektomie sehr schlecht, durchweg ist die Lebenserwartung auf wenige Monate beschränkt (Deng et al. 2015).

Lebermetastasen

❯ Grundsätzlich kann es bei jeder Lebermetastase zu einer Einblutung kommen, und nahezu jede Metastase kann in die Bauchhöhle rupturieren (Duan et al. 2014). Therapeutisches Ziel ist immer die sichere Blutstillung.

Auch hier gilt der Algorithmus Diagnostik und möglichst interventionelle Blutstillung. Gelingt dies nicht, empfiehlt sich zunächst eine limitierte Resektion zur Blutstillung und Sicherung der Diagnose. Erst dann können die Weichen gestellt werden, ob eine Re-OP angeschlossen werden muss oder sich eine Systemtherapie empfiehlt.

In der Literatur gibt es dazu mehrere Fallbeschreibungen mit Metastasen unterschiedlicher Primärtumoren. In einem Review von Mochimoru et al. (2017) werden 15 Fälle betrachtet. Fasst man die Verläufe zusammen, so zeigt sich, dass bei rein konservativem, aber auch bei primär operativem Vorgehen alle Patienten an den Blutungsfolgen oder an Leberversagen verstorben sind. 15 Patienten wurden nach der Diagnostik primär einer transarteriellen Embolisation unterzogen, diese haben die Komplikation längerfristig überlebt.

Die Schlussfolgerung aus den wenigen Daten sind natürlich arbiträr, aber gut nachvollziehbar. Trotz der geringen Erfahrungen kann man daraus einen gewissen Therapiealgorithmus ableiten. Letztlich bleibt aber wegen der Tumoreröffnung ein beträchtliches Risiko einer peritonealen Tumordissemination und somit der Eingriff palliativ. Selbstverständlich ist eine ausreichende Säuberung bzw. Spülung der Bauchhöhle vonnöten. Dieser Gesichtspunkt ist insbesondere immer dann zu berücksichtigen, wenn durch die transarterielle Embolisation bereits eine sichere Blutstillung möglich war. Eine sekundäre Resektion sollte nur erfolgen, wenn dadurch ein Benefit zu erwarten ist (Bassi et al. 2010).

> Zusammenfassung:
> 1. Die Ruptur oder intraabdominelle Blutung einer Lebermetastase ist selten, aber immer ein lebensbedrohliches Ereignis.
> 2. Neben der Stabilisierung ist eine suffiziente Bildgebung möglichst als Mehrphasen-CT zu fordern.
> 3. Die radiologisch interventionelle Blutstillung (TAE) ist die primäre Therapie.
> 4. Die definitive Blutstillung oder chirurgische Sanierung der Ursache muss an die Primärerkrankung und den Zustand des Patienten angepasst sein.

Primäre und sekundäre Tumoren des inneren Genitale

Zu gynäkologischen Tumoren, die über ein Hämoperitoneum evident werden, gibt es mehrere Fallberichte. Der Verlauf kann dabei durchaus dramatisch sein, gerade wenn die Blutung in der Schwangerschaft auftritt. Als Ursachen kommen das Unterussarkom, primäre Tumoren des Ovars, wie Ovarialkarzinom und Angiosarkom, oder Metastasen gastrointestinaler Tumoren (Krukenberg-Tumor) infrage.

Das diagnostische Vorgehen ist unabhängig von der Ursache der Blutung, genauso wie die initiale Therapie der Kreislaufstabilisierung. Nach Diagnostik und Lokalisation der Blutung ergibt sich beinahe immer die Konsequenz der chirurgischen Intervention zur definitiven Blutstillung. Interventionell radiologische Verfahren mit selektiver Embolisation können lediglich bei Malignomen des Uterus erwogen werden und spielen beim

15

Ovar keine Rolle. Folglich ist beinahe immer die chirurgische Blutstillung das Vorgehen der Wahl.

Die definitive Einschätzung der Erkrankung kann erst nach Vorliegen der Histologie und Komplettierung des Stagings erfolgen, d. h. die Frage, ob die Blutstillung palliativ bleibt, kann erst nach der Primärbehandlung beantwortet werden (Rodriguez et al. 2011; Bradford et al. 2010; Montoro Garcia et al. 2017; Hicks et al. 2010). Viszeralchirurgen sollten diese seltenen Ursachen für eine akute intraabdominelle Blutung bekannt sein. Die Abklärung unterscheidet sich nicht vom Algorithmus der Diagnostik bei Hämoperitoneum.

Ist die Lokalisation bekannt, empfiehlt es sich, einen Gynäkologen zu konsultieren und die Operation, ob offen oder minimal invasiv, gemeinsam durchzuführen. Eine Verlegung des Patienten ist problematisch und streng zu indizieren.

Literatur

Abdel Samie A et al (2007) Acute haemoperitoneum due to spontaneous tumour rupture as first manifestation of hepatocellular carcinoma. J Gastroenterol 45:615

Arbeitsgemeinschaft der Wissenschaftlichen Medizinischen Fachgesellschaften (AWMF) (2017) S2k-Leitlinie Gastrointestinale Blutung. Z Gastroenterol 55:883–936. http://www.awmf.org/leitlinien/detail/ll/021-028.html bzw. http://www.awmf.org/uploads/tx_szleitlinien/021-028l_S2k_Gastrointestinale_Blutung_2017-07.pdf. Zugegriffen am 07.11.2018

Bassi N et al (2010) Management of ruptured hepatocellular carcinoma: implications for therapy. World J Gastroenterol 16:1221

Bradford L et al (2010) Primary angiosarcoma of the ovary complicated by hemoperitoneum: a case report and review of the literature. Arch Gynecol Obstet 281:145

Deng R et al (2015) Primary splenic angiosarcoma with fever and anemia: a case report and literature review. Int J Clin Exp Pathol 8:14040

Duan YF et al (2014) Spontaneous rupture of hepatic metastasis from small cell neuroendocrine carcinoma of maxillary sinus. World J Surg Oncol 12:126

Engers R, Gerharz CD, Ewe K, Walgenbach S, Gabbert HE (1992) GAVE syndrome: a rare cause of occult gastrointestinal hemorrhage. Pathologe 13(4):228–231

Enns R (2013) Luminal Advances in Gastroenterology (Vortrag) https://www.eiseverywhere.com/file_uploads/7594a45a172a453990f10266b45fee3f_007-Enns-Robert.pdf. Zugegriffen am 07.11.2018

European Society of Gastrointestinal Endoscopy (ESGE) Guideline (2015) Diagnosis and management of nonvariceal upper gastrointestinal hemorrhage. Endoscopy 47:a1–a46

Forrest JA, Finlayson ND, Shearman DJ (1974) Endoscopy in gastrointestinal bleeding. Lancet 2(7877):394–397

Goelder SK, Brueckner J, Messmann H (2016) Endoscopic hemostasis state of the art – nonvariceal bleeding. World J Gastrointest Endosc 8:205–211

Gralnek IM, Neeman Z, Strate LL (2017) Acute lower gastrointestinal bleeding. N Engl J Med 376:1054–1063

Grund KE (2014) Endoskopische Verfahren in der Chirurgie. In: Becker H, Markus PM (Hrsg) Allgemein- und Viszeralchirurgie, 3. Aufl. Urban & Fischer, München, S 199–218

Grund KE, Zipfel A, Ingenpaß R, Farin G (2015) Hochfrequenzchirurgie in der Endoskopie: Teil 1. Endo-Praxis 31:112–118, Teil 2: Endo-Praxis 2016;32:10–15; Teil 3: Endo-Praxis 2016;32:63–70, Teil 4: Endo-Praxis 2017;33:90–94

Grund KE, Kohler B, Labenz J et al (1995) Fibrinkleber in der Endoskopie. Visceral Med 11:184–190

Haddara S, Jacques J, Lecleire S et al (2016) A novel hemostatic powder for upper gastrointestinal bleeding: a multicenter study (the „GRAPHE" registry). Endoscopy 48:1084–1095

He B, Yang J, Xiao J, Gu J, Chen F, Wang L, Zhao C, Qian J, Gong S (2017) Diagnosis of lower gastrointestinal bleeding by multi-slice CT angiography: a meta-analysis. Eur J Radiol 93:40–45

Hicks G et al (2010) Spontaneous uterine perforation secondary to uterine leiomyosarcoma presenting as acute abdomen with haemoperitoneum. J Obstet Gynecol 30:211

Holster IL, Kuipers EJ (2012) Management of acute nonvariceal upper gastrointestinal bleeding: current policies and future perspectives. World J Gastroenterol 18:1202–1207

Huerta-Ovozco LD et al (2015) Hepatic angiosarcoma and liver transplantation: case report and literature review. Cir Cir 83:510

Kirschniak A, Subotova N, Zieker D, Konigsrainer A, Kratt T (2011) The Over-The-Scope Clip (OTSC) for the treatment of gastrointestinal bleeding, perforations, and fistulas. Surg Endosc 25:2901–2905

Lai EC et al (2015) A ruptured recurrent small bowel gastrointestinal stromal tumour causing hemoperitoneum. Front Med 9:108

Leung Ki EL, Lau JY (2012) New endoscopic hemostasis methods. Clin Endosc 45:224–229

Liu BC et al (2001) Management of spontaneous rupture of hepatocellular carcinoma: single-center experience. J Clin Oncol 19:3725

Maluf-Filho F, Martins BC, de Lima MS et al (2013) Etiology, endoscopic management and mortality of upper gastrointestinal bleeding in patients with cancer. United European Gastroenterol J 1:60–67

Mille M, Engelhardt T, Scharf JG, Stier A (2015) Endoskopische Therapie der gastrointestinalen Blutung. AVC up-2date 9:377–398

Misawa S et al (2014) Spontaneous rupture of a giant gastrointestinal stromal tumor of the jejunum: a case report and literature review. World J Surg Oncol 12:153

Mochimaru T et al (2017) Hemoperitoneum secondary to rupture of a hepatic metastasis from small cell lung cancer during chemotherapy: a case with a literature review. Intern Med 56:695

Montoro Garcia J et al (2017) Unexpected obstetric haemorrhage. Krukenberg tumour. Rev Esp Anestesiol Reanim 64(8):479–482

Okano A et al (2012) The natural history of a hepatic angiosarcoma that was difficult to differentiate from cavernous hemangioma. Intern Med 51:2899

Prei JC, Barmeyer C, Burgel N et al (2016) EndoClot polysaccharide hemostatic system in nonvariceal gastrointestinal bleeding: results of a prospective multicenter observational pilot study. J Clin Gastroenterol 50:e95–e100

Richter-Schrag HJ, Glatz T, Walker C et al (2016) First-line endoscopic treatment with over-the-scope clips significantly improves the primary failure and rebleeding rates in high-risk gastrointestinal bleeding: a single-center experience with 100 cases. World J Gastroenterol 22:9162–9171

Rodriguez AXC et al (2011) Hemoperitoneum due to spontaneous rupture of ovarian adenocarcinoma. Emerg Radiol 18:267

Rutgeerts P, Rauws E, Wara P et al (1997) Randomised trial of single and repeated fibrin glue compared with injection of polidocanol in treatment of bleeding peptic ulcer. Lancet 350:692–696

Ryou M, Thompson CC (2006) Tissue adhesives: a review. Tech Gastrointest Endosc 8:33–37

Salm R, Grund KE (2005) Fibrinklebung – Einsatz in der endoskopischen Akutbehandlung der Ulkusblutung. Chir Gastroenterol 21:259–266

Scheffel H, Fischer MA, Pfammatter T, Alkadhi H (2011) Acute gastrointestinal bleeding – diagnosis with computed tomography. Praxis 100(12):707–713

Seth A, Khan MA, Nollan R et al (2017) Does urgent colonoscopy improve outcomes in the management of lower gastrointestinal bleeding? Am J Med Sci 353:298–306

Swe T et al (2016) Severe anemia with hemoperitoneum as a first presentation for multinodular hepatocellular carcinoma: a rare event in western countries. Case Reports Hepatol 2016:7082387

Tan KK, Wong D, Sim R (2008) Superselective embolization for lower gastrointestinal hemorrhage: an institutional review over 7 years. World J Surg 32:2707–2715

Tang SJ, Lee SY, Hynan LS et al (2009) Endoscopic hemostasis in nonvariceal upper gastrointestinal bleeding: comparison of physician practice in the East and the West. Dig Dis Sci 54:2418–2426

Tarantino L et al (2011) Prognosis of patients with spontaneous rupture of hepatocellular carcinoma in cirrhosis. Updat Surg 63:25

Terzi A et al (2014) Hepatic angiosarcoma and liver transplant: a report of 2 cases with diagnostic difficulties. Exp Clin Transplant 12:126

Trawick EP, Yachimski PS (2012) Management of nonvariceal upper gastrointestinal tract hemorrhage: controversies and areas of uncertainty. World J Gastroenterol 18:1159–1165

Warren YE et al (2016) Laparoscopic microwave ablation for the management of hemorrhage from ruptured hepatocellular carcinoma. Hippokratia 20:169

Wolfsan RM et al (2012) Ruptured liver metastasis with active hemorrhage has the classic appearance of a giant cavernous hemangioma on 99mTc-labeled RBC scintigraphy. Clin Nucl Med 37:984

Yeh CN et al (2002) Spontaneous tumour rupture and prognosis in patients with hepatocellular carcinoma. Br J Surg 89:1125

15

Palliative Therapie gastrointestinaler Perforationen

Arne Koscielny und Jörg C. Kalff

Die Autoren danken Herrn Dr. T. Weismüller, Leiter der Endoskopie der Medizinischen Universitätsklinik I der Rheinischen Friedrich-Wilhelms-Universität Bonn, für die Überlassung eines Teiles der endoskopischen Bilder.

Die palliative Therapie gastrointestinaler Perforationen liegt im Grenzbereich von interventioneller Gastroenterologie und Viszeralchirurgie. Gastrointestinale Perforationen können u. a. eine Komplikation der Tumortherapie oder des Progresses einer malignen Grunderkrankung selbst sein. Obwohl der chirurgische oder endoskopische Eingriff unmittelbar lebensrettend ist, bedeutet die gastrointestinale Perforation bei Tumorpatienten einen negativen Wendepunkt im Krankheitsverlauf des Grundleidens. Das geeignete Management gastrointestinaler Perforationen erfordert eine enge Kooperation zwischen Gastroenterologen, Radiologen, Chirurgen und behandelnden Palliativmedizinern, Onkologen bzw. Hausärzten. Die endoskopischen Verschlusstechniken und radiologischen interventionellen Verfahren sind im palliativen Setting Therapie der ersten Wahl. Ist eine chirurgische Intervention erforderlich, sollten minimal invasive Verfahren bevorzugt werden. Sind weder endoskopische noch chirurgische Therapieoptionen möglich, sollte zumindest eine transluminale Ableitung des Lumeninhalts und ggf. auch eine interventionelle Ableitung extraluminaler Kolliquationen bzw. Flüssigkeitsverhalte, eine sondengesteuerte enterale Ernährung, eine Prophylaxe bzw. Kontrolle septischer Symptome sowie eine ausreichende Analgesie angestrebt werden.

16.1 Systematik gastrointestinaler Perforationen

Gastrointestinale Perforationen können nach Ursachen, betroffenen Organen und klinischem Verlauf eingeteilt werden.

> Ursachen gastrointestinaler Perforationen:
> — Iatrogen:
>   - diagnostische Endoskopie
>   - Magensonden
>   - transösophageale Echokardiografie
>   - interventionelle Endoskopie mit z. B. intraluminalen Stentapplikationen
>   - vaskuläre Protheseninterpositionen
>   - komplikative Atemwegsintubation
>   - postoperative Anastomoseninsuffizienzen
> — Spontan: Boerhaave-Syndrom, Tumorperforation, Ulzera
> — Unter immunsuppressiver Therapie, z. B. nach Nierentransplantationen

> — Unter onkologischer Therapie mit antiangiogenetischen Antikörpern oder Proteinkinaseinhibitoren
> — Fremdkörperingestion

Gastrointestinale Perforationen und Fisteln sind Folge diagnostisch-endoskopischer, interventionell-endoskopischer oder laparoskopischer oder offen-chirurgischer Prozeduren, postoperativer Komplikationen (Anastomoseninsuffizienzen), sie können spontan (z. B. Boerhaave-Syndrom, Ulzera, Tumoren) oder iatrogen bedingt (z. B. Platzierung einer Magensonde, PEG, transösophageale Echokardiografie, vaskuläre Protheseninterpositionen) sein (Mennigen et al. 2014).

Überwiegend treten diese Perforationen im oberen gastrointestinalen Trakt (Ösophagus, Magen, Duodenum) und im kolorektalen Trakt auf, werden aber auch im Dünndarmbereich beschrieben (Li et al. 2016). Es häufen sich zudem Berichte, dass spontane Perforationen unter immunsuppressiver Therapie nach Transplantationen (Catena et al. 2008), unter Chemotherapie bei Tumoren (Yanchar und Bass 1999; Kang et al. 2010) bzw. unter Therapie mit Tyrosinkinaseinhibitoren bei z. B. fortgeschrittenen Leberzellkarzinomen (Park et al. 2011; Hamdeh et al. 2016) zu beobachten sind. Ingestierte Fremdkörper können je nach Beschaffenheit der Konturen und des Materials ebenfalls zu gastrointestinalen Perforationen führen (Rodriguez-Hermosa et al. 2008).

> Am häufigsten werden die Perforationen im Bereich des Ösophagus an den unteren beiden Engen, des Magens, des Duodenums, der Gallenwege, des Kolons und des Rektums beschrieben (Rogalski et al. 2015).

Entscheidend für die Diagnostik und Therapie ist, ob Perforationen bzw. Fisteln sofort erkannt und therapiert werden können (z. B. akute Perforationen während einer Intervention) oder zunächst unerkannt bleiben. Unerkannte Perforationen führen zu einem Austritt des nicht sterilen, intraluminalen Inhalts in die paraluminale Umgebung, wo es je nach Immunitätslage und chemischen und bakteriellen Bestandteilen des intraluminalen Inhalts zu phlegmonösen, abszedierenden oder nekrotisierenden Entzündungen kommen kann. Je nach Perforationshöhe kommt es zu einer Mediastinitis oder Peritonitis, die den weiteren klinischen Verlauf bestimmen, da diese unbehandelt oder durch verzögerte Diagnose zu spät behandelt zur Sepsis mit teilweise foudroyanten bzw. letalen Verläufen führen können (Biancari et al. 2014).

Das Management gastrointestinaler Perforationen hängt von der Schwere der Komplikationen und dem klinischen Zustand des Patienten ab. Zur Beurteilung der Schwere der Komplikationen und des klinischen Zustands des Patienten stehen verschiedene Klassifikationen und Score-Systeme zur Verfügung, wobei sich zur Beurteilung von postoperativen und postinterventionellen Komplikationen die Klassifikation von Dindo und Clavien (Clavien et al. 2009) und zur Beurteilung des Zustands des Patienten überwiegend der ASA-Score (Menke et al. 1993) und seltener, eher zu wissenschaftlichen Zwecken, der APACHE-II-Score (Knaus et al. 1985; Siro et al. 1991) durchgesetzt haben.

Die häufigste Ursache ist die *iatrogene Perforation* mit einer Inzidenz, abhängig von diagnostischer oder therapeutischer Endoskopie, von 0,029–5,0 % (Paspatis et al. 2014). Bei diagnostischen Koloskopien/Sigmoideoskopien liegt die Inzidenzrate bei 0,03–0,8 %, die jedoch bei komplexeren Interventionen auf bis zu 13 % ansteigen kann. Iatrogene Perforationen im Kolon haben bei effektiver, zeitgerechter Therapie eine sehr niedrige Mortalität von 0–0,019 %, während die Mortalität für Perforationen am Ösophagus durch die konsekutive Mediastinitis bis auf 13,2 % ansteigen kann (Schmidt et al. 2016). Bei fortgeschrittenen Tumoren kann es zu deren Spontanperforation kommen. Beispielsweise kann sich hinter einer perforierten Sigmadivertikulitis auch ein Karzinom des Colon sigmoideum verbergen.

Einheitliche Angaben über die Inzidenz gastrointestinaler Perforationen in der Palliativsituation finden sich derzeit nicht. Eine Nachbeobachtungsstudie bei Patienten mit einem Stent wegen eines aus verschiedenen Gründen inoperablen stenosierenden Kolonkarzinoms zeigte eine stentinduzierte Mikro- und Makroperforationsrate von 14,4 %. Postoperative Anastomoseninsuffizienzen nach onkologischen Operationen werden nach Ösophagusresektion für zervikale Anastomosen mit 10–20 %, für thorakale Anastomosen mit 5–10 % und nach Kolonresektionen mit 3–22 % angegeben (Rogalski et al. 2015).

Die palliative Therapie gastrointestinaler Perforationen trifft für folgende Situationen zu:

- Der Patient befindet sich bereits in einer Palliativsituation wegen einer anderen Erkrankung, z. B. metastasiertes Tumorleiden, fortgeschrittene Leberzirrhose, fortgeschrittene Demenz, Peritonealkarzinose.
- Der Patient ist in einem klinisch so schlechten Zustand, dass er eine operative Therapie zum Zeitpunkt der Diagnose der Perforation nicht überleben würde.
- Die gastrointestinale Perforation selbst hat zu einer Palliativsituation geführt, da es durch eine Tumorperforation zur intrakavitären Tumorzellaussaat (Peritoneum, Pleura, Mediastinum) gekommen ist. Hierbei jedoch sind die Prinzipien der onkologischen Chirurgie mit anschließender adjuvanter Therapie zu befolgen.

16.2 Diagnostik gastrointestinaler Perforationen

Voraussetzung für eine erfolgreiche Therapie gastrointestinaler Perforationen ist deren frühestmögliche Diagnose, bevor der Allgemeinzustand des Patienten sich massiv verschlechtert. Tritt eine gastrointestinale Perforation auf, ist die Dokumentation von Lokalisation, Größe und Zeitpunkt entscheidend.

Perforationen, die während diagnostischer oder interventioneller Endoskopien auftreten, können sofort erkannt und therapiert werden. Demgegenüber verzögert sich die Diagnose spontaner gastrointestinaler Perforationen, insbesondere unter immunsuppressiver oder Chemotherapie mit dadurch bedingten attenuierten klinischen und laborchemischen Symptomen. Oft fallen die Patienten erst mit fortgeschrittenen septischen Krankheitsbildern auf, oder es ergibt sich der Verdacht anlässlich einer weiteren Diagnostik, z. B. einer Röntgenaufnahme des Thorax mit subdiaphragmaler freier Luft oder in einer Sonografie des Abdomens mit Nachweis freier Luft am subdiaphragmalen Leberrand.

> Lokalisation, Größe und Zeitpunkt der Perforation sind entscheidend. Zur exakten Diagnostik stehen die Computertomografie und/oder die Endoskopie zur Verfügung.

Grundsätzlich sollte eine oral und ggf. auch rektal sowie vaskulär *kontrastierte Multidetektor-Computertomografie* zur Lokalisation der Perforation und Abschätzung der konsekutiven Peritonitis/Mediastinitis durchgeführt werden (Tsujimoto et al. 2011; Del Gaizo et al. 2014; Kim et al. 2016). Die Computertomografie kann die Perforationsstelle durch spezifische radiologische Zeichen, wie Kontrastmittelparaluminat, fokale Gewebsimbibierung, segmentale Darmwandverdickung, fokaler Darmwanddefekt oder Luftbläschen oder konzentrierte extraluminale Luftansammlungen unmittelbar an der Darmwand angrenzend lokalisieren (◨ Abb. 16.1, 16.2, 16.3 und 16.4).

In einer Studie von Tsujimoto et al. konnte im nicht kontrastierten Computertomogramm eine negative Korrelation zwischen den peritonealen CT-Dämpfungswerten (Hounsfield-Einheiten) und dem Mannheimer Peritonitis-Index (MPI) sowie dem APACHE-II-Score gefunden werden, sodass diese Werte für die objektive Abschätzung des Schweregrades der Peritonitis nach Perforationen genutzt werden können (Tsujimoto et al. 2011). Sollte sich im Rahmen der CT-Diagnostik ein Abszess oder Verhalt zeigen, kann dieser simultan durch eine CT-gesteuerte Drainage entlastet werden, wenn die Fokussanierung nicht chirurgisch erfolgt. Anhand des Drainagesekrets kann zusätzlich die Perforationsstelle diagnostisch eingegrenzt werden. Die CT-gesteuerte Drainage dient zunehmend als Bridging, um den Patienten zunächst zu stabilisieren und im Verlauf über eine ggf. operative Sanierung entscheiden zu können. Dieses Vorgehen hat sich in der letzten Zeit, vor allem in der palliativen Situation, zum Verfahren der Wahl entwickelt.

Sollte die gastrointestinale Perforation endoskopisch erreichbar sein, ist die Endoskopie der

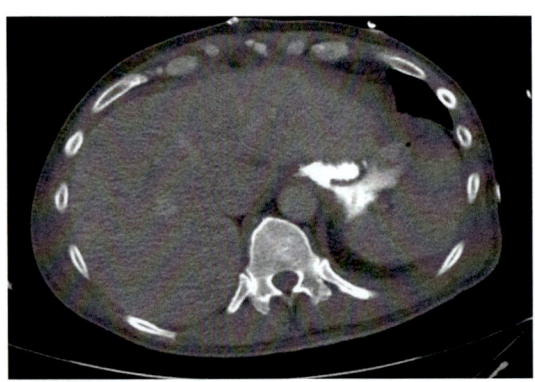

◨ **Abb. 16.1** Perforation am distalen Ösophagus nach suizidialer Laugeningestion, Kontrastmittelaustritt nach links in die Bauchhöhle

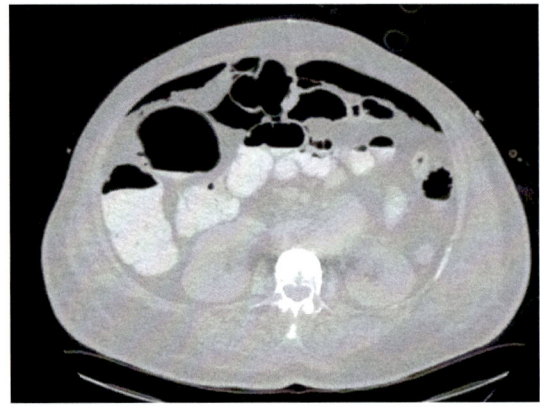

◨ **Abb. 16.3** Perforiertes präpylorisches Ulkus bei Peritonealkarzinose eines Ovarialkarzinoms

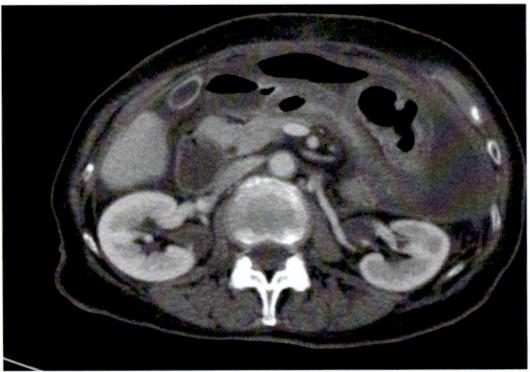

◨ **Abb. 16.2** Anastomoseninsuffizienz einer Ösophagogastrostomie nach subtotaler Ösophagektomie wegen eines lokal fortgeschrittenen Plattenepithelkarzinoms des distalen Ösophagus

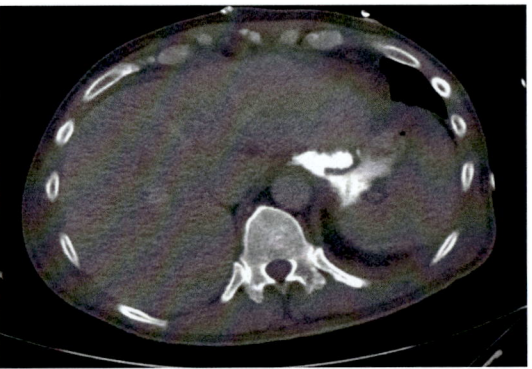

◨ **Abb. 16.4** Ogilvie-Syndrom mit Perforation des Zäkums bei fortgeschrittener Demenz

16

entscheidende diagnostische Schritt, zumal sie auch therapeutisch bzw. als Bridging-Verfahren eingesetzt werden kann.

Bei intraabdominellen Perforationen wird der Verlauf durch die Dauer und Ausprägung der Peritonitis bestimmt. Diese kann durch den Mannheimer Peritonitis-Index (◻ Tab. 16.1) abgeschätzt werden, woraus sich insbesondere in der Palliativsituation therapeutische Entscheidungen besser ableiten lassen. Allerdings hat sich dieser Score im klinischen Alltag nicht allgemein durchgesetzt und wird überwiegend in Studien angewandt. Die Mortalität von Ösophagusperforationen z. B. erhöht sich um den Faktor 2, wenn die Diagnose und Therapie einer Perforation um mehr als 24 Stunden verzögert wird (Brinster et al. 2004).

◻ **Tab. 16.1** Mannheimer Peritonitis-Index (MPI; Linder et al. 1987; Demmel et al. 1994; Qureshi et al. 2005)

Risikofaktor	Punkte
Alter >50 Jahre	5
Weibliches Geschlecht	5
Organversagen*	7
Malignom	4
Präoperative Dauer der Peritonitis >24 h	4
Dickdarm ist nicht Ausgangspunkt	4
Diffuse, generalisierte Peritonitis	6
Klares Exsudat	0
Trüb-eitriges Exsudat	6
Kotig-jauchiges Exsudat	12
Score	**Mortalität**
0–5	0 %
6–13	20 %
14–21	13 %
22–29	26 %
30–39	64 %

*Nierenversagen = Kreatinin >177 µmol/l *oder* Harnstoff >167 mmol/l *oder* Oligurie <20 ml/hLungenversagen = pO_2 <50 mmHg *oder* pCO_2 >50 mmHgDarmverschluss/-paralyse >24 h *oder* mechanischer Ileus

In einer Studie an 80 Patienten, die wegen einer spontanen Perforation des kolorektalen Abschnitts operiert worden waren, konnten der präoperative septische Schock (Odds Ratio 8443, 95 %-Konfidenzintervall 1625–43.873), die gleichzeitig bestehende terminale Niereninsuffizienz (Odds Ratio 13.641, 95 %-KonfidenzintervallI 1643–113.244) und die diffuse Peritonitis (Odds Ratio 13.212, 95 % CI 1441–121.102) als signifikante Prädiktoren der Krankenhausletalität definiert werden. In einer Untersuchung an 1856 Patienten, die sich einer palliativen Chemotherapie wegen eines metastasierten Magenkarzinoms unterzogen, entwickelten 32 Patienten (1,7 %) während der palliativen Chemotherapie eine spontane gastrointestinale Perforation. Konnten die Folgen der Perforation kontrolliert werden, betrug das Überalles-Überleben 7,5 Monate, während es bei den anderen Patienten auf 4,0 Monate abfiel. In der multivariaten Analyse waren ein gut differenziertes Karzinom, das gute Ansprechen auf die Chemotherapie vor der Perforation und das Nichtauftreten eines septischen Schocks zum Zeitpunkt der Perforation von günstigem Einfluss auf das Gesamt-Überleben nach der Perforation.

Diagnostik:
- Labor (CRP, Leukozyten), Fieber, septische Symptome
- Multidetektor-Computertomografie mit wasserlöslicher oraler oder/und rektaler Kontrastierung
- Sonografisch oder CT-gestützte Punktion von Verhalten/Kolliquationen/Aszites mit laborchemischer, mikrobiologischer und zytologischer Analyse
- Endoskopie unter CO_2-Insufflation (Ösophagogastroduodenoskopie [ÖGD], Koloskopie, Rektoskopie, Bronchoskopie, ggf. endoskopische retrograde Cholangiopankreatikografie [ERCP])
- Ggf. Laparoskopie, (limitierte) Laparotomie

16.3 Therapieoptionen

Die palliativen Therapieoptionen werden in der Folge in Abhängigkeit von der Lokalisation und Ausprägung der Perforation und ihrer Folgen dargestellt. Gastrointestinale Perforationen sind für Ärzte und für Patienten immer eine schwierig zu beherrschende Situation und mit hoher Morbidität (30–40 %) und Mortalität (0–20 %) assoziiert.

Ursprünglich bestand das Therapieregime aus konservativen Maßnahmen und je nach Situation aus radikalen chirurgischen Eingriffen mit sehr hohen Morbiditäts- und Letalitätsraten. Noch schlechter (Mortalität 30–50 %) waren die Resultate nach Revisionsoperationen in entzündeten Arealen infolge Anastomoseninsuffizienzen nach onkologischen Operationen.

Die kontinuierliche Erweiterung der interventionellen Therapieoptionen hat zu einer Reduktion chirurgischer Eingriffe in solchen Situationen geführt. Zwar ist die gastrointestinale Perforation noch immer neben der unstillbaren, wiederholten Blutung (≥4 Transfusionseinheiten/24 Stunden) eine Indikation zur chirurgischen Therapie, aber gerade in der palliativen Therapie kommt den endoskopischen und radiologisch-interventionellen Verfahren eine zunehmende Bedeutung zu (Schutte et al. 2010).

Bei der Entscheidung über das beste interventionelle oder chirurgische Therapieverfahren in der palliativen Situation sollte beachtet werden: Ein weniger aggressives Management kann mit besserer Lebensqualität und Symptomkontrolle sowie einem besseren Outcome für die Patienten verbunden sein.

Ein aggressives chirurgisches Management geht zumeist mit einem längeren Krankenhausaufenthalt, zusätzlichen Komorbiditäten und verlängertem Leiden des Patienten am Ende seines Lebens einher, ohne seinen Bedürfnissen und Zielen immer gerecht zu werden (Cauley et al. 2015). In einer retrospektiven Kohortenstudie an 875 Patienten mit disseminierten Tumorleiden, die sich einer Notfalloperation wegen einer Perforation (499 Patienten) oder Obstruktion (376 Patienten) unterzogen, war die 30-Tage-Letalität bei den Patienten mit Perforation 34 %, 67 % hatten Komplikationen und nur 52 % der Patienten konnten wieder aus dem Krankenhaus entlassen werden. Als unabhängige Prognosefaktoren für die 30-Tage-Letalität konnten das Nierenversagen, der septische Schock, der Aszites, die Ruhedyspnoe und der Grad der funktionellen Einschränkungen identifiziert werden. Bei der Komplikationsanalyse waren das Alter (75–84 Jahre) und die postoperative respiratorische Insuffizienz Prädiktoren für eine erhöhte Mortalität (Cauley et al. 2015).

Jüngere Studien konnten zeigen, dass Patienten, die ihre schlechte Prognose am Ende des Lebens begreifen, seltener einem invasiven oder operativen Management zustimmten, das ihr Leiden

verlängern und sie länger von zu Hause fernhalten könnte (Weeks et al. 1998; Mack et al. 2010; Zhang et al. 2012). Allerdings stellt sich die gegenwärtige Studienlage zur palliativen Therapie mit nach unterschiedlichen Krankheitsentitäten und -ausprägungen selektionierten Patientenkollektiven, Einzelfallserien sowie überwiegend retrospektiven und Kohortenanalysen sehr heterogen dar, sodass Verallgemeinerungen meist nicht zulässig sind.

Die offene Kommunikation mit den Patienten und ihren Angehörigen über die Therapieoptionen, ihre zu erwartenden Ergebnisse und Komplikationen, den Einfluss des chirurgischen Eingriffs auf das Gesamtüberleben, die Wünsche des Patienten, die Wertigkeit lebenserhaltender Maßnahmen und der verlängerten Hospitalisierung ist in dieser Entscheidungssituation essenziell, um eine übermäßig belastende Therapie mit Ergebnissen, die dem Patienten sehr wahrscheinlich inakzeptabel erscheinen werden, zu vermeiden (Cooper et al. 2014). Entscheidend ist der körperliche, physisch-funktionelle, aber auch psychisch-kognitive Allgemeinzustand des Patienten. Neben dem oben genannten Mannheimer Peritonitis-Index und der präsumptiven Abschätzung möglicher postinterventioneller oder postoperativer Komplikationen sollte auch bei der Therapieentscheidung der ECOG-Score (Oken et al. 1982) oder Karnofsky-Index hinzugezogen werden, da diese die Entscheidung für einen interventionellen oder chirurgischen Eingriff zusätzlich erleichtern können.

Beträgt die allgemeine Lebenserwartung des Patienten aufgrund des Grundleidens nur noch Wochen oder Monate, führt die Diagnose einer gastrointestinalen Perforation mit ihrer eigenen Morbidität und Mortalität zu einer Reevaluation der Lebenserwartung, bei der dann der Fokus der therapeutischen Anstrengungen nicht auf der Lebensverlängerung mit definitiver Sanierung der Perforation und ihrer Folgen liegt, sondern auf der Lebensqualität und Verringerung des Leidens und der Schmerzen.

Sollte das individuelle Ergebnis einer chirurgischen oder endoskopischen Therapieoption gastrointestinaler Perforationen unbestimmbar sein, wird eine zeitlich limitierte (Tage oder Wochen) vollständige, auch invasive Therapie mit klar definierten Therapiezielen empfohlen, deren Erreichen oder Nichterreichen nach Ablauf der vereinbarten Therapieperiode kritisch interdisziplinär überprüft werden sollte. Wurden die Therapieziele dann nicht erreicht, sollte über einen

16

Abbruch der bisherigen Behandlung entschieden werden, um eine belastende, nicht zielführende Therapie zu vermeiden. In diesem Zusammenhang kann das Eintreten postoperativer Komplikationen als Entscheidungsfaktor zur Reevaluation der Therapieziele und der Wahrscheinlichkeit des gewünschten Therapieerfolgs dienen (Quill und Holloway 2011; Neuman et al. 2015).

> ❯ Das Auftreten gastrointestinaler Perforationen bedeutet immer einen medizinischen Notfall, sodass die betroffenen Patienten, sofern sie überhaupt einen Therapiewunsch haben, einem engmaschigen kardiopulmonalen Monitoring unterzogen werden müssen.

Die ersten therapeutischen Maßnahmen nach der Diagnose einer gastrointestinalen Perforation sollten die systemische kalkulierte Antibiotikagabe, Nahrungskarenz, Ableitung der intraluminalen Flüssigkeiten durch nasogastrale oder nasoduodenale Sonden, das kardiopulmonale Monitoring und eine ausreichende Analgesie sein. Patienten mit einer Perforation des oberen Gastrointestinaltrakts sollten zusätzlich Protonenpumpeninhibitoren erhalten.

Als Breitbandantibiose kommen entsprechend den Empfehlungen der Paul-Ehrlich-Gesellschaft Sultamicillin 3 g oder Piperacillin/Tazobactam 4,5 g oder bei Penicillinallergie Ciprofloxacin 400 mg mit Metronidazol 500 mg infrage. Die Nahrungskarenz kann entweder durch eine parenterale Ernährung oder durch eine enterale Ernährung über eine die Läsion überbrückende Jejunalsonde sein. Der Kostaufbau kann frühestens 4 Tage nach erfolgreichem Verschluss der Perforation erfolgen (Rogalski et al. 2015).

Bei frühzeitiger Diagnose und entsprechender Expertise sollte in der Palliativsituation die endoskopisch-interventionelle Therapie angestrebt werden. Hierdurch können auch Perforationen der Dindo-Clavien-Klassifikation III und IV versorgt werden (Mennigen et al. 2014). In der palliativen Situation ist die endoskopische Intervention oftmals vorteilhafter gegenüber einem operativen Eingriff, wobei jedoch bei Versagen der interventionellen Verfahren ein operativer, wenn auch limitierter Eingriff, nicht zu umgehen ist, sollen die Folgen der Perforation beherrscht werden.

> ❯ Erste therapeutischen Maßnahmen sind systemische kalkulierte Anibiose, Nahrungskarenz, Ableitung der intraluminalen Flüssigkeiten durch nasogastrale oder -duodenale

> Sonden, kardiopulmonales Monitoring und ausreichende Analgesie. Endoskopische bzw. interventionelle Verfahren sind zu bevorzugen. Bei Erfordernis eines chirurgischen Eingriffs werden minimal invasive Verfahren eingesetzt. Ziel ist die Beherrschung der Perforationsfolgen, insbesondere der Sepsis und Schmerzen, bei Erhalt oder Wiederherstellung der Lebensqualität.

Neben dem Defektverschluss wird die Ableitung des Chymus über nasogastrale oder nasoduodenale Sonden empfohlen (Paspatis et al. 2014). Wenn durch freie intraabdominelle Luft der intraabdominelle Druck ansteigt und damit kardiozirkulatorische oder respiratorische Probleme auftreten, kann eine Dekompression z. B. mittels temporärer perkutaner Drainage (Venenkanüle, zentralvenöser Katheter) erzielt werden (Schmidt et al. 2016). Bei endoskopischen Interventionen oder Perforationsverdacht muss mit CO_2 gearbeitet werden, da dieses wesentlich schneller resorbiert und damit Komplikationen, wie ein Spannungspneumothorax oder ein abdominelles Kompartmentsyndrom, vermindert werden (Dellon et al. 2009).

16.3.1 Endoskopische Verfahren zum Verschluss gastrointestinaler Perforationen

Primäres Ziel des endoskopischen oder chirurgischen Verschlusses ist die Verhinderung einer lebensbedrohlichen Peritonitis oder Mediastinitis. Zur Effektivität der endoskopischen Verschlusstechniken sind überwiegend retrospektive und tierexperimentelle Daten verfügbar, randomisierte kontrollierte klinischen Studien existieren nicht, sind aber bei der Seltenheit und Notfallsituation solcher Perforationsereignisse, insbesondere in der Palliativsituation, auch schwierig umsetzbar (Schmidt et al. 2016). Die meisten Daten liegen für den Clipverschluss von Perforationen und speziell bei Ösophagusperforationen zum Einsatz gecoverter Stents vor. Der technische Erfolg der interventionellen Verschlussverfahren sollte unmittelbar nach deren Applikation in der Durchleuchtungseinheit oder im CT nach Kontrastmittelgabe geprüft werden.

Folgende endoskopische Verschlussverfahren sind möglich:

- *Gewebeklebungen (Fibrin, Zyanacrylat):* Klebungen kleinerer Perforationen erzeugen eine lokale Inflammation, fördern die Wundheilung durch eine erhöhte lokale Vaskularisation und Freisetzung von Wachstumsfaktoren und werden nicht von Magen- oder Pankreasenzymen alteriert. Bei größeren Läsionen können Klebungen mit anderen endoskopischen Techniken kombiniert werden (Li et al. 2016)
- *„Through-the-scope-Clips" (TTSC):* Standardclips, die durch den Arbeitskanal des Endoskops appliziert werden können. Voraussetzung ist die gute Fassbarkeit der Perforationsränder, wobei dieses Verfahren durch die Branchenweite des Clips limitiert ist. Des Weiteren wird oft nicht die ganze Wand sondern nur Mukosa und Submukosa gefasst. Dieses Verfahren wird für Öffnungen ≤20 mm oder schlitzförmige Öffnungen favorisiert. Bei Läsionsgrößen 10–20 mm werden auch Kombinationen aus TTSC und Endoloop-Verfahren oder TTSC-Clipreihen mit breiteren Branchen gewählt (Rogalski et al. 2015). Es werden Erfolgsraten von 90,2 % bei Perforationen unterschiedlicher Lokalisationen berichtet (Verlaan et al. 2015; Schmidt et al. 2016). TTSC werden auch zur intraluminalen Stentfixation eingesetzt.
- *„Over-the-scope-Clips" (OTSC):* Diese Clips werden durch eine auf dem Endoskop befindliche Kappe gespannt, während über den Arbeitskanal des Endoskop die Perforationsränder gefasst, adaptiert und in die Kappe gezogen bzw. gesaugt werden können (▶ Abschn. 15.2.1; ▶ Abb. 15.4). Der Clip wird dann durch einen Fadenmechanismus von der Kappe abgeschoben und schließt sich um das eingezogene Gewebe („Bärenkralle"). Dieser Clip vermag mehr Gewebe und tiefere Gewebeschichten zu greifen. OTSC sind auch für größere Perforationen (20–30 mm) geeignet, wenn sich die Perforationsränder adaptieren lassen. Sie können bei entzündlichen Perforationsrändern angewandt werden (Paspatis et al. 2014). Tierexperimentell hielten diese Clipverschlüsse den gleichen Berstungsdrücken wie chirurgische Nahtverschlüsse stand (Suhail et al. 2012). Die technische Erfolgsrate wird mit 80–100 % und die klinische Erfolgsrate mit 60–90 % bei einem Mittel von 73 % angegeben (Weiland et al. 2013; Mennigen et al. 2014). OTSC sind auch für Perforationen des Magens, Duodenums und Kolons geeignet (Paspatis et al. 2014).
- *Gecoverte bzw. beschichtete selbst expandierende Metallstents (cSEMS):* Sie sind in der Therapie von Ösophagusperforationen suffizient mit einer technischen Erfolgsrate von 90–100 % und einer klinischen Erfolgsrate von 65–85 % (Dasari et al. 2014; Li et al. 2016). Stents werden insbesondere bei Dehiszenzen, die ca. 30–70 % des Lumens betragen (Kumar und Thompson 2013), bei Defekten größer als 30 mm oder bei malignen Veränderungen an der Perforationsstelle, bei pylorusnahen Magenperforationen, Perforationen nach Dilatationstherapien maligner oder Anastomosenstrikturen und papillenfernen Duodenalperforationen empfohlen (Li et al. 2016):
    - Es gibt *vollständig gecoverte* (fSEMS) und *partiell gecoverte* (pSEMS) selbst expandierbare Metallstents sowie *selbst expandierende Plastikstents* (SEPS). Vorteile sind die unmittelbare Abdeckung der Perforation mit Unterbindung von Extraluminaten, die Möglichkeit der frühen enteralen Ernährung, Schutz der Lumenwand während der Heilungsphase und die Prophylaxe einer Strikturbildung. SEPS und fSEMS bieten gegenüber pSEMS ein besseres Abdichten der Perforation, keine Gewebeeinsprossungen und damit auch leichtere Entfernbarkeit, aber weisen eine schwierigere Positionierungstechnik und höhere Migrationsrate (kurzfristig 16–23 %, langfristig 40 %) auf. Dem kann durch zusätzliche Arretierung mittels Endoclips entgegengewirkt werden. pSMES weisen eine geringere Migrationstendenz (11 %) auf, jedoch ist deren spätere Entfernung durch Gewebeeinsprossungen erschwert. Allerdings sollten nach Stentapplikation extraluminale Verhalte interventionell oder minimal invasiv entlastet werden. Stents sollten bei nachgewiesener Leckageheilung entfernt werden. Im Mittel ist dies nach 28 Tagen möglich (Rogalski et al. 2015). Es liegen auch günstige Ergebnisse zum Einsatz dieser Stents, insbesondere fSEMS, bei kolorektalen Perforationen vor.

— *Endoskopische Nahtverfahren:*
Diese haben (noch) keine Bedeutung beim endoskopischen Perforationsverschluss. Für den klinischen Einsatz sind nur die für die Refluxtherapie entwickelten Systeme zugelassen, deren Geräte jedoch in der Regel nicht überall vorgehalten werden können, zu teuer sind und einer hohen Expertise bedürfen (Schmidt et al. 2016).

— *Endoskopisch applizierte Vakuumtherapie (Endovac, Endosponge):*
Die Vakuumsysteme bestehen aus einem Polyurethanschwamm, der an einem Saugschlauch angeheftet wird, der wiederum an einem Unterdruck-Wunddrainagesystem angeschlossen ist. Der Schwamm kann auf die Größe der Insuffizienz- bzw. Leckagehöhle zugeschnitten werden. Dieses Verfahren dichtet die Perforation ab, evakuiert das extraluminale Sekret, fördert die Heilung durch Wundverkleinerung und Steigerung der Gewebeperfusion und kann an die jeweiligen Größen der Perforationshöhlen angepasst werden. Nachteilig sind die erforderlichen Schwammwechsel alle 48–72 Stunden, bis die Perforation ausgeheilt ist. Die Endovac-Therapie hat sich in der Therapie rektaler und ösophagealer Perforationen bzw. bei postoperativen Anastomoseninsuffizienzen etabliert (Wedemeyer et al. 2008).

> **Grundprinzipien der endoskopischen Therapie gastrointestinaler Perforationen:**
> - Rasches Erkennen der Perforation
> - Expertise in der interventionellen Endoskopie
> - Endoskopie unter CO_2-Insufflation.

16.3.2 Operative Verfahren zum Verschluss gastrointestinaler Perforationen

Sollte ein optimaler Perforationsverschluss durch die endoskopischen Techniken nicht gelingen, so ist auch in der Palliativsituation die operative, vorzüglich die minimal invasive Technik einzusetzen. Allerdings sollte dann die Entscheidung zur Operation unter Beachtung des klinischen Allgemeinzustands, der Gesamtprognose des Grundleidens, des zu erwartenden operativen Aufwands und Ergebnisses und unter Beachtung des Patientenwunsches getroffen werden. Jedoch sollte die operative Versorgung nicht verzögert werden, da durch die fortschreitende Gewebeentzündung und -aufweichung keine suffizienten Nähte mehr möglich sind und sich die Heilungschancen stündlich verringern.

Entscheidet sich der Patient gegen eine operative Therapie oder ist diese nicht mehr möglich, so sollte der intraluminale Inhalt über transluminale Sonden abgeleitet und der paraluminale Verhalt perforationsnah durch interventionelle Drainagen evakuiert werden, um so die septische Konstellation und die Schmerzen im Sinne einer ausreichenden Lebensqualität kontrollieren zu können. Asymptomatische Perforationen, die erst über 24 Stunden nach einem endoskopischen Verfahren erkannt werden, können konservativ therapiert werden (Paspatis et al. 2014).

16.4 Perforationen des Ösophagus

Perforationen bzw. Leckagen am Ösophagus können spontan (z. B. Boerhaave-Syndrom, Tumorperforation) oder mechanisch bedingt (z. B. durch endoskopische Interventionen, transösophageale Echokardiografie, Fehlintubation) sowie durch Insuffizienzen an chirurgischen Anastomosen (am häufigsten nach Ösophagogastrostomien infolge subtotaler Ösophagusresektionen) auftreten. Des Weiteren kann es bei Tumorerkrankungen zu Fistelbildungen zwischen Ösophagus und Bronchialsystem oder zur Aorta, vor allem auch nach (endo)vaskulären Protheseninterpositionen, kommen.

Diese Perforationen können eine Letalität bis zu 30 % aufweisen (Brinster et al. 2004). Eine unverzügliche Diagnosestellung und Therapieeinleitung sind unabdingbar. Wird die Therapie um mehr als 24 Stunden verzögert eingeleitet, steigt die Mortalität von 14 auf 27 % und die Nahtinsuffizienzrate bei Perforationen auf bis zu 50 % (Feisthammel et al. 2013). Die Prognose wird neben der adäquaten Therapie auch von der Lokalisation der Perforation, dem Ausmaß der Gewebezerstörung, dem Grad der Entzündungsreaktion und der Grunderkrankung bestimmt.

Basismaßnahmen sind die Nahrungskarenz mit ggf. totaler parenteraler Ernährung oder enterale Alimentation über jejunale Ernährungssonden, die intravenöse Flüssigkeitssubstitution und

die Gabe einer kalkulierten Breitspektrumantibiose (Sepesi et al. 2010). Der Einsatz intravenöser
Protonenpumpenhemmer (z. B. 2-mal 40 mg Pan-
toprazol) wird vorgeschlagen (Chirica et al. 2010).

Gerade in der Palliativsituation ist den endoskopischen Verfahren im Management ösophagealer Perforationen der Vorzug zu geben. Möglich
sind der direkte Verschluss der Leckage durch
klassische Clipsysteme (TTSC, OTSC) oder/und
Gewebeklebungen. Bei kleineren Defekten kann
je nach Lage und Wundverhältnissen hiermit eine
Adaptation der Wundränder und Ausheilung der
Leckage erzielt werden.

Ist der Defekt zu groß oder sind die Wundränder für einen primären Verschluss nicht geeignet,
kann der Defekt durch einen (halb)gecoverten
Stent überbrückt werden. Bei nicht tumorbedingten Leckagen unterstützt der Stent die Heilung des
Defekts durch Abdeckung und Ausbildung von
Granulationsgewebe. Der Stent kann dann meist
nach 6–8 Wochen entfernt oder gewechselt werden (◘ Abb. 16.5, 16.6 und 16.7).

Sollte es sich nicht um eine Tumorperforation
handeln, kann der Defekt auch durch eine
Endovac-Therapie zur Ausheilung gebracht werden (◘ Abb. 16.8, 16.9 und 16.10), die aber unter
Umständen bis zu 4 Wochen andauern kann.

Die distale Verankerung der Stents am ösophagogastralen Übergang kann oft schwierig sein, sodass dort eher die Clip- oder Endovac-assoziierten
Verfahren gewählt werden.

Extraluminale Verhalte können durch CT-gesteuerte Drainage entlastet werden. Gelingt die
Anlage einer solchen nicht, können als limitierte

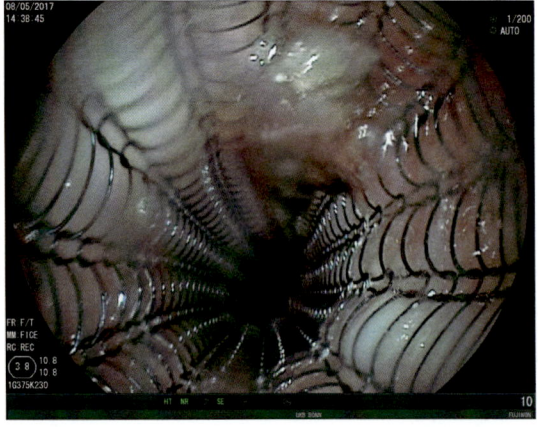

◘ **Abb. 16.6**   Überbrückung der Ösophagusperforation
mit pSEMS

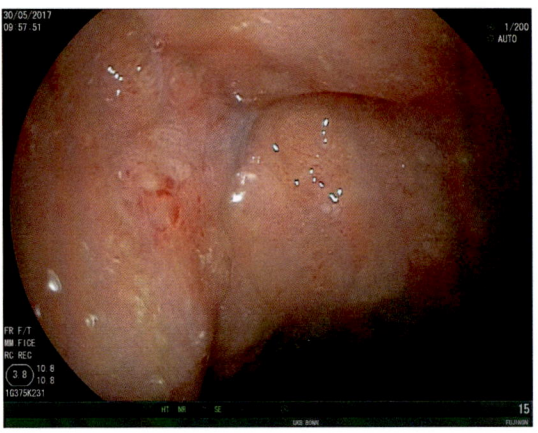

◘ **Abb. 16.7**   Gutes Abheilungsergebnis der Ösophagusperforation nach Stentextraktion 22 Tage nach Intervention

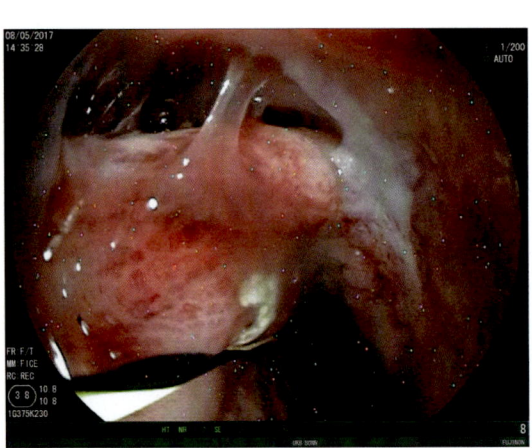

◘ **Abb. 16.5**   Perforation am Ösophagus ca. 22 cm ab
Zahnreihe

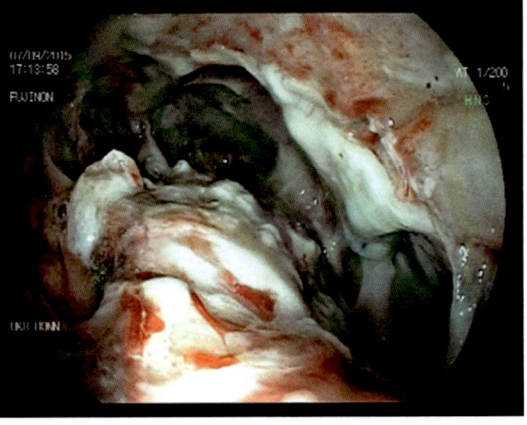

◘ **Abb. 16.8**   Infizierte paraösophageale Abszesshöhle
bei Insuffizienz der Ösophagogastrostomie nach
subtotaler Ösophagusresektion wegen eines Plattenepithelkarzinoms des Ösophagus 25 cm ab Zahnreihe

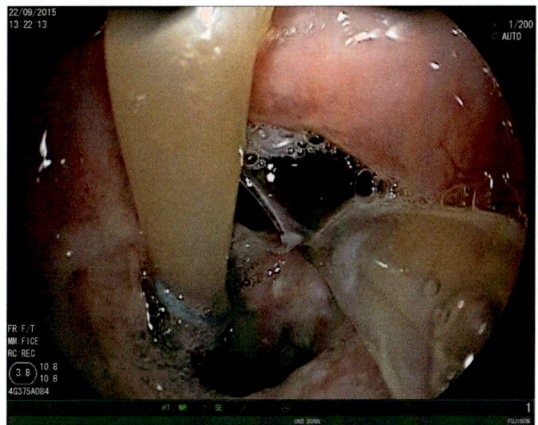

■ **Abb. 16.9**   Endovac-Therapie und nasogastrale Ernährungssonde

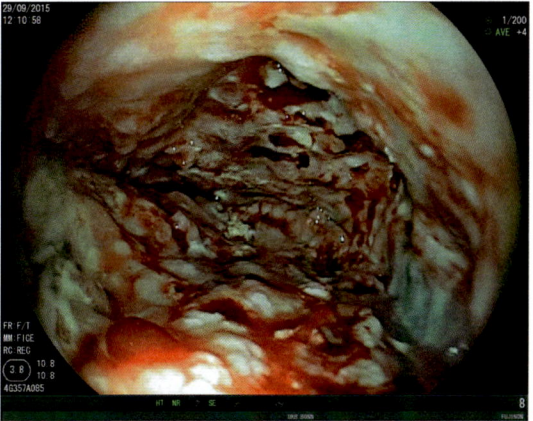

■ **Abb. 16.10**   Deutliche Verkleinerung, Säuberung und Granulationstendenz der Insuffizienzhöhle 22 Tage nach Therapiebeginn

operative Verfahren die thorako- oder mediastinoskopische Entlastung erwogen werden.

Bei Tumorfisteln stellt der Stent (idealerweise ein gecoverter, selbst expandierender Stent) die definitive Therapie dar. Bei ösophagotrachealen oder ösophagobronchialen Fisteln kommen gerade in der palliativen Therapie simultan ösophageale und tracheobronchiale Stents zum Einsatz (Di Franco et al. 2008; Geraci et al. 2014). SEPS sind in der Anwendung sicherer und komplikationsärmer, lassen sich leichter entfernen und sind kostengünstiger, führen jedoch zu einer geringeren Gewebereaktion. Ihr Nachteil ist die hohe Dislokationsrate von 31–88 % (Pennathur et al. 2008; Feisthammel et al. 2013). Metallstents dagegen sind wesentlich ortsstabiler und decken die

Leckage sicherer ab, allerdings sind sie kostenintensiver und technisch aufwändiger zu entfernen.

Die Letalität nach Stentimplantationen (6–16 %) liegt deutlich unterhalb der von operativen Therapien (Leers et al. 2009). Die Stenttherapie wird vor allem bei frischen Perforationen ohne ausgeprägte periluminale Entzündungsreaktion und bei Tumorperforationen empfohlen.

Die Endovac-Therapie weist eine klinische Erfolgsrate bei ösophagealen Perforationen von 84–100 % und eine Mortalität von 12 % auf (Mennigen et al. 2014). Sie wies in einer retrospektiven Studie eine höhere Heilungsrate (84 %) als die Stenttherapie (54 %) auf (Brangewitz et al. 2013). Allerdings ist ihr Einsatz bei Tumorperforationen nicht indiziert.

Sollte bereits eine ausgeprägte entzündliche Umgebungsreaktion oder ein septisches Syndrom vorliegen, so kann bei endoskopisch nicht zu beherrschenden Ösophagusperforationen auch eine vorgeschaltete zervikale Speichelfistel und CT-gesteuerte bzw. endoskopische PEG-Anlage mit Drainage des paraluminalen Verhalts durchgeführt werden. Die subtotale Ösophagektomie oder chirurgische Revision vorangegangener Ösophagusoperationen sind im palliativen Setting wegen ihrer hohen Morbidität und Letalität nicht indiziert.

> **Palliative therapeutische Optionen bei Ösophagusperforation:**
> — Konservative Basismaßnahmen: Nahrungskarenz, kalkulierte Breitbandantibiose, parenterale Ernährung oder enterale Ernährung über Jejunalsonde, Analgesie, kardiopulmonales Monitoring
> — Endoskopische Clipversorgung (kleinere Läsionen <10–20 mm TTSC, bis 30 mm OTSC), ggf. zusätzlich Fibrinkleber
> — Endovac-Therapie: entzündliche Umgebungsreaktion oder periluminale Höhle
> — Selbst expandierende Metallstents bei größeren Läsionen (>20–30 mm, 30–70 % der Lumenzirkumferenz), Tumorperforationen, Tumorfisteln oder bei eingeschränkter Prognose von Patienten mit benignen Perforationen, die eine Endovac-Therapie nicht tolerieren
> — Ggf. Anlage einer Speichelfistel, PEG/PEJ und interventionelle bzw. thorakoskopische Drainage paraluminaler Verhalte bei fehlenden endoskopischen Optionen

16.5 Perforationen des Magens und Duodenums

Perforationen des Magens oder Duodenums treten spontan auf (Ulzera, Tumoren) oder sind Folge endoskopischer Interventionen (ERCP, Implantation von Gallengangsstents wegen pankreatobiliärer Malignome, endoskopische Blutstillung, Abtragung von Polypen) bzw. chirurgischer Eingriffe (Anastomosen nach partieller Pankreatoduodenektomie, Gastrektomie, duodenumerhaltender Pankreaseingriffe, Cholezystektomien).

Über Perforationen in diesen anatomischen Lokalisationen gibt es keine belastbaren Studien, lediglich Fallserien und Einzelfallberichte. Hier greifen die gleichen Basismaßnahmen wie bei Ösophagusperforationen: Nahrungskarenz, kalkulierte Breitspektrumantibiose, Gabe von intravenösen Protonenpumpeninhibitoren.

Kleinere Perforationen werden mit endoskopischen Clips (◻ Abb. 16.11 und 16.12) verschlossen, insbesondere bei akuten Läsionen ohne ausgeprägte Umgebungsreaktion, wobei hier OTSC („Bärenkrallen") gute Ergebnisse aufweisen können (◻ Abb. 16.13, 16.14 und 16.15) (Seebach et al. 2010).

Kleinere Perforationen des Duodenums nach ERCP ohne unmittelbaren Kontakt zur Bauchhöhle, z. B. ins Retroperitoneum, wenn diese für eine Clipversorgung nicht geeignet erscheinen, werden konservativ geführt. Dies bedarf aber einer engmaschigen laborchemischen und klinischen Kontrolle. ERCP-assoziierte Duodenumperforationen sind auch durch eine Kombination

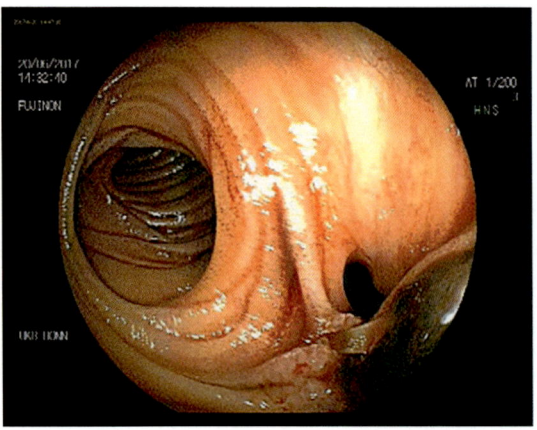

◻ **Abb. 16.12**   Perforationsverschluss durch TTSC

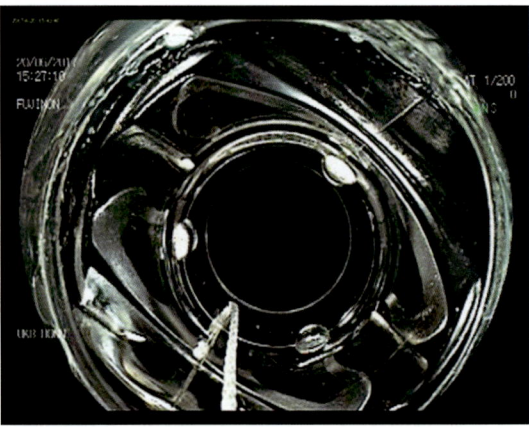

◻ **Abb. 16.13**   Endoskopblick auf eine OTSC-Kappe mit noch nicht abgeworfenen OTSC

16

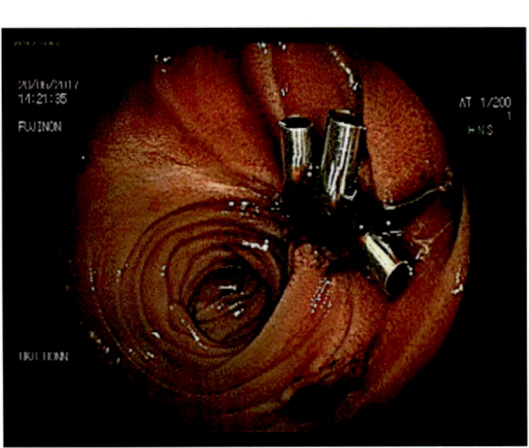

◻ **Abb. 16.11**   Papillenferne Duodenumperforation bei Zustand nach orthotoper Lebertransplantation

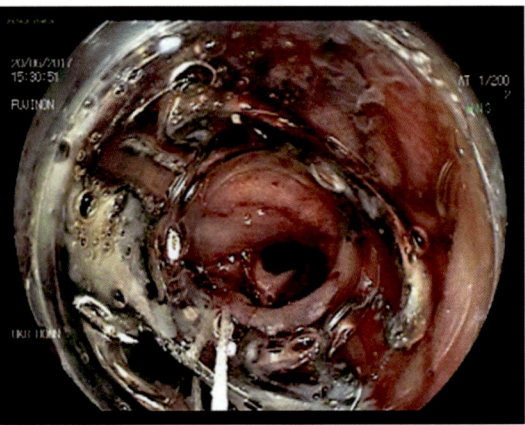

◻ **Abb. 16.14**   Endoskopische OTSC-Applikation bei Duodenumperforation mit sichtbarem Fadensystem zum Abwurf des Clips

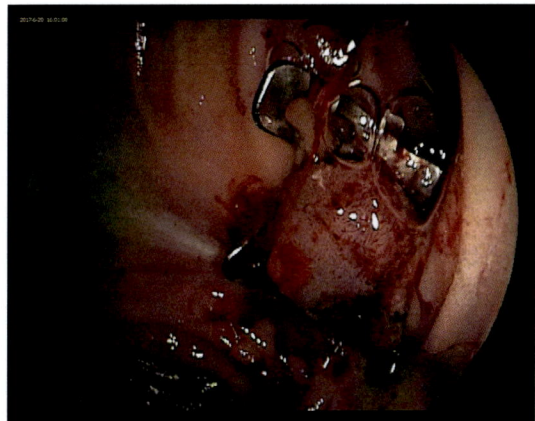

◘ Abb. 16.15 Suffizienter Verschluss der Duodenumperforation durch OTSC

aus Endoloop-Verfahren mit Clipsystemen ver-
schließbar (Kim et al. 2017). Alternativ kann auch
eine Endovac-Therapie über eine jejunale Ernährungssonde erwogen werden. Da jedoch bei einer
duodenalen Vakuumtherapie die Galleflüssigkeit
mitevakuiert wird, sollte rechtzeitig eine Vita-
min-K-Substitution eingeleitet werden (Feisthammel et al. 2013). Es wurden Erfolge in einer Fallserie bei Magenperforationen berichtet, wenn eine
sekundäre Endoloop-Versorgung nach Versagen
des Clipverschlusses durchgeführt wurde (Han
et al. 2013).

Bei Hinweisen auf eine Peritonitis infolge gas-
traler oder duodenaler Perforationen sollte auch
in der Palliativsituation die chirurgische Therapieoption mit laparoskopischer oder offener
Übernähung der Leckage, am Magen auch Abtragung der Läsion durch ein Klammernahtgerät,
abdominaler Lavage und periläsionaler Drainage
erwogen werden. Ggf. muss eine programmierte
Lavagetherapie oder Lavage on-demand erfolgen.

Wichtig ist gerade im palliativen Setting die
suffiziente Drainage der Läsion, sodass bei einer
eventuellen Insuffizienz der Übernähungen zumindest keine lokalen Verhalte oder eine genera-
lisierte Peritonitis entstehen können. Im Falle einer Peritonealkarzinose bleibt bei nicht möglicher
chirurgischer und endoskopischer Therapie in
der Palliativsituation nur die intraluminale (Magensonde, PEG) und extraluminale Drainage der
Läsion (CT-gesteuerte oder sonografisch gesteuerte Peritonealdrainage) mit Ernährung über eine
Jejunalsonde oder eine Jejunokath bzw. totaler
parenteraler Ernährung. Zur Reduktion des Gal-
leflusses über die Perforation kann entweder eine

perkutane transhepatische Cholangiodrainage
(PTCD)/Yamakawa-Drainage oder eine interne
Drainage via ERCP implantiert werden.

> **Palliative therapeutische Optionen bei
> Magen- und Duodenalperforationen:**
> ▬ Konservative Basismaßnahmen: Nah-
>   rungskarenz, kalkulierte Breitbandanti-
>   biose, parenterale Ernährung oder
>   enterale Ernährung über Jejunalsonde,
>   Analgesie, kardiopulmonales Monitoring,
>   Ableitung des Galle- und Pankreassaftes
>   über nasoduodenale Sonde
> ▬ Konservativ: kleinere duodenale Läsionen
>   ohne Anschluss an Peritonealhöhle
> ▬ Endoskopische Clipversorgung bei
>   kleineren Läsionen <30 mm (TTSC
>   <10 mm, OTSC 10–30 mm) oder Clipping +
>   Endoloop bei 10–30 mm großen Läsionen
> ▬ Endovac-Therapie duodenaler Läsionen
>   über Jejunalsonde bei Läsionen <15 mm
> ▬ cSEMS bei nicht peripapillären oder
>   pylorusnahen Perforationen
> ▬ Laparoskopische Übernähung/Absetzung mit
>   Klammernahtgerät und Drainage bei Sepsis
>   oder Versagen der endoskopischen Optionen
> ▬ Intra- und extraluminale Drainage ggf. mit
>   PTCD/ERCP-Drainage bei Peritonealkarzi-
>   nose ohne endoskopische oder chirurgi-
>   sche Optionen

16.6 Perforation der Gallenwege

Leckagen oder Perforationen im Bereich der Gallenwege treten nach operativen Eingriffen (laparoskopische Cholezystektomie, Anastomoseninsuffizienzen nach Lebertransplantationen oder Anlagen
von biliodigestiven Anastomosen) oder als Folge
einer endoskopischen retrograden Cholangiopankreatikografie (ERCP) auf. Während die Inzidenz
von Gallenwegleckagen nach Cholezystektomien
mit <1 % angegeben wird (Khan et al. 2007), liegt
diese nach ERCP bei 0,35–0,89 % (Knudson et al.
2008). Nach orthotopen Lebertransplantationen
kann diese sogar im Bereich der Anastomose 10–
25 % betragen (Scanga und Kowdley 2007).

Die Mehrheit dieser Leckagen wird noch
während der Intervention oder Operation erkannt. Auch hier greifen die konservativen
Basismaßnahmen, wobei die kalkulierte Breit-

bandantibose später nach Stentimplantation auf eine prophylaktische Antibiose mit oralen gallengängigen Antibiotika, wie z. B. Ciprofloxacin oder Sultamicillin, umgestellt werden kann.

> ❯ Zur Versorgung von Leckagen im Bereich der Gallenwege hat sich als First-Line-Therapie die temporäre Einlage von Plastikstents durchgesetzt. Der dadurch erzeugte Druckabfall in den Gallenwegen führt allein schon nach kurzer Zeit zur vollständigen Heilung der Läsion, sodass der Stent bereits nach 4–6 Wochen entfernt werden kann.

Wenn das Leck nach dieser Zeit nicht verschlossen ist, kann eine erneute Plastikstenteinlage oder ein Wechsel auf einen gecoverten selbst expandierbaren Metallstent erfolgen (Kahaleh et al. 2007; Feisthammel et al. 2013). Ist ein oraler Zugang via ERCP durch Voroperationen, z. B. Billroth-II-Operation oder Gastrektomie, nicht möglich, kann eine perkutane transhepatische Cholangiodrainage (PTCD) angelegt werden oder aber es erfolgt ein Rendezvous-Verfahren aus einer Kombination mit Vorlegen eines Führungsdrahtes via PTCD-Verfahren, der dann via ERCP oder Gastroskopie aufgenommen und über den dann der Stent vorgeführt wird.

Palliative therapeutische Optionen bei Gallenwegperforationen:
- Konservative Basismaßnahmen (kalkulierte Breitbandantibiose, kardiopulmonales Monitoring, Analgesie)
- Einlage von Plastikstents via ERCP als interne Drainage für 4–6 Wochen zur Überbrückung der Läsion, ggf. jeweils gesonderte Drainage des rechten und linken Lebergallenganges oder Wechsel auf gecoverte SEMS bei Persistenz der Leckage
- Anlage einer Extern-intern-Drainage via PTCD, wenn keine ERCP möglich

---

16

16.7 Perforation von Kolon oder Rektum

> ❯ Im Gegensatz zum Kolon haben Leckagen des Rektums durch die retro- bzw. extraperitoneale Lage dieses Darmabschnitts keinen direkten Kontakt zur Bauchhöhle bzw. zum Peritoneum. Dadurch reduziert sich das Risiko einer Peritonitis deutlich.

Als Ursachen für *Kolonperforationen* kommt vor allem die iatrogene Intervention (z. B. Polypenentfernung, diagnostische Koloskopie) in Betracht. Während die Perforationen des Kolons ähnlich wie die des Magens durch Clips versorgt werden können, ergibt sich zusätzlich noch die Option der Implantation von vorzugsweise gecoverten selbst expandiblen Metallstents, wenn die Perforation tumorassoziiert sein sollte und das Darmlumen nicht zu weit gestellt ist.

Sollten die endoskopischen Verschlussoptionen am Kolon nicht greifen, kann ein laparoskopischer Perforationsverschluss angestrebt werden (Kim et al. 2014), wenn die Perforation unmittelbar erkannt, leicht für eine laparoskopische Naht erreicht werden kann und die intraoperative Darmmobilisation problemlos gelingt (Nazari et al. 2010; Schloricke et al. 2013). Risikofaktoren für eine frühe chirurgische Therapie innerhalb von 24 Stunden nach Clipverschluss waren in einer Fallserie von 32 Patienten eine langstreckige Perforation, Leukozytose, Fieber, ausgeprägte abdominelle Schmerzen und massive freie Luft (Cho et al. 2012).

Basismaßnahmen sind die Nahrungskarenz mit ggf. totaler parenteraler Ernährung oder enterale Alimentation mit schnell resorbierbaren Kohlenhydraten, Eiweißen und Fetten, die intravenöse Flüssigkeitssubstitution und die Gabe einer kalkulierten Breitspektrumantibiose.

Rektumperforationen können iatrogen entstehen, vom Patienten selbst durch anale Manipulationen herbeigeführt werden oder Folge von postoperativen Anastomoseninsuffizienzen sein. Anastomoseninsuffizienzen nach tiefer anteriorer Rektumresektion werden mit 10–15 % aller Resektionen angegeben (Chopra et al. 2009), ihre Letalität kann bis zu 22 % betragen (Feisthammel et al. 2013).

Kleinere Läsionen können unter den konservativen Basismaßnahmen bei gut vorbereitetem Darm ohne weitere Intervention ausheilen. Das Rektum ist gut für interventionelle Maßnahmen sowohl für die flexible als auch die starre Endoskopie erreichbar, sodass sich hier die interventionellen Therapieoptionen rasch durchgesetzt haben. Neben der Applikation von Clips bei Läsionen <30 mm oder einer Kombination aus Endoloop und Clips besteht gerade auch im Rektum die Möglichkeit der Endovac-Therapie, wobei der Schwamm in die Perforationshöhle einer Leckage eingebracht

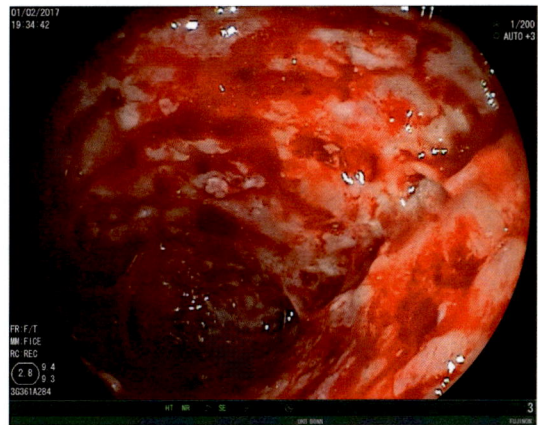

Abb. 16.16 Koloskopischer Blick in eine Insuffizienzhöhle bei Anastomoseninsuffizienz nach Deszendorektomie wegen eines Karzinoms des rektosigmoidealen Übergangs

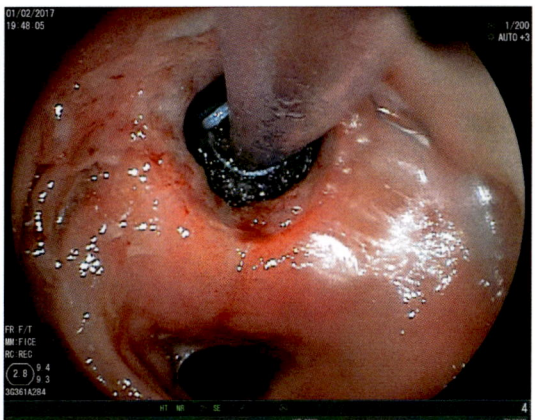

Abb. 16.17 Endosponge-Therapie der pararektalen Insuffizienzhöhle

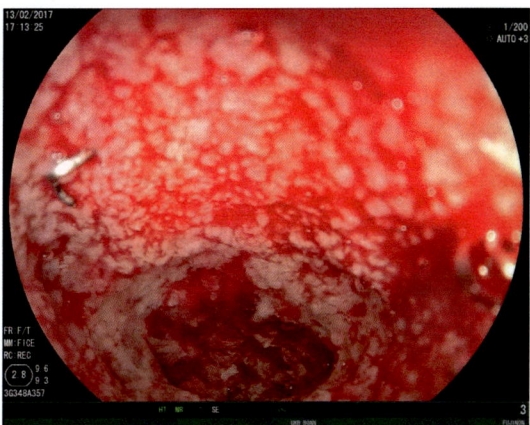

Abb. 16.18 Deutliche Verkleinerung, Säuberung und Granulationstendenz der pararektalen Insuffizienzhöhle nach 12 Tagen Endosponge-Therapie

wird. Nach wenigen Wochen kann so unter regelmäßigen Schwammwechseln alle 3–4 Tage eine suffiziente Abheilung der Leckage erzielt werden (■ Abb. 16.16, 16.17 und 16.18). Für die interventionelle Therapie von Rektumperforationen werden bereits kommerzielle Schwammsysteme angeboten (z. B. Endosponge; B. Braun Melsungen).

Bei ausgeprägter Sepsis oder Tumorleckagen ist neben der interventionellen Drainage extraluminaler Verhalte/Kolliquationen und Endosponge-Behandlung auch die Vorschaltung eines Deviationsstoma (Sigmoidostoma, Deszendostoma, Transversostoma, protektives doppelläufiges Ileostoma) möglich. In der Palliativsituation, z. B. bei ausgeprägter Peritonealkarzinose, Tumorperforation oder „hostile abdomen", kann die Implantation von SEMS erfolgen, wenngleich deren Applikation unter antiangiogenetischer Antikörpertherapie (z. B. Bevacizumab) kritisch gesehen wird (van Hooft et al. 2014).

> **Palliative therapeutische Optionen bei Perforationen des Rektums:**
> — Konservative Basismaßnahmen: kalkulierte Breitbandantibiose, kardiopulmonales Monitoring, Nahrungskarenz oder enterale Gabe schnell resorbierbarer Kohlenhydrate, Eiweiße und Fette, Analgesie
> — Konservativ: asymptomatische Patienten mit nur retroperitonealer Luft
> — Endoskopische Clipversorgung (kleinere Läsionen <30 mm, TTSC, OTSC), ggf. + Endoloop
> — Endovac-Therapie, ggf. mit Vorschaltung eines Deviationsstomas: entzündliche Umgebungsreaktion oder periluminale Höhle nicht jedoch bei Tumorperforation
> — Selbst expandierende Metallstents bei Tumorperforationen, Tumorfisteln, Peritonealkarzinose, „hostile abdomen" oder bei eingeschränkter Prognose von Patienten mit benignen Perforationen, die eine Endovac-Therapie nicht tolerieren
> — Ggf. laparoskopisch-assistierte Vorschaltung eines Deviationsstomas und abdominelle Spüldrainage

Literatur

Biancari F, Saarnio J, Mennander A et al (2014) Outcome of patients with esophageal perforations: a multicenter study. World J Surg 38(4):902–909

Brangewitz M, Voigtlander T, Helfritz FA et al (2013) Endoscopic closure of esophageal intrathoracic leaks: stent versus endoscopic vacuum-assisted closure, a retrospective analysis. Endoscopy 45(6):433–438

Brinster CJ, Singhal S, Lee L et al (2004) Evolving options in the management of esophageal perforation. Ann Thorac Surg 77(4):1475–1483

Catena F, Ansaloni L, Gazzotti F et al (2008) Gastrointestinal perforations following kidney transplantation. Transplant Proc 40(6):1895–1896

Cauley CE, Panizales MT, Reznor G et al (2015) Outcomes after emergency abdominal surgery in patients with advanced cancer: opportunities to reduce complications and improve palliative care. J Trauma Acute Care Surg 79(3):399–406

Chirica M, Champault A, Dray X et al (2010) Esophageal perforations. J Visc Surg 147(3):e117–e128

Cho SB, Lee WS, Joo YE et al (2012) Therapeutic options for iatrogenic colon perforation: feasibility of endoscopic clip closure and predictors of the need for early surgery. Surg Endosc 26(2):473–479

Chopra SS, Mrak K, Hunerbein M (2009) The effect of endoscopic treatment on healing of anastomotic leaks after anterior resection of rectal cancer. Surgery 145(2):182–188

Clavien PA, Barkun J, de Oliveira ML et al (2009) The Clavien-Dindo classification of surgical complications: five-year experience. Ann Surg 250(2):187–196

Cooper Z, Courtwright A, Karlage A et al (2014) Pitfalls in communication that lead to nonbeneficial emergency surgery in elderly patients with serious illness: description of the problem and elements of a solution. Ann Surg 260(6):949–957

Dasari BV, Neely D, Kennedy A et al (2014) The role of esophageal stents in the management of esophageal anastomotic leaks and benign esophageal perforations. Ann Surg 259(5):852–860

Del Gaizo AJ, Lall C, Allen BC, Leyendecker JR (2014) From esophagus to rectum: a comprehensive review of alimentary tract perforations at computed tomography. Abdom Imaging 39(4):802–823

Dellon ES, Hawk JS, Grimm IS, Shaheen NJ (2009) The use of carbon dioxide for insufflation during GI endoscopy: a systematic review. Gastrointest Endosc 69(4):843–849

Demmel N, Muth G, Maag K, Osterholzer G (1994) Prognostic scores in peritonitis: the Mannheim Peritonitis Index or APACHE II? Langenbecks Arch Chir 379(6):347–352

Di Franco F, Lamb PJ, Karat D, Hayes N, Griffin SM (2008) Iatrogenic perforation of localized oesophageal cancer. Br J Surg 95(7):837–839

Feisthammel J, Jonas S, Mossner J, Hoffmeister A (2013) The role of endoscopy in the therapy for perforations and leakages of the gastrointestinal tract. Zentralbl Chir 138(3):295–300

Geraci G, Raffaele F, Modica G, Sciume C (2014) Endoscopic palliative management of esophageal and tracheal rupture. Endoscopy 46(Suppl 1 UCTN):E581–E582

Hamdeh S, Upadhyay S, Khanal N, Lanspa S (2016) Bowel perforation after treatment with sorafenib: a case report and review of literature. J Gastrointest Cancer 47(4):420–422

Han JH, Lee TH, Jung Y et al (2013) Rescue endoscopic band ligation of iatrogenic gastric perforations following failed endoclip closure. World J Gastroenterol 19(6):955–959

van Hooft JE, van Halsema EE, Vanbiervliet G et al (2014) Self-expandable metal stents for obstructing colonic and extracolonic cancer: European Society of Gastrointestinal Endoscopy (ESGE) clinical guideline. Endoscopy 46(11):990–1053

Kahaleh M, Sundaram V, Condron SL et al (2007) Temporary placement of covered self-expandable metallic stents in patients with biliary leak: midterm evaluation of a pilot study. Gastrointest Endosc 66(1):52–59

Kang MH, Kim SN, Kim NK et al (2010) Clinical outcomes and prognostic factors of metastatic gastric carcinoma patients who experience gastrointestinal perforation during palliative chemotherapy. Ann Surg Oncol 17(12):3163–3172

Khan MH, Howard TJ, Fogel EL et al (2007) Frequency of biliary complications after laparoscopic cholecystectomy detected by ERCP: experience at a large tertiary referral center. Gastrointest Endosc 65(2):247–252

Kim J, Lee GJ, Baek JH, Lee WS (2014) Comparison of the surgical outcomes of laparoscopic versus open surgery for colon perforation during colonoscopy. Ann Surg Treat Res 87(3):139–143

Kim HJ, Chung H, Jung DH et al (2016) Clinical outcomes of and management strategy for perforations associated with endoscopic submucosal dissection of an upper gastrointestinal epithelial neoplasm. Surg Endosc 30(11):5059–5067

Kim K, Kim EB, Choi YH et al (2017) Repair of an endoscopic retrograde cholangiopancreatography-related large duodenal perforation using double endoscopic band ligation and endoclipping. Clin Endosc 50(2):202–205

Knaus WA, Draper EA, Wagner DP, Zimmerman JE (1985) APACHE II: a severity of disease classification system. Crit Care Med 13(10):818–829

Knudson K, Raeburn CD, McIntyre RC et al (2008) Management of duodenal and pancreaticobiliary perforations associated with periampullary endoscopic procedures. Am J Surg 196(6):975–981; discussion 981–972

Kumar N, Thompson CC (2013) Endoscopic therapy for postoperative leaks and fistulae. Gastrointest Endosc Clin N Am 23(1):123–136

Leers JM, Vivaldi C, Schafer H et al (2009) Endoscopic therapy for esophageal perforation or anastomotic leak with a self-expandable metallic stent. Surg Endosc 23(10):2258–2262

Li Y, Wu JH, Meng Y et al (2016) New devices and techniques for endoscopic closure of gastrointestinal perforations. World J Gastroenterol 22(33):7453–7462

Linder MM, Wacha H, Feldmann U et al (1987) The Mannheim peritonitis index. An instrument for the intraoperative prognosis of peritonitis. Chirurg 58(2):84–92

Mack JW, Weeks JC, Wright AA et al (2010) End-of-life discussions, goal attainment, and distress at the end of

16

life: predictors and outcomes of receipt of care consistent with preferences. J Clin Oncol 28(7):1203–1208

Menke H, Klein A, John KD, Junginger T (1993) Predictive value of ASA classification for the assessment of the perioperative risk. Int Surg 78(3):266–270

Mennigen R, Senninger N, Laukoetter MG (2014) Novel treatment options for perforations of the upper gastrointestinal tract: endoscopic vacuum therapy and over-the-scope clips. World J Gastroenterol 20(24): 7767–7776

Nazari S, Khosroshahi S, Khedmat H, Azhie F (2010) Repair of iatrogenic large colon perforation using laparoscopic methods. Case report and review of the literature. Middle East J Dig Dis 2(2):110–115

Neuman MD, Allen S, Schwarze ML, Uy J (2015) Using time-limited trials to improve surgical care for frail older adults. Ann Surg 261(4):639–641

Oken MM, Creech RH, Tormey DC et al (1982) Toxicity and response criteria of the Eastern Cooperative Oncology Group. Am J Clin Oncol 5(6):649–655

Park SG, Chung CH, Park CY (2011) Colon perforation during sorafenib therapy for advanced hepatocellular carcinoma. A case report. Tumori 97(6):794–799

Paspatis GA, Dumonceau JM, Barthet M et al (2014) Diagnosis and management of iatrogenic endoscopic perforations: European Society of Gastrointestinal Endoscopy (ESGE) position statement. Endoscopy 46(8):693–711

Pennathur A, Chang AC, McGrath KM et al (2008) Polyflex expandable stents in the treatment of esophageal disease: initial experience. Ann Thorac Surg 85(6):1968–1972; discussion 1973

Quill TE, Holloway R (2011) Time-limited trials near the end of life. JAMA 306(13):1483–1484

Qureshi AM, Zafar A, Saeed K, Quddus A (2005) Predictive power of Mannheim Peritonitis Index. J Coll Physicians Surg Pak 15(11):693–696

Rodriguez-Hermosa JI, Codina-Cazador A, Sirvent JM et al (2008) Surgically treated perforations of the gastrointestinal tract caused by ingested foreign bodies. Color Dis 10(7):701–707

Rogalski P, Daniluk J, Baniukiewicz A et al (2015) Endoscopic management of gastrointestinal perforations, leaks and fistulas. World J Gastroenterol 21(37):10542–10552

Scanga AE, Kowdley KV (2007) Management of biliary complications following orthotopic liver transplantation. Curr Gastroenterol Rep 9(1):31–38

Schloricke E, Bader FG, Hoffmann M et al (2013) Open surgical versus laparoscopic treatment of iatrogenic colon perforation – results of a 13-year experience. Zentralbl Chir 138(3):257–261

Schmidt A, Fuchs KH, Caca K et al (2016) The endoscopic treatment of iatrogenic gastrointestinal perforation. Dtsch Arztebl Int 113(8):121–128

Schutte K, Weigt J, Meyer F, Malfertheiner P (2010) Palliative treatment in gastroenterology at the border to (abdominal) surgery. Zentralbl Chir 135(6):528–534

Seebach L, Bauerfeind P, Gubler C (2010) Sparing the surgeon: clinical experience with over-the-scope clips for gastrointestinal perforation. Endoscopy 42(12):1108–1111

Sepesi B, Raymond DP, Peters JH (2010) Esophageal perforation: surgical, endoscopic and medical management strategies. Curr Opin Gastroenterol 26(4):379–383

Siro CA, Bastos PG, Knaus WA, Wagner DP (1991) APACHE II scores in the prediction of multiple organ failure syndrome. Arch Surg 126(4):528–529

Suhail AH, Marvik R, Halgunset J, Kuhry E (2012) Efficacy and safety of transgastric closure in natural orifice transluminal endoscopic surgery using the OTSC system and T-bar sutures: a survival study in a porcine model. Surg Endosc 26(10):2950–2954

Tsujimoto H, Yaguchi Y, Hiraki S et al (2011) Peritoneal computed tomography attenuation values reflect the severity of peritonitis caused by gastrointestinal perforations. Am J Surg 202(4):455–460

Verlaan T, Voermans RP, van Berge Henegouwen MI et al (2015) Endoscopic closure of acute perforations of the GI tract: a systematic review of the literature. Gastrointest Endosc 82(4):618–628 e615

Wedemeyer J, Schneider A, Manns MP, Jackobs S (2008) Endoscopic vacuum-assisted closure of upper intestinal anastomotic leaks. Gastrointest Endosc 67(4):708–711

Weeks JC, Cook EF, O'Day SJ et al (1998) Relationship between cancer patients' predictions of prognosis and their treatment preferences. JAMA 279(21):1709–1714

Weiland T, Fehlker M, Gottwald T, Schurr MO (2013) Performance of the OTSC System in the endoscopic closure of iatrogenic gastrointestinal perforations: a systematic review. Surg Endosc 27(7):2258–2274

Yanchar NL, Bass J (1999) Poor outcome of gastrointestinal perforations associated with childhood abdominal non-Hodgkin's lymphoma. J Pediatr Surg 34(7):1169–1174

Zhang B, Nilsson ME, Prigerson HG (2012) Factors important to patients' quality of life at the end of life. Arch Intern Med 172(15):1133–1142

Krankheitsentitäten

Inhaltsverzeichnis

Palliative Chirurgie des Ösophaguskarzinoms

Markus Ghadimi und Christiane J. Bruns

© Springer-Verlag GmbH Deutschland, ein Teil von Springer Nature 2019
M. Ghadimi et al. (Hrsg.), *Palliative Viszeralchirurgie*,
https://doi.org/10.1007/978-3-662-57362-4_17

Ösophaguskarzinome stellen ≥ 99 % aller primären Malignome der Speiseröhre dar. Neben den beiden häufigsten Subentitäten (Adeno- und Plattenepithelkarzinome) treten, wenn auch wesentlich seltener neuroendokrine Karzinome (≤ 1 %) auf. Die studienbasierte Entwicklung multimodaler Therapiealgorithmen hat zu einer deutlichen Verbesserung der Prognose, insbesondere bei Plattenepitelkarzinomen beigetragen. Dennoch zählen Speiseröhrenkarzinome zu den Krebserkrankungen mit einer weiterhin schlechten Prognose und vergleichsweise hohen Mortalität.

Die Behandlung lokal resektabler, nicht metastasierter Ösophagus- und sogenannter AEG-Karzinome („adenocarcinoma of esophago-gastric junction", Adenokarzinome des ösophagogastralen Übergangs) ist aktuell klar durch studienbasierte Leitlinienempfehlungen definiert (S3-Leitlinie Diagnostik und Therapie der Plattenepithelkarzinome und Adenokarzinome des Ösophagus; AWMF-Registernummer: 021/0230L). Grundsätzlich wird bei der Therapiewahl zwischen Karzinomen im Frühstadium, lokal fortgeschrittenen und fernmetastasierten Tumorstadien unterschieden:

- Liegt eine auf Mukosa und Submukosa begrenzte Ausbreitung vor, kann unter bestimmten Voraussetzungen alternativ zur onkologischen Resektion eine endoskopische Behandlung im Sinne einer Submukosadissektion indiziert sein.
- Liegt eine tiefere Wandinfiltration vor (≤ uT2, N0), ist eine primäre onkologische Resektion bei Plattenepithel- und Adenokarzinomen des mittleren und distalen Ösophagus sowie der AEG-Tumoren indiziert.
- Bei lokal fortgeschrittener Tumorausbreitung (≥ cT3, ≥ N1) sollte ein multimodales Therapiekonzept bestehend aus einer neoadjuvanten Chemotherapie oder Radiochemotherapie, gefolgt von einer onkologischen, kurativ intendierten Resektion empfohlen werden.

Alternativ kann bei Patienten mit Plattenepithelkarzinomen des proximalen Ösophagus oder unabhängig vom histologischen Subtyp und der Lokalisation bei Patienten mit relevanten Komorbiditäten und funktionellen Einschränkungen eine alleinige definitive Radiochemotherapie leitliniengerecht empfohlen werden. Patienten mit rezidivierenden Tumorblutungen oder Aphagie sollten primär onkologisch operiert werden, sofern die lokale Tumorausbreitung auf den Ösophagus begrenzt ist (≤ cT3) und keine ösophagobronchiale Fistelbildung vorliegt.

Schwieriger gestaltet sich die richtige Therapiewahl in der „palliativen" Erkrankungssituation. Dies liegt zum einen am Fehlen wirklich guter, Überleben und Lebensqualität verbessernder medikamentöser Therapiemöglichkeiten und dem daraus resultierenden Bedarf für alternative und effektivere Behandlungsmethoden.

Andererseits findet aktuell ein Wandel in der Bewertung palliativer Erkrankungsstadien beim Ösophaguskarzinom statt, sodass man per se nicht von *einer* Palliativsituation sprechen kann. Ähnlich der Entwicklung bei der Behandlung kolorektaler Karzinome in den letzten 20 Jahren unterliegt das Ösophaguskarzinom aufgrund zunehmender, auch evidenzbasierter multimodaler Therapiekonzepte einem steten Wandel bei der Indikationsstellung von grenzwertigen Konstellationen. Dies führte zuletzt zu einer Ausweitung chirurgischer Indikationsstellungen (◻ Abb. 17.1). Daneben existieren heutzutage moderne, interventionelle endoskopische Therapiemöglichkeiten.

Als erweiterte Indikationen für operative und multimodale Behandlungsoptionen gelten folgende Konstellationen:
- Tumorblutungen (im inoperablen oder fernmetastasierten Tumorstadium)
- Dys-/Aphagie (im metastasierten Tumorstadium)
- Synchron limitiert metastasierte Tumorstadien
- Lokalrezidive
- Persistente Tumoren nach definitiver Radiochemotherapie
- Metachrone Oligometastasierung

❯ Ösophaguskarzinome unterliegen in den letzten Jahren ähnlich wie andere Tumorentitäten einer Erweiterung des operativen Indikationsspektrums.

17.1 Tumorblutungen

Unabhängig vom Tumorstadium kann eine interventionell endoskopisch nicht kontrollierbare Tumorblutung (vgl. ▶ Kap. 15) dazu zwingen, den

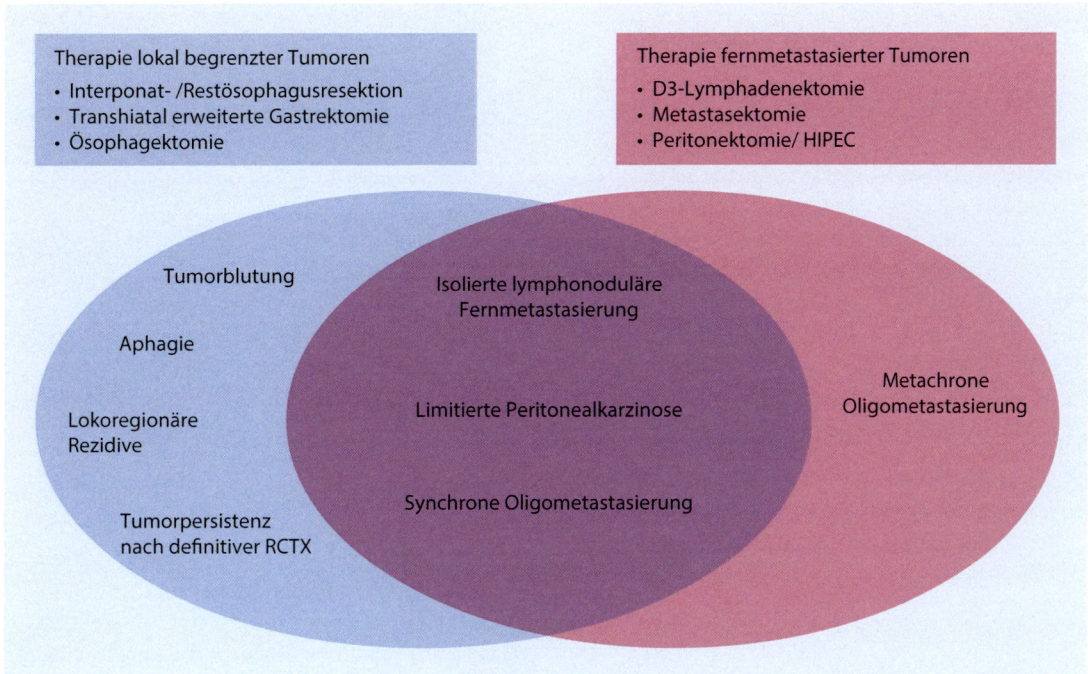

Therapie lokal begrenzter Tumoren
- Interponat- /Restösophagusresektion
- Transhiatal erweiterte Gastrektomie
- Ösophagektomie

Therapie fernmetastasierter Tumoren
- D3-Lymphadenektomie
- Metastasektomie
- Peritonektomie/ HIPEC

Tumorblutung

Aphagie

Lokoregionäre
Rezidive

Tumorpersistenz
nach definitiver RCTX

Isolierte lymphonoduläre
Fernmetastasierung

Limitierte Peritonealkarzinose

Synchrone Oligometastasierung

Metachrone
Oligometastasierung

◻ Abb. 17.1 Indikationen für operative/multimodale Behandlungsmethoden bei lokal begrenzten und/oder fernmetastasierten Tumorstadien (RCTX = Radiochemotherapie)

Patienten einer primären Operation zuzuführen. Dies kann auch in Fällen notwendig sein, bei denen eine Fernmetastasierung vorliegt sowie nur die Ösophagektomie die Blutungsquelle sanieren und den Patienten so für eine palliative Chemotherapie zugänglich machen kann.

17.2 Dysphagie/Aphagie

Eine hochgradige Dysphagie schränkt die Nahrungsaufnahme und damit die Lebensqualität des Patienten massiv ein und stellt die für den Patienten unmittelbarste und symptomatisch problematischste Folge seiner Tumorerkrankung dar. Während bei Patienten, die in kurativer Intention neoadjuvant vorbehandelt werden, eine enterale Ernährungssonde (transabdomineller Jejunalkatheter) einem Stent wegen dessen Folgeproblemen (Notwendigkeit des regelmäßigen Wechsels, Dislokation, Schmerzen etc.) vorgezogen werden sollte, kann ein Ösophagusstent in der Palliativsituation zur Behebung der Dysphagie hilfreich sein (vgl. ▶ Kap. 13).

Liegt bereits eine Aphagie vor und ist die endoskopische Stentimplantation technisch aufgrund einer kompletten, nicht passierbaren Lu-

menobstruktion unmöglich, kann eine *primäre Ösophagektomie* im kurativen wie im palliativen Setting erwogen werden. Dasselbe gilt für Patienten, die bei Diagnosestellung bereits eine ausgeprägte Minderung ihres Allgemein- und Ernährungszustands aufweisen.

Liegt ein deutlicher Gewichtsverlust ($\geq 20\,\%$ des ursprünglichen Körpergewichts) bei zugrunde liegender Dys-/Aphagie vor, sollten Pro und Contra eines multimodalen Therapiekonzepts sorgfältig abgewogen werden. Hierbei gilt es eine weitere Verschlechterung des Allgemeinzustands und damit der OP-Fähigkeit unter neoadjuvanter Therapie unbedingt zu vermeiden. Ähnlich kritisch muss bei kardiopulmonal relevant vorerkrankten Patienten vorgegangen werden, da sowohl Strahlen- als auch Chemotherapie zu einer weiteren Verschlechterung der pulmonalen und kardialen Funktion führen können. Unter den genannten Umständen ist eine leitlinienkonforme primäre Operation legitim.

Ist der Patient bereits kachektisch und geschwächt oder sprechen andere funktionelle Parameter (Lungenfunktion, kardiale Belastbarkeit etc.) gegen eine Operation, droht dem Patienten bei Dys-/Aphagie eine massive Einschränkung der Lebensqualität, da eigener Sputum nicht mehr geschluckt werden kann und rezidivierende Aspirationspneumonien die Folge sein können. Bei der Objektivierung des individuellen Op-Risikos können „risk-scales" hilfreich sein. Validierte Risikoprognoseinstrumente wurden bereits vorgeschlagen (Fuchs et al. 2017; D'Journo et al. 2017). Zusätzlich wurden validierte Kalkulatoren zur Vorhersage des individuellen Überlebensvorteils durch neoadjuvante Therapieregime entwickelt (Gabriel et al. 2017). Unter Zuhilfenahme genannter Instrumente können bei kritischer Anwendung Überbehandlungen vermieden sowie Patienten mit hohem Morbiditäts- und Mortalitätsrisiko identifiziert werden.

> **Validierte Risiko- und Prognoseinstrumente können bei der Wahl des für den individuellen Patienten besten Therapiealgorithmus hilfreich sein.**

17.3 Synchron limitiert metastasierte Tumorstadien

Patienten mit einem lokal fortgeschrittenen AEG-Karzinom vom Typ II und insbesondere Typ III sollten vor Einleitung einer leitliniengerechten neoadjuvanten Therapie in der Regel eine diagnostische Laparoskopie zum Ausschluss einer Peritonealkarzinose erhalten. Liegt eine fortgeschrittene Peritonealkarzinose mehrerer abdomineller Quadranten vor und/oder zeigt sich in der Schichtbildgebung eine Fernmetastasierung, liegt eine palliative Erkrankungssituation vor, die einer entsprechenden chemotherapeutischen Behandlung zugeführt werden sollte.

Sonderfälle stellen Patienten mit limitierter Metastasierung dar. Hierunter versteht man im Wesentlichen drei Gruppen: isolierte lymphonoduläre Fernmetastasierung, limitierte Peritonealkarzinose und Oligometastasierung:

– **Isolierte lymphonoduläre Fernmetastasierung:**
Patienten mit isolierter lymphonodulärer Fernmetastasierung, die zumeist paraaortal/parakaval vorliegt (▢ Abb. 17.2), werden trotz Fehlens überzeugender Studiendaten häufig nach kurativ intendierter neoadjuvanter Chemotherapie einer operativen radikalen Lymphadenektomie des retroperitonealen Lymphabflussgebiets unterzogen. Trotz geringer Fallzahlen unterstützt eine japanische Studie dieses Vorgehen (Oyama et al. 2012). In dieser Gruppe wurden 16 Patienten mit Magenkarzinom und einer ausschließlichen lymphonodulären Fernmetastasierung nach neoadjuvanter Chemotherapie onkologisch gastrektomiert und radikal paraaortal lymphadenektomiert. Das progressionsfreie 2-Jahres-Überleben war in dieser Subgruppe mit 75 % erstaunlich gut.

– **Limitierte Peritonealkarzinose:**
Patienten mit einer laparoskopisch gesicherten, auf den linken oberen Quadranten begrenzten, operativ sanierbaren Peritonealkarzinose werden bereits – getragen von individuellen Tumorboard-Einzelfallentscheidungen – operativ im Sinne einer onkologischen Gastrektomie oder einer transhiatal erweiterten Gastrektomie inklusive einer partiellen Peritonektomie behandelt. Grundlage für die Indikationsstellung sind retrospektive Studien, die eine Verlängerung des medianen Überlebens nach makroskopischer In-sano-Resektion (Peritonektomie) von rund 9 Monaten im Vergleich zu rein palliativ chemotherapeutisch behandelten Patienten nachweisen konnten (Glehen et al. 2010) und einen Überlebensvorteil von komplett zytoreduktiv operierten Patienten gegenüber inkomplett resezierten Patienten aufzeigten (15,5 vs.7,9 und 15 vs. 3,4 Monate) (Scaringi et al. 2008; Yonemura et al. 2005).

Zur Klärung des Stellenwertes der hyperthermen intraperitonealen Chemotherapie (HIPEC) bei Magenkarzinomen und AEG-Tumoren (AEG-I–III) wurde die prospektiv randomisierte Phase-III-„GASTRIPEC"-Studie (CAO/AIO; ▶ ClinicalTrials.gov Identifier: NCT02158988) initiiert. Patienten mit einer ausgedehnteren Peritonealkarzinose inklusive Krukenberg-Tumoren können mit kurativer Absicht chirurgisch behandelt werden. Hierbei erfolgt nach neoadjuvanter Induktionschemotherapie die komplette onkologisch-chirurgische Sanierung bestehend aus einer Gastrektomie oder transhiatal erweiterten Gastrektomie mit einer geforderten mindestens 80 %igen Tumormassenreduktion durch eine Peritonektomie. Im Anschluss erfolgt eine HIPEC sowie danach eine adjuvante Chemotherapie.

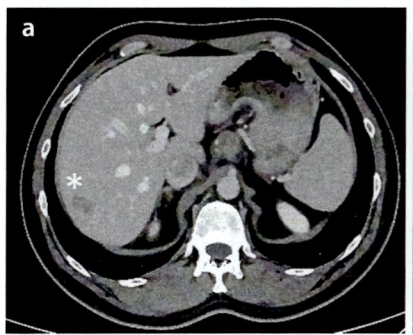
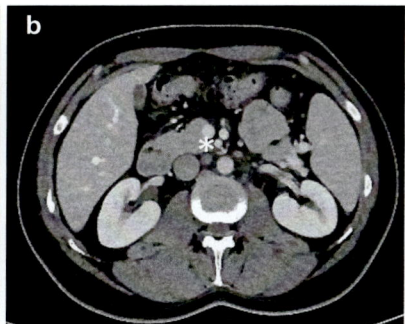

Abb. 17.2   a, b 35-jähriger Patient mit einem Adenokarzinom des distalen Ösophagus (endoskopischer Abstand zur Zahnreihe: 32–41 cm); **a** Solitäre Lebermetastase
in Lebersegment 7; **b** Interaortokavale Lymphknotenmetastasen; Prozedere: Patient erhielt eine neoadjuvante Radiochemotherapie, im Restaging „stable disease", operative R0-Resektion (Ösophagektomie nach Ivor-Lewis +
atypische Lebersegment-7-Resektion + D3-Lymphadenek-
tomie; Follow-up: Patient unter 3-Linien-Chemotherapie
mit „stable disease" 1 Jahr nach Operation

— **Oligometastasierung:**
Die dritte Gruppe sind Patienten mit einer
organbezogenen Oligometastasierung, die
durch maximal 5 Metastasen in einem Organ
(Leber, Lunge) definiert ist (■ Abb. 17.2). Bereits seit einigen Jahren werden von Tumorboards in solchen Konstellationen in vielen
individuellen Fällen ungeachtet der Leitlinien
kurativ intendierte Operationen beschlossen
und durchgeführt. Während dieses Vorgehen
in früheren Zeiten ohne wissenschaftliche
Evidenz in erster Linie bei jungen Patienten
angewendet wurde, konnte in den letzten Jahren im Rahmen diverser Studien eine prognostisch günstige Auswirkung nachgewiesen
werden.

Subgruppenanalysen konnten insbesondere bei jüngeren Patienten, bei Patienten mit
einer solitären Organmetastasierung und bei
Patienten mit einem guten Ansprechen auf
eine neoadjuvant intendierte Chemotherapie
ein hochsignifikant verlängertes krankheitsspezifisches und progressionsfreies Überleben
nach onkologisch-chirurgischer Komplettsanierung feststellen. So konnte eine 2015 publizierte Metaanalyse für metastasierte Patienten
nach kurativ intendierter Komplettsanierung
(Primarius plus Metastasen) einen mittleren
Überlebensvorteil von 11 Monaten gegenüber
ausschließlich palliativ gastrektomierten bzw.
transhiatal erweitert gastrektomierten Patienten feststellen (21,9 vs. 10,7 Monate). Der
Überlebensvorteil gegenüber ausschließlich
palliativ chemotherapierten Patienten fiel mit
15 Monaten (21,9 vs. 6,6 Monaten) noch weit-

aus deutlicher aus. Zudem zeigte sich ein
5-Jahres-Überleben von 25 % bei den radikal
resezierten vs. 4 % bei den ausschließlich lokal
resezierten Patienten (Gadde et al. 2015).
Auch wenn sich die zitierten Daten auf Magenkarzinome beziehen, so ist es wahrscheinlich, dass Patienten mit AEG-Karzinomen in
ähnlicher Weise von einer erweiterten
Indikationsstellung profitieren.

Als weitere Bestätigung für dieses Therapiekonzept gelten die Ergebnisse der 2017 publizierten
FLOT-3-Studie (Al-Batran et al. 2017). Basierend
auf den Subgruppenanalysen der FLOT-3-AIO-
Studie, die neben Magenkarzinomen auch AEG-
I-III-Karzinome umfasste, lässt sich das Konzept
der differenzierten Behandlung limitiert metastasierter Tumorstadien belegen. In dieser prospektiv randomisierten Phase-II-Studie wurden Patienten in 3 Behandlungsarme unterteilt:
— Arm A umfasste eine neoadjuvante Chemotherapie gefolgt von der onkologischen Resektion für lokal resektable Patienten.
— Arm B umfasste limitiert metastasierte Patienten, die zunächst neoadjuvant chemotherapiert wurden und infolgedessen wenn möglich onkologisch-chirurgisch komplett
reseziert wurden.
— Arm C beinhaltete disseminiert metastasierte
Patienten, die eine um mehrere Zyklen verlängerte analoge Chemotherapie in palliativer
Intention erhielten.

Von den 60 Patienten mit limitierter Metastasierung
(Arm B) konnten letztlich 36 (60 %) operiert werden

und wiesen gegenüber Arm-C-Patienten mit disse-
minierter Metastasierung ein dreifach höheres Me-
dianüberleben auf (31,3 vs. 10,7 Monate). Auch
wenn ein direkter Vergleich der beiden Therapiearme nicht sinnvoll ist, so erscheint das Median-
überleben der Patienten in Arm B ermutigend.
Trotz der Limitierungen dieser Studie in Bezug auf
die organübergreifenden Tumorlokalisationen (Magen und Speiseröhre) kann man davon ausgehen,
das begrenzt metastasierte Adenokarzinome der
Speiseröhre, die auf eine Induktionschemotherapie
respondieren (partielle bzw. komplette Responder)
oder eine stabile Erkrankung aufweisen, biologisch
zu einer Subgruppe gehören, die von einer sequen-
ziellen onkologischen Resektion profitieren.

Als Folge der unerwartet guten Studienergebnisse der FLOT-3-Studie wurde eine 2-armige
Validierungsstudie initiiert (RENAISSANCE/
FLOT-5-Studie; ▶ ClinicalTrials.gov Identifier:
NCT02578368). Diese gemeinsam von der AIO
und der CAOGI/DGAV seit 2016 rekrutierende
Studie vergleicht 2 Therapiearme (Arm A: perioperative Chemotherapie nach dem FLOT-Regime plus Operation; Arm B: alleinige palliative
Chemotherapie nach dem FLOT-Regime). Es
werden ausschließlich limitiert metastasierte
Adenokarzinome des Magens und des ösophagogastralen Übergangs eingeschlossen.

Sollten die Ergebnisse der FLOT-3-Studie bestätigt werden, wird das multimodale Therapiekonzept Standardtherapie bei limitiert metastasierten Adenokarzinomen des Magens und des
distalen Ösophagus bzw. des ösophagogastralen
Übergangs. Voraussetzung für einen günstigen
Verlauf nach operativer Komplettsanierung
scheint der Tumorresponse auf die neoadjuvante
Chemotherapie zu sein. Auch wenn hierzu qualitativ hochwertige Daten fehlen, scheinen retrospektive Untersuchungen diese Schlussfolgerung nahe-
zulegen (Andreou et al. 2014). Die neoadjuvante
Chemotherapie kann im Umkehrschluss als weiteren Vorteil eine Responseprädiktion ermöglichen
und dabei helfen, Patienten zu selektieren, die
von einer Operation profitieren oder eben nicht.

> ❯ Kurative Therapiekonzepte sollten auch bei
> synchron limitiert metastasierten Patienten
> kritisch geprüft werden. Lymphonoduläre,
> peritoneale und oligometastatische Organ-
> beteiligungen stellen per se keine Kontra-
> indikation für ein potenziell kuratives The-
> rapiekonzept mehr dar.

17.4 Lokalrezidive

Führendes Symptom bei Anastomosenrezidiven
oder Rezidiven in unmittelbarer Lagebeziehung
zum Interponat ist die Dysphagie. Da eine erneute operative Resektion aus onkologischen Gesichtspunkten zumeist nicht sinnvoll oder
chirurgisch-technisch schwierig ist, bleiben zumeist nur palliative Therapiekonzepte.

17.4.1 Stentimplantation

Zur Wiederherstellung der Schluckfunktion ist
die Therapie der Wahl die endoskopische Implantation selbst expandierender Metallstents („self
expanding metal stent", SEMS; ▶ Abschn. 16.3.1).
SEMS sind technisch einfach durch einen erfahrenen Endoskopiker einzubringen. Dies gelingt in
der Regel auch bei hochgradigen Stenosen. Sie
sind in unterschiedlichen Standardlängen und
Durchmessern erhältlich und können maßgefer-
tigt geliefert werden.

Primäre Folgeprobleme der SEMS sind gastroösophagealer Reflux und dadurch bedingte
stille Aspirationen und Pneumonien. Zudem
können die Stents migrieren und durch den mechanischen Druck Blutungen und Perforationen
hervorrufen. Das Problem neuerlicher Stenosen
durch Einwachsen des Tumors wurde durch die
Einführung beschichteter Stents („full covered
stents"; fSEMS) behoben.

17.4.2 Ballondilatationen

Kurzstreckige narbige Anastomosenstenosen
können statt mit einem Stent durch ein- oder
mehrmalige Ballondilatationen behandelt werden. Allerdings weisen die narbigen Strikturen
eine hohe Rezidivneigung auf, sodass häufig wiederholte Interventionen notwendig werden.

17.4.3 Endoskopisch ablative Verfahren

Bei isolierten endoluminalen Tumorrezidiven stehen prinzipiell lokal ablative Verfahren wie die
thermale Ablation oder in wenigen Zentren auch
die fotodynamische Therapie (PDT) zur Verfügung
(Neri et al. 2016). Während die thermalen Ablati-

17

onsverfahren zur einer schnellen Besserung von Dysphagiebeschwerden führen, besteht allerdings ein deutlich höheres Perforationsrisiko (5–10 %) insbesondere für die Nd:YAG-Laser-Behandlung. Die Argonplasmakoagulation (APC) ist deutlich preiswerter in der Geräteanschaffung und besitzt kein Perforationsrisiko (▶ Abschn. 15.2.1).

17.4.4 Chirurgische Resektion

Auch wenn die Rolle der Chirurgie in der Behandlung von lokoregionären Tumorrezidiven bei Ösophagus- und AEG-Karzinomen nicht abschließend geklärt und Gegenstand kontroverser Debatten ist, stellt sie in der Regel gleichwohl die einzige Therapiemodalität mit potenziell kurativer Option dar.

Die Risiken eines Rezidiveingriffs liegen u. a. in den Verwachsungen als Folge des Primäreingriffs begründet. Hierdurch besteht ein relevantes Risiko für die Verletzung von Strukturen im Operationsgebiet wie Lunge, Trachea, Bronchialbaum und große Gefäßen des Thorax. Eine weitere Schwierigkeit liegt in der Rekonstruktion der Nahrungspassage, wenn das Mageninterponat im Zuge der Rezidivresektion geopfert werden muss. Dies ist insbesondere dann der Fall, wenn eine thorakale Anastomose im Zuge der Nachresektion in eine zervikale Anastomose umgewandelt und hierfür als Ersatzorgan z. B. ein Koloninterponat verwendet werden muss (◻ Abb. 17.3).

Die größte retrospektive Analyse von Salvage-Ösophagektomien umfasste 27 Patienten. Bei 15 Patienten gelang die R0-Resektion des Lokalrezi-

divs. Das 1-,3- und 5-Jahres-Überleben war mit 62, 44 und 35 % in dieser Subgruppe im Hinblick auf die zu erwartende Prognose einer alternativen palliativen Systemtherapie überraschend gut. Komplikationen traten allerdings in 60 % auf und 37 % mussten deshalb einer Revisionsoperation unterzogen werden (Schipper et al. 2005).

Badgwell et al. veröffentlichten eine Serie von 60 Patienten mit lokal rezidivierten Magen- und AEG-Tumoren. 29 Patienten wurden als lokal operabel eingestuft und einer Salvage-Operation unterzogen. Ihr Gesamtüberleben war hierbei mit 72 vs. 36 % (1 Jahr), 38 vs. 6 % (3 Jahre) und 28 vs. 0 % (5 Jahre) signifikant besser als das der inoperablen, letztlich palliativ behandelten Gruppe (n = 31) (Cormier et al. 2009).

Die Rolle der chirurgischen Behandlung von lokoregionären Lymphknotenrezidiven wurde bisher nicht systematisch untersucht und kann deshalb nicht bewertet werden. Lymphknotenrezidive bleiben deshalb weiterhin eine Domäne systemischer und/oder strahlentherapeutischer Behandlungsverfahren.

Vor diesem Hintergrund sollte die Salvage-Operation bei Lokalrezidiven ihren Stellenwert für ein hochselektives Patientengut (junge, gesunde Patienten mit lokal sicher resektablen Tumorrezidiven) in kurativer Intention behalten. Die intraoperative Verletzungsgefahr relevanter anatomischer Strukturen und die damit assoziierte hohe Morbidität/Mortalität machen Salvage-Resektionen nach Ösophagusresektionen aber zu hochkomplexen Eingriff, die nur in Kliniken mit großer Expertise in der Ösophaguschirurgie durchgeführt werden sollten.

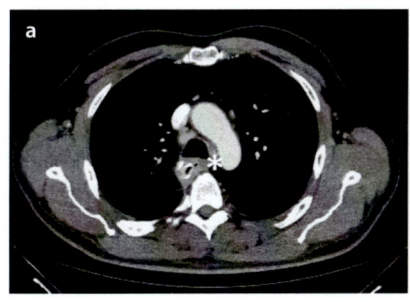
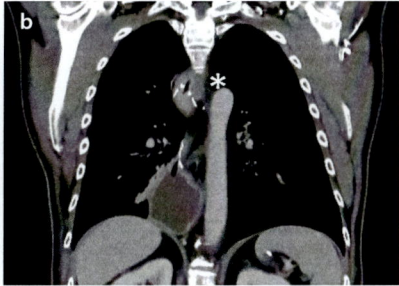

◻ **Abb. 17.3   a, b** 34-jähriger Patient mit einem Lokalrezidiv eines Adenokarzinoms des distalen Ösophagus (initial ypT2, ypN2, cM0, L1, V0, Pn0, G3, R0), nach neoadjuvanter Radiochemotherapie und anschließender Ösophagektomie nach Ivor-Lewis 9/2016. Lokalrezidiv im Anastomosenbereich 11/2017 diagnostiziert. Zirkuläre Wandverdickung auf Höhe der zirkulären Klammernahtanastomose. Prozedere: Resektion des Tumorrezidivs im Sinne einer Restgastrektomie und Restösophagektomie mit Koloninterposition und zervikaler Anastomose entsprechend interdisziplinärem Tumorboardbeschluss

> ❯ **Die chirurgische Resektion von lokoregionären Tumorrezidiven besitzt ihren Stellenwert bei einem hochselektiven Patientengut und sollte nur in Kliniken mit ausgewiesener Erfahrung in der Ösophaguschirurgie erfolgen.**

17.4.5 Strahlentherapie

Die Evidenzlage für die Behandlung von Lokalrezidiven mittels externer Strahlentherapie ist sehr begrenzt. Eine retrospektive Studie (Fakhrian et al. 2012) zu 55 Patienten mit einem lokal rezidivierten Ösophaguskarzinom (37 Plattenepithel- und 17 Adenokarzinome) berichtete eine schlechte 3-Jahres-Überlebensrate von nur 19 %. Bei 19 von 28 symptomatischen Patienten konnte durch die Strahlentherapie eine zwischenzeitliche Besserung der Symptomatik erreicht werden, während die strahlenassoziierten Nebenwirkungen begrenzt waren. Strahlenbehandlungsassoziierte Todesfälle wurden nicht berichtet. Die häufigsten beschriebenen Toxizitäten waren Dysphagie (21/55 Patienten) und Strahlendermatitis (8/55). Spättoxizitäten wie Strahlenstenosen des Ösophagus, Strahlenpneumonitis wurden nur in Einzelfällen beschrieben.

Die Brachytherapie stellt eine lokal strahlentherapeutische Behandlungsmöglichkeit dar. In der Literatur werden Ansprechraten von 26–73 % beschrieben (Homs et al. 2004b; Bhatt et al. 2013), wobei die Rezidivrate für hochgradige Schluckbeschwerden bei 7–43 % liegt. Im direkten Vergleich zur alternativ durchgeführten Stentimplantation führte die Brachytherapie jedoch nicht zu einer Verbesserung der Überlebensraten.

Eine randomisierte holländische Studie (SIREC-Trial; Homs et al. 2004a) verglich die lokale Brachytherapie mit der Stentimplantation in der Behandlung von Patienten mit einem inoperablen Ösophaguskarzinom und hochgradiger Dysphagie. Während die Stentimplantation erwartungsgemäß eine schnellere Verbesserung der Schluckfunktion ermöglichte, war die Dauer der Besserung nach Brachytherapie länger. Außerdem war die Stentimplantation mit deutlich mehr Komplikationen assoziiert.

In Zusammenschau sollte die Brachytherapie bei Patienten mit einer höheren Lebenserwartung (≥3 Monate) und die Stentimplantation eher bei Patienten mit sehr begrenzter Prognose zum Einsatz kommen. Möglich sind aber auch Kombinationen aus beiden Therapieoptionen im Sinne eines multimodalen palliativen Therapiekonzepts, entweder simultan oder sequenziell.

> ❯ **Die Brachytherapie sollte bei Patienten mit relevanter Lebenserwartung zur Behandlung von lokal begrenzten Lokalrezidiven erwogen werden.**

17.4.6 Chemotherapie

Die Chemotherapie mittels einer Fluorpyrimidin-Platin-Dublette stellt die Standarderstlinientherapie des palliativ zu behandelnden Ösophaguskarzinoms dar. Die Verwendung von 5-FU-Prodrugs und Oxaliplatin statt Cisplatin verbessert das Toxizitätsprofil.

Zahlreiche klinische Studien untersuchten die Effektivität monoklonaler Antikörper gegen Tyrosinkinase- und Angiogeneserezeptoren. Lediglich Trastuzumab zeigte bei Patienten mit Her2-neu-Überexpression eine signifikante Verbesserung des Gesamtüberlebens (Bang et al. 2010), sodass Trastuzumab bei Patienten mit nachgewiesener Her2-neu Überexpression in Kombination mit Standardchemotherapie gegeben werden kann.

Auch wenn aktuell keine Neuerungen durch randomisierte Studien in der Erstlinie zu erwarten sind, so werden einige neuartige, zielgerichtete Kombinationstherapien („targeted therapy") in der Zweitlinientherapie untersucht (▶ ClinicalTrials.gov Identifier: NCT02202759). Besonders hervorzuheben ist die Gruppe der Checkpoint-Inhibitoren. Vorläufige Daten aus zwei Phase-II-Studien zeigten ein erstaunlich hohes Therapieansprechen nach 6 Monaten Behandlungsdauer (69 %), allerdings verbunden mit relevanter Toxizität. Zwei aktive Phase-III-Studien werden in Zukunft Klarheit bezüglich der Rolle von Inhibitoren des „Programmed cell Death protein" PD-1 in der Behandlung von Ösophaguskarzinomen geben (▶ ClinicalTrials.gov Identifier: NCT02494583/NCT02370498).

> ❯ **Neben der Standardchemotherapie werden mittlerweile moderne molekular zielgerichtete Therapeutika sowohl in der Erstlinien- als auch in den folgenden medikamentösen Behandlungsregimen verwendet.**

17

17.5 Residuelle oder rezidivierende Tumoren nach definitiver Radiochemotherapie

Patienten mit definitiv radiochemotherapeutisch (dCRT) behandelten Plattenepithelkarzinome weisen im 2-Jahres-Überleben vergleichbare Zahlen auf wie Patienten, die nach einer neoadjuvanten Radiochemotherapie operiert werden. Allerdings ist die Lokalrezidivrate mit 40–75 % sehr hoch und die Langzeitüberlebensrate geringer als nach onkologischer Resektion (Minsky et al. 2002; Cooper et al. 1999).

Die Salvage-Operation kommt im Falle einer Tumorpersistenz oder Rekurrenz nach dCRT zur Anwendung. Markar et al. aus der französischen Fregat-Gruppe konnten im Rahmen einer prospektiv randomisierten zweiarmigen Studie zeigen, dass Patienten nach Salvage-Operationen vergleichbare Raten im Gesamt- und krankheitsspezifischen Überleben hatten wie Patienten nach neoadjuvanter Vorbehandlung und elektiver onkologischer Resektion (NCRS): 43,3 vs. 40,1 % und 39,2 vs. 32,8 %. Jedoch waren die Komplikationsraten in der Salvage-Gruppe signifikant höher. Sie zeigten auch, dass Patienten mit einem Tumorrezidiv unabhängig vom Therapiealgorithmus eine bessere Prognose aufweisen als Patienten mit einer Tumorpersistenz am Ende der Strahlenchemotherapie (neoadjuvant und definitiv), Gesamtüberleben (Overall Survival, OS) = 56,2 vs. 40,9 % und krankheitsfreies Überleben („Disease-Free Survival", DFS) = 51,6 vs. 36,6 % (Markar et al. 2015).

Letztlich sollte die Salvage-Operation immer kritisch betrachtet werden, da sie mit einer signifikant erhöhten perioperativen Morbidität verbunden ist. Ihr Stellenwert beschränkt sich deshalb auf ein streng selektioniertes Patientengut.

> ❯ Patienten mit residuellen oder Rezidivtumoren nach definitiver Strahlenchemotherapie sollten wenn möglich für eine Salvage-Operation kritisch evaluiert werden. Für die Operation sprechen die Überlebensraten, gegen die Operation signifikant erhöhte perioperative Komplikationsraten.

17.6 Metachrone Fernmetastasen

Die Rolle der Chirurgie in der Behandlung von metachronen Fernmetastasen nach initial kurati-

ver Therapie beschränkt sich beim Ösophaguskarzinom auf ein hochselektives Patientengut. Entscheidungskriterien sind hierbei Anzahl und Verteilung der Metastasen, biologische Aggressivität und patientenspezifische Komorbidität.

Eine Resektion sollte grundsätzlich nur bei einer Solitär- oder Oligometastasierung erwogen werden, wenn nur *ein* Organsystem betroffen ist. So kann eine einzelne Lebermetastasenresektion nach sicherem Ausschluss einer weiterreichenden Filialisierung indiziert sein. Grundvoraussetzung hierfür ist eine als gering eingestufte Erkrankungsdynamik. Diese Situation ist gegeben, wenn zwischen der kurativ durchgeführten Behandlung der Primärerkrankung und dem Auftreten der Fernmetastasierung ein möglichst langer Zeitraum liegt, wobei diese krankheitsfreie Überlebenszeit nicht genau definiert ist. Als weiteres Entscheidungskriterium gelten Alter und Allgemeinzustand des Patienten. So kann ein junger Patient in gutem Allgemeinzustand und einer in ausreichendem zeitlichen Abstand (mindestens 6 Monate) zur Primärbehandlung auftretenden Solitär- oder sehr begrenzten Oligometastasierung durchaus für eine in kurativer Intention durchzuführende Metastasektomie erwogen werden.

Die Ausweitung chirurgischer Resektionen auf Metastasektomien ist, wie bereits in ▶ Abschn. 17.3 erläutert, teilweise durch Studienevidenz getragen. Trotz allem qualifizieren sich weiterhin nur sehr wenige Patienten für eine Metastasenresektion. Die Indikationsstellung dazu – wenn nicht durch aktuelle Studien gestützt – sollte nur im Rahmen von interdisziplinären Tumorboards erfolgen.

> ❯ In Abhängigkeit von der Erkrankungsdynamik kann ein chirurgisches Vorgehen bei limitierter metachroner Fernmetastasierung indiziert sein.

Alternativ zur Metastasektomie stehen bei Oligometastasierung auch andere nicht invasive und invasive Verfahren zur Verfügung. Hierzu zählt bei Lebermetastasen die Mikrowellen- (MWA) oder Radiofrequenzablation (RFA), die transarterielle Chemoembolisation (TACE) und ggf. die selektive interne Radiotherapie (SIRT). Bei Metastasen anderer Lokalisationen kann neben der konventionellen Strahlentherapie auch die hochfokussierte Cyberknife-Behandlung zur Anwendung kommen. Letztlich bleibt die Behandlung von Patienten mit Fernmetastasen schwierig und die Prognose schlecht.

Literatur

A study of MLN0264 in participants with cancer of the stomach or gastroesophageal Junction. ClinicalTrials.gov Identifier: NCT02202759

Al-Batran SE, Homann N, Pauligk C et al (2017) Effect of neoadjuvant chemotherapy followed by surgical resection on survival in patients with limited metastatic gastric or gastroesophageal junction cancer: the AIO-FLOT3 trial. JAMA Oncol 3(9):1237–1244. https://doi.org/10.1001/jamaoncol.2017.0515

Andreou A, Viganò L, Zimmitti G et al (2014) Response to preoperative chemotherapy predicts survival in patients undergoing hepatectomy for liver metastases from gastric and esophageal cancer. J Gastrointest Surg 18(11):1974–1986. https://doi.org/10.1007/s11605-014-2623-0

Bang YJ, Van Cutsem E, Feyereislova A et al (2010) Trastuzumab in combination with chemotherapy versus chemotherapy alone for treatment of HER2-positive advanced gastric or gastro-oesophageal junction cancer (ToGA): a phase 3, open-label, randomised controlled trial. Lancet 376(9742):687–697. https://doi.org/10.1016/S0140-6736(10)61121-X. Epub 2010 Aug 19

Bhatt L, Tirmazy S, Sothi S (2013) Intraluminal high-dose-rate brachytherapy for palliation of dysphagia in cancer of the esophagus: initial experience at a single UK center. Dis Esophagus 26(1):57–60. https://doi.org/10.1111/j.1442-2050.2012.01333.x

Chemotherapy alone vs. chemotherapy + surgical resection in patients with limited-metastatic adenocarcinoma of the stomach or esophagogastric junction (FLOT5). ClinicalTrials.gov Identifier: NCT02578368

Cooper JS, Guo MD, Herskovic A et al (1999) Chemoradiotherapy of locally advanced esophageal cancer: long-term follow-up of a prospective randomized trial (RTOG 85-01). Radiation Therapy Oncology Group. JAMA 281(17):1623–1627

Cormier JN, Xing Y, Yao J et al (2009) Attempted salvage resection for recurrent gastric or gastroesophageal cancer. Ann Surg Oncol 16(1):42–50. https://doi.org/10.1245/s10434-008-0210-x. Epub 2008 Nov 5

Cytoreductive Surgery (CRS) with/without HIPEC in gastric cancer with peritoneal carcinomatosis (GASTRIPEC). ClinicalTrials.gov Identifier: NCT02158988

D'Journo XB, Berbis J, Jougon J et al (2017) External validation of a risk score in the prediction of the mortality after esophagectomy for cancer. Dis Esophagus 30(1):1–8. https://doi.org/10.1111/dote.12447

Fakhrian K, Gamisch N, Schuster T et al (2012) Salvage radiotherapy in patients with recurrent esophageal carcinoma. Strahlenther Onkol 188(2):136–142. https://doi.org/10.1007/s00066-011-0023-x

Fuchs HF, Harnsberger CR, Broderick RC et al (2017) Simple preoperative risk scale accurately predicts perioperative mortality following esophagectomy for malignancy. Dis Esophagus 30(1):1–6. https://doi.org/10.1111/dote.12451

Gabriel E, Attwood K, Shah R et al (2017) Novel calculator to estimate overall survival benefit from neoadjuvant chemoradiation in patients with esophageal adenocarcinoma. J Am Coll Surg 224(5):884–894.e1. https://doi.org/10.1016/j.jamcollsurg.2017.01.043. Epub 2017 Jan 29

Gadde R, Tamariz L, Hanna M et al (2015) Metastatic gastric cancer (MGC) patients: can we improve survival by metastasectomy? A systematic review and meta-analysis. J Surg Oncol 112(1):38–45. https://doi.org/10.1002/jso.23945

Glehen O, Gilly FN, Arvieux C et al (2010) Peritoneal carcinomatosis from gastric cancer: a multi-institutional study of 159 patients treated by cytoreductive surgery combined with perioperative intraperitoneal chemotherapy. Ann Surg Oncol 17(9):2370–2377. https://doi.org/10.1245/s10434-010-1039-7

Homs MY, Steyerberg EW, Eijkenboom WM et al (2004b) Single-dose brachytherapy versus metal stent placement for the palliation of dysphagia from oesophageal cancer: multicentre randomised trial. Lancet 364(9444):1497–1504

Homs MY, Essink-Bot ML, Borsboom GJ et al (2004a) Quality of life after palliative treatment for oesophageal carcinoma – a prospective comparison between stent placement and single dose brachytherapy. Eur J Cancer 40(12):1862–1871

Markar S, Gronnier C, Duhamel A et al (2015) Salvage surgery after chemoradiotherapy in the management of esophageal cancer. Is it a viable therapeutic option? J Clin Oncol 33(33):3866–3873. https://doi.org/10.1200/JCO.2014.59.9092

Minsky BD, Pajak TF, Ginsberg RJ et al (2002) INT 0123 (Radiation Therapy Oncology Group 94-05) phase III trial of combined-modality therapy for esophageal cancer: high-dose versus standard-dose radiation therapy. J Clin Oncol 20(5):1167–1174

Neri A, Marrelli D, Voglino C et al (2016) Recurrence after surgery in esophago-gastric junction adenocarcinoma: current management and future perspectives. Surg Oncol 25(4):355–363. https://doi.org/10.1016/j.suronc.2016.08.003. Epub 2016 Aug 16

Oyama K, Fushida S, Kinoshita J et al (2012) Efficacy of preoperative chemotherapy with docetaxel, cisplatin, and S-1 (DCS therapy) and curative resection for gastric cancer with pathologically positive para-aortic lymph nodes. J Surg Oncol 105(6):535–541. https://doi.org/10.1002/jso.22125

S3-Leitlinie Diagnostik und Therapie der Plattenepithelkarzinome und Adenokarzinome des Ösophagus (AWMF-Registernummer: 021/0230L)

Scaringi S, Kianmanesh R, Sabate JM et al (2008) Advanced gastric cancer with or without peritoneal carcinomatosis treated with hyperthermic intraperitoneal chemotherapy: a single western center experience. Eur J Surg Oncol 34(11):1246–1252. https://doi.org/10.1016/j.ejso.2007.12.003

Schipper PH, Cassivi SD, Deschamps C et al (2005) Locally recurrent esophageal carcinoma: when is re-resection indicated? Ann Thorac Surg 80(3):1001–1005

Yonemura Y, Kawamura T, Bandou E et al (2005) Treatment of peritoneal dissemination from gastric cancer by peritonectomy and chemohyperthermic peritoneal perfusion. Br J Surg 92(3):370–375

Palliative Chirurgie des Magenkarzinoms

Florian Bösch und Jens Werner

© Springer-Verlag GmbH Deutschland, ein Teil von Springer Nature 2019
M. Ghadimi et al. (Hrsg.), *Palliative Viszeralchirurgie*,
https://doi.org/10.1007/978-3-662-57362-4_18

Das Magenkarzinom ist eine der häufigsten Tumorarten in Deutschland. Bis zu einem Drittel der Patienten hat zum Diagnosezeitpunkt bereits Fernmetastasen. Diese Patienten sind daher aktuell nicht mehr als kurativ zu behandelnd anzusehen, wenngleich Untersuchungen gezeigt haben, dass sie von einer nicht kurativen Resektion profitieren. Die palliative Resektion sollte von der nicht kurativen unterschieden werden, da sie das Ziel hat, Symptomfreiheit oder zumindest Symptomkontrolle zu erreichen. Dieser Therapieansatz ist insbesondere bei der Tumorstenose, der Tumorblutung, der Peroration oder dem malignen Aszites vordergründig. In diesem Kapitel werden Daten und die Indikationen zur nicht kurativen sowie zur palliativen Resektion dargelegt.

18.1 Einleitung

Die Inzidenz des Magenkarzinoms ist in den letzten 3 Dekaden gesunken, aber noch immer ist es der vierthäufigste maligne Tumor und verantwortlich für die zweitmeisten krebsbedingten Todesfälle weltweit. In Deutschland steht die Inzidenz des Magenkarzinoms an fünfter Stelle bei Männern (27,7/100.000 Einwohner/Jahr) und an sechster Stelle bei Frauen (19,6/100.000 Einwohner/Jahr). Eine Kuration ist nur durch eine onkologische Resektion mit einer systematischen D2-Lymphadenektomie zu erreichen. Stadienabhängig wird eine perioperative Chemotherapie durchgeführt (Moehler et al. 2011).

Eine Analyse der SEER-Datenbank (Surveillance Epidemiology and End Results) hat ergeben, dass ein Drittel der Patienten zum Zeitpunkt der Diagnose bereits Fernmetastasen hat. Das mediane Überleben für Patienten mit metastasiertem Magenkarzinom liegt bei 11–12 Monaten, und eine Heilung ist nicht mehr möglich (Howlader et al. 2019; Takeno et al. 2013).

Patienten im metastasierten Stadium, die eine eingeschränkte Lebenserwartung haben, können dennoch von einer chirurgischen Entfernung des Tumors profitieren. In speziellen Fällen kann auch eine Metastasektomie infrage kommen. In Stadium IV ist grundsätzlich zwischen einem nicht kurativen und einem palliativen Therapieansatz zu unterscheiden. Diese beiden Strategien unterscheiden sich wesentlich, und dennoch werden die Begrifflichkeiten in der Literatur leider häufig gleichgesetzt.

Die nicht kurative Operation hat eine Lebensverlängerung zum Ziel. Dass sich dies bei Patienten mit metastasiertem oder lokal inoperablem Magenkarzinom erreichen lässt, konnte in zahlreichen Studien gezeigt werden (Chen et al. 2012; Hartgrink et al. 2002; Monson et al. 1991; Samarasam et al. 2006). Die nicht kurative Resektion kann das Überleben um 8,1–13 Monate verlängern (Hartgrink et al. 2002; Medina-Franco et al. 2004).

Die palliative Operation hingegen hat lediglich das Ziel, Symptomfreiheit oder zumindest Symptomkontrolle zu erreichen. Die Weltgesundheitsorganisation hat den Begriff der Palliation bereits 1990 klar definiert als

» „the total active care of patients whose disease is not responsive to curative treatment. Control of pain, of other symptoms, and of psychologic, social, and spiritual problems is paramount. The goal of palliative care is the achievement of the best quality of life for patients and their families." (World Health Organization 1990)

> Beim Magenkarzinom ist die palliative Operation essenziell, um z. B. Tumorkomplikationen wie eine Blutung, eine Obstruktion oder eine Perforation zu behandeln.

Die Indikationsstellung zu einer palliativen Operation setzt also eine zugrunde liegende Symptomatik voraus.

Werden Operationen bei Patienten im fortgeschrittenen Stadium durchgeführt, ist die Minimierung der Komplikationsrate essenziell. Einerseits leidet die Lebensqualität der Patienten, und andererseits ist die Lebenserwartung signifikant kürzer, wenn Komplikationen postoperativ auftreten. Vor 40 Jahren wurden bei der palliativen Gastrektomie noch Mortalitätsraten von 20 % verzeichnet. Aktuelle Daten zeigen jedoch, dass bei dieser Indikation diese Rate auf unter 4 % gesunken ist (Kulig et al. 2012). Diese Reduktion hat mannigfaltige Ursachen, die einer Verbesserung der Diagnostik, der Operationstechnik, der Anästhesie und der Nachbetreuung geschuldet ist (Hallissey et al. 1988; Dittmar et al. 2012).

Das Magenkarzinom ist in Asien deutlich häufiger als in den westlichen Industrienationen. Auch werden die Patienten dort in früheren Stadien diagnostiziert. Die höhere Inzidenz hat zur Folge, dass

18

ein Großteil der Studien aus dem asiatischen Raum stammt. Ein Review zum Thema der Gastrektomie im Stadium IV hat aufgezeigt, dass die Morbidität und Mortalität bei asiatischen Patienten geringer sind als bei westlichen (Lasithiotakis et al. 2014). Dieser Umstand spiegelt sich in den weltweiten Leitlinien wider. Die japanischen Leitlinien zum Magenkarzinom sehen die Indikation zur Gastrektomie, wenn nur ein einzelner nicht zu kurierender Faktor (z. B. singuläre Lebermetastase) vorliegt (Japanese Gastric Cancer Association 2011). Das National Comprehensive Cancer Network in den USA jedoch sieht keine Indikation zur nicht kurativen Gastrektomie, aber zur palliativen Gastrektomie (Ajani et al. 2013). Laut der deutschen S3-Leitlinie soll keine Resektion des Primärtumors ohne das Vorliegen von Symptomen durchgeführt werden. Dieses Statement basiert allerdings nur auf dem schwächsten Evidenzlevel der „good clincial practice" (Moehler et al. 2011).

Patienten mit einem Magenkarzinom sollen immer in einem interdisziplinären Tumorboard besprochen werden. Die interdisziplinäre Diskussion ermöglicht es so, eine Therapieempfehlung für den einzelnen Patienten zu geben. Diese individuelle Therapiestrategie soll in ein multimodales Behandlungskonzept eingebunden sein. Auf den folgenden Seiten beleuchten wir, bei welchen Patienten eine nicht kurative Gastrektomie indiziert ist. Außerdem werden die Indikationen zur palliativen Gastrektomie besprochen.

18.2 Nicht kurative Operation

Wie erwähnt, hat die nicht kurative Operation das Ziel, das Überleben zu verlängern. Bei einer nicht kurativen Operation wird in aller Regel keine onkologische Gastrektomie mit einer systematischen D2-Lymphadenektomie durchgeführt. Nicht kurative Operationen können auch aus palliativen Gesichtspunkten durchgeführt werden.

Wird die Indikation zu einer nicht kurativen Gastrektomie gestellt, müssen die Lebenserwartung und der Patientenwunsch berücksichtigt werden. Die systemische Chemotherapie beim metastasierten Magenkarzinom kann ein medianes Überleben von 11–13,8 Monaten erreichen (Bang et al. 2010; Koizumi et al. 2008). Eine nicht kurative Gastrektomie muss daher ein zumindest gleichwertiges Outcome erreichen.

Eine europäische Arbeit konnte schon zur Jahrtausendwende nachweisen, dass die Gastrektomie einen signifikanten Überlebensvorteil erbringt. Die meisten Studien, die einen Überlebensvorteil der Gastrektomie in Stadium IV gezeigt haben, sind retrospektiv und unizentrisch. Derweil wurden auch multizentrische Studien und Metaanalysen publiziert, und auch diese Arbeiten sehen einen signifikanten Überlebensvorteil. Kürzlich wurde eine prospektiv randomisierte Studie publiziert, die den Effekt einer adjuvanten Chemotherapie im Stadium IV untersucht.

Der Vorteil war bei Patienten unter 70 Jahren mit einer einzelnen Metastasenlokalisation nachweisbar. Sämtliche Patienten, die keine Primärtumorresektion erhielten, sind innerhalb eines Jahres verstorben. Diese frühe Studie konnte einen zusätzlichen Faktor aufzeigen, der in nachfolgenden Studien beleuchtet wurde. Die Autoren berichten von einer Morbidität von 38 % in der resezierten Gruppe verglichen mit 12 % (Hartgrink et al. 2002). Diese hohen Komplikationsraten wurden über die Jahre in weiteren Studien deutlich niedriger und unterschieden sich nicht zum Kontrollkollektiv (Chen et al. 2012; Hsu et al. 2017; Kokkola et al. 2012).

Die postoperative Komplikation senkt unter anderem die Lebensqualität und verlängert den Krankenhausaufenthalt. Außerdem führen postoperative Komplikationen zu einem verzögerten Beginn einer Chemotherapie. Die Chemotherapie nach einer nicht kurativen Gastrektomie ist jedoch ein prognostisch wichtiger Faktor. Dies konnte in vielen retrospektiven Studien und Metaanalysen bei metastasiertem Magenkarzinom dargelegt werden (Lasithiotakis et al. 2014; Hsu et al. 2017; Kokkola et al. 2012; Izuishi et al. 2011). Aus genannten Gründen sind postoperative Komplikationen in diesem Patientenkollektiv möglichst zu vermeiden.

Die kritische Betrachtung der genannten Studien ist wichtig, und es sind diesbezüglich der retrospektive Charakter, die Unizentrizität und die Herkunft aus dem asiatischen Raum zu nennen. Resultate von asiatischen Studien sind nicht direkt auf das westliche Patientenkollektiv umzulegen. Bei den meisten retrospektiven Studien ist die Indikation zur Resektion nicht dokumentiert. Daher beinhalten die Studien einen hohen Selektionsbias. Dieser Selektionsbias bietet aber auch die Möglichkeit, prognostische Faktoren zu benennen. Multivariate Analysen haben gezeigt, dass das Alter (<60 Jahre), der präoperative Ernährungsstatus, die Anzahl der Metastasierungslokalisationen und die postoperative Chemotherapie unabhängige Risikofaktoren für das Überleben sind (Lasithiotakis et al. 2014; Hsu et al. 2017; Sougioultzis et al. 2011).

Diese Ergebnisse und die erwiesene Wirksamkeit der Chemotherapie haben schließlich zur Initiierung einer prospektiv randomisierten Studie bei Patienten mit einem metastasierten Magenkarzinom geführt (REGATTA-Studie) (Fujitani et al. 2016).

In diese Studie konnten effektiv 150 Patienten eingeschlossen werden, die eine Metastasierung an einem Organ aufwiesen. Patienten der Gruppe A (n = 74) erhielten eine systemische Chemotherapie, bestehend aus S-1 und Cisplatin. Patienten der Gruppe B (n = 76) wurden erst gastrektomiert und erhielten hiernach die Kombination aus S-1 und Cisplatin. In Gruppe B wurde eine Gastrektomie mit einer D1-Lymphadenektomie, aber keine Metastasektomie durchgeführt. Die Studie wurde vorzeitig beendet, da die Operation kombiniert mit der postoperativen Chemotherapie gegenüber einer alleinigen Chemotherapie keinen Vorteil erbrachte. Sowohl das Gesamtüberleben als auch das progressionsfreie Überleben unterschieden sich nicht.

Diese einzige prospektiv randomisierte Studie zu dieser Fragestellung steht in Widerspruch zu den oben genannten retrospektiven Arbeiten. Allerdings muss beachtet werden, dass nur eine Primärtumorresektion durchgeführt wurde. Mit dieser Studie wurde der Nutzen einer postoperativen Chemotherapie infrage gestellt, wenn auch retrospektive Studien einen deutlichen Nutzen bei selektionierten Patienten gezeigt haben.

Die Frage, ob eine neoadjuvante Chemotherapie bei Patienten in Stadium IV einen Nutzen erbringt, bleibt unbeantwortet. Eine perioperative Chemotherapie ist als Standard bei Tumoren der Kategorie >uT2 und/oder uN+ etabliert (Moehler et al. 2011). In retrospektiven Studien konnte dieses Konzept eine signifikante Lebensverlängerung auch bei Patienten in Stadium IV erbringen (Ito et al. 2015; Kanda et al. 2012; Satoh et al. 2012). Insbesondere Patienten mit einer peritonealen Tumoraussaat haben profitiert. Das Gesamtüberleben in der Gruppe der resezierten Patienten betrug 29,5 Monate verglichen mit 11,4 Monaten bei Patienten, die alleinig Chemotherapie erhielten (Ito et al. 2015). Aktuell profitieren nach der bestehenden Evidenz somit Patienten, deren Tumor neben der Chemotherapie auch reseziert werden kann.

18.2.1 Zytoreduktion und HIPEC

Eine Peritonealkarzinose ist häufig bei Patienten mit Magenkarzinom und tritt in bis zu 35 % synchron auf (◘ Abb. 18.1). Das Vorhandensein der Peritonealkarzinose ist mit einem schlechten Gesamtüberleben assoziiert. Als Manifestation eines Rezidivs nach kurativer Gastrektomie hat die Peritonealkarzinose mit 30–50 % eine hohe Prävalenz (Thomassen et al. 2014; Brenner et al. 2009).

Patienten mit einer Peritonealkarzinose zeigen ein schlechtes Ansprechen auf die systemische Chemotherapie. Es wurden daher alternative Strategien zur Behandlung der Peritonealkarzinose erprobt. Die *chirurgische Zytoreduktion mit anschließender hyperthermer intraperitonealer Chemotherapie* (HIPEC) ist inzwischen ein etabliertes Verfahren zur Behandlung einer Peritonealkarzinose (▶ Kap. 24). Die HIPEC hat grundsätzlich drei Indikationen beim Magenkarzinom:

- Präventiv zur Vermeidung einer Peritonealkarzinose bei Hochrisikopatienten
- Verlängerung des Gesamtüberlebens durch Zytoreduktion mit HIPEC
- Palliativ bei Patienten mit malignem Aszites

Es existieren zahlreiche Studien, die einen Überlebensvorteil für die Zytoreduktion und HIPEC gezeigt haben. Bereits 1996 wurde von einem 5-Jahres-Überleben von 11 % berichtet (Yonemura et al. 1996). Eine europäische Studie konnte ähnliche Resultate erzielen (5-Jahres-Überleben 8 %) (Sayag-Beaujard et al. 1999). Die Studie, die die größte Population bisher mit zytoreduktiver Chirurgie und HIPEC untersucht hat, umfasst 15 Zentren in Frankreich und Belgien. Es konnte hier ein medianes Überleben von 9,2 Monaten und ein 5-Jahres-Überleben von 13 % erreicht werden. Zwei Metaanalysen verglichen die alleinige Zytoreduktion mit der Kombination aus Zytoreduktion und HIPEC. Beide Arbeiten kamen zum Schluss, dass die Kombinationstherapie einen signifikanten Überlebensvorteil erbringt (Xu et al. 2004; Yan et al. 2007).

18

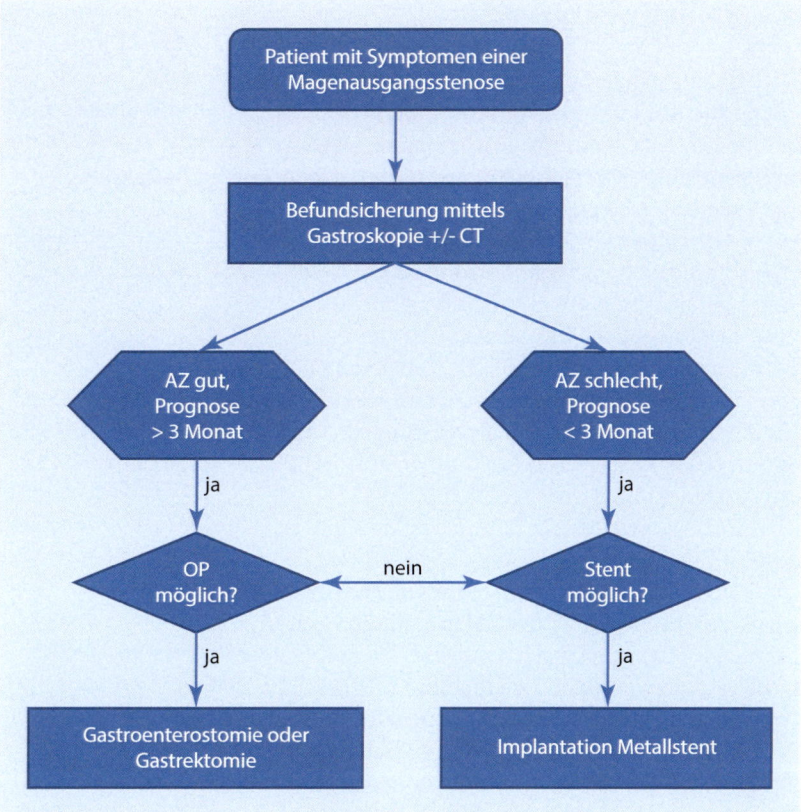

■ **Abb. 18.1** Algorithmus zur Behandlung einer Magenausgangsstenose (AZ, Allgemeinzustand) (modif. nach Bian et al. 2016; Keranen et al. 2013)

Der ersten prospektiven Studie von Yang et al. 2011 sind weitere gefolgt. Zuletzt wurden die Ergebnisse der GYMSSA-Studie publiziert. In dieser Studie wurde die Zytoreduktion plus HIPEC mit einer alleinigen systemischen Chemotherapie verglichen. Patienten mit Peritonealkarzinose, die eine systemische Chemotherapie erhielten, hatten ein medianes Überleben von 4,3 Monaten. Demgegenüber erreichten Patienten nach zytoreduktiver Chirurgie und HIPEC ein medianes Überleben von 11,3 Monaten (Rudloff et al. 2014).

> **Die Zytoreduktion mit HIPEC erbringt einen Überlebensvorteil für Patienten mit einer Peritonealkarzinose.**

Diese Therapieform hat aber eine nicht zu vernachlässigende Komplikationsrate. International werden schwerwiegende Komplikationen mit einer Rate von bis zu 34 % und einer Mortalitätsrate von bis zu 4 % berichtet (Canbay et al. 2014). Eine Strategie zur Reduktion der Morbidität kann ein zweizeitiges Vorgehen für Zytoreduktion und HIPEC sein (Wu et al. 2015).

Um einen Überlebensvorteil mit Zytoreduktion und HIPEC zu erreichen, sollten bestimmte Faktoren berücksichtigt werden. Wie bereits erwähnt, soll die Morbidität möglichst niedrig sein, außerdem ist es notwendig, eine komplette Zytoreduktion durchzuführen. Auch der Patientenselektion kommt in diesem Zusammenhang eine große Bedeutung zu: Patienten in gutem Allgemeinzustand und ohne weitere Fernmetastasierung profitieren am meisten (Desiderio et al. 2017; Elias et al. 2014; Yang et al. 2011).

Ein Krukenberg-Tumor wird am häufigsten durch das Magenkarzinom verursacht. Diese Art der Metastasierung kommt in bis zu 7 % vor, wobei Autopsiestudien bis zu 40 % berichten. Das Auftreten von Krukenberg-Tumoren ist prognostisch ungünstig (Kim et al. 2001; Wang et al. 2008). Wie für die Peritonealkarzinose gezeigt, ist auch die Resektion der Krukenberg-Tumoren mit einem besseren Überleben vergesellschaftet. Dies ist insbesondere der Fall, wenn eine postoperative Chemotherapie durchgeführt werden kann (Hsu et al. 2017; Cheong et al. 2004; Cho et al. 2015).

18.3 Palliative Chirurgie

Die palliative Chirurgie ist zwingend zu trennen von der nicht kurativen Operation. Beiden Indikationen kommt beim fortgeschrittenen Magenkarzinom ein wichtiger Stellenwert zu, haben aber eine unterschiedliche Zielsetzung. Die palliative Operation hat das Ziel, Symptomfreiheit oder zumindest Symptomkontrolle zu erreichen. Daher ist eine palliative Indikation ohne Symptome nicht möglich. Idealerweise ist die palliative Behandlung in der Lage, die Lebensqualität zu maximieren und die Komplikationsrate zu minimieren. Bei einem palliativen Eingriff wird keine onkologische Gastrektomie mit D2-Lymphadenektomie durchgeführt.

Allerdings wird die Lebensqualität in den retrospektiven Studien zum fortgeschrittenen Magenkarzinom nicht standardisiert gemessen und angegeben. Lebensqualität wird stattdessen indirekt angegeben, z. B. als Zeit zu Hause oder als die Zeit, bis wieder eine orale Nahrungsaufnahme möglich ist (Takeno et al. 2013; Miner und Karpeh 2004). Die Unmöglichkeit der oralen Nahrungsaufnahme und ein konsekutiver Gewichtsverlust können zusammen beinahe 50 % der subjektiven Lebensqualität beeinträchtigen. Hinzu kommt, dass die Tumorkachexie prognostisch ungünstig ist. Eine perioperative Immunonutrition kann die Komplikationsrate um das Zweifache und die Mortalitätsrate um das Dreifache senken (Wu et al. 2006).

Es konnte gezeigt werden, dass die prophylaktische Gastrektomie zur Vermeidung von Komplikationen keinen Stellenwert hat. In einem Patientenkollektiv im Stadium IV, das mit systemischer Chemotherapie behandelt wurde, war eine Laparotomie bei nur 12 % notwendig. Ein Drittel dieser Patienten hatte eine Obstruktionssymptomatik (Sarela et al. 2006).

> **Die palliative Behandlung maximiert die Lebensqualität und minimiert die Komplikationsrate.**

18.3.1 Magenausgangsstenose

Die maligne Magenausgangsstenose ist ein häufiges klinisches Phänomen bei Patienten mit einem fortgeschrittenen Magenkarzinom (▶ Abschn. 13.5.2). Die typische Trias aus Übelkeit, Erbrechen und Malnutrition führt zu signifikanten Einbußen der Lebensqualität. Diese Patienten können daher eine ausreichende Kalorienzufuhr und eine notwendige Chemotherapie nicht erhalten. Die Therapie der Magenausgangsstenose muss also rasch und sicher sein. Außerdem sollte sie auf die individuellen Bedürfnisse und die Lebenserwartung angepasst sein.

> **Bei Magenausgangsstenosen ist die Chirurgie den konservativen Verfahren überlegen.**

Grundsätzlich stehen drei chirurgische Therapiemöglichkeiten zur Verfügung:
- Gastroenterostomie
- Endoskopische Stentplatzierung
- Palliative Gastrektomie.

Traditionell werden Patienten mit Magenausgangsstenose mittels *Gastroenterostomie* behandelt. Studien haben gezeigt, dass so eine sehr gute Symptomkontrolle mit einer annehmbaren Morbiditätsrate erreicht werden kann (Kaminishi et al. 1997; Kikuchi et al. 1999). In den letzten Jahren ist die *endoskopische Behandlung mittels Stenting* etabliert worden. Endoskopisch können technische Erfolgsquoten von 90–100 % und klinische Erfolgsquoten von 67–100 % erreicht werden (Lindsay et al. 2004; Nassif et al. 2003).

Es sind viele Studien publiziert worden, die die beiden Methoden vergleichen. Eine prospektiv randomisierte Studie berichtet bei der Magenausgangsstenose von besseren Langzeitergebnissen, wenn eine Gastroenterostomie angelegt wurde. In dieser Studie sind allerdings hauptsächlich Patienten mit Pankreaskarzinom eingeschlossen (Jeurnink et al. 2010). Metaanalysen und retrospektive Studien kommen bei Patienten mit Magenkarzinom zum gleichen Ergebnis. Die Morbiditätsraten sind für beide Prozeduren ähnlich. „Delayed gastric emptying" kann als Hauptproblem bei der Gastroenterostomie angesehen werden. Die Reokklusion des Stents ist eine sehr häufige Komplikation, und gefürchtet sind schwere Komplikationen wie Perforation oder Blutung (Bian et al. 2016; Keranen et al. 2013; No et al. 2013).

Eine Studie, die die genannten drei Verfahren miteinander verglichen hat, konnte zeigen, dass die *palliative Gastrektomie* eine hervorragende Symptomfreiheit erzielen konnte. Außerdem

18

führte diese Operation auch zu einem signifikant besseren Überleben als die endoskopische Stentplatzierung bei vergleichbarer Komplikationsrate. Eine Reokklusion des Stents trat im Mittel nach 3 Monaten auf (Keranen et al. 2013).

Nach Stenting kann die orale Nahrungsaufnahme rascher etabliert werden, und die Patienten sind kürzer im Krankenhaus. Allerdings ist nach Stenting eine Reintervention bei nahezu jedem zweiten Patienten notwendig. Die Gastroenterostomie hat im Vergleich dazu bessere Langzeitergebnisse, und es kommt zu weniger Restenosen (Bian et al. 2016; Keranen et al. 2013; Park et al. 2016).

Patienten in gutem Allgemeinzustand mit einer Lebenserwartung von mehr als 2 Monaten sollten daher mit einer Gastroenterostomie oder einer palliativen Gastrektomie behandelt werden. Patienten in reduziertem Allgemeinzustand mit kürzerer Lebenserwartung, die eine umgehende orale Nahrungsaufnahme erreichen möchten, sollte die endoskopische Stentplatzierung angeboten werden (◘ Abb. 18.2).

18.3.2 Blutung

Eine Tumorblutung wird als Meläna oder Hämatemesis klinisch apparent. Die Blutung im Bereich des oberen Gastrointestinaltraktes ist ein Alarm-symptom und kann zur Erstdiagnose eines Magenkarzinoms führen. Besonders das Erbrechen von Blut ist für den Patienten mit einem fortgeschrittenen Magenkarzinom ein dramatisches Ereignis. Die Blutung ist schmerzfrei, kann aber lebensbedrohlich sein.

Zur Therapie der Blutung stehen wiederum drei Möglichkeiten zur Verfügung: die endoskopische, die operative und die interventionell-radiologische Blutstillung (▶ Kap. 15).

Sollte bei Versagen der endoskopischen Therapie die Indikation zur Angiografie mit Coiling bestehen, ist speziell beim Magen als Nachteil bzw. Limitation dieser Methode zu bedenken, dass dieser über fünf Arterien versorgt wird und Kollateralen zwischen den Gefäßen bestehen (Feisthammel et al. 2012; Wong et al. 2011).

Die palliative Gastrektomie ist bei therapierefraktärer Blutung indiziert. In der Notfallsituation hat die onkologische Gastrektomie mit D2-Lymphadenektomie bei instabilen Patienten keinen Stellenwert. Falls notwendig, kann nach Stabilisierung des Patienten eine zweizeitige onkologische Resektion erfolgen. Eine suffiziente postoperative Palliation, definiert als Nichtbenötigen einer Transfusion, kann in über 80 % mittels palliativer Gastrektomie erreicht werden. Aufgrund der Morbidität des Eingriffs ist die individuelle Therapieplanung unbedingt in enger Absprache mit dem Patienten zu treffen (Medina-Franco et al. 2004; Tokunaga et al. 2016).

18.3.3 Perforation

Die Magenperforation aufgrund eines Magenkarzinoms ist selten. Bis zu 3 % der Patienten mit einem Magenkarzinom zeigen eine Perforation im Verlauf ihrer Krankheit.

Die Therapie einer spontanen Magenperforation beim Karzinom ist operativ (▶ Abschn. 16.5). Wie im vorherigen Abschnitt erwähnt, ist die Komplikationsrate in der Notfallsituation erhöht. Welche operative Strategie gewählt wird, hängt nicht zuletzt vom Zustand des Patienten ab. Ist die Karzinomdiagnose noch nicht gesichert, sollte versucht werden, den kleinstmöglichen Eingriff durchzuführen, wobei zu bedenken ist, dass eine primäre Naht im Bereich von Tumorgewebe ein hohes Insuffizienzrisiko aufweist.

Analog zur notfallmäßigen Operation bei einer Tumorblutung sollte die Operation beim

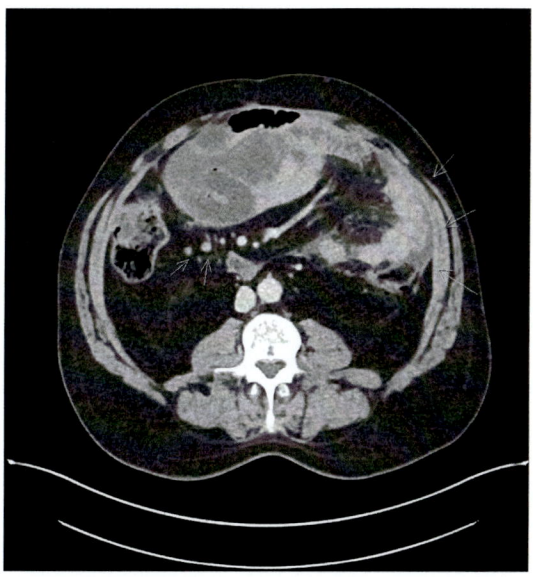

◘ **Abb. 18.2**   Peritonealkarzinose nach Gastrektomie mit Aszites und Lymphknotenmetastasen

perforierten Magenkarzinom darauf abzielen, den Patienten rasch zu versorgen und zu stabilisieren. Onkologische Resektionen erfolgen daher nur bei stabilen Patienten. Im onkologischen Gesamtkonzept nach einer Tumorperforation kann die HIPEC wiederum eine Rolle spielen, da eine peritoneale Tumoraussaat stattgefunden haben kann (Vasas et al. 2012; Seshadri und Glehen 2016).

18.3.4 Maligner Aszites

Maligner Aszites tritt vor allem bei Patienten mit einer Peritonealkarzinose auf. Aszites ist folglich ein Symptom einer fortgeschrittenen Erkrankung und mit einer kurzen Lebenserwartung vergesellschaftet. Die systemischen Therapiemöglichkeiten der Peritonealkarzinose und des Aszites sind limitiert. Regelmäßige Parazentese ist notwendig und führt zu einer starken Einbuße an Lebensqualität (Husain et al. 2010).

Zur Therapie des Aszites kann der monoklonale Antikörper Catumaxomab intraperitoneal verabreicht werden. Diese Therapieform ist beim Ovar-, Brust-, kolorektalen und Magenkarzinom zugelassen. Es konnte gezeigt werden, dass durch diese Therapie die Abstände zwischen der Parazentese von 11 auf 46 Tage ausgedehnt werden konnten, und dies führte zu einer Verbesserung der Lebensqualität. Die häufigste Nebenwirkung ist eine inflammatorische Reaktion, die unter anderem mit Fieber einhergeht (Heiss et al. 2010).

Eine weitere Erfolg versprechende Therapie des malignen Aszites stellt die HIPEC dar. Sie kann in dieser Indikation mit einer zytoreduktiven Operation verbunden oder alleinig durchgeführt werden, letztere ist auch laparoskopisch möglich. Bei der Kontrolle des malignen Aszites kann die HIPEC eine Erfolgsrate von 95 % erreichen, bei akzeptabler Morbidität ohne Majorkomplikationen (Facchiano et al. 2012). Demgegenüber erhöht die zusätzliche Zytoreduktion in dieser Indikation die Komplikationsrate und bringt nur dann einen Überlebensvorteil, wenn makroskopisch alle Tumorherde entfernt werden können. Daher sollte zur Therapie des malignen Aszites die alleinige laparoskopische HIPEC ohne Zytoreduktion durchgeführt werden (Facchiano et al. 2008; Randle et al. 2014).

Literatur

Ajani JA, Bentrem DJ, Besh S et al (2013) Gastric cancer, version 2.2013: featured updates to the NCCN Guidelines. J Natl Compr Canc Netw 11:531–546

Bang YJ, Van Cutsem E, Feyereislova A et al (2010) Trastuzumab in combination with chemotherapy versus chemotherapy alone for treatment of HER2-positive advanced gastric or gastro-oesophageal junction cancer (ToGA): a phase 3, open-label, randomised controlled trial. Lancet 376:687–697

Bian SB, Shen WS, Xi HQ et al (2016) Palliative therapy for gastric outlet obstruction caused by unresectable gastric cancer: a meta-analysis comparison of gastrojejunostomy with endoscopic stenting. Chin Med J 129:1113–1121

Brenner H, Rothenbacher D, Arndt V (2009) Epidemiology of stomach cancer. Methods Mol Biol 472:467–477

Canbay E, Mizumoto A, Ichinose M et al (2014) Outcome data of patients with peritoneal carcinomatosis from gastric origin treated by a strategy of bidirectional chemotherapy prior to cytoreductive surgery and hyperthermic intraperitoneal chemotherapy in a single specialized center in Japan. Ann Surg Oncol 21:1147–1152

Chen S, Li YF, Feng XY et al (2012) Significance of palliative gastrectomy for late-stage gastric cancer patients. J Surg Oncol 106:862–871

Cheong JH, Hyung WJ, Chen J et al (2004) Survival benefit of metastasectomy for Krukenberg tumors from gastric cancer. Gynecol Oncol 94:477–482

Cho JH, Lim JY, Choi AR et al (2015) Comparison of surgery plus chemotherapy and palliative chemotherapy alone for advanced gastric cancer with krukenberg tumor. Cancer Res Treat 47:697–705

Desiderio J, Chao J, Melstrom L et al (2017) The 30-year experience-A meta-analysis of randomised and high-quality non-randomised studies of hyperthermic intraperitoneal chemotherapy in the treatment of gastric cancer. Eur J Cancer 79:1–14

Dittmar Y, Rauchfuss F, Goetz M et al (2012) Non-curative gastric resection for patients with stage 4 gastric cancer – a single center experience and current review of literature. Langenbecks Arch Surg 397:745–753

Elias D, Goere D, Dumont F et al (2014) Role of hyperthermic intraoperative peritoneal chemotherapy in the management of peritoneal metastases. Eur J Cancer 50:332–340

Facchiano E, Scaringi S, Kianmanesh R et al (2008) Laparoscopic hyperthermic intraperitoneal chemotherapy (HIPEC) for the treatment of malignant ascites secondary to unresectable peritoneal carcinomatosis from advanced gastric cancer. Eur J Surg Oncol 34:154–158

Facchiano E, Risio D, Kianmanesh R, Msika S (2012) Laparoscopic hyperthermic intraperitoneal chemotherapy: indications, aims, and results: a systematic review of the literature. Ann Surg Oncol 19:2946–2950

Feisthammel J, Fritzsch D, Weis S et al (2012) Endovascular coiling: an important technique in the management of gastrointestinal hemorrhage. Can J Gastroenterol 26:683

Fujitani K, Yang HK, Mizusawa J et al (2016) Gastrectomy plus chemotherapy versus chemotherapy alone for advanced gastric cancer with a single non-curable fac-

18

tor (REGATTA): a phase 3, randomised controlled trial. Lancet Oncol 17:309–318

Hallissey MT, Allum WH, Roginski C, Fielding JW (1988) Palliative surgery for gastric cancer. Cancer 62:440–444

Hartgrink HH, Putter H, Klein Kranenbarg E, Dutch Gastric Cancer Group et al (2002) Value of palliative resection in gastric cancer. Br J Surg 89:1438–1443

Heiss MM, Murawa P, Koralewski P et al (2010) The trifunctional antibody catumaxomab for the treatment of malignant ascites due to epithelial cancer: results of a prospective randomized phase II/III trial. Int J Cancer 127:2209–2221

Howlader NNA, Krapcho M et al (2019) SEER cancer statistics and review 1975–2007. National Cancer Institute, Bethesda. https://seer.cancer.gov/statfacts/html/stomach.html. Zugegriffen am 03.05.2019

Hsu JT, Liao JA, Chuang HC et al (2017) Palliative gastrectomy is beneficial in selected cases of metastatic gastric cancer. BMC Palliat Care 16:19

Husain A, Bezjak A, Easson A (2010) Malignant ascites symptom cluster in patients referred for paracentesis. Ann Surg Oncol 17:461–469

Ito S, Oki E, Nakashima Y et al (2015) Clinical significance of adjuvant surgery following chemotherapy for patients with initially unresectable stage IV gastric cancer. Anticancer Res 35:401–406

Izuishi K, Haba R, Kushida Y et al (2011) S-1 and the treatment of gastric cancer with peritoneal dissemination. Exp Ther Med 2:985–990

Japanese Gastric Cancer Association (2011) Japanese gastric cancer treatment guidelines 2010 (ver. 3). Gastric Cancer 14:113–123

Jeurnink SM, Steyerberg EW, van Hooft JE et al (2010) Surgical gastrojejunostomy or endoscopic stent placement for the palliation of malignant gastric outlet obstruction (SUSTENT study): a multicenter randomized trial. Gastrointest Endosc 71:490–499

Kaminishi M, Yamaguchi H, Shimizu N et al (1997) Stomach-partitioning gastrojejunostomy for unresectable gastric carcinoma. Arch Surg 132:184–187

Kanda T, Yajima K, Kosugi S et al (2012) Gastrectomy as a secondary surgery for stage IV gastric cancer patients who underwent S-1-based chemotherapy: a multi-institute retrospective study. Gastric Cancer 15:235–244

Keranen I, Kylanpaa L, Udd M et al (2013) Gastric outlet obstruction in gastric cancer: a comparison of three palliative methods. J Surg Oncol 108:537–541

Kikuchi S, Tsutsumi O, Kobayashi N et al (1999) Does gastrojejunostomy for unresectable cancer of the gastric antrum offer satisfactory palliation? Hepatogastroenterology 46:584–587

Kim HK, Heo DS, Bang YJ, Kim NK (2001) Prognostic factors of Krukenberg's tumor. Gynecol Oncol 82:105–109

Koizumi W, Narahara H, Hara T et al (2008) S-1 plus cisplatin versus S-1 alone for first-line treatment of advanced gastric cancer (SPIRITS trial): a phase III trial. Lancet Oncol 9:215–221

Kokkola A, Louhimo J, Puolakkainen P (2012) Does non-curative gastrectomy improve survival in patients with metastatic gastric cancer? J Surg Oncol 106:193–196

Kulig P, Sierzega M, Kowalczyk T et al (2012) Non-curative gastrectomy for metastatic gastric cancer: rationale

and long-term outcome in multicenter settings. Eur J Surg Oncol 38:490–496

Lasithiotakis K, Antoniou SA, Antoniou GA et al (2014) Gastrectomy for stage IV gastric cancer. A systematic review and meta-analysis. Anticancer Res 34:2079–2085

Lindsay JO, Andreyev HJ, Vlavianos P, Westaby D (2004) Self-expanding metal stents for the palliation of malignant gastroduodenal obstruction in patients unsuitable for surgical bypass. Aliment Pharmacol Ther 19:901–905

Medina-Franco H, Contreras-Saldivar A, Ramos-De La Medina A et al (2004) Surgery for stage IV gastric cancer. Am J Surg 187:543–546

Miner TJ, Karpeh MS (2004) Gastrectomy for gastric cancer: defining critical elements of patient selection and outcome assessment. Surg Oncol Clin N Am 13:455–466, viii

Moehler M, Al-Batran SE, Andus T et al (2011) German S3-guideline „Diagnosis and treatment of esophagogastric cancer". Z Gastroenterol 49:461–531

Monson JR, Donohue JH, McIlrath DC et al (1991) Total gastrectomy for advanced cancer. A worthwhile palliative procedure. Cancer 68:1863–1868

Nassif T, Prat F, Meduri B et al (2003) Endoscopic palliation of malignant gastric outlet obstruction using self-expandable metallic stents: results of a multicenter study. Endoscopy 35:483–489

No JH, Kim SW, Lim CH et al (2013) Long-term outcome of palliative therapy for gastric outlet obstruction caused by unresectable gastric cancer in patients with good performance status: endoscopic stenting versus surgery. Gastrointest Endosc 78:55–62

Park JH, Song HY, Yun SC et al (2016) Gastroduodenal stent placement versus surgical gastrojejunostomy for the palliation of gastric outlet obstructions in patients with unresectable gastric cancer: a propensity score-matched analysis. Eur Radiol 26:2436–2445

Randle RW, Swett KR, Swords DS et al (2014) Efficacy of cytoreductive surgery with hyperthermic intraperitoneal chemotherapy in the management of malignant ascites. Ann Surg Oncol 21:1474–1479

Rudloff U, Langan RC, Mullinax JE et al (2014) Impact of maximal cytoreductive surgery plus regional heated intraperitoneal chemotherapy (HIPEC) on outcome of patients with peritoneal carcinomatosis of gastric origin: results of the GYMSSA trial. J Surg Oncol 110:275–284

Samarasam I, Chandran BS, Sitaram V et al (2006) Palliative gastrectomy in advanced gastric cancer: is it worthwhile? ANZ J Surg 76:60–63

Sarela AI, Miner TJ, Karpeh MS et al (2006) Clinical outcomes with laparoscopic stage M1, unresected gastric adenocarcinoma. Ann Surg 243:189–195

Satoh S, Okabe H, Teramukai S et al (2012) Phase II trial of combined treatment consisting of preoperative S-1 plus cisplatin followed by gastrectomy and postoperative S-1 for stage IV gastric cancer. Gastric Cancer 15:61–69

Sayag-Beaujard AC, Francois Y, Glehen O et al (1999) Intraperitoneal chemo-hyperthermia with mitomycin C for gastric cancer patients with peritoneal carcinomatosis. Anticancer Res 19:1375–1382

Seshadri RA, Glehen O (2016) Cytoreductive surgery and hyperthermic intraperitoneal chemotherapy in gastric cancer. World J Gastroenterol 22:1114–1130

Sougioultzis S, Syrios J, Xynos ID et al (2011) Palliative gastrectomy and other factors affecting overall survival in stage IV gastric adenocarcinoma patients receiving chemotherapy: a retrospective analysis. Eur J Surg Oncol 37:312–318

Takeno A, Takiguchi S, Fujita J et al (2013) Clinical outcome and indications for palliative gastrojejunostomy in unresectable advanced gastric cancer: multi-institutional retrospective analysis. Ann Surg Oncol 20:3527–3533

Thomassen I, van Gestel YR, van Ramshorst B et al (2014) Peritoneal carcinomatosis of gastric origin: a population-based study on incidence, survival and risk factors. Int J Cancer 134:622–628

Tokunaga M, Makuuchi R, Miki Y et al (2016) Surgical and survival outcome following truly palliative gastrectomy in patients with incurable gastric cancer. World J Surg 40:1172–1177

Vasas P, Wiggins T, Chaudry A et al (2012) Emergency presentation of the gastric cancer; prognosis and implications for service planning. World J Emerg Surg 7:31

Wang J, Shi YK, Wu LY et al (2008) Prognostic factors for ovarian metastases from primary gastric cancer. Int J Gynecol Cancer 18:825–832

Wong TC, Wong KT, Chiu PW et al (2011) A comparison of angiographic embolization with surgery after failed endoscopic hemostasis to bleeding peptic ulcers. Gastrointest Endosc 73:900–908

World Health Organization (1990) Cancer pain relief and palliative care. Report of a WHO Expert Committee. World Health Organ Tech Rep Ser 804:1–75

Wu GH, Liu ZH, Wu ZH, Wu ZG (2006) Perioperative artificial nutrition in malnourished gastrointestinal cancer patients. World J Gastroenterol 12:2441–2444

Wu X, Li Z, Li Z et al (2015) Hyperthermic intraperitoneal chemotherapy plus simultaneous versus staged cytoreductive surgery for gastric cancer with occult peritoneal metastasis. J Surg Oncol 111:840–847

Xu DZ, Zhan YQ, Sun XW et al (2004) Meta-analysis of intraperitoneal chemotherapy for gastric cancer. World J Gastroenterol 10:2727–2730

Yan TD, Black D, Sugarbaker PH et al (2007) A systematic review and meta-analysis of the randomized controlled trials on adjuvant intraperitoneal chemotherapy for resectable gastric cancer. Ann Surg Oncol 14:2702–2713

Yang XJ, Huang CQ, Suo T et al (2011) Cytoreductive surgery and hyperthermic intraperitoneal chemotherapy improves survival of patients with peritoneal carcinomatosis from gastric cancer: final results of a phase III randomized clinical trial. Ann Surg Oncol 18:1575–1581

Yonemura Y, Fujimura T, Nishimura G et al (1996) Effects of intraoperative chemohyperthermia in patients with gastric cancer with peritoneal dissemination. Surgery 119:437–444

18

Palliative Chirurgie des Pankreaskarzinoms

Ulrich F. Wellner und Tobias Keck

© Springer-Verlag GmbH Deutschland, ein Teil von Springer Nature 2019
M. Ghadimi et al. (Hrsg.), *Palliative Viszeralchirurgie*,
https://doi.org/10.1007/978-3-662-57362-4_19

Das Pankreaskarzinom ist durch seine hohe Aggressivität und schlechte Prognose gekennzeichnet. Trotz kurativer Intention bleiben die meisten Resektionen palliativer Natur. Auf der Grundlage der präoperativen Bildgebung muss eine R2-Resektion vermieden werden. Zur Palliation typischer Symptome wie obstruktiver Cholestase, Magenausgangsstenose und Schmerzen stehen spezifische chirurgische, jedoch auch interventionelle und endoskopische Behandlungsoptionen zur Verfügung. Die Auswahl erfolgt hier im Hinblick auf die aktuelle Studienlage sowie die individuellen patientenseitigen Voraussetzungen.

19.1 Einleitung

Das Pankreaskarzinom ist eines der aggressivsten Malignome des Menschen. Bis zum Jahr 2030 wird es voraussichtlich die zweite Position unter den krebsbedingten Todesursachen in der westlichen Welt einnehmen (Rahib et al. 2014). Trotz Möglichkeit der chirurgischen Resektion und Weiterentwicklung von OP-Technik und Komplikationsmanagement seit nunmehr über 100 Jahren hat sich die Prognose betroffener Patienten in ihrer Gesamtheit nur marginal verbessert: Das 5-Jahres-Überleben stieg von 1981 bis 2010 von 3 auf 7 % (Sun et al. 2014). Streng genommen fehlt der Wirksamkeitsnachweis einer chirurgischen Resektion, da randomisierte Studien zum Vergleich mit nicht operativer Therapie ethisch nicht vertretbar sind. Ein populationsbasierter und nach Tumorstadium gematchter Vergleich legt eine Verbesserung des Überlebens um ca. 6 Monate durch Resektion nahe (McDowell et al. 2015).

Andererseits bleibt festzuhalten, dass seltene Fälle von Langzeitüberleben oder gar Heilung praktisch nur im Rahmen multimodaler Therapiekonzepte unter Einbeziehung chirurgischer Resektion berichtet werden. Wesentliche Fortschritte in der Behandlung sind wahrscheinlich nur im Rahmen individualisierter multimodaler Therapiekonzepte zu erwarten, deren technische und finanzielle Machbarkeit erst seit wenigen Jahren überhaupt gegeben ist (Yamamoto et al. 2017; Fleming et al. 2016).

Vorerst bleibt jedoch der überwiegende Teil jeder chirurgischen Behandlung inklusive der meisten kurativ intendierten Resektionen letztendlich palliativ. Der Viszeralchirurg sollte sich

dessen bewusst sein, um den betroffenen Patienten die beste Beratung und Hilfe anbieten zu können. Im Folgenden wird die chirurgische Therapie des Pankreaskarzinoms unter dem palliativen Blickwinkel beleuchtet.

19.2 Palliative Resektion des Pankreaskarzinoms

Unter einer „palliativen Resektion" wird in der Pankreaschirurgie in der Regel eine R1- oder R2-Resektion verstanden, im Gegensatz zur „kurativen" R0-Resektion (Esposito et al. 2008; Verbeke 2013). Diese Situation ergibt sich häufig im Rahmen zunächst kurativ intendierter Resektionen, bei denen sich zu einem fortgeschrittenen OP-Zeitpunkt („point of no return") oder später histopathologisch der Tumorbefall an mindestens einer Resektionsebene zeigt. Primär palliativ intendierte Resektionen haben beim Pankreaskarzinom keinen Stellenwert.

Die Rate an R0-Resektionen beim Pankreaskarzinom wurde in der Literatur meist mit 70–80 % angegeben, unterlag jedoch starken Schwankungen (Verbeke 2013). Studien aus der letzten Dekade mit prospektiv standardisierter extensiver histopathologischer Aufarbeitung der Resektate zeigen jedoch, dass offensichtlich ca. 70–80 % aller kurativ intendierten Resektionen in einer R1-Situation resultieren (Esposito et al. 2008). Zum Verständnis ist zu beachten, dass bis vor Kurzem nicht einmal eine allgemein akzeptierte Definition des Resektionsstatus existierte. Experten empfehlen heute die folgende Klassifikation (◘ Tab. 19.1), die sich international mehr und mehr durchsetzt und Eingang in die deutsche S3-Leitlinie gefunden hat.

Während der Resektionsstatus nach früheren Definitionen und Protokollen oft keine prognostische Wertigkeit aufwies, belegen aktuelle Studien die in ◘ Tab. 19.1 dargestellte prognostische Wertigkeit der neuen Definition (Strobel et al. 2016; Verbeke 2013). Mithin besteht weitgehender Konsens, dass auch palliative Resektionen im Sinne einer R0-narrow- oder R1-Resektion gerechtfertigt sind (Gurusamy et al. 2014; Tol et al. 2015; Seufferlein et al. 2013). Eine R2-Situation ist jedoch zu vermeiden, da sie keinen Überlebensvorteil gegenüber palliativen Bypassverfahren bietet, jedoch mit signifikant höherer perioperativer Morbidität und Mortalität assoziiert ist.

19

◘ **Tab. 19.1**   Definition des Resektionsstatus (modif. nach aktueller S3-Leitlinie: Seufferlein et al. 2013)

R-Status	Definition	Prognostische Bedeutung
R0 wide	Kleinster Abstand der Tumorzellen zum zirkumferenziellen Schnittrand *mind.* 1 mm („1 mm distance rule")	Beste Prognose, stärkster Prognosefaktor im Rahmen der multimodalen Therapie
R0 narrow	Kleinster Abstand der Tumorzellen zum zirkumferenziellen Schnittrand *unter* 1 mm („1 mm distance rule")	Signifikant schlechtere Prognose als R0 wide, jedoch besser als R1
R1	Makroskopisch vollständige Resektion, jedoch Tumorzellen direkt am Schnittrand („zero distance rule")	Signifikant schlechtere Prognose als R0 narrow, jedoch besser als R2
R2	Makroskopisch unvollständige Resektion	Signifikant schlechtere Prognose als R1, äquivalent zur pallativen Bypassanlage ohne Resektion

◘ **Tab. 19.2**   (BRPC-)Kriterien für „Borderline Resectable Pancreatic Cancer". (modif. nach Bockhorn et al. 2014)

Resektabiliät	Resektabel	Borderline-resektabel	Irresektabel
Fernmetastasen	Keine	Keine	Vorhanden
19.2.1.1.1.1.1.1.1. **Venenstatus:** V. mesenterica superior und V. portae (VMS/VP) V. cava inferior (VCI)	Keine Alteration	Verdrängung, Einengung oder kurzstreckiger Verschluss mit Möglichkeit der Rekonstruktion	Langstreckiger, nicht rekonstruierbarer Verschluss der VMS/PV, Invasion der VCI
Arterienstatus: A. gastroduodenalis (AG) 19.2.1.1.1.1.1.1.2. A. hepatica (AH) A. mesenterica superior (AMS) Truncus coeliacus (TC) Aorta (AO)	Freie Fettlamellen	Kurzstreckige Ummauerung der AH, max. 180° Ummauerung der AMS	Langstreckige Ummauerung AH, > 180° Ummauerung AMS, Invasion von TC oder AO

> **Tipp**
>
> Anhand der präoperativen Bildgebung ist eine R2-Resektion zu vermeiden.

Die Aufgabe des Chirurgen besteht somit in der korrekten präoperativen Einschätzung der Resektabilität. Eine Vermeidung der R2-Situation ist auf der Grundlage präoperativer Schnittbildgebung gut möglich. Demgegenüber wurden die (BRPC-)Resektabilitätskriterien für Borderline Resectable Pancreatic Cancer (z. B. der International Study Group for Pancreatic Surgery, ISGPS, ◘ Tab. 19.2, Bockhorn et al. 2014), die zur Prädiktion einer „R0-narrow"-/R1-Situation dienen sollen, noch nicht anhand der neuen R-Klassifikation getestet. Die meisten Autoren wie auch die deutsche Leitlinie empfiehlt beim Vorliegen ra-

diologischer BRPC-Kriterien eine neoadjuvante Therapie unter der Rationale der Tumorverkleinerung und Vermeidung von R1-Resektionen.

19.3 Palliative Chirurgie bei obstruktiver Cholestase

Ein häufiges Symptom des Pankreaskopfkarzinoms ist die obstruktive Cholestase. Bei resektablem Tumor wird aufgrund der erhöhten perioperativen Komplikationsrate keine präoperative biliäre Drainage empfohlen (s. u.). Bei Irresektabilität bieten sich mehrere Möglichkeiten der palliativen Therapie:

- Chirurgische Anlage einer biliodigestiven Anastomose
- Biliäre Stenteinlage, in der Regel endoskopisch retrograd
- Dauerhafte perkutane Drainage

Biliodigestive Anastomose und Stenteinlage stellen die Methoden der ersten Wahl dar. Die dauerhafte perkutane Drainage hat nur dann eine Bedeutung, wenn die beiden erstgenannten Verfahren ausfallen, z. B. bei fehlender technischer oder funktioneller Operabilität und Versagen der endoskopischen Drainage. Es stellt sich folglich zunächst die Frage, ob chirurgische Drainage oder Stenteinlage das bessere Verfahren darstellt.

Die aktuell höchste Evidenz liefert hierzu eine Metaanalyse aus 2014 (Glazer et al. 2014), die 5 randomisierte Studien zum Vergleich von chirurgischem Bypass und Gallengangstenting einschloss. Insgesamt flossen 191 Patienten mit chirurgischem Bypass und 188 Patienten mit Stenteinlage in die Analyse ein. Die Fallzahlen in 4 der 5 eingeschlossenen Studien waren mit unter 30 Patienten pro Behandlungsarm sehr niedrig, nur eine Studie randomisierte 100 Patienten pro Gruppe. Die zahlenmäßig kleinste Studie (n = 15 pro Behandlungsarm) war die jüngste Studie aus dem Jahr 2006, alle anderen stammten aus den späten 1980- und frühen 1990er-Jahren. Die chirurgischen Verfahren waren sehr heterogen: Außer der heute an den meisten Kliniken praktizierten Hepatikojejunostomie wurden in der Mehrzahl der Studien andere Operationen wie Choledochojejunostomie, Choledochoduodenostomie, Cholezystojejunostomie und Cholezystostomie durchgeführt. Ebenso wurden bei der Stenteinlage Teflon-, Polyethylen- und Metallstents verwendet, die endoskopisch oder perkutan eingebracht wurden.

Die Ergebnisse zeigten keinen signifikanten Unterschied hinsichtlich der Morbidität und Mortalität, die Krankenhausverweildauer war bei chirurgischen Eingriffen jedoch im Schnitt um 1 Woche länger als bei Stenteinlage (22 vs. 15 Tage). Langfristig zeigte sich aber ein deutlicher Vorteil der chirurgischen Verfahren aufgrund einer signifikant geringeren Rate an erneuter Cholestase (3 vs. 29 % mit Stent, p = 0,01), die bei den Stentverfahren überwiegend auf eine Stentokklusion zurückzuführen ist.

Dieser grundsätzliche Vorteil chirurgischer Bypassverfahren gegenüber dem Stenting wurde durch weitere retrospektive Analysen belegt (Bliss et al. 2016). Wie bereits erwähnt, erhöht eine Stenteinlage sowohl vor der kurativ intendierten Resektion als auch vor einem chirurgischen Bypassverfahren in palliativer Intention die perioperative Komplikationsrate (Singh et al. 2008; Iacono et al. 2013). Eine Rationale für diese Beobachtung ist die praktisch regelhafte mikrobielle Besiedelung der Gallengangstents und damit auch der normalerweise sterilen Gallenwege (Iacono et al. 2013; Fujii et al. 2014). Diese ist auch mitverantwortlich für die relativ hohe Verschluss- und Cholangitisrate nach Stenteinlage. Aktuell besteht deshalb weitgehender internationaler Konsens, dass bei geplanter Resektion oder chirurgischer Bypassanlage ein präoperatives Stenting unterbleiben sollte, sofern nicht akute Cholangitis oder lange Wartezeit auf die Operation dagegen sprechen (Seufferlein et al. 2013).

Der neueste Aspekt in dieser Diskussion ist die Verwendung von Metallstents. Eine Überlegenheit gegenüber Plastikendoprothesen in Hinblick auf die Verschluss- und Reinterventionsrate sowie deshalb auch eine Kosteneffektivität wurde bereits gezeigt. So belegen mittlerweile 5 randomisierte Studien bei Patienten mit irresektablem Pankreaskarzinom und deren Metaanalyse, dass die Rate an Stentokklusionen bei Verwendung von selbst expandierenden Metallstents signifikant geringer ist als mit Plastikendoprothesen (Iacono et al. 2013). Ein randomisierter Vergleich mit dem chirurgischen Bypass steht jedoch aus. Hier liegen nur retrospektive Daten mit geringer Fallzahl vor, die eine Gleichwertigkeit zumindest vermuten lassen (Kofokotsios et al. 2015).

> **Tipp**
>
> Bei intraoperativ irresektablem Befund ist eine biliodigestive Anastomose indiziert. In der Elektivsituation sind heute möglicherweise moderne Stents der operativen Therapie gleichwertig.

Des Weiteren scheint es in den letzten Jahren zumindest an Zentren zu einem deutlichen Rückgang von palliativen Bypassprozeduren gekommen zu sein (Kneuertz et al. 2011). Der Grund ist einerseits in einem Rückgang der operativen Exploration bei irrektablen Tumoren aufgrund eines verbesserten präoperativen Stagings zu suchen, andererseits in einer zunehmenden Radikalität der Resektion (Gefäßresektionen: Yu et al. 2014; Hartwig et al. 2009; multiviszerale Resektionen: Hartwig et al. 2009; Metastasenresektionen: Frigerio et al. 2017; Crippa et al. 2016). Vor diesem Hintergrund ist es sehr fraglich, ob zukünftig ein randomisierter Vergleich von modernen Stents mit chirurgischem Bypass mit ausreichender Power stattfinden wird. Die klinische Praxis zeigt,

19

dass bei Patienten mit obstruktiver Cholestase oft bereits ohne chirurgische Vorstellung eine Stenteinlage erfolgt. Somit reduziert sich das Problem auf die intraoperative Entscheidung zur Bypassanlage bei irresektablem Befund. Die aktuelle Evidenz spricht hier zugunsten des chirurgischen biliären Bypasses, die Datengrundlage bleibt jedoch wie dargestellt insgesamt mangelhaft.

19.4 Palliative Chirurgie bei Magenausgangsstenose

Eine weiteres häufiges Symptom des Pankreaskopfkarzinoms ist die Magenausgangsstenose (▶ Abschn. 13.5.2 und 18.3.1). Auch hier stellt sich beim Vorliegen eines irresektablen Tumors intraoperativ die Frage nach der Sinnhaftigkeit der Anlage einer meist prophylaktischen Gastroenterostomie.

Die beste verfügbare Evidenz liefert hier eine Metaanalyse (Gurusamy et al. 2013) zweier prospektiv randomisierter Studien aus dem Jahr 1999 und 2003. Die Randomisation erfolgte intraoperativ bei Vorliegen eines irresektablen Tumors (Pankreas- und andere periampulläre Karzinome). Insgesamt wurden 80 Patienten in die Gruppe Gastrojejunostomie und 72 Patienten in die Gruppe ohne Gastrojejunostomie randomisiert. Die meisten Patienten erhielten zusätzlich eine biliodigestive Anastomose (Doppelbypass). Es zeigten sich keine signifikanten Unterschiede bezüglich Morbidität, Mortalität, Krankenhausverweildauer, Lebensqualität und Überleben. Die Operationszeit mit Bypassanastomosen war im Schnitt 45 Minuten länger. Im Langzeitverlauf entwickelten signifikant weniger Patienten mit Gastroenterostomie eine Magenentleerungsstörung (2,5 vs. 28 %). Magenentleerungsstörungen traten typischerweise 2–4 Monate nach Primäroperation auf.

Hinsichtlich der Technik der palliativen Gastroenterostomie bei maligner Magenausgangsstenose existieren zwei erwähnenswerte randomisierte Studien:

- Eine Studie verglich prospektiv randomisiert die antekolische Seit-zu-Seit Roux-Y-Gastrojejunostomie (n = 21) mit der antekolischen Seit-zu-Seit-Gastrojejunostomie ohne Fußpunktanastomose (n = 20) (Szymanski et al. 2013). Bei Verwendung einer Roux-Y-Schlinge zeigte sich ein signifikant schnellerer Kostaufbau sowie verkürzter Krankenhausaufenthalt.

- Eine weitere Studie randomisierte Patienten in offene (n = 12) versus laparoskopische (n = 12) antekolische Seit-zu-Seit-Gastrojejunostomie (Navarra et al. 2006). Bei laparoskopischer Technik wurden ein signifikant geringerer Blutverlust und schnellerer Kostaufbau mit weniger Magenentleerungsstörungen beobachtet.

Auch bei maligner Magenausgangsstenose besteht heute die Möglichkeit der endoskopischen Versorgung mit modernen Stents. Eine multizentrische randomisierte Studie (Jeurnink et al. 2010) verglich die duodenale Stenteinlage (n = 21) mit der chirurgischen Gastroenterostomie (n = 18). In der Stentgruppe zeigte sich ein rascherer Kostaufbau, jedoch auch signifikant mehr Rezidivstenosen und Reinterventionen im mittelfristigen Verlauf. Die restlichen Komplikationen waren nicht verschieden. Die Autoren schlussfolgerten, dass eine Duodenalstenteinlage nur bei erwartetem Überleben von weniger als 2 Monaten indiziert ist. Die kurzfristigen Ergebnisse werden in einer Metaanalyse von 3 randomisierten und 14 nicht randomisierten Studien zum Vergleich von selbst expandierenden Metallstents versus Gastroenterostomie bestätigt (Nagaraja et al. 2014).

> **Tipp**
>
> Bei zu erwartendem mittelfristigen Überleben ist die chirurgische Gastroenterostomie das Mittel der Wahl zur Behandlung der Magenausgangsstenose.

Zusammenfassend besteht auf einer mäßigen Datengrundlage eine positive Evidenz für die Anlage einer prophylaktischen Gastroenterostomie bzw. Doppelbypass bei intraoperativ irresektablem Befund sowie die Indikation zur elektiven chirurgischen Gastroenterostomie bzw. Doppelbypass bei voraussichtlich mittelfristigem Überleben (über 2 Monate). Stenteinlagen bei Magenausgangsstenose scheinen nur bei voraussichtlich sehr kurzer Überlebenszeit angezeigt.

19.5 Palliative Chirurgie bei Schmerzen

Das Pankreaskarzinom ist histopathologisch durch eine Perineuralscheideninvasion gekennzeichnet und verursacht typischerweise viszerale

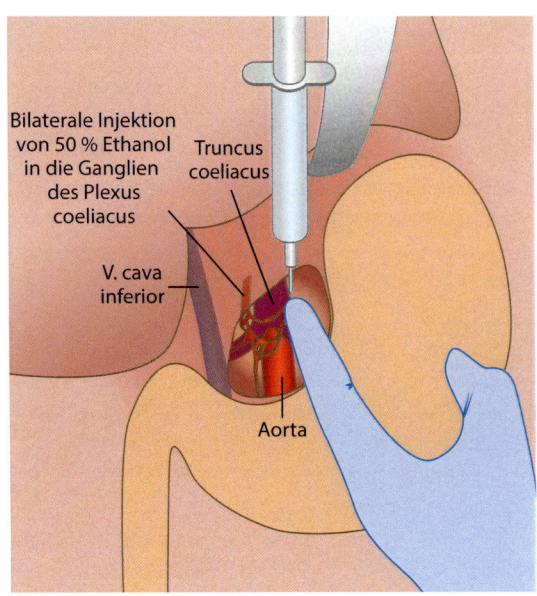

Bilaterale Injektion von 50 % Ethanol in die Ganglien des Plexus coeliacus

Truncus coeliacus

V. cava inferior

Aorta

🔲 **Abb. 19.1**   Intraoperative Splanchnikusblockade durch Alkoholinjektion. Es erfolgt die Injektion von 20 ml 50 % Ethanol auf beiden Seiten der Aorta auf Höhe des Truncus coeliacus (nach Lillemoe et al. 1993)

Schmerzen über die Fasern des Plexus coeliacus. Eine Unterstützung der Tumorprogression durch direkte Wechselwirkungen zwischen Tumorzellen und Nervenzellen konnte experimentell gezeigt werden und ist Gegenstand der aktuellen Forschung (Demir et al. 2012).

Neben der medikamentösen Therapie kann zur Schmerzbehandlung eine Zerstörung der Nervenstränge oder Ganglien des Plexus coeliacus oder der zuführenden sympathischen Nn. splanchnici thoracici durchgeführt werden. Dies ist durch Alkoholinjektion (Zöliakus- oder Splanchnikusblockade, 🔲 Abb. 19.1) oder chirurgische Nervendurchtrennung (thorakale Splanchnektomie, 🔲 Abb. 19.2) möglich. Hinsichtlich der Wirksamkeit chirurgischer Verfahren im Vergleich zur rein medikamentösen Schmerztherapie existieren z. T. widersprüchliche Daten.

Die Resektion beim Pankreaskarzinom bewirkt neben der Tumorentfernung offensichtlich auch eine Schmerzreduktion im längerfristigen Verlauf. Eine zusätzliche intraoperative Zöliakusblockade im Rahmen einer randomisierten Studie an über 450 Patienten erbrachte jedoch keine synergistische Wirkung (Lavu et al. 2015). Eine randomisierte Studie zum Vergleich von opioidbasierter Schmerztherapie, zusätzlicher interventioneller Zöliakusblockade oder zusätz-

licher thorakoskopischer Splanchnektomie beim inoperablen Pankreaskarzinom zeigte keinen zusätzlichen Effekt von Zöliakusblockade oder Splanchnektomie gegenüber der medikamentösen Schmerztherapie im Sinne von Schmerzreduktion und Opioidkonsum (Johnson et al. 2009).

Eine Metaanalyse (Arcidiacono et al. 2011) zum Vergleich von interventioneller Zöliakusblockade und alleiniger medikamentöser Schmerztherapie beim Pankreaskarzinom schloss 6 randomisierte Studien mit 358 Patienten ein. Die Auswertung zeigte eine geringe, aber signifikante Überlegenheit der Zöliakusblockade hinsichtlich der Schmerzreduktion nach 4 und 8 Wochen sowie eine deutliche Reduktion des Schmerzmittelbedarfs. Die Autoren schlussfolgerten, dass die Zöliakusblockade vor allem das Potenzial der Reduktion des Gebrauchs und damit der Nebenwirkungen von Opioidanalgetika hat. Ein wichtiger Aspekt der Zöliakusblockade scheint der Zeitpunkt der Intervention zu sein: Eine randomisierte Studie konnte zeigen, dass eine frühe Zöliakusblockade zu einer signifikant besseren Schmerzreduktion im Verlauf von 3 Monaten führte als die Standardschmerztherapie (Wyse et al. 2011).

Mehrere randomisierte Studien widmeten sich dem Vergleich verschiedener Techniken der Zöliakusblockade. So konnte gezeigt werden, dass die perkutane unilaterale linksseitige Zöliakusblockade der bilateralen nicht unterlegen ist (Bhatnagar et al. 2014). Weitere Studien demonstrierten eine Überlegenheit der endosonografisch gesteuerten gegenüber der CT-gesteuerten Zöliakusblockade (Gress et al. 1999) sowie verbesserte Ergebnisse durch endosonografisch gesteuerte Blockade der zöliakalen Ganglien gegenüber einer Blockade der zöliakalen Nerven (Doi et al. 2013).

Eine randomisierte Studie zur intraoperativen Splanchnikusblockade mittels Alkoholinjektion (🔲 Abb. 19.1) beim inoperablen Pankreaskarzinom zeigte eine effektive Schmerzreduktion und verbesserte Lebensqualität im weiteren Verlauf sowie überraschenderweise sogar ein verlängertes Überleben bei Patienten mit vorbestehenden Schmerzen (Lillemoe et al. 1993) im Vergleich zur Plazeboinjektion. Dies wurde in einer weiteren Studie zur perkutanen Splanchnikusblockade bestätigt (Süleyman Ozyalçin et al. 2004).

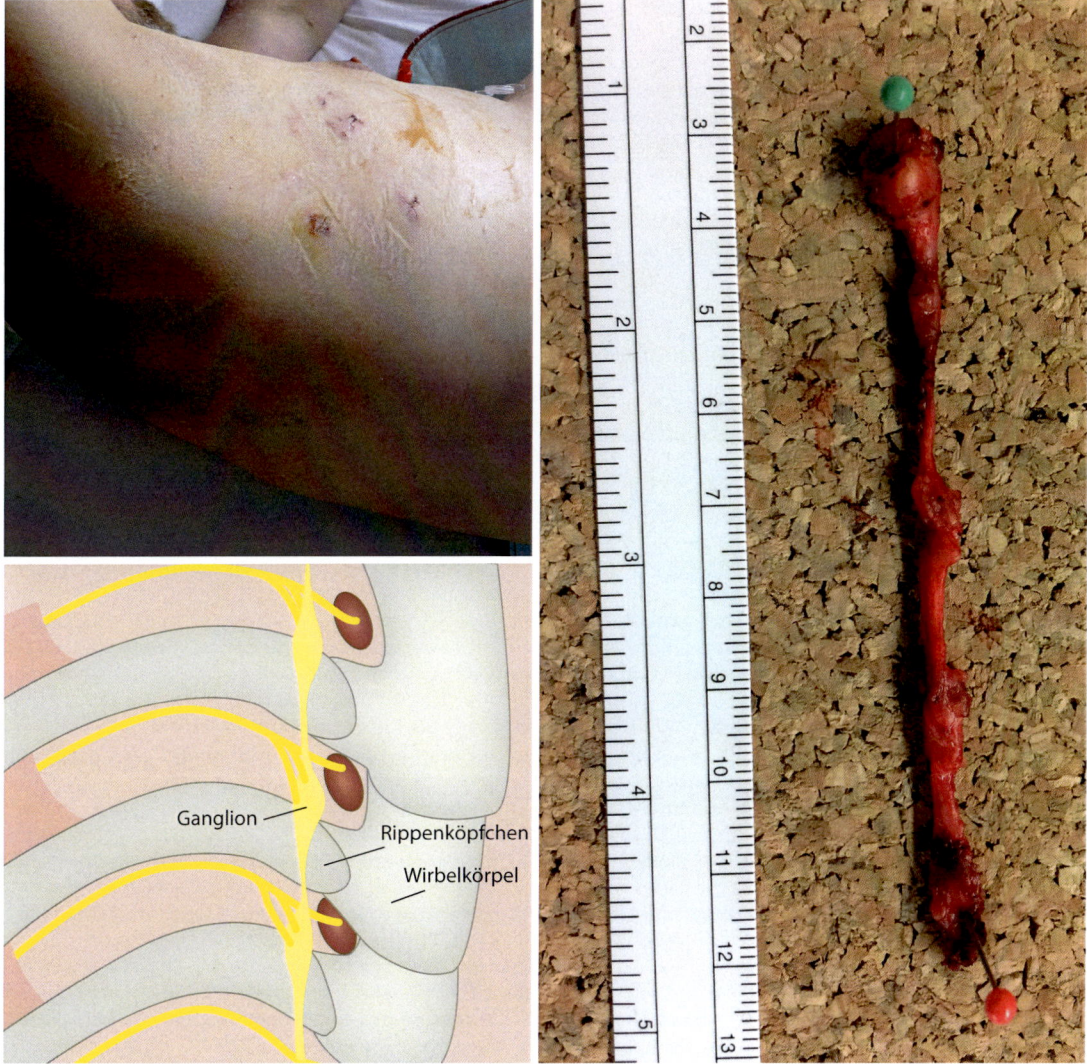

Ganglion

Rippenköpfchen

Wirbelkörpel

◘ **Abb. 19.2**   Videoassistierte thorakale Splanchnektomie bei pankreatogenem Schmerz. Der Grenzstrang wird
in seinem Verlauf über den Rippenköpfchen dargestellt
und in Höhe T5 bis T8 reseziert. Das Verfahren kann
einseitig oder beidseitig durchgeführt werden

Zusammenfassend scheinen die Splanchnikus-
und Zöliakusblockade trotz zum Teil inkonsisten-
ter Datenlage eine wertvolle Möglichkeit der effektiven Schmerztherapie mit Reduktion des
Schmerzmittelbedarfs darzustellen. Eine frühe
Intervention (bei Diagnosestellung bzw. intraoperativ) scheint von Vorteil hinsichtlich des mittelfristigen Verlaufs zu sein.

Literatur

Arcidiacono, Paolo G., Giliola Calori, Silvia Carrara, et al.
2011. Celiac plexus block for pancreatic cancer pain in
adults. Cochrane Database Syst Rev (3):CD007519

Bhatnagar S, Joshi S, Rana SPS, Mishra S et al (2014) Bedside ultrasound-guided celiac plexus neurolysis in
upper abdominal cancer patients: a randomized,
prospective study for comparison of percutaneous
bilateral paramedian vs. unilateral paramedian
needle-insertion technique. Pain Practice 14(2):
E63–E68

Bliss LA, Eskander MF, Kent TS et al (2016) Early surgical bypass versus endoscopic stent placement in pancreatic
cancer. HPB 18(8):671–677

Bockhorn M, Uzunoglu FG, Adham M et al (2014) Borderline resectable pancreatic cancer: a consensus state-

ment by the International Study Group of Pancreatic Surgery (ISGPS). Surgery 155(6):977–988

Crippa S, Bittoni A, Sebastiani E et al (2016) Is there a role for surgical resection in patients with pancreatic cancer with liver metastases responding to chemotherapy? Eur J Surg Oncol. https://doi.org/10.1016/j.ejso.2016.06.398

Demir IE, Friess H, Ceyhan GO (2012) Nerve-cancer interactions in the stromal biology of pancreatic cancer. Front Physiol 3. https://doi.org/10.3389/fphys.2012.00097

Doi S, Yasuda I, Kawakami H et al (2013) Endoscopic ultrasound-guided celiac ganglia neurolysis vs. celiac plexus neurolysis: a randomized multicenter trial. Endoscopy 45(5):362–369

Esposito I, Kleeff J, Bergmann F et al (2008) Most pancreatic cancer resections are R1 resections. Ann Surg Oncol 15(6):1651–1660

Fleming JB, Roife D, Dai B et al (2016) Ex vivo testing of patient-derived xenografts mirrors the clinical outcome of patients with pancreatic ductal adenocarcinoma. Clin Cancer Res. https://doi.org/10.1158/1078-0432.CCR-15-2936

Frigerio I, Regi P, Giardino A et al (2017) Downstaging in stage IV pancreatic cancer: a new population eligible for surgery? Ann Surg Oncol. https://doi.org/10.1245/s10434-017-5885-4

Fujii T, Yamada S, Suenaga M et al (2014) Preoperative internal biliary drainage increases the risk of bile juice infection and pancreatic fistula after pancreatoduodenectomy: a prospective observational study. Pancreas. https://doi.org/10.1097/MPA.0000000000000265

Glazer ES, Hornbrook MC, Krouse RS (2014) A meta-analysis of randomized trials: immediate stent placement vs. surgical bypass in the palliative management of malignant biliary obstruction. J Pain Symptom Manag 47(2):307–314

Gress F, Schmitt C, Sherman S, Ikenberry S, Lehman G (1999) A prospective randomized comparison of endoscopic ultrasound- and computed tomography-guided celiac plexus block for managing chronic pancreatitis pain. Am J Gastroenterol 94(4):900–905

Gurusamy, Kurinchi Selvan, Senthil Kumar Brian R. Davidson. 2013. Prophylactic gastrojejunostomy for unresectable periampullary carcinoma. Cochrane Database Syst Rev (2):CD008533

Gurusamy, Kurinchi Selvan, Senthil Kumar, Brian R. Davidson Giuseppe Fusai. 2014. Resection versus other treatments for locally advanced pancreatic cancer. Cochrane Database Syst Rev (2):CD010244

Hartwig W, Hackert T, Hinz U et al (2009) Multivisceral resection for pancreatic malignancies: risk-analysis and long-term outcome. Ann Surg 250(1):81–87

Iacono C, Ruzzenente A, Campagnaro T et al (2013) Role of preoperative biliary drainage in jaundiced patients who are candidates for pancreatoduodenectomy or hepatic resection: highlights and drawbacks. Ann Surg 257(2):191–204

Jeurnink SM, Steyerberg EW, van Hooft JE et al (2010) Surgical gastrojejunostomy or endoscopic stent placement for the palliation of malignant gastric outlet obstruction (SUSTENT Study): A multicenter randomized trial. Gastrointest Endosc 71(3):490–499

Johnson CD, Berry DP, Harris S et al (2009) An open randomized comparison of clinical effectiveness of protocol-driven opioid analgesia, celiac plexus block or thoracoscopic splanchnicectomy for pain management in patients with pancreatic and other abdominal malignancies. Pancreatology 9(6):755–763

Kneuertz PJ, Cunningham SC, Cameron JL et al (2011) Palliative surgical management of patients with unresectable pancreatic adenocarcinoma: trends and lessons learned from a large, single institution experience. J Gastrointest Surg 15(11):1917–1927

Kofokotsios A, Papazisis K, Andronikidis I et al (2015) Palliation with endoscopic metal stents may be preferable to surgical intervention for patients with obstructive pancreatic head adenocarcinoma. Int Surg 100(6):1104–1110

Lavu H, Lengel HB, Sell NM et al (2015) A prospective randomized double blind placebo controlled trial on the efficacy of ethanol celiac plexus neurolysis in patients with operable pancreatic and periampullary adenocarcinoma. J Am Coll Surg 220(4):497–508

Lillemoe KD, Cameron JL, Kaufman HS et al (1993) Chemical splanchnicectomy in patients with unresectable pancreatic cancer. A prospective randomized trial. Ann Surg 217(5):447–457

McDowell BD, Chapman CG, Smith BJ et al (2015) Pancreatectomy predicts improved survival for pancreatic adenocarcinoma: results of an instrumental variable analysis. Ann Surg 261(4):740–745

Nagaraja V, Eslick GD, Cox MR (2014) Endoscopic stenting versus operative gastrojejunostomy for malignant gastric outlet obstruction. A systematic review and meta-analysis of randomized and non-randomized trials. J Gastrointest Oncol 5(2):92–98

Navarra G, Musolino C, Venneri A et al (2006) Palliative antecolic isoperistaltic gastrojejunostomy: a randomized controlled trial comparing open and laparoscopic approaches. Surg Endosc 20(12):1831–1834

Rahib L, Smith BD, Aizenberg R, Rosenzweig AB et al (2014) Projecting cancer incidence and deaths to 2030: the unexpected burden of thyroid, liver, and pancreas cancers in the United States. Cancer Res 74(11):2913–2921

Seufferlein T, Porzner M, Becker T et al (2013) S3-guideline exocrine pancreatic cancer. Z Gastroenterol 51(12):1395–1440

Singh S, Sachdev AK, Chaudhary A, Agarwal AK (2008) Palliative surgical bypass for unresectable periampullary carcinoma. Hepatobil Pancreat Dis Int 7(3):308–312

Strobel O, Hank T, Hinz U et al (2016) Pancreatic cancer surgery: the new R-status counts. Ann Surg. https://doi.org/10.1097/SLA.0000000000001731

Süleyman Ozyalçin N, Talu GK, Camlica H, Erdine S (2004) Efficacy of coeliac plexus and splanchnic nerve blockades in body and tail located pancreatic cancer pain. Eur J Pain 8(6):539–545

Sun H, Ma H, Hong G, Sun H, Wang J (2014) Survival improvement in patients with pancreatic cancer by decade: a period analysis of the SEER Database, 1981–2010. Sci Report 4:6747

19

Szymanski D, Durczynski A, Nowicki M, Strzelczyk J (2013) Gastrojejunostomy in patients with unresectable pancreatic head cancer – the use of roux loop significantly shortens the hospital length of stay. World J Gastroenterol 19(45):8321–8325

Tol JAMG, Eshuis WJ, Besselink MGH et al (2015) Nonradical resection versus bypass procedure for pancreatic cancer – a consecutive series and systematic review. Eur J Surg Oncol 41(2):220–227

Verbeke CS (2013) Resection margins in pancreatic cancer. Surg Clin N Am 93(3):647–662

Wyse JM, Carone M, Paquin SC et al (2011) Randomized, double-blind, controlled trial of early endoscopic ultrasound-guided celiac plexus neurolysis to prevent pain progression in patients with newly diagnosed, painful, inoperable pancreatic cancer. J Clin Oncol 29(26):3541–3546

Yamamoto KN, Yachida S, Nakamura A et al (2017) Personalized management of pancreatic ductal adenocarcinoma patients through computational modeling. Cancer Res. https://doi.org/10.1158/0008-5472.CAN-16-1208

Yu XZ, Li J, Fu DL et al (2014) Benefit from synchronous portal-superior mesenteric vein resection during pancreaticoduodenectomy for cancer: a meta-analysis. Eur J Surg Oncol 40(4):371–378

Palliative Chirurgie hepatobiliärer Tumoren

Hanno Matthaei und Steffen Manekeller

© Springer-Verlag GmbH Deutschland, ein Teil von Springer Nature 2019
M. Ghadimi et al. (Hrsg.), *Palliative Viszeralchirurgie*,
https://doi.org/10.1007/978-3-662-57362-4_20

Bei lokaler Irresektabilität eines malignen Lebertumors, dem Vorliegen von extrahepatischen Metastasen sowie bei Lebermetastasen eines inkurablen Tumorleidens liegt eine palliative Situation vor. Der Lebensqualität kommt hierbei neben der Überlebenszeit eine essenzielle Bedeutung zu, die in bestimmten Situationen durch eine Operation entscheidend verbessert werden kann. Die heutige hepatobiliäre Chirurgie birgt jedoch trotz stetiger Verbesserung der perioperativen Medizin und der operativen Technik das Risiko für signifikante postoperative Morbidität und Mortalität, weshalb das Vorgehen in der palliativen Situation sorgfältig abzuwägen ist. Neuroendokrine Lebermetastasen (NELM) stellen die Hauptindikation für die palliative Leberchirurgie dar. Zum einen können durch zytoreduktive Chirurgie die Symptome insbesondere bei hormonaktiven neuroendokrinen Tumoren (NET) gebessert werden. Zum anderen ist hierdurch häufig auch eine Prognoseverbesserung beim oft protrahierten Krankheitsverlauf zu erzielen. Weiterhin kann eine palliativ-intendierte Lebermetastasenchirurgie insbesondere bei Ovarial-, Mamma-, Nierenzellkarzinom und Keimzelltumoren sinnvoll sein. Vor allem beim kolorektalen Karzinom kann zudem bei divergenten Ansprechen auf eine palliative Chemotherapie auch eine Resektion von einzelnen progredienten Metastasen erwogen werden. Ein Stauungsikterus, der insbesondere durch obstruierende biliäre Adenokarzinome sowie andere tumorbedingte Stenosierungen des Gallenwegsystems entsteht, kann den Patienten durch Juckreiz, aber auch weitere systemische Beeinträchtigungen wie Cholangiosepsis, Immunschwächung und progredientes Leberversagen z. T. schwer belasten. Eine chirurgische Drainageoperation kann indiziert sein, wenn eine endoskopische bzw. perkutane Galleableitung nicht möglich ist oder sich ein biliodigestiver Bypass im Rahmen einer explorativen Laparotomie eines irresektablen Tumors anbietet. Die individuelle Palliativtherapie bei unheilbaren Lebertumoren sollte grundsätzlich die Wünsche des Patienten und eine psychoonkologische Behandlung einschließen.

20.1 Einleitung

Die onkologische Leberchirurgie ist noch ein relativ junges medizinisches Teilgebiet (Foster 1991; Hardy 1990). Carl von Langenbuch führte 1888

die erste erfolgreiche Tumorresektion der Leber durch. Dabei resezierte er einen 370 g schweren, gestielten Tumor der linken Leber bei einer 30-jährigen Patientin. Hierbei handelte es sich vermutlich um eine fokale noduläre Hyperplasie (FNH) oder ein Adenom. Die erste Resektion eines malignen Tumors der Leber gelang Albert Lucke im Jahre 1891 (Lucke 1891). Bis zum Ende des 19. Jahrhunderts waren allerdings gerade einmal Erfahrungen zu 76 Operationen veröffentlicht mit einer Mortalitätsrate von ca. 15 % (Keen 1899). Auch die Morbidität in der Leberchirurgie insbesondere durch große Blutverluste war in dieser Phase erheblich, was die anfängliche Euphorie in dieser Disziplin dämpfte.

Durch chirurgisch hilfreiche neue Erkenntnisse in der Leberanatomie rückte das Organ schließlich wieder in den Fokus des operativen Interesses. So führte Hans von Haberer 1909 die erste Hemihepatektomie links durch. Walter Wendel berichtete 1911 die erste Hemihepatektomie rechts bei hepatozellulärem Karzinom (HCC) mit präventiver Ligatur der Glisson-Gefäße und unter Berücksichtigung der durch Cantlie definierten funktionellen Anatomie.

Durch die Kriegsjahre konnte gezwungenermaßen die Behandlung des Lebertraumas erlernt und optimiert werden. In dieser Phase wurde auch das perioperative Management des kritischen Patienten durch bahnbrechende Verbesserungen in der hämodynamischen, respiratorischen und metabolischen Therapie modernisiert. Es folgte durch Claude Couinaud im Jahr 1957 als anatomischer Meilenstein die Einteilung der Leberarchitektur in 8 Segmente (Sutherland und Harris 2002; Couinaud 1957). Diese basiert auf der separaten segmentalen arteriellen und portalvenösen Blutversorgung sowie der Gallengangdrainage eines jedem Segments. Sie stellt weiterhin die funktionell-anatomisch wichtigste und mittlerweile weltweit am weitesten akzeptierte Klassifikation dar.

Auch in anderen Disziplinen wie Bildgebung und Pathologie waren große Fortschritte zu verzeichnen, die der onkologischen Leberchirurgie zuspielten. Durch eine bessere Hämostase (z. B. mittels Pringle-Manöver) (Pringle 1908), optimierte Dissektionstechnik (z. B. mittels Ultraschall-Dissektor CUSA [Cavitron Ultrasonic Surgical Aspirator]) (Aragon und Solomon 2012) sowie durch physiologische Erkenntnisse des maximalen Ausmaßes der Leberresektion

(70–80 % der gesunden Leber) (Clavien et al. 2007) konnten immer ausgedehntere Leberresektionen durchgeführt werden.

Hierdurch und durch bessere onkologische Therapieoptionen haben sich gerade in der Leberchirurgie in den letzten 15 Jahren die Bewertung, wann eine Situation als palliativ einzustufen ist, deutlich gewandelt. Während noch in den 1990er-Jahren z. B. 3 kolorektale Lebermetastasen in vielen Krankenhäusern bereits eine Indikation zur palliativen Chemotherapie bedeutet haben, werden heute mit modernen mehrzeitigen und multimodalen Konzepten auch Patienten mit viel höherer Tumorlast für ein Langzeitüberleben oder gar im Sinne einer Heilung operiert. Nach wie vor ist die Leberteilresektion somit die zentrale Komponente in der *kurativen* Therapie primärer und sekundärer Malignome der Leber.

In der Palliation ist eine Leberoperation mit Risiko für zusätzliche postoperative Morbidität und damit Reduzierung der Lebensqualität streng abzuwägen. Eine *palliative Situation* liegt vor, wenn

- ein primärer Lebertumor lokal irresektabel ist,
- extrahepatische Metastasen davon vorliegen bzw.
- Lebermetastasen eines inkurablen extrahepatischen Tumorleidens diagnostiziert wurden.

Da die Begriffsauslegung „palliativ" nicht immer einheitlich ist, ist die Identifizierung und Zusammenführung der Literatur erschwert.

> ❯ **Zu den Hauptindikationen für eine Leberteilresektion in der Palliation zählt eine langsam voranschreitende und/oder symptomatische unheilbare Tumorerkrankung, bei der durch chirurgische Reduktion der Tumorlast ein prognostischer Vorteil sowie eine Verbesserung bzw. Erhaltung der Lebensqualität zu erwarten ist. Metastasen neuroendokriner Tumoren (NET) sind hier die häufigste Indikation für eine palliative Leberteilresektion.**

Im Fokus der palliativen Symptombehandlung primärer hepatobiliärer Tumoren steht der Ikterus bei erhöhtem Bilirubin im Blutserum (> 2 mg/dl), das sich im Gewebe ablagert und hier zur Gelbfärbung von Haut, Schleimhäuten und Skleren führt. Dieser entsteht zum einen als hepatischer Ikterus bei tumorbedingtem Leberversagen oder als posthepatischer Stauungsikterus bei Gallenwegobstruktion. Ursächlich für Letzteren ist z. B. ein stenosierendes Cholangiokarzinom oder eine tumorbedingte Verlegung bzw. Kompression der Gallenwege.

Eine besonders unangenehme Begleiterscheinung des Ikterus ist der permanente, therapieresistente Juckreiz der Haut. Darüber hinaus hat ein erhöhtes Bilirubin negative systemische Auswirkungen. So scheint ein unbehandelter Ikterus durch Schwächung des Immunsystems die Tumorprogression zu fördern (Strasberg et al. 2014). Dies ist unter anderem auch der Tatsache geschuldet, dass der Ikterus für viele Chemotherapien eine Kontraindikation darstellt und dessen Beseitigung erst eine systemische Tumortherapie ermöglicht.

Eine verminderte Aufnahme der fettlöslichen Vitamine bei gestörtem enterohepatischen Kreislauf kann durch Vitamin-K-Mangel zu schweren Gerinnungsstörungen und Hämorrhagien führen. Es konnte zudem eine Dysfunktion der Darmbarrierefunktion für Bakterien und Endotoxine mit folglich erhöhtem Risiko für Sepsis und das Systemic Inflammatory Response Syndrome (SIRS) bei Patienten mit Ikterus nachgewiesen werden (Papadopoulos et al. 2007). Bei chronischem Stauungsikterus droht zudem ein progredientes Leberversagen.

> ❯ **Die Therapie des Ikterus steht nicht nur bei Patienten präoperativ im Fokus, sondern ist auch bei Patienten in der Palliation ein essenzielles Behandlungsziel (Boulay und Birg 2016).**

Behandlungsziele in der Palliation hepatobiliärer Tumoren:
- Verlängerung des Überlebens
- Behandlung der Hauptsymptome:
  - Ikterus
  - Schmerzen
  - Obstruktion des oberen Gastrointestinaltrakts
- Psychische Stabilisierung

Aktuelle Therapieoptionen der palliativen Therapie von Lebertumoren:
- Chirurgische Therapie:
  - Resektion
  - Biliodigestiver Bypass

- Implantation von Infusionssystemen zur lokalen Chemotherapie
- Gastroenterostomie
- Endoskopie:
  - Interventionelle endoskopisch retrograde Cholangiopankreatikografie (z. B. Stenting)
  - Interventionelle Ösophagogastroduodenoskopie (ÖGD; z. B. Stenting, PEG-Anlage)
  - Fotodynamische Therapie (PDT)
- Interventionelle Radiologie:
  - Perkutane transhepatische Gallengangdrainage/Stenting
  - Transarterielle Chemoembolisation (TACE)
  - Selektive interne Radiotherapie (SIRT)
  - Radiofrequenzablation (RFA)
  - Mikrowellenablation (MWA)
- Strahlentherapie:
  - Perkutan
  - Selektive interne Radiotherapie (SIRT)
- Chemotherapie:
  - Systemisch
  - Lokal
- Symptomatische medikamentöse Therapie und Infusionstherapie
- Psychoonkologische Therapie

> **Zu den Hauptindikationen für eine Leberteilresektion in der Palliation zählt eine langsam voranschreitende und/oder symptomatische unheilbare Tumorerkrankung, bei der durch chirurgische Reduktion der Tumorlast ein prognostischer Vorteil sowie eine Verbesserung bzw. Erhaltung der Lebensqualität zu erwarten ist.**

Im Folgenden werden die klinischen Szenarien bei Patienten mit einem hepatobiliärem Malignom beschrieben, bei denen eine Palliativoperation in Erwägung zu ziehen ist.

20.2 Cholangiozelluläres Karzinom (CCC)

Adenokarzinome des Gallengangsystems entstehen aus den duktalen Epithelzellen der großen und kleinen Gallenwege sowie der Gallenblase (Banales et al.

2016; Blechacz et al. 2011). Es werden basierend auf der Tumorlokalisation neben den Gallenblasenkarzinomen intrahepatische, perihiläre und distale CCC unterschieden. Letztere sind seltener als die extrahepatischen CCC, die als perihiläre sog. „Klatskin"-Tumoren mit 60–70 % den Großteil der CCC ausmachen. Diese aggressive Tumorentität ist mit einer Inzidenz von ca. 3/100.000 relativ selten in der westlichen Welt und repräsentiert damit ca. 5 % aller gastrointestinalen malignen Tumorerkrankungen.

Das CCC ist der zweithäufigste primäre maligne Lebertumor und betrifft vor allem Menschen in der 7. Lebensdekade. Bei jüngeren Menschen ist das CCC seltener anzutreffen und wird gelegentlich in Assoziation mit einer primär sklerosierenden Cholangitis (PSC) beobachtet.

Die Überlebenszeit der Patienten mit CCC ist meist auf Monate bis wenige Jahre beschränkt. Neuere Erkenntnisse zeigen, dass diese Tumoren hinsichtlich ihrer Genetik und ihres biologischen Verhaltens heterogen sind und selten sogar Langzeitverläufe beobachtet werden (Patel 2011; Jiao et al. 2013).

Die komplette Resektion (R0) mit Entfernung des tumortragenden Leberparenchyms im Gesunden ist die einzige Chance auf Heilung und stellt die Standardtherapie bei *intrahepatischen* CCC dar. Die Pankreatoduodenektomie wird bei resektablen *distalen* CCC angewendet. Abhängig von Tumorlokalisation und Ausdehnung des *perihilären* CCC erfolgt hier eine Resektion des betroffenen intra- und extrahepatischen Gallengangs durch die (erweiterte) Hemihepatektomie rechts mit Segment 1. Zudem werden beim CCC die regionären Lymphknoten entfernt.

Leider ist nur eine Minderheit der CCC mit kurativer Therapieintention resektabel, und auch nach Resektion liegt die 5-Jahres-Überlebensrate in den meisten Studien unter 40 %. Als Hauptproblem gilt, dass die Erkrankung aufgrund fehlender effektiver Früherkennungsstrategien bei ca. 80 % der Patienten im weit fortgeschrittenen Stadium entdeckt wird, wenn ein lokal ausgedehnter Primärtumor oder das Vorhandensein von Metastasen einen kurativen Ansatz ausschließen (Banales et al. 2016; Patel 2011).

Im Falle eines nicht resektablen CCC ist das mediane Überleben meist nicht länger als 6 Monate (Esnaola et al. 2016). Im Fokus der Palliation steht dann insbesondere die Behandlung des Stauungsikterus. Es sollte erfahrungsgemäß ein Lebervolumen von zumindest 50 % drainiert werden.

> Eine zügige und effektive Behandlung des Stauungsikterus steht insbesondere beim perihilären und extrahepatischen Gallengangkarzinom im Zentrum der palliativen Chirurgie.

Auswirkung des Stauungsikterus in der palliativen Phase:
- Therapieresistenter Juckreiz
- Steatorrhö und Kachexie
- Mangel fettlöslicher Vitamine
- Blutung bei Vitamin-K-Mangel
- Störung des enterohepatischen Kreislaufs
- Störung der Darmbarriere
- Progrediente Leberinsuffizienz
- Tumorprogression

20.2.1 Intrahepatisches und perihiläres CCC

Im Falle eines *intrahepatischen* CCC kann eine palliative und somit inkomplette Resektion nicht empfohlen werden (Lang et al. 2005).

> Aufgrund der relativen Häufigkeit sind Patienten mit inoperablen *perihilären CCC* im klinischen Alltag am häufigsten anzutreffen.

Im Vergleich zu Patienten mit zentralem CCC leiden Patienten mit extrahepatisch lokalisiertem CCC besonders häufig unter den Folgen ihrer Cholestase. Es haben sich hierbei durch *endoskopische retrograde Cholangiopankreatikografie* (ERCP) platzierbare Stents etabliert, und diese können in den allermeisten Fällen einen zügigen Abfall des Serumbilirubins bewirken (Ballinger et al. 1994). Es kommen Kunststoff- und Metallstents zum Einsatz. Letztere sind effektiver hinsichtlich einer langfristigen Durchgängigkeit, müssen daher seltener gewechselt werden und kommen aufgrund der höheren Kosten im Vergleich zu Plastikstents insbesondere bei Patienten mit längerer Lebenserwartung (> 6 Monate) zur Anwendung. In dieser Situation konnte dann wiederum eine Kosteneffizienz im Vergleich zu Plastikstents nachgewiesen werden (Sangchan et al. 2014).

Sollte eine ERCP z. B. bei kompletter Tumorverlegung des Ductus hepaticus communis nicht möglich sein, so bietet sich die *perkutane transhepatische*

Gallenwegdrainage (PTCD) als ähnlich effektive, aber tendenziell invasivere Alternative an. Insbesondere bei Bismuth Typ III oder IV ist eine Stentplatzierung oftmals erschwert und eine PTCD gerade bei gestauten intrahepatischen Gallenwegen gut durchführbar (Paik et al. 2009). Nachteilig ist bei der PTCD der höhere Pflegeaufwand aufgrund des externen Drainagematerials samt Auffangbeutel, der regelmäßig geleert bzw. gewechselt werden muss.

Die Möglichkeiten sowohl der endoskopischen als auch perkutanen Gallenwegdrainage unterliegen einer ständigen Verbesserung. So ist heutzutage z. B. auch eine perkutane Stentplatzierung (Mahgerefteh et al. 2015) sowie eine endosonografisch gesteuerte Entlastung des Gallenwegsystems möglich (Sarkaria et al. 2013).

Die *chirurgische Gallenwegdrainage* in Form eines biliodigestiven Bypasses wurde im Zuge der modernen interventionellen Verfahren sukzessive zurückgedrängt, ist jedoch beim fortgeschrittenen *perihilären* CCC prinzipiell in zwei klinischen Szenarien zu erwägen:
- Zum einen kann diese bei Patienten mit gutem Allgemeinzustand und tendenziell längerer Lebenserwartung (> 6 Monate) durchgeführt werden, wenn z. B. der Versuch einer endoskopischen Stentplatzierung oder PTCD-Anlage frustran verlief.
- Zum anderen kann diese dann sinnvoll sein, wenn sich ein CCC im Rahmen einer explorativen Laparotomie/Laparoskopie als inoperabel darstellt und in diesem Zusammenhang eine drainierende Operation besonders unkompliziert durchführbar erscheint.

Im Vergleich zur nichtoperativen Therapie des Stauungsikterus haben Patienten nach chirurgischer Gallengangdrainage eine höhere behandlungsassoziierte Morbidität. Diese wurde in der Vergangenheit aufgrund des zuverlässigen und lang anhaltenden Abflusses toleriert. Büttner et al. publizierten kürzlich die bislang größte Multizentererhebung zu dieser Thematik. Es wurden hier 777 Patienten mit irresektablen hilären Cholangiokarzinomen und Gallenblasenkarzinomen eingeschlossen. Die Operationen umfassten die Cholezystektomie bzw. Gallengangresektion mit biliodigestiver Anastomose. Die palliativ operierten Patienten hatten im Vergleich zu den lediglich explorierten Patienten deutlich mehr postoperative Komplikationen (19,2 vs. 3,8 %; p = 0,001) und hier insbesondere Wundinfekte, Blutungen sowie

Galleleckagen, die u. a. zu einem signifikant längeren Krankenhausaufenthalt führten. Ein Überlebensvorteil konnte für keine der Gruppen gemessen werden. So ist es nicht verwunderlich, dass sich der Anteil der palliativ operierten Patienten anteilsmäßig über den Beobachtungszeitraum von 16,3 auf 6,6 % verringert hat (Buettner et al. 2016).

Durch innovative Metallstents u. a. in Kombination mit alternativen Zusatztherapien wie z. B. Radiofrequenzablation (RFA) und fotodynamischer Therapie (PDT) ist zu erwarten, dass sich der Stellenwert interventioneller Verfahren bei extrahepatischer, karzinombedingter Gallenwegstenose weiter vergrößern und operative Strategien weiter in den Hintergrund rücken werden (Moss et al. 2007).

Sollte doch eine chirurgische Drainage notwendig sein, so wird in der Literatur insbesondere der Segment-III-Bypass beschrieben (◘ Abb. 20.1). Dieser wurde erstmals von Bismuth und Corlette im Jahr 1975 publiziert (Bismuth und Corlette 1975). Hier wird der meist hilusfern gelegene und in seiner Anatomie relativ konstant ausgeprägte Gallengang des Segments III mit einer Jejunumschlinge anastomosiert. Dieser kann üblicherweise durch Dissektion an der linken Basis des Lig. teres hepatis identifiziert werden. Er liegt hier meist etwas oberhalb und posterior des entsprechenden portalen Asts.

Bei zwei Dritteln der Patienten konnte eine erfolgreiche Ikterusbehandlung erzielt werden (Guthrie et al. 1994; Li et al. 2003). In selten Fällen, wenn ein Segment-III-Bypass nicht möglich ist, kann entweder der Gang des rechten anterioren Sektors oder können die segmentalen Gallengänge rechts anastomosiert werden. Der intraoperative Ultraschall sowie die Cholezystektomie können hierbei zur besseren Übersicht hilfreich sein. Der rechte Bypass ist technisch komplizierter und mit einer signifikant höheren Morbidität sowie rascherem Bypassversagen assoziiert im Vergleich zum Segment-III-Bypass und sollte daher nur für Ausnahmefälle vorbehalten bleiben.

20.2.2 Distales CCC

Eine Verlegung des Ductus choledochus durch ein distales CCC ist normalerweise gut durch Stents per ERCP zu versorgen. Die Indikation zur palliativen Chirurgie sollte somit insbesondere im Hinblick auf die guten interventionellen Möglichkeiten, des oftmals kurzen Überlebens der Patienten mit distalem CCC und der hohen Komplikationsrate sehr streng gestellt werden. Sie kommt wie beim perihilären CCC in der palliativen Behandlung des Ikterus infrage, wenn die Lebenserwartung länger als 6 Monate einzuschätzen ist (Boulay und Birg 2016).

Je nach Lokalisation der Stenose kann eine Hepatikojejunostomie oder Choledochojejunostomie durchgeführt werden, die zur Minimierung operationsbedingter Morbidität in spezialisierten Zentren auch laparoskopisch angelegt werden kann (Tang et al. 2007). Lai et al. untersuchten den Stel-

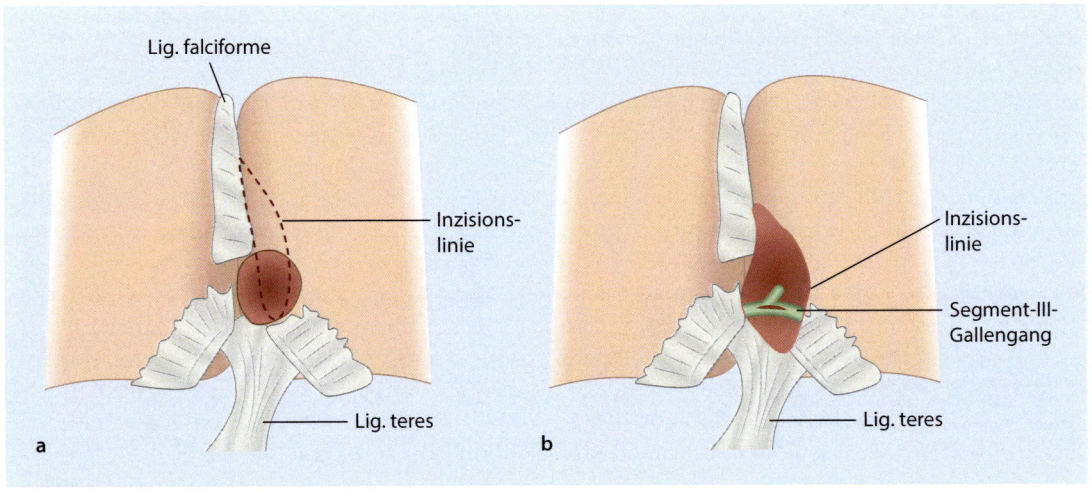

◘ Abb. 20.1 a Nach Entfernung von etwas Leberparenchym unmittelbar links des Lig. falciforme nach vorheriger Ultraschalldarstellung kann der Gallengang zu Segment III exponiert werden. **b** Dieser wird nun longitudinal über mindestens 1 cm inzidiert und nachfolgend eine biliodigestive Anastomose angelegt

20

lenwert der roboterassistierten Hepatikojejunostomie im palliativen Setting bei 9 Patienten mit fortgeschrittenem Gallengangkarzinom. Während ein Patient eine Anastomoseninsuffizienz erlitt, verstarb keiner der Patienten durch die Operation. Im Mittel konnten die Patienten nach knapp 2 Wochen entlassen werden. Die Durchführbarkeit der roboterassistierten Hepatikojejunostomie konnte auch beim Pankreaskopfkarzinom nachgewiesen werden (Chen et al. 2015). Eventuelle Vorteile dieser apparativ-technisch aufwendigen und kostenintensiven Verfahren sind jedoch noch nicht evident, sodass zum derzeitigen Stand noch keine Empfehlung hierfür ausgesprochen werden kann.

Neben der Gallenwegobstruktion kann auch eine maligne Magenausgangsstenose durch ein von außen komprimierendes oder bereits infiltrierendes hiläres oder distales Cholangiokarzinom verursacht werden. Dies kann zu einer erheblichen Beeinträchtigung der Lebensqualität führen. Durch Schmerzen bei z. B. Infiltration des Plexus coeliacus, rezidiverender Übelkeit, Reflux und Erbrechen kommt es unbehandelt rasch zur Kachexie, was eine Hauptursache für das meist sehr kurze Überleben dieser Patienten darstellt (Buettner et al. 2016; Ly et al. 2010). In dieser Situation wurde in der Vergangenheit eine offene und zunehmend die laparoskopische Gastrojejunostomie durchgeführt (Ly et al. 2010; Park und Chi 2010; Kohan et al. 2015).

In den letzten Jahren hat sich das Spektrum der Behandlungsmöglichkeiten bei proximaler Dünndarmstenose insbesondere im Zuge der modernen Endoskopie und Radiologie erweitert. Der Einsatz von Stents zur Obstruktionsprophylaxe des betroffenen Darmabschnitts hat neben dem weniger invasiven Charakter den Vorteil des sofortigen oralen Kostaufbaus und damit der raschen Rekonvaleszenz des Patienten. Allerdings besteht ein erhöhtes Risiko für eine Restenosierung bei bis zu einem Viertel der Patienten, und es kann zu weiteren, jedoch weniger häufigen Komplikationen wie der gefürchteten Stentmigration und -perforation kommen (Pinto Pabón et al. 2001).

20.3 Hepatozelluläres Karzinom (HCC)

Das HCC zählt in der westlichen Welt zu einer der häufigsten krebsbedingten Todesursachen. Trotz der immer erfolgreicheren Prävention und

Therapie, u. a. durch Behandlung viraler Hepatitiden als Hauptrisikofaktor, ist das HCC weltweit zahlenmäßig auf dem Vormarsch. Besonders in Assoziation mit nicht alkoholbedingter Fettlebererkrankung (NAFLD) und nicht alkoholbedingter Steatohepatitis (NASH) wird diese Entität immer häufiger beobachtet.

Kurative Strategien umfassen die Resektion und Lebertransplantation sowie ablative Techniken wie die Radiofrequenzablation (RFA) und Mikrowellenablation (MWA). Jedoch versterben fast alle Patienten mit der Diagnose HCC an ihrer Erkrankung. Dies liegt insbesondere an der Tatsache, dass das HCC meist im inkurablen Stadium diagnostiziert wird. Somit kommt der palliativen Behandlung eine besondere Bedeutung zu.

In der systemischen Therapie des HCC steht seit 2007 der *Tyrosinkinaseinhibitor Sorafenib* im Mittelpunkt, der in der metastasierten oder lokal inkurablen Situation das Überleben von etwa 7,9 auf knapp 10,7 Monate verlängern kann (Llovet et al. 2008).

In der Palliation können neben systemischer Therapie weitere Verfahren im individualisierten Ansatz zur Anwendung kommen. Die *transarterielle Chemoembolisation* (TACE) ist ein lokoregionäres Verfahren, bei der eine gezielte transarterielle hochkonzentrierte Chemotherapie in Kombination mit Embolisation der tumorversorgenden Arterien durchgeführt wird. Letztere verhindert neben der Tumornekrose auch das Auswaschen der applizierten Medikation und sorgt für deren protrahierte Wirkung.

Die Hypervaskularisation der meisten HCC macht dieses Verfahren besonderes effektiv. Llovet et al. zeigten bereits 2003 in einer Metaanalyse, dass im Vergleich zur konservativen Behandlung des irresektablen HCC die TACE das Überleben signifikant verlängern kann (Llovet und Bruix 2003). Im Falle eines Downstaging ist selten sogar ein sekundär kurativer Ansatz in Kombination mit einer RFA möglich (Liu et al. 2014). Die Chemotherapie kann beim HCC über eine chirurgisch implantierte arterielle Infusionspumpe direkt in die tumorversorgende Arterie appliziert werden. Mittlerweile werden radiologisch-interventionell implantierbare Systeme favorisiert, um eine Laparotomie zwecks Katheterplatzierung zu vermeiden (Sinn et al. 2013).

Die *selektive interne Radiotherapie* (SIRT) ist ein weiteres katheterbasiertes Verfahren, bei dem radioaktiv beladene Kügelchen in die entsprechenden Leberarterien eingebracht werden und sich in den peripheren Gefäßen des Tumors anreichern. Neben einer lokalen Strahlentherapie durch den Betastrahler Yttrium 90 verursacht diese Methode analog zur TACE ein Tumorabsterben durch Unterbrechung der Blutzufuhr (Ahmadzadehfar et al. 2010). Wenngleich die SIRT bislang keinen Überlebensvorteil gegenüber der TACE gezeigt hat, so ist deren besonders gute Verträglichkeit und damit Vorteil in Bezug auf die Lebensqualität in der Palliation von Patienten mit irresektablem HCC hervorzuheben (Bauschke et al. 2016).

Die Chirurgie ist in der palliativen Phase des HCC nur in Ausnahmefällen sinnvoll. Chotirosniramit et al. untersuchten retrospektiv den Verlauf von 19 Patienten mit Stauungsikterus auf dem Boden eines HCC-assoziierten Tumorthrombus im Gallengang. Bei 2 Patienten erfolgte eine palliative Operation, da ihre Leberreserve und ihr Allgemeinzustand eine Resektion des HCC nicht mehr zuließen. Bei ihnen wurde lediglich Choledochotomie und Tumorthrombusentfernung gefolgt von T-Drainagenplatzierung bzw. Roux-Y-Hepatikojejunostomie vorgenommen. Die Patienten überstanden den Eingriff gut, der Stauungsikterus war suffizient behandelt, und sie wurden in stabilem Zustand entlassen (Fukuda et al. 2002).

In seltenen Fällen kann ein blutendes HCC nach Ausschöpfung konservativer und interventioneller Optionen eine Resektion notwendig machen. Dieses sind sicherlich seltene therapeutische Individualbehandlungen und sollten in der interdisziplinären Tumorkonferenz besprochen werden.

20.4 Lebermetastasen

20.4.1 Metastasen neuroendokriner Tumoren (NET)

Wenngleich NET mit 5,25 Neuerkrankungen auf 100.000 im Jahr relativ selten sind, so ist die Inzidenz in den letzten Jahrzehnten stetig angestiegen (Yao et al. 2008). Patienten mit NET präsentieren sehr heterogene, oftmals therapieresistente Beschwerdebilder, und diese Tumoren haben zudem ein uneinheitliches biologisches Verhalten. NET entstehen insbesondere im Gastrointestinaltrakt.

Bei Diagnosestellung präsentieren sich ca. 40 % der Patienten mit Metastasen (Modlin et al. 2003), wobei die Leber das am meisten betroffene Organ ist und Lebermetastasen die häufigste Todesursache beim NET darstellen (Alagusundaramoorthy und Gedaly 2014).

20.4.1.1 Hormonproduzierende NET

Durch übermäßige Hormonproduktion kommt es bei den ca. 40 % der Patienten mit hormonaktiven Tumoren zu Symptomen wie z. B.

- Ulkusleiden beim Gastrinom
- Schweren Diarrhöen beim VIPom (Verner-Morrison-Syndrom; seltene Tumoren des Gastrointestinaltrakts mit einer Überproduktion des vasoaktiven intestinalen Peptids [VIP])
- Hypoglykämie bei Insulinom.

> Gastroenteropankreatische neuroendokrine Tumoren (GEP-NET) wachsen oftmals langsam, und Patienten leben daher für lange Zeit mit einem metastasierten und symptomatischen Tumorleiden. Nicht nur klinisch, sondern auch psychologisch stellt diese Entität daher eine ganz besondere therapeutische Herausforderung dar.

Martini et al. zeigten kürzlich in ihrem systematischen Review, dass die gesundheitsbezogene Lebensqualität in dieser langen palliativen Phase noch unzureichend bekannt ist (Martini et al. 2016).

Wenngleich das Vorhandensein von Lebermetastasen prognostisch zu den ungünstigsten Faktoren zählt, so ist die zytoreduktive Chirurgie aufgrund des oftmals protrahierten Krankheitsverlaufs und der Schwere der Symptome bei hormonproduzierenden NET eine essenzielle Behandlungsoption (Sarmiento et al. 2003). Hierdurch lassen sich die Symptome bei ca. 80–90 % der Patienten mit neuroendokrinen Lebermetastasen (NELM) erfolgreich beherrschen.

> Die Resektion neuroendokriner Lebermetastasen stellt eine der häufigsten Indikationen zur palliativen Leberresektion dar.

Neben der Verbesserung der Symptome können vital relevante Ereignisse wie schwere Blutungen bei gastrinombedingtem Ulkus, lebensbedrohliche Hypoglykämien bei Insulinom oder Valvulopathien und Herzversagen bei Karzinoiden verhindert werden. Insgesamt zeigten größere Studien eine 5- bzw. 10-Jahres-Überlebensrate von 75 bzw. 50 % nach Resektion der NELM, während unbehandelte Patienten eine deutlich schlechtere Prognose aufweisen (House et al. 2006; Glazer et al. 2010; Mayo et al. 2010).

Eine Resektion sollte erfolgen, wenn mindestens 90 % des Tumorgewebes ggf. unter simultaner Resektion des Primarius erfolgen kann. Patienten mit Karzinoid sollten präoperativ mit Somatostatin geblockt werden, um ein Karzinoidsyndrom mit schwerer Herzkreislaufkomplikation zu verhindern (Akerström et al. 2009). Ähnlich gilt es, Blutzuckerschwankungen bei Insulinom bzw. Glukagonom durch ein erfahrenes Anästhesieteam zu beherrschen.

Bei nicht resektablen Lebermetastasen kommen Verfahren wie Biotherapie, Somatostatinanaloga, Radiopeptidrezeptortherapie, Kryoablation, RFA, TACE oder SIRT infrage.

20.4.1.2 Nicht hormonproduzierende NET

Die Indikation zur Resektion von Lebermetastasen nicht hormonproduzierender NET ist schwieriger zu definieren, und die Studienlage hierzu ist noch nicht eindeutig. Nicht selten liegen hier aufgrund der protrahierten oder fehlenden Klinik bereits extrahepatische Metastasen vor.

Erschwerend für die klinische Forschung kommt beim ohnehin heterogenen Patientengut der NET das breite Spektrum der verwendeten Therapiekombinationen hinzu, weshalb Daten aus prospektiv randomisierten Studien hierzu weitgehend fehlen. Samiento et al. zeigten in einer retrospektiven Studie, dass sich durch ein 80- bis 90 %iges Debulking der nichtfunktionellen NELM Überlebensraten von 61 und 35 % nach jeweils 5 bzw. 10 Jahren erzielen lassen. Im Jahr 2012 wurde im Rahmen einer „Consensus Conference" der European Neuroendocrine Tumor Society (ENET) eine generelle Empfehlung zur Resektion der gut differenzierten NELM (G1/G2) jeglichen Ursprungsorts ausgesprochen (Pavel et al. 2012). Die Therapie der asymptomatischen und der symptomatischen Patienten sollte individuell entschieden werden, und vor allem sollten alle Patienten in prospektive Studien eingeschlossen werden (Sarmiento et al. 2003). Hierdurch ist hoffentlich eine noch individuellere Therapiestratifizierung bei diesen seltenen Tumoren in Zukunft möglich.

Bei irresektablen NELM und niedrigem Proliferationsindex kann eine Lebertransplantation in Betracht gezogen werden (Alagusundaramoorthy und Gedaly 2014). Mazzaferro et al. haben hierzu in Analogie zu dem Milan-System des HCC Kriterien für die Lebertransplantation bei NELM entwickelt. Die vorgeschlagenen Parameter lauten: histologisch gesichertes Karzinoid, Low-grade-Differenzierung, R0-resezierter Primarius einer in das Pfortadersystem drainierenden Lokalisation; ≤ 50 % des Lebervolumens betroffen; kein Tumorprogress in den 6 Monaten vor Lebertransplantation; Alter von 55 Jahren oder jünger. Dieser Therapieansatz ist noch Gegenstand aktueller Studien (Mazzaferro 2007).

Auch gemäß der aktuellen Richtlinien der Bundesärztekammer können NELM eine Indikation zur Lebertransplantation bei Patienten sein, die im NET-Register registriert sind. Eingangskriterien sind hierbei nicht resektable, auf die Leber begrenzte Metastasen eines hochdifferenzierten GEP-NET mit portalvenöser Drainage, eine „stable disease" seit > 6 Monaten nach Resektion des Primarius und evtl. extrahepatischer Befunde bei SE-Beantragung („standard exceptions") und die obligate Vorstellung und Beschlussfassung in einer Tumorkonferenz (Bundesärztekammer).

20.4.1.3 Andere Lebermetastasen

Es existiert ein breiter internationaler Konsens darüber, dass durch die Resektion kolorektaler Lebermetastasen CRLM54 und NELM49 ein Überlebensvorteil erzielt werden kann. Auch die chirurgische Sanierung bei anderen Entitäten mit limitierter Metastasierung (sog. Oligometastasen) wird derzeit intensiv beforscht, wie z. B. im Rahmen der RENAISSANCE-Studie der AIO/CAO-V/CAOGI (NCT02578368). In dieser prospektiv randomisierten Phase-III-Studie wird die alleinige FLOT-Chemotherapie (5-Fluorouracil, Leukovorin, Oxaliplatin, Taxotere) vs. FLOT-Chemotherapie plus Resektion bei Patienten mit limitierter Metastasierung eines Adenokarzinoms des Magens bzw. des gastroösophagealen Übergangs untersucht (Schmidt und Mönig 2017).

Die Indikationen zur Resektion sogenannter nicht kolorektaler nicht neuroendokriner Lebermetastasen (NCNNLM) wurde seit je her kontrovers diskutiert. Dies ist insbesondere dem limitierten und oftmals heterogenen Krankengut der einzelnen Entitäten geschuldet.

Ovarialkarzinom

Beim fortgeschrittenen Ovarialkarzinom stellt die zytoreduktive Chirurgie seit Jahrzehnten einen der wichtigsten Behandlungsschwerpunkte dar (Griffiths 1975). Tumorabsiedelungen im Oberbauch können insbesondere das Zwerchfell befallen und von hier aus die Leber infiltrieren. Aus diesem Grund wird auch die Leberteilresektion bei Infiltration bzw. bei Metastasen sowie bei Rezidivmetastasen im Rahmen einer sekundären Zytoreduktion empfohlen (Kolev et al. 2014). Bei Zwerchfellbefall hat sich zum Debulking eine ventrale Lebermobilisation bewährt (Kato et al. 2016). Ein langes Intervall von Erstdiagnose des Ovarialkarzinoms bis zum Auftreten der Lebermetastasen, R0-Resektion derselben sowie eine geringe Anzahl an Leberfiliae scheinen sich prognostisch besonders günstig auszuwirken (Merideth et al. 2003; Gasparri et al. 2016; Niu et al. 2012). Nach maximalem Debulking kann eine hypertherme intraperitoneale Chemotherapie (HIPEC) zusätzlich das Leben verlängern (Piso et al. 2004).

Mammakarzinom

Auf die Leber beschränkte Metastasen beim Mammakarzinom sind selten. Wenngleich die Chancen auf Heilung sehr gering sind, so wurden 5-Jahres-Überlebensraten > 40 % nach Resektion berichtet (Yoo et al. 2017; Golse und Adam 2017). Es scheint, dass die Resektion von Leberfiliae insbesondere denjenigen Patientinnen nützt, bei denen durch systemische Therapie eine „stable disease" bzw. Tumorregression erzielt werden kann (z. B. bei positivem HER2-Status und im Rahmen einer erfolgreichen Antikörpertherapie). Zudem ist eine R0-Resektion anzustreben, und es sollten, wie auch in der aktuellen AWMF-S3-Leilinie erwähnt (EG0; LoE 3b) (Leitlinienprogramm Onkologie 2017a), keine disseminierten oder extrahepatischen Tumormanifestationen vorliegen (Neuman et al. 2010). Auch wenn hierdurch nicht immer ein Überlebensvorteil erzielt werden kann, so kann das Zeitintervall bis zur nächsten Chemotherapie verlängert werden (Sadot et al. 2015). Spolverato et al. zeigten zudem kürzlich, dass die Leberteilresektion bei Metastasen eines Mammakarzinoms kosteneffektiv in der palliativen Therapie ist, insbesondere wenn diese im Zusammenhang mit neueren Therapien bei HER2-positiven Tumoren durchgeführt wird (Spolverato et al. 2016).

Nierenzellkarzinom

Bei fast einem Drittel aller Patienten mit Nierenzellkarzinom liegt bei Diagnosestellung ein metastasiertes Tumorstadium vor. Saitoh et al. zeigten in einer Autopsiestudie, dass Lebermetastasen in 41 % der untersuchten Verstorbenen vorlagen (Saitoh 1981). Patienten mit metastasiertem Nierenzellkarzinom haben meist eine schlechte Prognose. Die Indikationen für ein chirurgisches Vorgehen sind nicht klar definiert. Pikoulis et al. zeigten in ihrer systematischen Literaturanalyse, dass diese mit niedriger Morbidität und akzeptabler Mortalität durchgeführt werden kann und ein Überleben von bis zu 10 Jahren ermöglicht (Pikoulis et al. 2016). Eine Leberteilresektion erscheint insbesondere dann indiziert, wenn eine R0-Resektion erreicht werden kann (Ruys et al. 2011) und vor der Leberteilresektion ein krankheitsfreies Intervall > 24 Monaten lag (Thelen et al. 2007). Diese Faktoren werden auch in der aktuellen Leitlinie der Deutschen Gesellschaft für Hämatologie und Medizinische Onkologie (DGHO) (Kirchner und Casper 2013) sowie der S3-Leitlinie der AWMF als Indikatoren für eine erfolgreiche Metastasenresektion erwähnt, jedoch wird hierfür kein Evidenzgrad (EG bzw. „level of evidence", LoE) angeführt (Leitlinienprogramm Onkologie 2017a, b). Das Vorliegen von extrahepatischen Metastasen spricht dabei nicht prinzipiell gegen eine Resektion, kann sich allerdings prognostisch negativ auswirken (Hatzaras et al. 2012).

Keimzelltumor des Hodens

Keimzelltumoren des Hodens sind prinzipiell heilbar aufgrund des oftmals besonders guten Ansprechens auf platinbasierte Chemotherapie (Hanna und Einhorn 2014). Bei etwa einem Drittel der Patienten kommt es jedoch nur zur inkompletten Response oder Rezidiv mit typischer lymphogener Metastasierung. Die Leber ist das am häufigsten betroffene Organ für abdominelle Metastasen. Bei Erstdiagnose können bei ca. 5 % der Patienten bereits Leberfiliae festgestellt werden (Copson et al. 2004).

Eine Resektion bei *nicht seminomatösem Keimzelltumor* sollte erfolgen, wenn nach systemischer Behandlung residuale und resektable Läsionen > 1 cm nachweisbar sind, da kein bildgebendes Verfahren inklusive PET die Histologie sicher vorhersagen kann. Kleinere Herde enthalten in den allermeisten Fällen kein vitales Tumorgewebe mehr und können somit zunächst beobachtet werden (Hahn et al. 1999). Generell sollte eine Leberteilresektion eine R0-Situation ermöglichen, denn eine rein zytoreduktive Chirurgie wie beim Ovarialkarzinom ist beim Keimzelltumor kontraindiziert (Albers et al. 2011; Rivoire et al. 2001).

Literatur

Ahmadzadehfar H, Biersack HJ, Ezziddin S (2010) Radioembolization of liver tumors with yttrium-90 microspheres. Semin Nucl Med 40:105–121

Akerström G et al (2009) ENETS consensus guidelines for the standards of care in neuroendocrine tumors: pre- and perioperative therapy in patients with neuroendocrine tumors. Neuroendocrinology 90:203–208

Alagusundaramoorthy SS, Gedaly R (2014) Role of surgery and transplantation in the treatment of hepatic metastases from neuroendocrine tumor. World J Gastroenterol 20:14348–14358

Albers P et al (2011) EAU guidelines on testicular cancer: 2011 update. Eur Urol 60:304–319

Aragon RJ, Solomon NL (2012) Techniques of hepatic resection. J Gastrointest Oncol 3:28–40

Ballinger AB, McHugh M, Catnach SM et al (1994) Symptom relief and quality of life after stenting for malignant bile duct obstruction. Gut 35:467–470

Banales JM et al (2016) Expert consensus document: Cholangiocarcinoma: current knowledge and future perspectives consensus statement from the European Network for the Study of Cholangiocarcinoma (ENS-CCA). Nat Rev Gastroenterol Hepatol 13:261–280

Bauschke A et al (2016) Selektive interne Radioembolisation beim nichtresektablen hepatozellulären Karzinom. Chirurg 87:956–963

Bismuth H, Corlette MB (1975) Intrahepatic cholangioenteric anastomosis in carcinoma of the hilus of the liver. Surg Gynecol Obstet 140:170–178

Blechacz B, Komuta M, Roskams T, Gores GJ (2011) Clinical diagnosis and staging of cholangiocarcinoma. Nat Rev Gastroenterol Hepatol 8:512–522

Boulay BR, Birg A (2016) Malignant biliary obstruction: from palliation to treatment. World J Gastrointest Oncol 8:498–508

Buettner S et al (2016) Assessing trends in palliative surgery for extrahepatic biliary malignancies: a 15-year multicenter study. J Gastrointest Surg 20:1444–1452

Bundesärztekammer: Richtlinien zur Organtransplantation gemäß § 16 Abs. 1 S. 1 Nrn. 2 u. 5 TPG

Chen S et al (2015) Robot-assisted laparoscopic versus open pancreaticoduodenectomy: a prospective, matched, mid-term follow-up study. Surg Endosc 29: 3698–3711

Clavien PA, Petrowsky H, DeOliveira ML, R G (2007) No Title. N Engl J Med 356:1545–1559

Copson E, McKendrick J, Hennessey N et al (2004) Liver metastases in germ cell cancer: defining a role for surgery after chemotherapy. BJU Int 94:552–558

Couinaud C (1957) Le foie. Etudes anatomique et chirurgicales. Masson, Paris

Esnaola NF et al (2016) Evaluation and management of intrahepatic and extrahepatic cholangiocarcinoma. Cancer 122:1349–1369

Foster JH (1991) History of liver surgery. Arch Surg 126:381–387

Fukuda S et al (2002) Surgical resection combined with chemotherapy for advanced hepatocellular carcinoma with tumor thrombus: report of 19 cases. Surgery 131:300–310

Gasparri ML et al (2016) Hepatic resection during cytoreductive surgery for primary or recurrent epithelial ovarian cancer. J Cancer Res Clin Oncol 142:1509–1520

Glazer ES et al (2010) Long-term survival after surgical management of neuroendocrine hepatic metastases. HPB 12:427–433

Golse N, Adam R (2017) Liver metastases from breast cancer: what role for surgery? Indications and results. Clin Breast Cancer 17:256–265

Griffiths CT (1975) Surgical resection of tumor bulk in the primary treatment of ovarian carcinoma. Natl Cancer Inst Monogr 42:101–104

Guthrie CM, Banting SW, Garden OJ, Carter DC (1994) Segment III cholangiojejunostomy for palliation of malignant hilar obstruction. Br J Surg 81:1639–1641

Hahn TL, Jacobson L, Einhorn LH et al (1999) Hepatic resection of metastatic testicular carcinoma: a further update. Ann Surg Oncol 6:640–644

Hanna NH, Einhorn LH (2014) Testicular cancer – discoveries and updates. N Engl J Med 371:2005–2016

Hardy KJ (1990) Liver surgery: the past 2000 years. Aust N Z J Surg 60:811–817

Hatzaras I et al (2012) A multi-institution analysis of outcomes of liver-directed surgery for metastatic renal cell cancer. HPB 14:532–538

House MG et al (2006) Differences in survival for patients with resectable versus unresectable metastases from pancreatic islet cell cancer. J Gastrointest Surg 10: 138–145

Jiao Y et al (2013) Exome sequencing identifies frequent inactivating mutations in BAP1, ARID1A and PBRM1 in intrahepatic cholangiocarcinomas. Nat Genet 45:1470–1473

Kato K, Katsuda T, Takeshima N (2016) Cytoreduction of diaphragmatic metastasis from ovarian cancer with involvement of the liver using a ventral liver mobilization technique. Gynecol Oncol 140:577–579

Keen W (1899) Report of a case of resection of the liver for the removal of a neoplasm, with a table of seventy-six cases of resection of the liver for hepatic tumours. Ann Surg 30:267–283

Kirchner H, Casper JGT (2013) DGHO Leitlinien Nierenzellkarzinom. Deutsche Gesellschaft für Hämatologie und Medizinische Onkologie e.V., Berlin

Kohan G et al (2015) Laparoscopic hepaticojejunostomy and gastrojejunostomy for palliative treatment of pancreatic head cancer in 48 patients. Surg Endosc Other Interv Tech 29:1970–1975

Kolev V et al (2014) The role of liver resection at the time of secondary cytoreduction in patients with recurrent ovarian cancer. Int J Gynecol Cancer 24:70–74

Lang H et al (2005) Extended hepatectomy for intrahepatic cholangiocellular carcinoma (ICC): when is it worthwhile? Single center experience with 27 resections in 50 patients over a 5-year period. Ann Surg 241:134–143

Leitlinienprogramm Onkologie (2017a) (Deutsche Krebsgesellschaft, Deutsche Krebshilfe), A. S3-Leitlinie Früherkennung, Diagnose, Therapie und Nachsorge des Mammakarzinoms, Version 4.0, 2017, AWMF Registernummer: 032-045OL

Leitlinienprogramm Onkologie (2017b) (Deutsche Krebsgesellschaft, Deutsche Krebshilfe), A. Diagnostik, Therapie und Nachsorge des Nierenzellkarzinoms, Langversion 1.2, 2017, AWMF Registernummer: 043/017OL

Li HM et al (2003) Palliative surgery for hilar cholangiocarcinoma. Hepatobiliary Pancreat Dis Int 2:110–113

Liu Z et al (2014) Combination of radiofrequency ablation with transarterial chemoembolization for hepatocellular carcinoma: an up-to-date meta-analysis. Tumor Biol 35:7407–7413

Llovet JM, Bruix J (2003) Systematic review of randomized trials for unresectable hepatocellular carcinoma: Chemoembolization improves survival. Hepatology 37:429–442

Llovet JM et al (2008) Sorafenib in advanced hepatocellular carcinoma. N Engl J Med 359:378–390

Lucke T (1891) Entfernung des linken krebsigen Leberlappans. Zentralbl Chir 18:115–116

Ly J, O'Grady G, Mittal A et al (2010) A systematic review of methods to palliate malignant gastric outlet obstruction. Surg Endosc 24:290–297

Mahgerefteh S, Hubert A, Klimov A, Bloom AI (2015) Clinical impact of percutaneous transhepatic insertion of metal biliary endoprostheses for palliation of jaundice and facilitation of chemotherapy. Am J Clin Oncol 38:489–494

Martini C et al (2016) Systematic review reveals lack of quality in reporting health-related quality of life in patients with gastroenteropancreatic neuroendocrine tumours. Health Qual Life Outcomes 14(1):127

Mayo SC et al (2010) Surgical management of hepatic neuroendocrine tumor metastasis: results from an international multi-institutional analysis. Ann Surg Oncol 17:3129–3136

Mazzaferro V (2007) Long-term survival after surgical management of neuroendocrine hepatic metastases. J Hepatol 47(4):460–466

Merideth MA et al (2003) Hepatic resection for metachronous metastases from ovarian carcinoma. Gynecol Oncol 89:16–21

Modlin IM, Lye KD, Kidd M (2003) A 5-decade analysis of 13,715 carcinoid tumors. Cancer 97:934–959

Moss AC, Morris E, Leyden J, MacMathuna P (2007) Malignant distal biliary obstruction: a systematic review and meta-analysis of endoscopic and surgical bypass results. Cancer Treat Rev 33:213–221

Neuman HB et al (2010) Stage IV breast cancer in the era of targeted therapy: does surgery of the primary tumor matter? Cancer 116:1226–1233

Niu G-C, Shen C-M, Cui W, Li Q (2012) Hepatic resection is safe for metachronous hepatic metastases from ovarian cancer. Cancer Biol Med 9:182–187

Paik WH et al (2009) Palliative treatment with self-expandable metallic stents in patients with advanced type III or IV hilar cholangiocarcinoma: a percutaneous versus endoscopic approach. Gastrointest Endosc 69:55–62

Papadopoulos V, Filippou D, Manolis E, Mimidis K (2007) Haemostasis impairment in patients with obstructive jaundice. J Gastrointestin Liver Dis 16:177–186

Park J-M, Chi K-C (2010) Unresectable gastric cancer with gastric outlet obstruction and distant metastasis responding to intraperitoneal and folfox chemotherapy after palliative laparoscopic gastrojejunostomy: report of a case. World J Surg Oncol 8:109

Patel T (2011) Cholangiocarcinoma – controversies and challenges. Nat Rev Gastroenterol Hepatol 8: 189–200

Pavel M et al (2012) ENETS consensus guidelines for the management of patients with liver and other distant metastases from neuroendocrine neoplasms of foregut, midgut, hindgut, and unknown primary. Neuroendocrinology 95:157–176

Pikoulis E et al (2016) Surgical management of renal cell cancer liver metastases. Scand J Surg 105(4):263–268

Pinto Pabón IT, Paúl Díaz L, Ruiz de Adana JC, López Herrero J (2001) Gastric and duodenal stents: follow-up and complications. Cardiovasc Intervent Radiol 24:147–153

Piso P, Dahlke M-H, Loss M, Schlitt HJ (2004) Cytoreductive surgery and hyperthermic intraperitoneal chemotherapy in peritoneal carcinomatosis from ovarian cancer. World J Surg Oncol 2:21

Pringle JV (1908) Notes on the arrest of hepatic hemorrhage due to trauma. Ann Surg 48:541–549

Rivoire M et al (2001) Multimodality treatment of patients with liver metastases from germ cell tumors: the role of surgery. Cancer 92:578–587

Ruys AT et al (2011) Surgical treatment of renal cell cancer liver metastases: a population-based study. Ann Surg Oncol 18:1932–1938

Sadot E et al (2015) Hepatic resection or ablation for isolated breast cancer liver metastasis: a case-control study with comparison to medically treated patients. Ann Surg. https://doi.org/10.1097/SLA.0000000000001371

Saitoh H (1981) Distant metastasis of renal adenocarcinoma. Cancer 48:1487–1491

Sangchan A, Chaiyakunapruk N, Supakankunti S et al (2014) Cost utility analysis of endoscopic biliary stent in unresectable hilar cholangiocarcinoma: decision analytic modeling approach. Hepato-Gastroenterology 61:1175–1181

Sarkaria S, Lee HS, Gaidhane M, Kahaleh M (2013) Advances in endoscopic ultrasound-guided biliary drainage: a comprehensive review. Gut Liver 7:129–136

Sarmiento JM et al (2003) Surgical treatment of neuroendocrine metastases to the liver: a plea for resection to increase survival. J Am Coll Surg 197:29–37

Schmidt T, Mönig SP (2017) Therapeutisches Vorgehen beim oligometastasierten Magen- und Ösophaguskarzinom. Chirurg 1(9). https://doi.org/10.1007/s00104-017-0548-3

Sinn M et al (2013) Interventionell implanted port catheter systems for hepatic arterial infusion of che-

20

motherapy in patients with primary liver cancer: a phase II-study (NCT00356161). BMC Gastroenterol 13(125)

Spolverato G, Vitale A, Bagante F et al (2016) Liver resection for breast cancer liver metastases: a cost-utility analysis. Ann Surg. https://doi.org/10.1097/SLA.0000000000001715

Strasberg SM et al (2014) Jaundice: an important, poorly recognized risk factor for diminished survival in patients with adenocarcinoma of the head of the pancreas. HPB 16:150–156

Sutherland F, Harris J (2002) Claude Couinaud: a passion for the liver. Arch Surg 137:1305–1310

Tang CN et al (2007) Laparoscopic biliary bypass – a single centre experience. Hepatogastroenterology 54:503–507

Thelen A et al (2007) Liver resection for metastases from renal cell carcinoma. World J Surg 31:802–807

Yao JC et al (2008) One hundred years after ‚carcinoid‘: epidemiology of and prognostic factors for neuroendocrine tumors in 35,825 cases in the United States. J Clin Oncol 26:3063–3072

Yoo TG, Cranshaw I, Broom R et al (2017) Systematic review of early and long-term outcome of liver resection for metastatic breast cancer: is there a survival benefit? Breast 32:162–172

Palliative Chirurgie des kolorektalen Karzinoms

Kia Homayounfar und Michael Ghadimi

© Springer-Verlag GmbH Deutschland, ein Teil von Springer Nature 2019
M. Ghadimi et al. (Hrsg.), *Palliative Viszeralchirurgie*,
https://doi.org/10.1007/978-3-662-57362-4_21

Das kolorektale Karzinom ist nicht nur einer der häufigsten soliden Tumoren bei Mann und Frau, sondern auch ein exzellentes Beispiel dafür, dass die moderne interdisziplinäre Onkologie die Grenze zum palliativ intendierten Vorgehen immer weiter hinauszuschieben vermag. Die fallenden Komplikationsraten operativer Eingriffe, die Weiterentwicklung lokal ablativer Verfahren und immer umfangreichere Erfahrungen in der multimodalen Therapie ermöglichen heute, in vielen früher eindeutig als rein palliativ bewerteten Szenarien für die Patienten eine relevante Lebenszeitverlängerung, mitunter sogar Heilung zu erreichen. Darüber hinaus kann in der Palliativsituation bei tumorbedingten Komplikationen durch chirurgische Maßnahmen eine deutliche Lebensqualitätsverbesserung in der verbleibenden Lebenszeit erreicht werden.

21.1   Epidemiologie

Das kolorektale Karzinom ist sowohl beim Mann als auch bei der Frau eines der häufigsten epithelialen Malignome. Im Jahr 2013 erkrankten in Deutschland ca. 62.400 Menschen an Darmkrebs. Das mittlere Erkrankungsalter lag bei 70,3 Jahren für Männer und 72,9 Jahren für Frauen. Im gleichen Jahr starben 25.700 Menschen an dieser Erkrankung.

Seit 2004 zeigt sich ein deutlicher Rückgang der Inzidenz kolorektaler Karzinome in allen Altersgruppen ab 55 Jahren; dies wird im Wesentlichen als Erfolg der 2002 eingeführten Vorsorgekoloskopie interpretiert (Bericht zum Krebsgeschehen in Deutschland 2016). Allerdings nehmen trotz des bestehenden Anspruchs auf eine standardisierte Vorsorge ab dem 55. Lebensjahr nur ca. 20 % der Männer und Frauen das Angebot der Koloskopie wahr (Zentralinstitut für die kassenärztliche Versorgung in der BRD 2016). In Zusammenschau mit dem mittleren Erkrankungsalter des kolorektalen Karzinoms jenseits der 70 Jahre erklärt sich u. a. die noch immer hohe Zahl an Patienten, die sich bereits bei der Erstdiagnose in einem nicht mehr kurativ behandelbaren Erkrankungsstadium befinden (Rahbari et al. 2012).

21.2   Wandlung des Palliativbegriffs beim kolorektalen Karzinom

Die Bewertung der konkreten Behandlungssituation eines Patienten mit kolorektalem Karzinom

als palliativ kann, wenn man patientenimmanente Faktoren wie Alter, Komorbidität etc. außer Acht lässt, zwei Gründe haben:
- Lokale Ausbreitung des Primärtumors mit Infiltration in die Umgebung, durch die in der Regel eine entsprechende Symptomatik mit Passagestörung, Blutung, Abszedierung etc. entsteht
- Fernmetastasierung

Am häufigsten treten solche Fernmetastasen sowohl beim Kolon- als auch beim Rektumkarzinom in Leber oder Lunge auf, darüber hinaus aber auch in den Knochen oder Nebennieren sowie am Peritoneum und im Gehirn (Qiu et al. 2015; Holch et al. 2017).

Am Beispiel der Lebermetastasierung lässt sich in exzellenter Weise verdeutlichen, dass die Bewertung, wann ein Krankheitsstadium als palliativ anzusehen ist, eben nicht statisch ist, sondern sich über die Jahre auf der Grundlage von Innovationen und den Erkenntnissen der klinischen Forschung weitreichend verändern kann. Alexander Brunschwig formulierte noch im Jahr 1963 (Übers. K. H.):

>> „Leberresektionen sind im Grunde palliative Eingriffe, daher sollte eine strenge Patientenselektion erfolgen. Prinzipiell sollten nur Patienten operiert werden, deren Metastasen makroskopisch auf einen Leberlappen beschränkt sind."

Im Jahr 1978 postulierte James H. Foster (Übers. K. H.):

>> „Die Leber ist nicht mehr das Niemandsland des Chirurgen. Die lokale Exzision von Metastasen kann bei einzelnen Patienten sogar zur Heilung führen."

Nahezu 30 Jahre später, im Jahr 2006, publizierte eine interdisziplinäre Expertenkonferenz die damals bereits in Zentren längst praktizierte, heute noch gültige Sichtweise (Abdalla et al. 2006; Übers. K. H.):

>> „Leberresektionen sind die einzige Heilungsoption. Allen Patienten mit resektablen Lebermetastasen sollte die Operation angeboten werden."

Fortschritte in der perioperativen Medizin, ein umfangreiches anatomisches Verständnis der Leber sowie die Weiterentwicklung der Leberchirurgie haben dazu geführt, dass heute bis zu 75 % der Leber im Rahmen der Metastasenchirurgie entfernt werden können, sofern nicht nicht resektable Strukturen, wie z. B. der Lebervenenstern infiltriert bzw. ummauert sind (Gruttadauria et al. 2005; Charnsangavej et al. 2006). Dies macht deutlich, wie wichtig es auch und gerade in der interdisziplinären Onkologie ist, zum Wohl der Patienten immer wieder die etablierten Konzepte zu hinterfragen und Innovationen zuzulassen.

> Die Weiterentwicklung in nahezu allen an der onkologischen Behandlung beteiligten Teilgebieten der Medizin führt dazu, dass die Grenze dessen, was als palliativ bewertet werden muss, immer weiter verschoben wird.

21.2.1 Potenziell kuratives Vorgehen

Als in der Regel nicht palliativ wird das *nicht metastasierte Kolonkarzinom* angesehen, das in kurativer Intention primär operiert wird. Dies gilt auch für sehr große Tumoren, bei denen eine Infiltration per continuitatem in Leber, Duodenum, Pankreas oder Niere vorliegen kann mit dann notwendiger En-bloc-Resektion (Kapoor et al. 2006). Bei Vorliegen eines UICC-Stadium II (fakultativ bzw. bei Vorliegen von Risikofaktoren wie Tumorperforation, T4-Tumor, Notfalloperation regelhaft) oder UICC-Stadium III (regelhaft) folgt auf die Operation eine adjuvante systemische Chemotherapie (S3-Leitlinie kolorektales Karzinom). Ein gleiches potenziell kuratives Vorgehen gilt für nicht metastasierte Rektumkarzinome im oberen Rektumdrittel und das lokal begrenzte (uT1–2), nodal negative Rektumkarzinom im mittleren und unteren Rektumdrittel.

Für das lokal fortgeschrittene Rektumkarzinom im mittleren und unteren Rektumdrittel liegen ebenfalls eindeutige Leitlinienempfehlungen vor, die eine kurativ intendierte, multimodale Behandlung mit neoadjuvanter Radiochemotherapie und adjuvanter Chemotherapie vorsehen bzw. eine adjuvante Radiochemotherapie, sofern diese präoperativ nicht erfolgt ist (S3-Leitlinie kolorektales Karzinom).

Auch eine *synchrone resektable (Leber-)Metastasierung* bedingt heute nicht grundsätzlich eine palliative Behandlungssituation. Eine eindeutige, literaturgestützte Empfehlung, ob bei diesen Patienten zunächst der Primarius und später die Metastasen („primary-first approach"), simultan der Primarius und die Metastasen oder zunächst die Metastasen und später der Primarius („liverfirst approach") operiert werden sollten, liegt nicht vor.

Andres et al. konnten an einer Auswertung von 787 Patienten des LiverMetSurvey zeigen, dass die klassische Resektionsabfolge („primaryfirst approach") und der „liver-first approach" bei Patienten mit synchron hepatisch metastasiertem kolorektalem Karzinom mit vergleichbaren 5-Jahres-Überlebensraten beim krankheitsfreien Überleben (30 vs. 26 %; p = 0,992) und Gesamtüberleben (48 vs. 46 %, p = 0,965) einhergeht, sofern das multimodale Behandlungskonzept komplettiert werden kann (Andres et al. 2012).

Eine aktuelle Auswertung an 1430 Patienten mit synchronen kolorektalen Lebermetastasen zeigt zudem, dass selbst unter Einbeziehung komplexer Resektionen keine erhöhte Morbidität mit der simultanen Resektion von Primarius und Metastasen einhergeht, aber ein deutlicher ökonomischer Vorteil durch eine geringere Verweildauer und geringere Kosten erreicht wird (Abelson et al. 2017).

Tranchart et al. konnten darüber hinaus mittels einer Propensity-Score-Matching-Analyse an insgesamt 383 Patienten zeigen, dass zumindest bei Patienten mit limitierter synchroner Lebermetastasierung das laparoskopische Vorgehen hinsichtlich Morbidität (28 vs. 28 %, p = 1,0) und 3-Jahres-Gesamtüberlebensrate (78 vs. 65 %; p = 0,17) dem offenen Vorgehen nicht nachsteht (Tranchart et al. 2016).

Ratti et al. zeigten an 106 Patienten mit simultaner linksseitiger Kolon- bzw. Rektumresektion und Majorresektionen wie Hemihepatektomie und erweiterter Hemihepatektomie sogar, dass die laparoskopisch assistierte Resektion mit reduzierter Morbidität bei vergleichbaren Überlebensraten einhergeht (Ratti et al. 2015).

Für das perioperative multimodale Behandlungskonzept liegen ebenfalls keine eindeutigen Empfehlungen vor. In einer Phase-II-Studie wurden 38 Patienten mit lokal fortgeschrittenem Rektumkarzinom (cT3–4 oder jedes T N1–2) und synchronen resektablen Lebermetastasen in eine präoperative Induktionschemotherapie mit Capecitabine und Oxaliplatin gefolgt von einer Radiochemotherapie mit Capecitabine und Oxaliplatin oder eine präoperative Radiochemotherapie mit Capecitabine und Oxaliplatin randomisiert. Weder bei den erreichten R0-Resektionsraten (77,8 vs. 70 %; p = 0,72) noch im medianen progressionsfreien Überleben (14,2 vs. 15,1 Monate; p = 0,422) zeigte sich ein signifikanter Unterschied (Cho et al. 2016).

Aktuell rekrutiert eine Phase-II-Studie (NCT02510378) in China für eine präoperative Kurzzeitbestrahlung mit 5-mal 5 Gy gefolgt von einer präoperativen Chemotherapie mit XELOX über mindestens 4 Zyklen und anschießender Resektion von Primarius und Lebermetastasen. Primärer Endpunkt der Studie ist die Rate der Patienten mit R0-Resektion.

An et al. fanden bei 108 Patienten nach simultaner Rektum- und Leberresektion keinen Unterschied im medianen krankheitsfreien Überleben (17,2 vs. 19,3 Monate; p = 0,261) und Gesamtüberleben (42,3 vs. 73,8 Monate; p = 0,192) zwischen Patienten, die adjuvant eine Radiochemotherapie oder alleinige Chemotherapie erhalten hatten (An et al. 2012).

Technisch machbar ist bei entsprechendem Allgemeinzustand des Patienten auch die simultane Resektion von Primarius, Leber- und Lungenmetastasen, in der eigenen Erfahrung z. B. mit Lungenresektion durch einen transdiaphragmalen Zugang.

> **Ist mindestens eine potenzielle Resektabilität aller Tumormanifestationen gegeben, kann von einem potenziell kurativen Therapiekonzept ausgegangen werden.**

21.3 Behandlungsoptionen in palliativen Behandlungsszenarien

Unter heutigen Gesichtspunkten und auf der Basis der eigenen Erfahrung bilden die folgenden Szenarien die wesentlichen (potenziellen) Palliativsituationen beim kolorektalen Karzinom ab und werden daher im Folgenden ausführlich betrachtet:

- Asymptomatisches Kolon- oder Rektumkarzinom mit nicht resektabler Metastasierung
- Symptomatisches Kolon- oder Rektumkarzinom mit nicht resektabler Metastasierung
- Lokal fortgeschrittenes Rektumkarzinom mit Infiltration in Umgebungsstrukturen
- Peritonealkarzinose eines Kolon- oder Rektumkarzinoms

21.3.1 Szenario 1: Asymptomatisches Kolon- oder Rektumkarzinom mit nicht resektabler Metastasierung

Die Resektion des asymptomatischen Primarius bei nicht resektabler Metastasierung ist Gegenstand sehr kontroverser Debatten. Die aktuelle deutsche S3-Leitlinie formuliert, dass bei diesen Patienten ohne Resektion des Primarius eine Chemotherapie durchgeführt werden kann, womit indirekt die Resektion als das üblichere Prozedere dargestellt wird (S3-Leitlinie kolorektales Karzinom). Ob diese aber tatsächlich mit einem Überlebensvorteil für den Patienten verbunden ist, lässt sich anhand der bisher vorliegenden, lediglich retrospektiven Untersuchungen nicht feststellen. Verschiedene Studien zeigen einen Überlebensvorteil für die Resektion des Primarius, allerdings – im Vergleich zu Eingriffen bei früheren, nicht fernmetastasierten Krankheitsstadien – deutlich höhere Morbiditäts- und Mortalitätsraten von bis zu 43 bzw. 13 % (Eisenberger et al. 2008).

Die SYNCHRONOUS-Studie (ISRCTN 3096 4555) hat als erste randomisierte Multizenterstudie die Resektion des Primarius im Kolon gefolgt von einer systemischen Chemotherapie (experimenteller Arm) versus eine alleinige Chemotherapie (Kontrollarm) untersucht. Um die als klinisch relevant angesehene Verbesserung des Gesamtüberlebens von 20 auf 26 Monate als signifikanten und auf die Intervention zurückzuführenden Effekt bewerten zu können, war eine Fallzahl von 694 Patienten geplant (Rahbari et al. 2012). Im März 2017 wurde die Rekrutierung nach immerhin 296 Patienten beendet; Ergebnisse der Studie sind bisher nicht publiziert. Aktuell rekrutiert eine randomisierte Phase-III-Studie in China mit der gleichen Fragestellung (NCT02149784), wobei Patienten mit Karzinom im oberen Rektumdrittel eingeschlossen werden können. Primärer Endpunkt der Studie ist das Gesamtüberleben nach 3 Jahren.

Soll im Stadium IV eine Resektion des kolorektalen Karzinoms durchgeführt werden, ist nach einer aktuellen Metaanalyse von 6 Studien mit insgesamt 1802 Patienten die laparoskopische Operation dem offenen Vorgehen in den perioperativen Parametern Morbidität und Krankenhausverweildauer (letztere ist durchschnittlich um 1,7 Tage kürzer) signifikant überlegen (Zhou et al. 2016), was insbesondere bei Palliativpatienten von Bedeutung ist.

21.3.2 Szenario 2: Symptomatisches Kolon- oder Rektumkarzinom mit nicht resektabler Metastasierung

Zu den komplizierenden Symptomen, die durch Kolon- und Rektumkarzinome verursacht sein können, gehören im wesentlichen Schmerzen, intestinale Blutungen, Ileus und Darmperforation. Seltener können Ureter- oder Blaseninfiltrationen auftreten. In der Palliativsituation liegt der Fokus eindeutig auf der Beherrschung der Komplikation. Eine chirurgisch-onkologische Therapie ist in der Regel nicht indiziert. Sofern aufgrund des Erkrankungsstadiums und Patientenwillens eine palliativ intendierte Chemotherapie appliziert wird oder werden soll, muss bei der Sanierung der Komplikation berücksichtigt werden, dass dies möglichst zügig machbar sein sollte. Zu konkreten Behandlungsoptionen bei den genannten Komplikationen siehe ▶ Kap. 14, 15 und 16.

21.3.3 Szenario 3: Lokal fortgeschrittenes Rektumkarzinom mit Infiltration in Umgebungsstrukturen

Aufgrund der Anatomie des kleinen Beckens können lokal fortgeschrittene Rektumkarzinome oder Rektumkarzinomrezidive mit einer Infiltration (u. a. der Prostata, der Harnblase, des Os sacrum) oder Ummauerung (u. a. des Ureters, der A. und V. iliaca interna) naheliegender Organstrukturen einhergehen. Insbesondere wenn der Tumor oder große Lymphknotenmetastasen die mesorektale Hüllfaszie nicht mehr respektieren, ist die alleinige totale mesorektale Exzision (TME) nach stattgehabter neoadjuvanter Radiochemotherapie vor allem dann nicht mehr ausreichend, wenn nur ein partielles Ansprechen erreicht wurde. Ein Teil dieser Patienten kann unter kurativer Intention mittels multiviszeraler pelviner Exenteration unter Wahrung onkologischer Resektionsprinzipien in Zentren mit entsprechender Expertise operiert werden (S3-Leitlinie kolorektales Karzinom; Denost et al. 2017).

Georgiou et al. haben an einem kleinen Patientenkollektiv von 41 Patienten mit lokal fortgeschrittenen Rektumkarzinomen gezeigt, dass eine laterale iliakale Lymphadenektomie zwar keine zusätzliche Morbidität mit sich bringt, aber mit 5-Jahres-Überlebensraten von 60,7 vs. 75,2 % (p = 0,447) auch keinen zusätzlichen Überlebensvorteil (Georgiou et al. 2017).

Die operative Technik der *pelvinen Exenteration* wurde 1948 von Alexander Brunschwig als palliative Option für Patientinnen mit rezidivierendem Zervixkarzinom beschrieben. Initial war der komplexe Eingriff mit einer Mortalität von 23 % assoziiert (Brunschwig 1948). In den letzten 60 Jahren wurden viele operationstechnische Aspekte modifiziert mit Entwicklung alternativer Harnableitungen, innovativer Knochenresektionsverfahren, lateraler Exzisionen der neurovaskulären Kompartimente und perinealer Rekonstruktionen mit myokutanen Flapplastiken (Brown et al. 2016, 2017).

Heute liegt die Mortalitätsrate bei entsprechender Zentrumserfahrung unter 5 % (Young et al. 2014; Koh et al. 2017). In einem aktuellen Review, der 7 Studien mit insgesamt 382 Patienten einschloss, davon 122 mit simultaner Anlage eines Urostomas und 132 mit einer simultanen Knochenresektion, wird eine Morbiditätsrate von 53,1 %, eine mediane Krankenhausverweildauer von 19 (Range 7–84) Tagen und eine 30-Tage-Mortalität von 0,3 % beschrieben (Rausa et al. 2017). In einem weiteren aktuellen Review, der auf Patienten mit Rektumkarzinomrezidiv fokussiert, wurden 7 Studien mit insgesamt 220 Patienten eingeschlossen. Über alle Patienten zeigte sich eine mediane Operationszeit von 717 (Range 570–992) Minuten und ein medianer Blutverlust von 3,7 (Range 1,7–6,2) Litern, womit die Komplexität des Eingriffs, die sicher für die Patientenselektion von großer Bedeutung ist, zum Ausdruck kommt. Allerdings ließ sich auch in dieser sehr komplexen Behandlungssituation eine R0-Resektionsrate von 78 % erreichen mit einem korrespondierenden krankheitsfreien Überleben von 55 % bei einem medianen Nachverfolgungszeitraum von 33 (Range 17–60) Monaten (Sasikumar et al. 2017).

Aufgrund der für das Gesamtkollektiv vertretbaren Morbiditäts- und Mortalitätsraten wird auch bei diesen Eingriffen zunehmend die post-

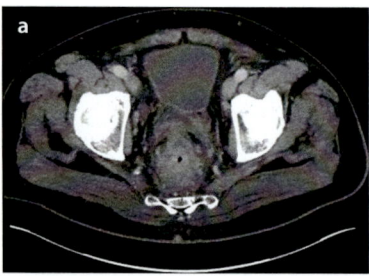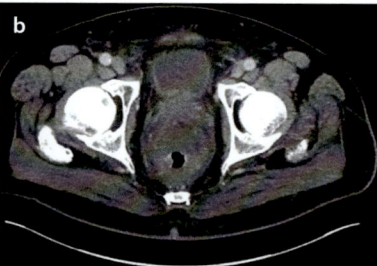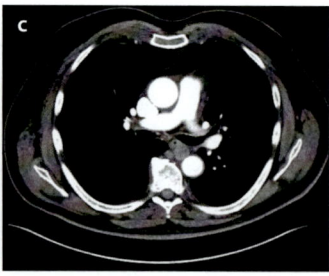

□ Abb. 21.1   a–c Lokal fortgeschrittenes, mutmaßlich die Prostata und Samenblasen infiltrierendes Rektumkarzinom mit multiplen vergrößerten Lymphknoten im kleinen Becken **a**, **b** sowie mediastinal **c**; Lungen- oder Lebermetastasen sind dagegen nicht nachweisbar

operative Lebensqualität in den Fokus gerückt. Zur Restauration der Lebensqualität ergab sich in den bei Rausa et al. eingeschlossenen Studien ein unterschiedliches Bild, wobei die Mehrzahl der Patienten nach 9 Monaten ein ähnliches Niveau wie präoperativ erreicht hatte (Rausa et al. 2017). Langfristige Einschränkungen der Lebensqualität ergeben sich durch permanente Kolostomata und Urostomata und insbesondere dann, wenn eine Sakrumresektion notwendig ist. Während sehr distale Resektionen zu keiner relevanten Einschränkung der Lebensqualität führen, treten Blasenentleerungsstörungen ab einer Resektion von S3-Wurzeln auf und sexuelle Dysfunktionen ab einer Resektion von S1-Wurzeln (Zoccali et al. 2016).

Rangarajan et al. haben aktuell exemplarisch dargestellt, dass bei Patienten mit Tumorausbreitung in die laterale Beckenwand und bestenfalls geringem Ansprechen auf die neoadjuvante Radiochemotherapie eine hintere Beckenexenteration mit lateraler Beckenwandresektion und intraoperativer Radiotherapie mit Elektronen möglich ist (Rangarajan et al. 2017).

Liegt zusätzlich eine Peritonealkarzinose oder eine nicht resektable Fernmetastasierung vor, ist das Therapiekonzept als palliativ zu bewerten. Dennoch kann ein operativer Eingriff indiziert sein. Je größer der Tumor, desto wahrscheinlicher ist die Ausbildung einer zentralen Tumornekrosehöhle. Diese gehen oftmals mit starken Schmerzen einher und vor allem mit einem hohen Sepsisrisiko, insbesondere wenn ein Anschluss an Darmlumen oder Urogenitaltrakt besteht.

Für diese sehr individuellen Krankheitssituationen liegen keine evidenzbasierten Empfehlungen vor. In der eigenen Erfahrung profitieren diese Patienten hinsichtlich einer Symptomkontrolle von einem maßvollen operativen Vorgehen,

bei dem die Funktionsfähigkeit als Ziel im Vordergrund steht. Dabei ist aber streng auf eine Limitierung des Eingriffs mit bewusster Inkaufnahme einer R2-Situation zu achten. Keinesfalls sollte der Versuch einer kompletten Tumorresektion unternommen werden, da hier desaströse Komplikationen resultieren können. Bei manifester Passagestörung kann alternativ die alleinige Anlage eines Stomas indiziert sein (siehe auch ► Kap. 14).

Fallbeispiel

Ein 72-jähriger Patient in gutem Allgemeinzustand stellt sich mit paradoxen Diarrhöen beim Gastroenterologen vor. In der endoskopischen Diagnostik findet sich ein stenosierendes, nicht passierbares Rektumkarzinom 8 cm ab ano. Die durchgeführte Schnittbildgebung ist in □ Abb. 21.1a–c dargestellt. Die transbronchiale Biopsie der mediastinalen Lymphknoten erbringt den Nachweis von Metastasen des Rektumkarzinoms. Der Patient erhält laparoskopisch ein Deszendostoma und in gleicher Sitzung einen Port für die palliativ intendierte Chemotherapie. Unter der Therapie zeigt sich zunächst formal eine „stable disease" über 4 Monate, anschließend ein deutlicher Progress der Erkrankung.

21.3.4 Szenario 4: Peritonealkarzinose eines Kolon- oder Rektumkarzinoms

Ältere Daten zeigen, dass bei ca. 7 % der Patienten mit kolorektalem Karzinom zum Zeitpunkt der Diagnosestellung eine synchrone Peritonealkarzinose vorliegt. Deren Ausmaß reicht vom Vorhandensein einzelner kleiner peritumoraler Noduli bis zu einer das gesamte Peritoneum betreffenden massiven Tumoraussaat (Quere et al. 2015). Bei einem Teil der Patienten wird die Peritonealkarzinose bereits während des präoperativen Stagings anhand von Aszites oder nachweisbaren peritonealen Tumorknoten diagnostiziert, bei anderen erst intraoperativ.

Thomassen et al. haben an 6687 Patienten der Eindhoven Cancer Registry gezeigt, dass bei laparoskopischen Eingriffen mit 1,4 versus 5 % seltener intraoperativ eine Peritonealkarzinose detektiert wird als bei offen-chirurgischen Resektionen. Der Unterschied blieb auch nach Adjustierung für Patienten und Tumorcharakteristika signifikant (Thomassen et al. 2014).

Eine *limitierte, resektable Peritonealkarzinose*, die im Rahmen der Primärtumoroperation detektiert wird, stellt nach unserer Ansicht keine Kontraindikation für die geplante Darmresektion dar. Gemäß der deutschen S3-Leitlinie kann eine Kombinationstherapie aus zytoreduktiver Chirurgie und hyperthermer intraperitonealer Chemotherapie (HIPEC) in Betracht gezogen werden (S3-Leitlinie kolorektales Karzinom).

Es gibt keine Daten, die belegen, dass die Operation zunächst abgebrochen werden sollte, zugunsten einer Kombinationstherapie aus zytoreduktiver Chirurgie und hyperthermer intraperitonealer Chemotherapie (HIPEC). Individuell kann jedoch postoperativ nach erfolgter Darmresektion eine Verlegung in ein spezialisiertes Zentrum mit frühzeitiger Reexploration und HIPEC erwogen werden oder alternativ eine postoperative Bridging-Chemotherapie und Reexploration mit HIPEC im Verlauf. Aktuell rekrutiert eine Phase-III-Studie (NCT02179489) in China und randomisiert Patienten mit T4-Rektumkarzinom und/oder lokaler Peritonealkarzinose in 2 Gruppen: Resektion mit zytoreduktiver Chirurgie und HIPEC versus alleinige Resektion. Der primäre Endpunkt der Studie ist das krankheitsfreie Überleben nach 3 Jahren.

Auch im Rahmen einer Leberresektion bei metachroner Lebermetastasierung kann eine unerwartete Peritonealkarzinose auffallen. Allard et al. haben bei 30 Patienten mit limitierter Peritonealkarzinose (medianer Peritonealkarzinose-Index: 2) eine kombinierte Leber- und Peritonealkarzinoseresektion durchgeführt und eine 5-Jahres-Überlebensrate von 18 % erreicht (Allard et al. 2013).

Die Behandlungsoptionen bei *ausgedehnter Peritonealkarzinose* eines Kolon- oder Rektumkarzinoms können auf unterschiedliche Weise dargestellt werden:

- mit Fokus auf die Peritonealkarzinose selbst (siehe hierzu ausführlich ▶ Kap. 24 „Indikation zur HIPEC in der palliativen Therapie") oder
- mit Fokus auf die meist resultierende Ileussymptomatik (siehe hierzu ausführlich ▶ Kap. 14).

Abschließend ist darauf hinzuweisen, dass auch bei komplexen Behandlungssituationen im klinischen Alltag immer wieder unerwartete Verläufe beobachtet werden können. Auch bei ausgedehnter Metastasierung, die initial ein eindeutig palliatives Krankheitsstadium definiert, zeigt sich aufgrund eigener klinischer Erfahrungen bei einzelnen Patienten ein so rasantes Ansprechen auf eine systemische Therapie, dass eine potenziell kurative Therapie doch möglich wird.

Daher sollte grundsätzlich bei jedem Patienten unabhängig vom Ausmaß der Erkrankung immer dann eine Reevaluation 3 Monate nach Therapiebeginn erfolgen, wenn überhaupt eine antitumoröse Therapie begonnen wird. Als Entscheidungsunterstützung bei diesen dann individuellen Therapiekonzepten sollten alle Möglichkeiten des Assessments, insbesondere beim älteren Patienten ein geriatrisches Assessment erfolgen, um neben der Bewertung der onkologischen Situation auch die Eignung des Patienten für die Therapie zu prüfen.

> ❯ Auch in der palliativen Behandlungssituation kann die Chirurgie einen bedeutenden Beitrag sowohl in Bezug auf Lebensqualität als auch Lebenszeitverlängerung leisten. Die Stellungnahme eines erfahrenen onkologischen Viszeralchirurgen sollte daher immer eingeholt werden.

Literatur

Abdalla EK, Adam R, Bilchik AJ et al (2006) Improving resectability of hepatic colorectal metastases: expert consensus statement. Ann Surg Oncol 13:1271–1280

Abelson JS, Michelassi F, Sun T et al (2017) Simultaneous resection for synchronous colorectal liver metastasis: the new standard of care? J Gastrointest Surg 21:975–982

Allard MA, Adam R, Ruiz A et al (2013) Is unexpected peritoneal carcinomatosis still a contraindication for resection of colorectal liver metastases? Combined resection of colorectal liver metastases with peritoneal deposits discovered intra-operatively. Eur J Surg Oncol 39(9):981–987. https://doi.org/10.1016/j.ejso.2013.06.009. Epub 2013 Jul 8

An HJ, Yu CS, Yun SC et al (2012) Adjuvant chemotherapy with or without pelvic radiotherapy after simultaneous surgical resection of rectal cancer with liver metastases: analysis of prognosis and patterns of recurrence. Int J Radiat Oncol Biol Phys 84:73e80

Andres A, Toso C, Adam R et al (2012) A survival analysis of the liver-first reversed management of advanced simultaneous colorectal liver metastases. Ann Surg 256:772–779

Brown KGM, Solomon MJ, Austin KKS et al (2016) Posterior high sacral segmental disconnection prior to anterior en bloc exenteration for recurrent rectal cancer. Tech Coloproctol 20:401–404

Brown KGM, Solomon MJ, Koh CE (2017) Pelvic exenteration surgery: the evolution of radical surgical techniques for advanced and recurrent pelvic malignancy. Dis Colon Rectum 60:745–754

Brunschwig A (1948) Complete excision of pelvic viscera for advanced carcinoma; a one-stage abdominoperineal operation with end colostomy and bilateral ureteral implantation into the colon above the colostomy. Cancer 1:177–183

Brunschwig A (1963) Hepatic lobectomy for metastatic cancer. Cancer 16:277–282

Charnsangavej C, Clary B, Fong Y et al (2006) Selection of patients for resection of hepatic colo-rectal metastases: expert consensus statement. Ann Surg Oncol 13:1261–1268

Cho H, Kim JE, Kim KP et al (2016) Phase II study of preoperative capecitabine and oxaliplatin-based intensified chemoradiotherapy with or without induction chemotherapy in patients with locally advanced rectal cancer and synchronous liver-limited resectable metastases. Am J Clin Oncol 39:623–629

Denost Q, Kontovounisios C, Rasheed S et al (2017) Individualizing surgical treatment based on tumour response following neoadjuvant therapy in T4 primary rectal cancer. Eur J Surg Oncol 43:92e99

Eisenberger A, Whelan RL, Neugut AI (2008) Survival and symptomatic Benefit from palliative primary tumor resection in patients with metastatic colorectal cancer: a review. Int J Color Dis 23:559–568

Foster JH (1978) Survival after liver resection for secondary tumors. Am J Surg 135:389–394

Georgiou PA, Mohammed Ali S, Brown G et al (2017) Extended lymphadenectomy for locally advanced and recurrent rectal cancer. Int J Color Dis 32:333–340

Gruttadauria S, Vasta F, Minervini MI et al (2005) Significance of effective remnant liver volume in major hepatectomies. Am Surg 71:235–240

Holch JW, Demmer M, Lamersdorf C et al (2017) Pattern and dynamics of distant metastases in metastatic colorectal cancer. Visc Med 33:70–75

Kapoor S, Das B, Pal S et al (2006) En bloc resection of right-sided colonic adenocarcinoma with adjacent organ invasion. Int J Color Dis 21:265–268

Koh CE, Solomon MJ, Brown KG et al (2017) The evolution of pelvic exenteration practice at a single center: lessons learned from over 500 cases. Dis Colon Rectum 60:627–635

Qiu M, Hu J, Yang D, Cosgrove DP, Xu R (2015) Pattern of distant metastases in colorectal cancer: a SEER based study. Oncotarget 6:38658–38666

Quere P, Facy O, Manfredi S et al (2015) Epidemiology, management and survival of peritoneal carcinomatosis from colorectal cancer: a population-based study. Dis Colon Rectum 58:743–752

Rahbari NN, Lordick F, Fink C et al (2012) SYNCHRONOUS trial group. Resection of the primary tumour versus no resection prior to systemic therapy in patients with colon cancer and synchronous unresectable metastases (UICC stage IV): SYNCHRONOUS – a randomised controlled multicentre trial (ISRCTN30964555). BMC Cancer 12:142

Rangarajan K, Bhome R, Bateman N et al (2017) Pelvic exenteration with en bloc resection of the pelvic sidewall and intraoperative electron beam radiotherapy with Mobetron for locally advanced rectal cancer. Tech Coloproctol 21:493–495

Ratti F, Catena M, Di Palo S et al (2015) Laparoscopic approach for primary colorectal cancer improves outcome of patients undergoing combined open hepatic resection for liver metastases. World J Surg 39:2573–2582

Rausa E, Kelly ME, Bonavina L et al (2017) A systematic review examining quality of life following pelvic exenteration for locally advanced and recurrent rectal cancer. Color Dis 19:430–436

Sasikumar A, Bhan C, Jenkins JT, Antoniou A, Murphy J (2017) Systematic review of pelvic exenteration with en bloc sacrectomy for recurrent rectal adenocarcinoma: R0 resection predicts disease-free survival. Dis Colon Rectum 60(3):346–352

Thomassen I, van Gestel YR, Aalbers AG et al (2014) Peritoneal carcinomatosis is less frequently diagnosed during laparoscopic surgery compared to open surgery in patients with colorectal cancer. Eur J Surg Oncol 40:511–514

Tranchart H, Fuks D, Vigano L, Ferretti S, Paye F, Wakabayashi G, Ferrero A, Gayet B, Dagher I (2016) Laparoscopic simultaneous resection of colorectal primary tumor and liver metastases: a propensity score matching analysis. Surg Endosc 30(5):1853–1862

Young JM, Badgery-Parker T, Masya LM et al (2014) Quality of life and other patient-reported outcomes following exenteration for pelvic malignancy. Br J Surg 101:277–287

Zentralinstitut für die kassenärztliche Versorgung in der BRD (2016) Teilnahme an gesetzlichen Früherkennungsuntersuchungen (fäkaler okkulter Bluttest (FOBT), Koloskopie) und an Beratungen zur Prävention von Darmkrebs. http://www.gbe-bund.de/oowa921-install/servlet/oowa/aw92/dboowasys921.xwdevkit/xwd_init?gbe.isgbetol/xs_start_neu/&p_aid=3&p_aid=53782319&nummer=795&p_sprache=D&p_indsp=-&p_aid=26070974. Zugegriffen am 14.11.2018

Zhou MW, Gu XD, Xiang JB, Chen ZY (2016) Clinical safety and outcomes of laparoscopic surgery versus open surgery for palliative resection of primary tumors in patients with stage IV colorectal cancer: a meta-analysis. Surg Endosc 30:1902–1910

Zoccali C, Skoch J, Patel AS et al (2016) Residual neurological function after sacral root resection during en-bloc sacrectomy: a systematic review. Eur Spine J 25:3925–3931

21

Palliative Chirurgie maligner Schilddrüsentumoren

Petra Kühn

© Springer-Verlag GmbH Deutschland, ein Teil von Springer Nature 2019
M. Ghadimi et al. (Hrsg.), *Palliative Viszeralchirurgie*,
https://doi.org/10.1007/978-3-662-57362-4_22

Die Krankheitsdynamik maligner Schilddrüsentumoren variiert stark. Daher kann die palliative Phase unterschiedlich lang sein. So entsteht ein Patientenkollektiv, das zwar nicht mehr kurativ behandelt werden kann, aber unter palliativer Therapie eine respektable Lebenserwartung hat. Therapeutisches Vorgehen sowie die Einschätzung der palliativen Situation hängen stark vom vorliegenden Tumortyp ab. Die moderne Onkologie bietet neben den klassischen Therapieformen, bestehend aus chirurgischer Resektion mit anschließender Radiojodtherapie, weitere Optionen, wie Therapie mit Tyrosinkinaseinhibitoren bei entstandener Jodresistenz, an. Bei Beteiligung umliegender Organe treten frühzeitig Beeinträchtigungen wichtiger Lebensfunktionen auf. Drohender Autonomieverlust und Versorgungsbedürftigkeit der Patienten können präventive palliativchirurgische Maßnahmen notwendig machen, um die Lebensqualität der Patienten zu unterstützen. Art und Umfang chirurgischer Maßnahmen in dieser Grenzzone ist bei den verschiedenen Formen des Schilddrüsenkarzinoms unterschiedlich zu bewerten.

22.1 Einleitung

Die Krankheitsdynamik der malignen Schilddrüsentumoren ist im Vergleich zu anderen Tumoren und auch im Vergleich der malignen Schilddrüsentumoren untereinander deutlich unterschiedlich. Die Tumordynamik des differenzierten Schilddrüsenkarzinoms ist langsam, die des anaplastischen Schilddrüsenkarzinoms schnell. Daher kann die palliative Phase einen unterschiedlich langen Zeitraum einnehmen. In dieser Zeit können vorausschauend chirurgische Maßnahmen notwendig und sinnvoll sein, um die Autonomie und die Lebensqualität des Patienten zu unterstützen.

Die malignen Schilddrüsentumoren unterscheiden sich untereinander deutlich in ihrer Aggressivität und damit auch im therapeutischen Vorgehen sowie in der Einschätzung einer palliativen Situation. Während beim differenzierten Schilddrüsenkarzinom (DTC; ▶ Abschn. 22.2) erst die metastasierten Stadien als palliativ bezeichnet werden, führt das Auftreten eines anaplastischen Schilddrüsenkarzinoms (ATC; ▶ Abschn. 22.4) aufgrund seiner rasanten

Wachstumsform bereits früh zu einer palliativen Situation.

Darüber hinaus spielen insbesondere bei den differenzierten Schilddrüsenkarzinomen auch die histologischen Subtypen für den Erkrankungsverlauf eine Rolle. So sind relativ benigne Formen wie die follikuläre Variante des papillären Schilddrüsenkarzinoms mit einer niedrigeren Mortalität (0,6 % Ereignisse pro 1000 Lebensjahre) assoziiert als die aggressivere „Tall-cell"-Variante (6,7 % Ereignisse pro 1000 Lebensjahre) (Shi et al. 2016).

Durch den medizinischen Fortschritt haben sich neben den klassischen Therapieformen, beim DTC bestehend aus der chirurgischen Resektion mit anschließender Radiojodtherapie, weitere Möglichkeiten entwickelt, wie z. B. die Tyrosinkinaseinhibitor-Therapie bei entstandener Jodresistenz. Somit entsteht ein Patientenkollektiv, das zwar nicht mehr kurativ behandelt werden kann, aber unter palliativer onkologischer Therapie eine respektable Lebenserwartung hat, sofern keine tumorassoziierten lokalen Komplikationen auftreten oder diese beherrscht werden können. Solche tumorassoziierten Komplikationen führen im Falle eines Schilddrüsenkarzinoms aufgrund der engen Lagebeziehung zu Larynx, Trachea und Speiseröhre frühzeitig zu Beeinträchtigungen grundlegender Lebensfunktionen wie Atmen, Sprechen und Schlucken und damit zu Autonomieverlust und Versorgungsbedürftigkeit der Patienten.

Aufgrund dieser besonderen Dramatik gilt es in der Palliativsituation individuell zu entscheiden, ob chirurgische Maßnahmen *vor* dem Auftreten solcher Komplikationen erfolgen sollen, um dem Patienten das bewusste Erleben lebensbedrohlicher Situationen zu ersparen, oder ob aufgrund des palliativen Therapieziels allenfalls *nach* Eintreten der Komplikation interveniert werden soll. Die folgenden Ausführungen sollen helfen, Art und Umfang chirurgischer Maßnahmen in dieser Grenzzone bei den unterschiedlichen Formen des Schilddrüsenkarzinoms zu bewerten. Zusätzlich wird auf die vielfach neuen Therapiemöglichkeiten nicht chirurgischer Maßnahmen eingegangen.

> **Chirurgische Maßnahmen in der palliativen Situation bei Formen des Schilddrüsenkarzinoms sind indiziert, um tumorassoziierte Komplikationen zu verhindern oder deren Folgen bzw. Auswirkungen auf die Lebensqualität zu verringern.**

22.2 Differenziertes Schilddrüsenkarzinom (DTC)

Beim DTC handelt es sich in den meisten Fällen um eine lokoregionäre Erkrankung, die im Vergleich mit gastrointestinalen Malignomen mit herausragenden Überlebenszeiten assoziiert ist. Die 10-Jahres-Überlebensraten liegen für das papilläre Schilddrüsenkarzinom (PTC) bei 92–95 % und für das follikuläre Schilddrüsenkarzinom (FTC) immer noch bei 85 % (Dralle 2014; Cabanillas et al. 2016a).

Das PTC ist mit 85 % (Dralle 2014; Cabanillas et al. 2016a) die häufigste Form des DTC und metastasiert überwiegend in die Lymphknoten. Organmetastasen kommen auch im Langzeitverlauf nur bei bis zu 5 % der Patienten vor, überwiegend betroffen sind dann Lunge und Knochen (Shaha et al. 1997; Leite et al. 2017). Besonders aggressive Varianten sind die „Tall-cell"-Variante, die „Columnar-cell"-Variante, die Hobnail-Variante und die diffus sklerosierende Variante (Pusztaszeri et al. 2017; Lubitz et al. 2014; Shi et al. 2016).

Das FTC hingegen metastasiert selten in die Lymphknoten, zeigt aber in bis zu 15 % eine synchrone Fernmetastasierung (Durante et al. 2006). Als aggressivere Variante des FTC sind die onkozytären Formen und vor allem das Hürthlezell-Karzinom abzugrenzen. Letzteres metastasiert in 5–13 % lymphatisch (Ahmadi et al. 2016), und die betroffenen Patienten sind durchschnittlich älter (6. Dekade).

Die leitliniengerechte Therapie bei PTC > 1 cm ohne Kapselinvasion ist die Thyreoidektomie (Haugen et al. 2016; Dralle 2014). Patienten mit DTC zeigen eine hohe Rate an lokalen synchronen (42 %) und metachronen (15 %) Lymphknotenmetastasen (Mazzaferri et al. 1994). Letztere entstehen aus okkulten Mikrometastasen (<2 mm). Die Entfernung solcher Mikrometastasen verbessert das krankheitsspezifische Überleben und das Gesamtüberleben nicht, sodass eine prophylaktische Lymphknotendissektion nicht mehr empfohlen wird. Einige Autoren diskutieren nach Erhebung einer Risikostratifizierung, die klinische sowie histo- und molekularpathologische Faktoren einbezieht, eine mögliche Indikation für eine prophylaktische Lymphknotendissektion für Hochrisikogruppen (Dralle 2014; Shirley et al. 2017).

Die gute Prognose des DTC beruht zum großen Teil auf der im Anfangsstadium bestehenden Jodsensibilität der Tumorzellen und der konsekutiv effektiv durchführbaren adjuvanten Radiojodtherapie. Das Auftreten einer Jodresistenz im Verlauf der Erkrankung ist prognostisch ungünstig (Sabra et al. 2013). Durante et al. (2006) beschrieben bei pulmonal metastasierten Patienten ein 10-Jahres-Überleben von 10 % bei Jodresistenz im Vergleich zu 56 % bei jodsensiblen Metastasen.

Im Unterschied zum anaplastischen (ATC; ► Abschn. 22.4) und medullären Schilddrüsenkarzinom (MTC; ► Abschn. 22.3) ist die palliative Situation beim DTC anders definiert, und es bestehen chirurgische Optionen bei:

- Aggressiver Tumorbiologie
- Lokalem Rezidiv bzw. lokaler Organinvasion
- Stabiler Fernmetastasierung

22.2.1 Lokalrezidiv bei differenziertem Schilddrüsenkarzinom

Die lokoregionäre 10-Jahres-Rezidivrate wird in der Literatur mit 5–20 % (Roh et al. 2011) angegeben. Diese Rezidive sind zu 74 % in den lokalen Lymphknoten, zu 20 % in Restschilddrüsengewebe und zu 6 % in dem umgebenden Gewebe (Trachea oder Muskel) zu finden (Mazzaferri et al. 1994).

Das Auftreten eines Lokalrezidivs begründet noch keine palliative Situation. Oftmals wird umgehend nach Diagnose eines suspekten Befundes eine Therapieindikation gestellt, um möglichen Komplikationen entgegenzutreten und zudem die weitere onkologische Therapiekontrolle über den Tumormarker Thyreoglobulin zu gewährleisten.

Im Gegensatz zu diesem dominanten chirurgischen Vorgehen deuten die im Folgenden dargestellten Studien darauf hin, dass bei guter Patientenselektion und in Abhängigkeit von der jeweiligen onkologischen Risikosituation (nach den Guidelines der American Thyroid Association [ATA]) (Haugen et al. 2016) alternativ auch eine abwartende Haltung eingenommen werden kann, ohne dass dem Patienten eisn onkologischer Nachteil entsteht.

(Rondeau et al. 2011) konnten retrospektiv an 191 Patienten zeigen, das im Verlauf sonografisch entdeckte tumorverdächtige Lymphknoten im zentralen Kompartiment bis 11 mm Größe in einem medianen Follow-up von 5 Jahren selten einen raschen Progress zeigen. Nur 9 % des Kollektivs zeigten überhaupt ein Wachstum, die Wachstumsgeschwindigkeit wurde mit 1,3 mm/Jahr vermessen. Die Autoren halten daher zunächst eine Beobachtung im Vergleich zu einer sofortigen chirurgischen Intervention für möglich.

Auch (Robenshtok et al. 2012) untersuchten an einem Kollektiv von 166 PTC-Patienten mit sonografisch suspekten, zervikalen Lymphknoten nach stattgehabter Thyreoidektomie die Langzeitentwicklung dieser Lymphknoten. 77 % der Primärtumoren waren hierbei als mittleres Risiko nach ATA gruppiert worden, und bei 8 % lag ein ungünstiger histopathologischer Subtyp vor. Bei einer medianen Nachbeobachtungszeit von 3,5 Jahren zeigte sich nur bei 20 % der auffälligen Lymphknoten ein Größenzuwachs von mindestens 3 mm. Bei 13 Patienten mit größenprogredienten Lymphknoten wurde eine histologische Sicherung durchgeführt. Unter diesen ergab sich nur bei 8 Patienten Malignität, während bei anderen 14 % der Patienten mit initial auffälligen Lymphknoten diese im Verlauf sonografisch nicht mehr nachweisbar waren. Auch beim Auftreten von suspekten Lymphknoten scheint somit eine Verlaufsbeurteilung und selektive Indikationsstellung zur Operation bei weiterem Größenprogress vertretbar.

Insgesamt ist die operative Radikalität bei Rezidiven eines DTC deutlich zurückgegangen, vor allem weil man die im Vergleich zu anderen viszeralonkologischen Tumoren differente Wachstumsdynamik besser verstanden hat. Dies hat durch die Vermeidung von operationsspezifischen Komplikationen wie einer Rekurrensparese oder eines Hypoparathyreoidismus einen positiven Effekt auf die Lebensqualität der Patienten.

> **Lokalrezidive des DTC sollten Gegenstand chirurgischer Therapie sein, da jodsensible neben jodresistenten Tumorkomponenten vorkommen. Der Zeitpunkt der chirurgischen Intervention sollte sich an der Risikoeinschätzung des Tumors und dem Komplikationsrisiko sowie dem Morbiditätsrisiko des Patienten orientieren. Eine abwartende Haltung ist in vielen Fällen vertretbar.**

22.2.1.1 Resektion des N. laryngeus recurrens versus Stimmerhaltung

Bei einem lokal fortgeschrittenen Primärtumor (T4) oder einem Lokalrezidiv ausgehend von Restgewebe zentral am Kehlkopfeingang ist häufig der N. laryngeus recurrens involviert. Wang et al. (2016) fanden bei 153 fortgeschrittenen Primärtumoren (T4) in 51,6 % eine Beteiligung des N. laryngeus recurrens. In 81 % dieser Patienten wurde der Nerv aus onkologischen Gründen reseziert. In einer Studie von Roh et al. zur Reoperation im zentralen Kompartiment beim DTC wurde bei 15,6 % der Patienten der Nerv aufgrund einer malignen Invasion reseziert. In 9 % wurde nerverhaltend operiert und Tumor vom Nerv abgeschält (Roh et al. 2011). Alle nerverhaltend operierten Patienten zeigten eine Rekurrensparese, die sich bei 50 % nach 6 Monaten erholte.

Es ist vor einer geplanten Reoperation, aber ggf. auch beim Primäreingriff, mit dem Patienten zu klären, ob eine frühzeitige Resektion des Nervs mit entsprechender Morbidität und konsekutiver Einschränkung der Lebensqualität gewünscht ist. Ansonsten gilt es den Nerv solange wie möglich zu erhalten (Su et al. 2016).

> **Die Frage, ob eine nerverhaltende, aber inkomplette Resektion bei jodaffinem Tumor toleriert würde, um auf den ablativen Effekt der Radiojodtherapie zu hoffen, ist in der aktuellen Literatur nicht ausreichend belegt:**

— Dralle et al. (2013) sehen in Ausnahmen einen therapeutischen Korridor für Bevorzugung einer ablativen Therapie vor der chirurgischen Komplettierung bei begrenzter Infiltration des Nervs und der Trachea sowie kleineren, schwierig zu resezierende Schilddrüsenresten.

— Wang et al. (2016) beschreiben bei 153 T4-Primärtumoren in 13 % einen postoperativen R2-Status. 93 % der Patienten erhielten eine adjuvante Therapie, davon 80,4 % eine Radiojodtherapie und 3,3 % eine Bestrahlungstherapie. Weder die Bestrahlungstherapie noch der R-Status konnten als negativer Selektionsfaktor für das krankheitsspezifische Überleben oder für die Vorhersage eines lokalen oder distanten Rezidivs identifiziert werden.

> ❯ Jeder endokrine Chirurg sollte sich über die Bedeutung der Stimme für die Lebensqualität bewusst sein. Dies gilt besonders in der palliativen Situation. Zweifelsohne sollte die Frage einer onkologisch notwendigen Resektion des N. laryngeus recurrens Gegenstand der Patientenaufklärung sein.

22.2.1.2 Nebenschilddrüsenfunktion

Gerade bei großen Tumoren oder Rezidiveingriffen stellt der Erhalt der Nebenschilddrüsenfunktion einen kritischen Aspekt dar. Makroskopisch mit großer Wahrscheinlichkeit tumorfreies Nebenschilddrüsengewebe sollte, sofern akzidentell reseziert, umgehend autotransplantiert werden. Die Rate an Autotransplantationen bei Reeingriffen im zentralen Kompartiment gibt (Roh et al. 2011) mit 20 % an.

Die Funktionsraten nach Autotransplantation von Nebenschilddrüsen sind jedoch in der Literatur kritisch diskutiert. Su et al. (2018) untersuchten retrospektiv 702 Patienten mit papillärem Schilddrüsenkarzinom (PTC) nach stattgehabter Thyreoidektomie und zentraler Lymphknotendissektion. Es zeigte sich weder ein Unterschied bezüglich eines transienten Hypoparathyreoidismus (43,9 % Gruppe der Patienten mit Autotransplantation vs. 29 % Gruppe der Patienten ohne Autotransplantation, p = 0,00) noch eines permanenten Hypoparathyreoidismus (1 % Gruppe der Patienten mit Autotransplantation vs. 0,7 % Gruppe der Patienten ohne Autotransplantation, p > 0,05).

Der Benefit einer intraoperativen Lokalisationdiagnostik mittels Autofluoreszenz (Kim et al. 2017) oder Indozyaningrün für die Protektion der Nebenschilddrüsen ist Gegenstand von Studien (Lavazza et al. 2016), die für Reoperationen bislang nur mit kleinen Kohorten vorliegen (Sound et al. 2015).

> ❯ Gerade bei Reoperationen kann die Lokalisation und der Erhalt von Nebenschilddrüsengewebe schwierig sein.

22.2.1.3 Resektionsstatus

Das Ausmaß einer extrathyreoidalen Tumorausbreitung ist präoperativ nicht immer zu erfassen. Publikationen zum Langzeitverlauf des DTC zeigen, dass zwischen R0- und R1-Resektionen kein signifikanter Überlebensunterschied besteht (Wang et al. 2016; Su et al. 2016; Pantvaidya et al. 2017). Daher kann im Einzelfall zur Vermeidung postoperativer Komplikationen eine eingeschränkte Radikalität akzeptiert werden.

> ❯ Postoperative R0- und R1-Situationen zeigen im Langzeitverlauf kein signifikant unterschiedliches Überleben.

22.2.2 Extrathyreoidale Ausbreitung

22.2.2.1 Resektion von Trachea, Larynx oder Ösophagus

Bei einer extrathyreoidalen Ausbreitung eines Schilddrüsenkarzinoms kommt es schnell zur Beteiligung anderer wichtiger Organstrukturen. Es gibt hierzu wenig operative Standards, und die publizierten Fallserien sind retrospektive Erhebungen mit überschaubaren Fallzahlen (Wang et al. 2016; Su et al. 2016).

Zu unterscheiden sind die Ausbreitung in die gerade Halsmuskulatur, die nach aktueller TNM-Klassifikation als T3-Stadium erfasst wird, von der Ausbreitung in umgebende Organstrukturen wie Trachea, Larynx oder Ösophagus, was zur Einschätzung eines T4a-Stadiums führt. Bei einer Arterieninvasion entsteht ein Stadium T4b. Die Häufigkeit der Invasion wird in einem Kollektiv von 153 fortgeschrittenen papillären Schilddrüsenkarzinomen (PTC) nach Wang et al. (2016) ist in ❐ Tab. 22.1 angegeben.

Anteile der geraden Halsmuskulatur können ohne großen Funktionsverlust reseziert werden. Bei Invasion anderer Halsorgane können durch erweiterte Resektionen beträchtliche Auswirkungen auf die Lebensqualität resultieren. Stimmqualität und Kommunikationsmöglichkeiten spielen für die Lebensqualität unbestritten eine erhebliche Rolle.

❐ **Tab. 22.1** Extrathyreoidale Ausbreitung bei PTC nach Wang et al. (2016)

Infiltrierte Struktur	Häufigkeit
N. laryngeus recurrens	51,6 %
Trachea	46,6 %
Ösophagus	39,2 %
Larynx	31,4 %
V. jugularis	3,9 %

Eine Laryngektomie ist bezüglich der Beeinflussung der Lebensqualität des Patienten die größte operative Prozedur. Neben der fehlenden Stimmbildung sind auch der Geschmacks- und Geruchssinn eingeschränkt und das Risiko einer Atemwegsinfektion ist bei liegendem Tracheostoma erhöht. Der Eingriff setzt eine sorgfältige Patientenselektion bezüglich des Nebenerkrankungsprofils und den dringenden Therapiewunsch des Patienten voraus. Es ist immer zu bedenken, dass differenzierte Schilddrüsenkarzinome langsam wachsen. Eine Tumorinvasion in Kehlkopf oder Trachea verursachen erst spät Symptome. Daher zählt die Laryngektomie zu den Eingriffen, die erst spät als letzte Maßnahme im Einzelfall bei geeignetem Patienten durchgeführt werden sollte.

Dies gilt nicht für lokalisierte Infiltrationen der Trachea. Bezüglich der Tracheainvasion werden nach Shin et al. (1993) je nach histologischer Eindringtiefe fünf Stadien unterschieden. Zum Staging ist eine Tracheoskopie mit Biopsie notwendig (■ Tab. 22.2).

Es stehen verschiedene chirurgische Resektionsformen zur Verfügung. Die Einfachste besteht aus der tangentialen Knorpelabtragung (Shaving). Weiterhin können limitierte lokale Resektionen (Window-Resektion, Windmill-Resektion) oder das Entfernen mehrere Knorpelspangen als Segmentresektion bis hin zur Laryngektomie durchgeführt werden. Bis zum Stadium 2 kann eine Shaving-Prozedur auch zu einer formalen R0-Resektion führen. Jedoch ist der pathologische Nachweis schwierig und das Risiko eines Lokalrezidivs gegeben.

Je nach Größe des Areals kann bei fortgeschritteneren Stadien zum Erzielen einer R0-

Situation eine lokale Vollwandresektion oder eine zirkuläre Tracheasegmentresektion indiziert sein (■ Abb. 22.1 und 22.2). Allerdings zeigt sich, wie

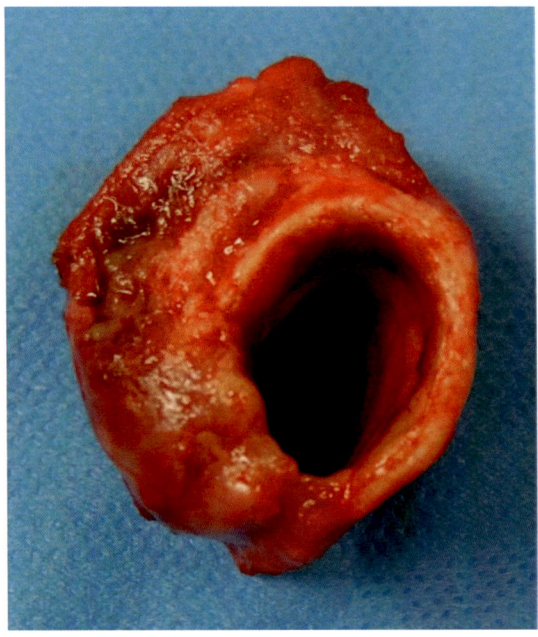

■ **Abb. 22.1**   Tracheasegmentresektat bei fortgeschrittenem PTC-Rezidiv. Mehrere Knorpelspangen wurden reseziert. Deutlich erkennbar ist neben der Tracheawand der Tumor (weiß) und die anhängende Halsmuskulatur

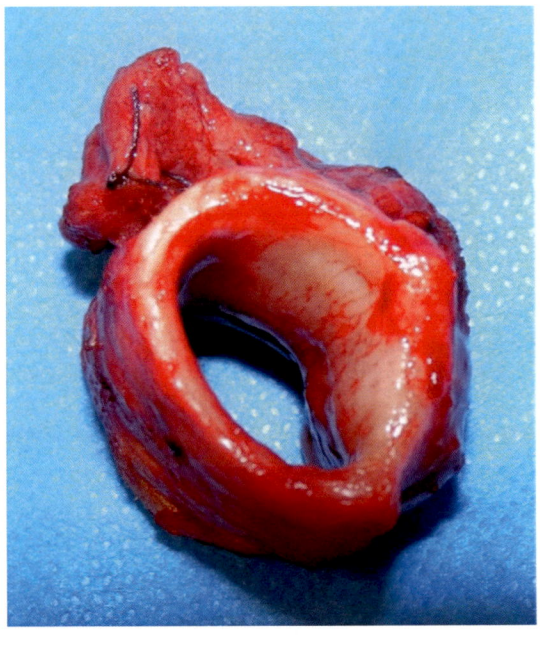

■ **Abb. 22.2**   Tracheasegmentresektion über mehrere Spangen. Die Fadenmarkierung zeigt den infiltrierten und resezierten Teil der Ösophaguswand

■ **Tab. 22.2**   Stadien der Tracheainvasion nach Shin et al. (1993)

Stadium	Beschreibung
0	Fehlende extrathyreoidale Ausbreitung
1	Extrathyreoidale Ausbreitung ohne Bezug zur Trachea
2	Invasion des Ringknorpels
3	Invasion bis zur Submukosa der Trachea
4	Invasion der trachealen Mukosa

weiter oben dargestellt, zwischen R0- und R1-Resektion kein signifikanter Überlebensunterschied. Erst der R2-Status zeigt ein deutlich verschlechtertes krankheitsspezifisches Überleben (Wang et al. 2016: krankheitsspezifisches 5-Jahres-Überleben 67,9 % bei R2). Auf dieser Grundlage und vor dem Hintergrund der Definition von Palliation, die primär die Lebensqualität verbessern soll, ist die Durchführung risikoreicher ausgedehnter Trachealresektionen kritisch zu bedenken.

Die Shaving-Prozedur ggf. in Kombination mit Trachealstents kann die Integrität der Trachea erhalten und Komplikationen wie eine tracheale Anastomoseninsuffizienz vermeiden und damit die perioperative Morbidität senken. Ebenso sollte die Laryngektomie als eine Maßnahme mit der größten Einschränkung der Lebensqualität vermieden werden können.

Allerdings ist das Shaving auch nicht komplikationsfrei. Je nach Größe der Fläche des Shavings kann eine nachfolgende Wandnekrose zur Luftfistel führen. Die jeweilige Deckung mit einem Muskelflap aus dem M. sternocleidomastoideus ist unerlässlich (Dralle 2014). Su et al. (2016) führten über einen Zeitraum von 10 Jahren bei 69 Patienten Eingriffe bei Beteiligung des Aerodigestivtrakts aufgrund eines fortgeschrittenen DTC durch. Sie führten bei 35 % eine Form der Trachearesektion durch, davon 54 % Shaving. Eine partielle laryngotracheale Resektion war bei 13 % und eine Laryngektomie bei 1 % (1 Patient) notwendig. In 56 % aller Patienten war der Ösophagus beteiligt. Bei 82 % dieser Patienten war eine Muskelmanschettenresektion ausreichend, bei 18 % eine Vollwandresektion. Die Gesamtkomplikationsrate wird mit 32 % angegeben. Davon waren 18 % ösophageale oder pharyngeale Fisteln, in 18 % traten Aspirationen oder Dysphagien auf. Allerdings hatten 6 % präoperativ bereits ein Tracheostoma und 58 % präoperativ einen einseitigen Stimmbandstillstand, 1 % einen bilateralen Stimmbandstillstand. Wie oben bereits angeführt, konnte in diesem Kollektiv ein 5-Jahres-Überleben (Gesamtüberleben) von 71 % erreicht werden.

Ähnliche Überlegungen gelten für die Invasion des Ösophagus. Auch hier können zugunsten der lokalen Tumorkontrolle extramukosale Resektionen oder limitierte Vollwandresektionen bis hin zu ausgedehnteren Segmentresektionen mit Rekonstruktionen mittels Jejunuminterponat durchgeführt werden (Sabra et al. 2013). Anzu-

merken ist, dass die Ösophagusmukosa vom Schilddrüsenkarzinom als Grenze respektiert wird (Sabra et al. 2013) und somit frei von Tumorinvasion bleibt. Daher ist die häufigste Form der Resektion eine extramukosale Ösophaguswandresektion en bloc mit einem Tracheasegment (Su et al. 2016: 82 % extramuköse Resektion, s. o.).

Bei limitierter Länge einer extramukösen Resektion von 2–3 cm wird in unserer Klinik eine fortlaufende Nahttechnik mit 3/0- oder 4/0-PDS (Polydioxan synthetisch) über einer kräftigen Magensonde durchgeführt. Selten entstehen in der Folge Schluckstörungen, die gelegentlich von der meist lokal gestörten Vagusfunktion bei reseziertem N. laryngeus recurrens verstärkt werden können. Su et al. berichten bei einer medianen Nachbeobachtungszeit von 58 Monaten von 71 % Patienten mit normaler postoperativer Nahrungsaufnahme. 62 % berichteten keine Beeinträchtigung der Lebensqualität, 31 % eine geringe (Su et al. 2016).

22.2.2.2 Gefäßbeteiligung

Eine Infiltration der V. jugularis ist selten (Wang et al. 2016: 3,8 %) und kann durch Segmentresektion mit End-zu-End-Rekonstruktion oder komplettem Verschluss der Vene auf einer Seite behandelt werden. Die konsekutive Umkehr des Lymphabflusses führt zu passageren Lymphödemen.

Analog zu anderen Karzinomen ist die Arterieninfiltration aus onkologischer Sicht problematischer einzuschätzen und auch bei technischer Machbarkeit onkologisch nicht sinnvoll. Aufgrund der sehr limitierten Datenlage finden sich auch in den Leitlinien (Haugen et al. 2016; Sk2-Leitlinie zur operativen Therapie maligner Schilddrüsenerkrankungen 2012) keine direkten Empfehlungen.

> ❯ Tracheateilresektion mit oder ohne Ösophagusteilresektionen sind technisch je nach Patientenmorbidität durchführbar und verhindern tumorassoziierte Morbidität. Das Resektionsausmaß sollte an die Erkenntnis geknüpft sein, das eine R1-Resektion in diesem Setting in Kombination mit einer adjuvanten Therapie ausreichend ist. Darüber hinausgehende Resektionen von Gefäßen oder Laryngektomien bleiben Einzelfällen vorbehalten und sollten in ihrer Auswirkung auf die Lebensqualität überdacht werden.

22.2.2.3 Fernmetastasierung beim differenzierten Schilddrüsenkarzinom

Eine Fernmetastasierung tritt in 3–15 % synchron und in 6–20 % metachron auf (Nixon et al. 2012). Beim DTC ist häufig die Lunge wie auch der Knochen und seltener das Hirn betroffen. Aufgrund des miliaren Metastasierungstyps mit einer Vielzahl oft nur millimetergroßer Noduli ist es zumeist jedoch eine bildmorphologische und in den wenigsten Fällen eine histologisch gesicherte Definition.

Wird die Fernmetastasierung bei Erstvorstellung des Patienten evident, wird in jedem Fall zur lokalen Tumorkontrolle die Thyreoidektomie, gegebenenfalls auch mit Lymphknotendissektion durchgeführt, gefolgt von einer Radiojodtherapie (Shaha et al. 1997; Haugen et al. 2016; Sk2-Leitlinie zur operativen Therapie maligner Schilddrüsenerkrankungen 2012). Durch diese supportive (palliative) Chirurgie wird nicht nur die Überlebenszeit, sondern im weiteren Sinne die Todesart des Patienten modifiziert; weg von der Problematik des lokalen Tumorgeschehens (Asphyxie, Dysphagie, Arrosionsblutung) hin zum disseminierten Tumorprogress der distanten Metastasierung.

Bei konsequenter Therapie initial metastasierter Patienten konnten Shara et al. bereits vor dem Zeitalter der Tyrosinkinaseinhibitor-Therapie in einer retrospektiven Studie 43 % 20-Jahres-Überleben in dieser Gruppe feststellen (Shaha et al. 1997). Patientenalter >45 Jahre, extrapulmonale Metastasierung und eine follikuläre Pathologie sind negative Prädiktoren mit einem reduzierten krankheitsspezifischen Überleben (Nixon et al. 2012).

> ❯ Die Indikation zur Resektion in der metastasierten Erkrankungssituation orientiert sich an der Dynamik dieser Fernmetastasierung. Handelt es sich um einen stabilen Zustand, sind zur lokalen Tumorkontrolle bzw. zur Verhinderung tumorassoziierter Komplikationen die multimodalen Konzepte wie bei potenziell kurativer Resektion anzuwenden.

22.2.3 Aggressive Tumorbiologie

Die lokale Rezidivwahrscheinlichkeit des DTC scheint auch vom *histopathologischen Subtyp* abhängig zu sein, der nicht in die TNM-Klassifikation eingeht.

Xu et al. (2016a) charakterisierten eine Gruppe von 58 Patienten aus einer Kohorte von 3750 Patienten aus 25 Jahren, die am nicht anaplastischen Schilddrüsenkarzinom verstorben waren. Alle Patienten zeigten histopathologisch eine gering differenzierte Variante oder zumindest gering differenzierte Anteile im Tumor. Alle Patienten zeigten weiterhin Merkmale von aggressivem Tumorverhalten wie distante Metastasierung, weite regionale extrathyreoidale Ausbreitung und extensive Gefäßinvasion.

Ito et al. (2017a) konnten in einer retrospektiven Analyse aus einer Kohorte von 6553 PTC-Patienten 70 mit „Tall-cell"-Variante isolieren. In der multivariaten Analyse konnten ein „Tall-cell"-Anteil im Tumor >50 % als Einflussfaktor auf das krankheitsfreie Überleben identifiziert werden. Das krankheitsfreie Überleben über 5 Jahre betrachtet betrug für Patienten mit >50 % „Tall-cell"-Variante 58 %, 89 % für Patienten mit einem „Tall-cell"-Anteil von 30–50 % und 93 % für die Vergleichsgruppe mit PTC ohne „Tall-cell"-Variante (Ito et al. 2017a).

Zusätzlich scheinen *molekularpathologische Charakteristika* einer aggressiven Tumorbiologie zu existieren. Während bei der relativ günstig verlaufenden follikulären Form des PTC keine BRAFV600E-Mutation nachgewiesen werden, zeigt sie im klassischen PTC eine aggressive Wachstumsform und eine höhere Wahrscheinlichkeit für Jodresistenz an. In einer großen Metaanalyse, in die 3437 Patienten mit PTC eingeschlossen wurden, konnte in 48 % BRAFV600E nachgewiesen werden (Li et al. 2015). Besonders häufig (zu 90 %) finden sich BRAF-Mutationen in der „Tall-cell"-Variante. Diese Form des PTC ist aggressiv und betrifft häufig Männer (Pusztaszeri et al. 2017). Li et al. kommen zu dem Schluss, dass die Mutationsanalyse Auswirkungen auf die therapeutische Aggressivität respektive den OP-Umfang haben sollte (Li et al. 2015). Diesbezüglich wäre die Mutationsanalyse ein hilfreicher Baustein zur Beurteilung des zu erwartenden Krankheitsverlaufs.

TERT-Mutationen, die alle Tumoren mit entdifferenzierter Komponente aufweisen (Agrawal et al. 2017; Tiedje et al. 2017), werden additiv in bis zu 30 % gesehen. In einer Studie von (Shi et al. 2016) mit 4702 Patienten, kamen sie in 3,8 % vor. Die Rezidivrate wurde mit 27,3 % und die Mortalität mit 6,7 % angegeben (jeweils bezogen auf Ereignisse/1000 Patientenjahre). Eine Begründung für die erhöhte Mortalität ist sicher die mit der TERT-Mutation verknüpfte Radiojodrefraktärität (Ito et al. 2017a), deren Ausprägung bei einer TERT-Mutation stärker ist als bei einer BRAF-Mutation. Yang et al. (2017b) empfehlen bei Nachweis einer TERT-Mutation direkt ein alternatives Verfahren zur Radiojodtherapie anzuwenden.

Die Kombination von BRAFV600E- und TERT-Mutation ist Ausdruck eines besonders aggressiven Tumors mit hohem Rezidivrisiko und Jodresistenz. Häufig sind ältere Patienten betroffen (Liu et al. 2014; Yang et al. 2017a). Shi et al. fand in ihrer Aufarbeitung der histopathologischen Subtypen eine gesteigerte Rezidiv- und Mortalitätsrate (Shen et al. 2017). Gesteigert wird die Tumoraggressivität noch von der simultanen Mutationskombination von BRAF/RAS und TERT. Shen et al. fanden eine Rezidivrate von 52 % im Vergleich zu 7 % ohne vorliegende Mutation (Shen et al. 2017).

22.2.4 Nicht chirurgische Therapieoptionen

Als zielgerichtete Therapie für die Patienten mit radiojodrefraktärem DTC in progressiver oder metastasierter Situation sind die Tyrosinkinaseinhibitoren (TKI) Lenvatinib (SELECT) (Schlumberger et al. 2015) und Sorafenib (DECISION) (Brose et al. 2014) zugelassen. Beide Studien sind schwierig zu vergleichen, da die SELECT-Studie auch TKI-vorbehandelte Patienten einschloss und der Zustand der Progression in beiden Studien unterschiedlich bewertet wurde. Unter diesen Einschränkungen betrachtet, war das progressionsfreie Überleben in der SELECT-Studie mit 18 Monaten dem in der DECISION-Studie mit 10 Monaten überlegen (Lorusso et al. 2016). Das Nebenwirkungsprofil beider Medikamente ist ähnlich. Die wichtigste Nebenwirkung bezieht sich auf eine entstehende Hypertonie. Bezüglich der unerwünschten Ereignisse werden beide Studien als nicht unterschiedlich bewertet. Lenvatinib kann (nach den Daten der SELECT-Studie) auch als palliative Zweitlinienstrategie eingesetzt werden.

> ❯ Die histopathologische Subklassifikation des DTC ist ein wichtiger Baustein zur Einschätzung der Malignität und des Krankheitsverlaufs. Molekularpathologische Charakteristika können Ansatzpunkte zielgerichteter Therapien sein.

Beispiel

Eine 42-jährige Patientin stellt sich mit einem Lokalrezidiv eines PTC vor. Sie wurde 7 Monate zuvor bei einem pT4-Tumor subtotal thyreoidektomiert und beidseits zentral lymphdisseziert. Zum damaligen Zeitpunkt lag bereits eine Infiltration der Trachea links vor. Der N. laryngeus recurrens wurde primär reseziert. Die Trachea wurde mittels Shaving behandelt und vermutlich aufgrund einer befürchteten Instabilität mit einem Stent versorgt, der zwischenzeitlich nach distal disloziert ist (❑ Abb. 22.3). Das abschließende Tumorstadium war pT4N1aMx.

Das rechte Stimmband hat eine gute Beweglichkeit. Die Nebenschilddrüsenfunktion ist im unteren Normbereich. Die Bildgebung zeigt den Verdacht einer pulmonalen Metastasierung. Die Konzentration von Thyreoglobulin unter suppressiver Schilddrüsenhormontherapie beträgt 566 µg/l. Es besteht ein Zustand nach Radiojodtherapie postoperativ. Aktuell wird ein jodresistentes Tumorrezidiv links mit Einbeziehung von Trachea und Ösophagus nachgewiesen

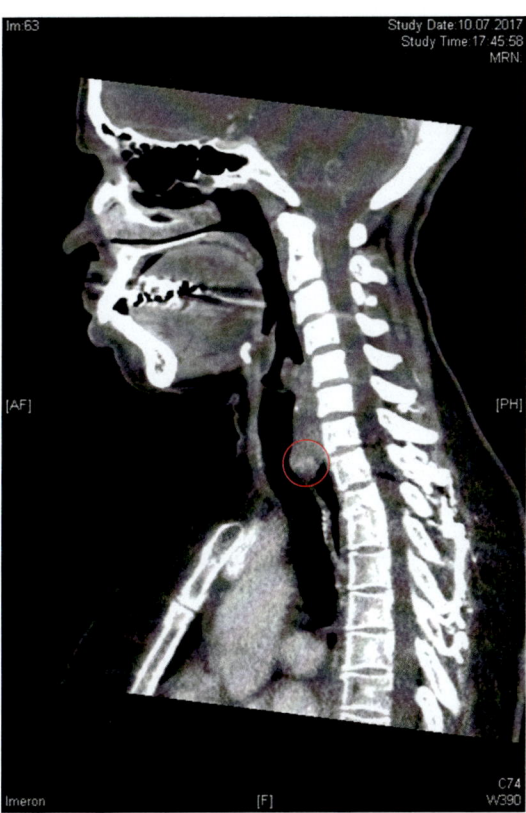

❑ **Abb. 22.3** Tumorinvasion zwischen Ösophagus und Trachea, der Trachealstent ist bis vor die Carina disloziert

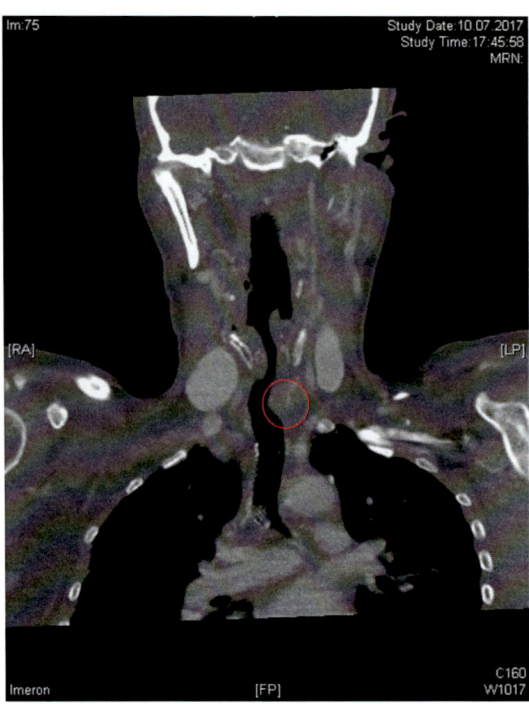

Abb. 22.4 Rezidiv des bekannten Schilddrüsenkarzinoms mit Tracheawandimpression links. Die umgebenden Weichgewebe lassen sich nicht mehr abgrenzen; nach distal dislozierter Stent

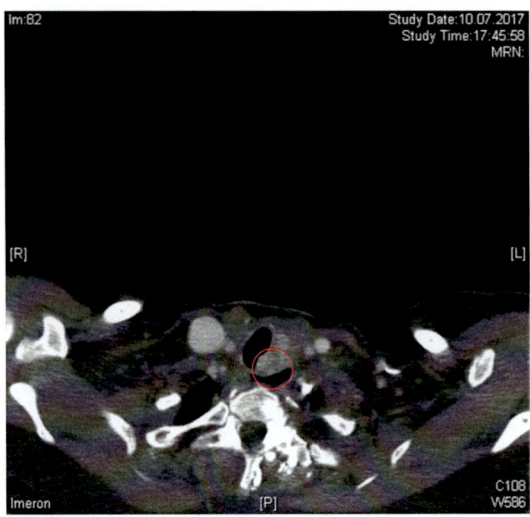

Abb. 22.5 Gut erkennbare Tracheaimpression bei Tumorrezidiv mit Kompression des Ösophagus

(▶ Abb. 22.4 und 22.5). Relevante laterale Lymphknoten lassen sich nicht darstellen. Das Tumorboard empfiehlt eine chirurgische Resektion oder eine Radiatio. Bei der Tracheoskopie fällt eine deutliche Vorwölbung im Tumorbereich

auf. Der dislozierte Stent kann nicht geborgen werden. Eine Biopsie der Trachealschleimhaut ist negativ. Bei einer Gastroskopie wird keine Tumorinvasion erkannt. Aufgrund des Alters der Patientin und fehlender Begleiterkrankungen wird ein chirurgisches Vorgehen bevorzugt.

Nach genauer Patientenaufklärung, insbesondere über die Risiken der Tracheasegmentresektion und einem bilateralen Stimmbandstillstand, wird eine zirkuläre Tracheasegmentresektion mit direkter End-zu-End-Anastomose hergestellt. Dazu muss die Trachea mediastinal mobilisiert werden. Eine Sternotomie kann vermieden werden. Der Stent wird komplikationslos geborgen. Es wird eine mukosaerhaltende Ösophaguswandteilresektion mit fortlaufender Direktnaht durchgeführt. Diese Resektionen werden en bloc mit den teils narbig, teils maligne infiltrierten Anteilen von gerader Halsmuskulatur und M. sternocleidomastoideus durchgeführt. Der Resektionsstatus im Bereich der Weichgewebe wird durch Schnellschnitt gesichert. Die Tracheaanastomose wird mit einem Muskelflap aus Sternocleidomastoideus gedeckt. Während der Operation erfolgt ein kontinuierliches Neuromonitoring des rechten Vagusnervs.

Postoperativ zeigt sich eine regelhafte Funktion des rechten Stimmbandes und eine unveränderte Nebenschilddrüsenfunktion. Die Resektionsränder an Trachea und Ösophagus sind tumorfrei. Die Patientin kann am 10. postoperativen Tag bei reizlosen Narbenverhältnissen in sehr gutem Allgemeinzustand entlassen werden. Es wird adjuvant eine Radiatio durchgeführt.

22.3 Medulläres Schilddrüsenkarzinom (MTC)

Beim medullären Schilddrüsenkarzinom handelt es sich um einen neuroendokrinen Tumor (NET) der parafollikulären C-Zellen.

Auch wenn das MTC mit 3–5 % aller Schilddrüsentumoren (Kim et al. 2016; Dralle 2014; Cabanillas et al. 2016a) ein seltener Tumor ist, nehmen die Erkrankungsfälle über alle Stadien zu (Randle et al. 2017). Ungefähr 25 % der Fälle liegen hereditär als familiäres Syndrom (FMTC) oder im Zusammenhang mit einer multiplen endokrinen Neoplasie MEN2a oder b vor (Jin et al. 2016; Dralle 2014; Cabanillas et al. 2016a) und verfügen über eine verursachende autosomal-dominante Keimbahnmutation des RET-Protoonkogens (Rearranged during Transfection, RET). Diese Mutationen sind gut charakterisiert, können zur Risikoabschätzung genutzt werden (ATA-Klassifikation A–D) (Haugen et al. 2016; Sk2-Leitlinie zur operativen Therapie maligner Schilddrüsenerkrankungen 2012) und können Einfluss auf die Therapieeffekte (s. u.) nehmen. Wegen der therapeutischen Relevanz müssen alle Patienten mit MTC einer RET-Mutationsanalyse zugeführt werden (Wells et al. 2015; Jin et al. 2016; Sk2-Leitlinie zur operativen Therapie maligner Schilddrüsenerkrankungen 2012).

75 % der Fälle treten sporadisch auf. In diesen Fällen fehlt die typische Keimbahnmutation im RET, es kann aber eine somatische Mutation im Tumorgewebe vorliegen, die dann die Prognose verschlechtert (Dralle et al. 2013).

Der Tumormarker für das MTC ist das Calcitonin. Es sind auch calcitoninnegative Fälle sporadischer MTC beschrieben, ihre Häufigkeit liegt <1 % (Dralle et al. 2013).

Ein Wert des karzinoembryonalen Antigens (CEA) >30 ng/ml legt eine lymphatische Metastasierung nahe. Bei Werten > 100 ng/ml ist von einer distanten Metastasierung auszugehen (Ernani et al. 2016). Im weiteren Krankheitsverlauf sind die CEA-Verdopplungszeiten dieser Werte prognostisch aussagekräftig (Meijer et al. 2010; ◘ Tab. 22.3):

22.3.1 Grundsätzliche Behandlungsoptionen

Anders als bei den differenzierten Schilddrüsenkarzinomen existieren wegen fehlender Jodaufnahme, hoher Strahlenresistenz und geringer Chemosensibilität keine adjuvanten postoperativen Therapieoptionen, sodass die maximale chirurgische Aggressivität zu einem frühen Zeitpunkt gefordert wird. Da die Dynamik des Tumorprogresses zum Zeitpunkt der Erstdiagnose bzw. der Operation nicht absehbar ist und okkulte Metastasen anders als beim differenzierten Schilddrüsenkarzinom einen Einfluss auf den Krankheitsverlauf haben können, ist diese Radikalität bei fehlender Fernmetastasierung gerechtfertigt.

Im Falle einer mediastinalen Lymphadenopathie ist eine *zervikomediastinale Exploration mit Lymphknotendissektion* durchführbar. In einer retrospektiven Analyse von 48 Patienten mit fortgeschrittenem Schilddrüsenkarzinom unterschiedlicher Histologien fand Porterfield heraus, dass bei jungen Patienten (<45 Jahre bei Erstdiagnose) mit chirurgisch sanierten thorakalen Metastasen das 5-Jahres-Überleben im Vergleich zu den Patienten, die bei der Erstdiagnose älter waren signifikant besser war (94 vs. 49 %, p = 0,03). Das 5-Jahres-Überleben von Patienten mit MTC betrug 100 % (Porterfield et al. 2009).

Die Indikation zur *prophylaktischen Thyreoidektomie* ist bei nachgewiesener familiärer Form und bekannter Mutation immer gegeben. Der Zeitpunkt kann nach den Risikokriterien der US-amerikanischen Leitlinie in Gruppe A–C festgelegt werden.

Beim hereditären MTC wird Indexpatienten und Genträgern mit erhöhtem basalen Calcitonin die *bilaterale zentrale wie laterale Lymphknotendissektion* empfohlen. Auch bei nur millimetergroßem Primarius kann sich bereits eine relevante lymphatische Metastasierung gebildet haben. Das Ausmaß der Lymphknotenmetastasierung korreliert gut mit dem Auftreten von Fernmetastasen (Dralle et al. 2013). Das Zeitfenster vom Auftreten eines Primarius bis zur Ausbildung einer zervikalen Lymphknotenmetastase ist klein.

Wie bei den differenzierten Schilddrüsenkarzinomen (▶ Abschn. 22.2.3) sind auch beim MTC histopathologische Kriterien prognostisch relevant. Der Nachweis von Desmoplasie ist beim MTC ein besserer Prädiktor für aggressives Tumorverhalten als z. B. die Tumorgröße (Dralle 2014).

In 10–15 % ereignen sich bereits bei der Erstvorstellung von Patienten mit MTC *Fernmetasta-*

◘ **Tab. 22.3**   5- und 10-Jahres-Überlebensraten in Abhängigkeit von der Verdopplungszeit des CEA-Wertes

CEA-Verdopplungszeit	5-Jahres-Überlebensrate	10-Jahres-Überlebensrate
<1 Jahr	36 %	18 %
>1 Jahr	98 %	95 %

sen (Xu et al. 2016b). Dennoch ist bei diesen Patienten zur lokalen zervikalen Kontrolle die Thyreoidektomie ebenso wie die Lymphknotendissektion indiziert (Wells et al. 2015; Mitchell et al. 2016), sollte aber zur Vermeidung von spezifischen Komplikationen wie Hypoparathyreoidismus, Rekurrensparese oder Störungen der Schultermobilität bei Akzessoriusverletzungen weniger aggressiv durchgeführt werden (Kim et al. 2016). Immerhin erreichen diese Patienten mit ausbleibender biochemischer Heilung eine 10-Jahres-Überlebensratevon 73 % (Jin et al. 2016).

22.3.2 Palliative Behandlungsoptionen

Eine *inkurable Erkrankungssituation* liegt bei Patienten mit MTC im weitesten Sinne immer dann vor, wenn nach dem Primäreingriff ein erneutes operatives Vorgehen notwendig wird, da die Wahrscheinlichkeit einer biochemischen Heilung (Calcitonin 0) mit jeder weiteren Revision abnimmt (Dralle 2014). Trotzdem kann bei vielen Patienten der Calcitoninlevel reduziert werden und damit z. B. eine Diarrhö oder Flush-Symptomatik gebessert werden (Dralle et al. 2013). Fialkowskyet al. (2008) berichten von einem Drittel der Patienten, die postoperativ normalisierte Calcitoninlevel aufwiesen.

Gründe, trotz fehlenden kurativen Anspruchs eine Reoperation bei Rezidiv durchzuführen, sind – analog zu den differenzierten Schilddrüsenkarzinomen – drohende lokale Komplikationen. Vor solchen Reoperationen sollte eine diagnostische Laparoskopie mit Ultraschall und ggf. Biopsie der Leber durchgeführt werden, um kleine metastatische Herde (typischerweise <5 mm) der Leber zu entdecken, die aufgrund ihrer Größe der Schnittbildgebung entgehen können (Jin et al. 2016; Mitchell et al. 2016).

Im seltenen Fall einer *solitären Lebermetastase* oder *symptomatischen limitierten Lebermetastasierung* kann eine Resektion sinnvoll sein (Wells et al. 2015; Dralle et al. 2013). Patienten mit *disseminierten Organmetastasen* sind für eine ausgedehnte chirurgische Prozedur zervikal grundsätzlich nicht geeignet. Auch bei Invasion des Aerodigestivtrakts wird aufgrund der häufig bereits eingetretenen Fernmetastasierung eine zervikale Resektion kritisch gesehen (Wells et al. 2015; Sk2-Leitlinie zur operativen Therapie maligner Schilddrüsenerkrankungen 2012), zumal in diesem Falle eine palliative Systemtherapie durch einen wenig gewinnbringenden Eingriff verzögert werden würde. Die US-amerikanischen Leitlinien weisen darauf hin, dass zervikale Revisionen nur bei Patienten mit basalem Calcitonin < 1000 indiziert sind (Wells et al. 2015; Dralle et al. 2013). Multiple Metastasen des Mediastinums, des Hirns oder des Knochens sollten hingegen bestrahlt werden (Xu et al. 2016b).

Bei thyreoidektomierten Patienten mit erhöhtem Calcitonin ohne Nachweis von Metastasen ist weder eine systemische noch eine chirurgische Therapie indiziert. Viele dieser Patienten haben eine langsame Tumorverdopplungszeit und daher eine gute Prognose (Wells et al. 2015). Stabile Patienten mit guter Lebensqualität und verdächtigen zervikalen Lymphknoten <1 cm können ebenfalls beobachtet werden (Cabanillas et al. 2016a).

Weitere palliative Maßnahmen beim MTC bestehen in lokal-ablativen Methoden, Bestrahlung und in der systemischen zytotoxischen Therapie sowie der zielgerichteten molekularen Therapie mit Tyrosinkinaseinhibitoren.

Zur Chemotherapie werden Dacarbazine, Cyclophosphamid, Vincristin oder 5-Fluoruracil eingesetzt, insbesondere bei Patienten mit aggressivem Krankheitsverlauf oder Kontraindikationen für bzw. Progress unter einer Therapie mit Tyrosinkinaseinhibitoren (TKI). Die Therapie mit I^{123-}Metajodbenzylgaunidin (MIBG) hat durch die Entwicklung moderner Therapien an Bedeutung verloren (Ernani et al. 2016).

Als TKI sind aktuell Vandetanib und Cabozantinib für die palliative Therapie zugelassen.

Die ZETA-Studie, eine multizentrische, randomisierte, plazebokontrollierte Crossover-Phase-III-Studie an 331 Patienten mit fortgeschrittenem hereditärem wie auch sporadischem MTC, zeigte für Patienten im experimentellen Arm mit 300 mg *Vandetanib* täglich über median 90 Wochen ein signifikant verbessertes medianes progressionsfreies Überleben (PFS) von 30,5 Monaten im Vergleich zu 19,3 Monaten im Standardarm mit Plazebo (Wells et al. 2012). Kritisch anzumerken ist allerdings, dass sowohl progrediente Patienten als auch solche mit stabiler Erkrankung eingebracht wurden. Zudem wechselten zwei Drittel der Patienten im Verlauf aus dem Standardarm in den experimentellen Arm, was die Interpretation der Studienergebnisse schwierig macht (Ahmend et al. 2011).

In der randomisierten Doppelblind-Phase-II-Studie EXAM wurde an 330 Patienten der Einfluss von *Cabozantinib* versus Plazebo auf das PFS

22

untersucht. Ein Wechsel zwischen den Therapiearmen war hier ausgeschlossen. Zudem wurden ausschließlich Patienten mit progressiv verlaufender Erkrankung eingeschlossen. Das mediane PFS im experimentellen Arm war mit 11,2 versus 4 Monaten signifikant besser (p < 0,01), aber insgesamt deutlich geringer als in der Studie mit Vandetanib (Elisei et al. 2013).

In beide Studien wurden Patienten mit (unterschiedlichen) und ohne RET-Mutationen eingeschlossen. Beide Medikamente zeigen eine hohe Nebenwirkungsrate (relevante Toxizität > Grad 3 nach CTC von 55 % bei Vandetanib und 69 % bei Cabozantinib), die häufig zur Dosisreduktion führt. Die häufigsten Symptome sind Diarrhö (bis zu 56 %), Hypertension (32 %), bei Vandetanib QT-Verlängerung (14 %). Im Vandetanib-Kollektiv benötigten 35 % aufgrund von unerwünschten Reaktionen oder QT-Verlängerung eine Dosisreduktion (Wells et al. 2012). Bei Cabozantinib ist das Hand-Fuß-Syndrom (12,6 %) und eine erhöhte Rate an gastrointestinalen Perforationen (3,3 %) und abdominellen Abszessen (2,3 %) zu erwähnen. 79 % der Studiengruppe benötigten eine Dosisreduktion (Elisei et al. 2013). Auch hier muss die Patientenselektion bzw. das vorbestehende Nebenerkrankungsprofil beachtet werden. Cabozantinib wird für ältere Patienten aufgrund der kardiovaskulären Risiken kritisch bewertet (Ernani et al. 2016).

Auch Lenvatinib wurde in einer Phase-II-Studie eingesetzt (59 Patienten, 24 mg 1-mal täglich oral in 28-Tage-Zyklen bis zum Progress). Das mediane PFS betrug 9 Monate bei einer Ansprechrate von 36 % (Lorusso et al. 2016).

> ❯ Beim MTC ist ein frühes und aggressives chirurgisches Vorgehen indiziert. Eine Mutationsanalyse ist essenziell und kann therapeutische Optionen modulieren. Auch die Höhe des basalen und stimulierten Calcitonin und CEA hat prädiktive Aussagekraft. Bei Fernmetastasierung sollten chirurgische Maßnahmen erfolgen, wenn dies lokale tumorassoziierte Komplikationen/Beschwerden bzw. die Lebensqualität verbessert. Auch wenn eine zervikale Reoperation oft keine biochemische Heilung bewirkt, sollte diese wegen ihres klinischen Benefits (z. B. bessere Symptomkontrolle bei Diarrhö) und der guten 10-Jahres-Überlebensrate (73 % bei ausbleibender biochemischer Heilung, 82 % über alle Stadien) erwogen werden.

22.4 Anaplastische und schlecht differenzierte Schilddrüsenkarzinome (ATC)

Das anaplastische Schilddrüsenkarzinom ist nahezu für die Hälfte der schilddrüsenkarzinomspezifischen Todesfälle verantwortlich (Schmid et al. 2015; Dralle 2014; Wendler et al. 2016). Betroffen sind zumeist Frauen (5:1-Relation) um die 7. Dekade (Kebebew et al. 2005). Bis zu 80 % der ATC scheinen sich über Dedifferenzierung aus einer lange bestehenden Struma bzw. einem unentdeckten differenzierten Karzinom zu entwickeln (Keutgen et al. 2015). Dabei spielen aktivierende Mutationen in BRAF, RAS und PIK3K in Kombination miteinander und mit inhibierenden Mutationen von Tumorsuppressorgenen (tp53) eine Rolle. Circa 20 % der Tumoren entsteht de novo (Cabanillas et al. 2016b).

Klinisch zeichnen sich anaplastische Schilddrüsenkarzinome durch ein aggressives, infiltratives Wachstum mit früher Fernmetastasierung in Lunge und Leber aus. Heute kann durch immunhistochemische Färbungen und DNA-Sequenzierungen eine klare Diagnose des ATC (meist schon in der Feinnadelbiopsie) getroffen werden (Tiedje et al. 2017). In den Leitlinien wird der Gebrauch der DNA-Sequenzierung aufgrund der unklaren klinischen Evidenz derzeit aber nicht empfohlen (Haugen et al. 2016; Dralle et al. 2013).

Zum Zeitpunkt der Erstdiagnose liegen bei einem Drittel der Patienten (Schmid et al. 2015; Kebebew et al. 2005; Cabanillas et al. 2016b) bereits *Fernmetastasen* vor. Der Krankheitsverlauf ist meist foudroyant, was sich in der AJCC-Klassifikation, die jedes ATC (unabhängig von der Größe) als Stadium IV einteilt, widerspiegelt. Bei weiter extrathyreoidaler Ausbreitung liegt ein Stadium IVb und bei distanter Metastasierung ein Stadium IVc vor. Entsprechend schlecht sind die Überlebensdaten: Die geschätzte mediane Überlebenszeit über alle Stadien wird mit 6 Monaten (Kebebew et al. 2005; Tiedje et al. 2017; Keutgen et al. 2015), die 1-Jahres-Überlebensrate mit 20 % angegeben (Cabanillas et al. 2016b).

Auch wenn die Prognose schlecht ist, muss jeder Patient einem kompletten Staging mittels Schnittbildgebung (CT oder MRT) zugeführt werden, um über eine mögliche neoadjuvante Therapie entscheiden zu können. Spezialisierte

Arbeitsgruppen, die die multimodale Therapie durchführen, bevorzugen weiterhin ein FDG-PET-CT. Hoher FDG-Uptake korreliert mit schlechtem Überleben der Patienten (Poisson et al. 2010).

Für die Entscheidungsfindung im Tumorboard sind neben Größe und Ausbreitungsgrad des Tumors das Alter und der Performancezustand des Patienten wichtige Faktoren. Ein geriatrisches Assessment ist bei diesen oft betagten Patienten sinnvoll, um die Umsetzbarkeit einer erweiterten Chirurgie bzw. multimodalen Therapie zu evaluieren.

22.4.1 Stadium IVa und b

Bei IVa- oder IVb-Status wird international eine radikale Thyreoidektomie mit zentraler und lateraler Lymphknotendissektion zum Erzielen einer verbesserten lokalen Kontrolle und zu verbessertem progressionsfreiem und Gesamtüberleben, selbst wenn ein R1-Status resultiert, empfohlen (Keutgen et al. 2015). Die deutsche Sk2-Leitlinien hält die Resektion der befundtragenden Seite mit den befallenen Lymphknoten im Sinne einer kompletten Tumorresektion bei Stadium IVa für ausreichend, empfiehlt aber auch das Erwägen einer neoadjuvanten Strategie bei Stadium IVb zur Durchführung eines späteren radikalen Sekundäreingriffs (Sk2-Leitlinie zur operativen Therapie maligner Schilddrüsenerkrankungen 2012). Von palliativen Resektionen wird abgeraten.

Im IVb-Status kann eine neoadjuvante Bestrahlung zur Steigerung der Resektionsrate indiziert sein. Eine adjuvante Bestrahlung ggf. mit Chemotherapie soll bei „Low-volume"-Residuum lokoregional und distant (Keutgen et al. 2015) zur Verbesserung der lokalen Tumorkontrolle 2–3 Wochen nach erfolgter Resektion durchgeführt werden. Kebebew et al. wiesen in einer multivariaten Subgruppenanalyse an 516 Patienten aus 12 Krebsregistern die chirurgische Resektion in Kombination mit einer Bestrahlung für Patienten im Stadium IVb und IVc als unabhängigen Prognoseparameter nach (Kebebew et al. 2005).

Haigh et al. untersuchten in einer kleinen retrospektiven Studie an 33 Patienten Prognosefaktoren für verlängertes Überleben bei ATC (Haigh et al. 2001). Es wurden 26 Patienten operiert, davon konnte bei 8 ein R0 oder R1 erreicht werden,

und 18-mal lag postoperativ ein R2-Status vor, oder es bestand eine Fernmetastasierung. Sieben Patienten wurden nicht operiert. Mit zwei Ausnahmen aus der R2-Gruppe konnten alle Patienten anschließend einer Radiochemotherapie unterzogen werden. Das mediane Überleben der Patienten in der Gruppe mit R0/1-Resektion war mit 43 Monaten signifikant länger als dass der Patienten in der Gruppe mit R2-Resektion/Fernmetastasierung mit 3 Monaten (p = 0,002). Letzteres war nicht unterschiedlich vom medianen Überleben der nicht operierten Gruppe. Die Autoren folgern, dass ein aggressives multimodales Vorgehen bei lokal fortgeschrittenem anaplastischen Schilddrüsenkarzinom gerechtfertigt ist, um im Sekundäreingriff eine R0-/R1-Situation und damit ein verbessertes Gesamtüberleben zu erzielen.

Während für die Bestrahlung des ATC Standards etabliert sind, gibt es für die Chemotherapie bisher unterschiedliche Ansätze aus klinischen Studien, aber kein einheitliches Konzept.

Als *Chemotherapeutika* werden heute an den meisten Zentren Taxane, Anthrazykline und Platin angewendet. Die moderne Form der Chemotherapie (Paclitaxel allein oder in Kombination mit Cisplatin) wird begleitend zur Bestrahlung und zur Steigerung der Radiosensitivität verabreicht.

Wöchentliche Gaben von Paclitaxel 80 mg über 1–2 Monate im Sinne einer Induktionschemotherapie führten in einer prospektiven Pilotstudie mit 13 Patienten (9-mal Stadium IVb, 4-mal Stadium IVc) bei 4 Patienten im Stadium IVb zum Erreichen der Resektabilität. Im Anschluss wurde in den resektabel gewordenen Fällen eine adjuvante Radiochemotherapie durchgeführt. Das mediane krankheitsfreie Überleben dieser 4 Patienten lag bei 32 Monaten (Higashiyama et al. 2010). Patienten im Stadium IVc erreichten nach Induktionschemotherapie keinen resektablen Zustand und profitierten also nicht vom Konzept.

In die multizentrische Nachfolgestudie wurden 56 Patienten mit ATC eingeschlossen. Von diesen wurde durch die Induktionschemotherapie mit Paclitaxel bei 46 Patienten eine Resektabilität erreicht, die bei 8 Patienten histopathologisch als R0-Resektion bestätigt werden konnte. Es fand sich für diese 8 Patienten ein signifikant längeres medianes Gesamtüberleben von 7,6 Monaten im Vergleich zu 5,4 Monaten bei den 34 Patienten, die keine Resektabilität erreichten (p = 0,018) (Onoda et al. 2016).

Die Majo-Klinik publizierte (Prasongsook et al. 2017) aktuell ihre Ergebnisse einer *multimodalen Therapie* bestehend aus einer adjuvanten Hochdosisbestrahlung (>60 Gy) in Kombination mit Chemosensitizern (Paclitaxel mono oder in Kombination mit Cisplatin, Docetaxel mit Doxorubicin mit oder ohne Pegfilgrastim). Sie verglichen eine multimodal behandelte (n = 30) mit einer palliativ intendierten (n = 18) Patientengruppe im Zeitraum von 2003–2015. Die Subgruppenanalyse zeigte, dass multimodal behandelte Patienten im Stadium IVb ein medianes Gesamtüberleben von 21 Monaten und eine 1-Jahres-Überlebensrate von 68 % hatten, verglichen mit einem medianen Gesamtüberleben von 4 Monaten und einer 1-Jahres-Überlebensrate von 0 % der palliativen Patienten. Bei Patienten im Stadium IVc hatte die Therapie keinen Einfluss auf das Gesamtüberleben. Die Autoren weisen darauf hin, dass es eine belastende Therapie ist, die in Abhängigkeit des Performancezustands des Patienten eingesetzt werden sollte.

22.4.2 Stadium IVc

Patienten in Stadium IVc (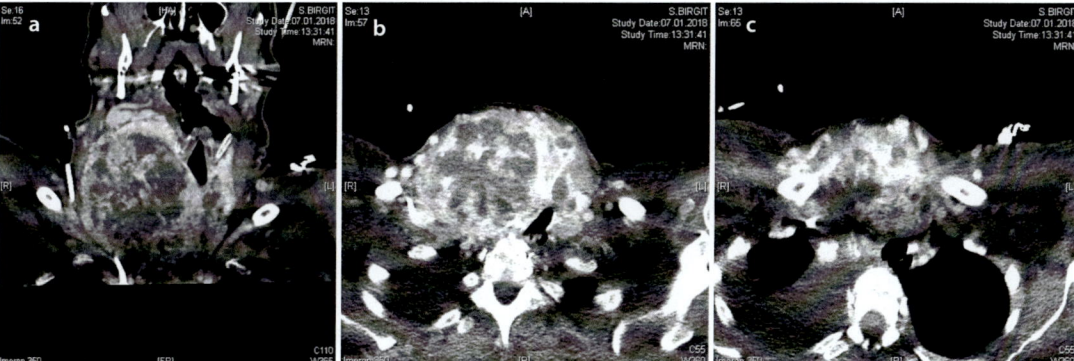 Abb. 22.6a–c) profitieren in der Regel weder von einer Vorbehand-

lung noch von extensiven chirurgischen Maßnahmen. Nach der deutschen Leitlinie sollten Patienten mit einem extrathyreoidalen anaplastischen Schilddrüsenkarzinom mit zervikoviszeraler Infiltration aufgrund der nicht zu erwartenden Lebensverlängerung keiner multiviszeralen Resektion und auch keinem Debulking zugeführt werden (Sk2-Leitlinie zur operativen Therapie maligner Schilddrüsenerkrankungen 2012). Außerhalb von Studien besteht weder eine Indikation zur Resektion eines Lokalrezidivs noch zur Resektion von Fernmetastasen (Sk2-Leitlinie zur operativen Therapie maligner Schilddrüsenerkrankungen 2012).

Allerdings kann die palliativ intendierte Dekompression der Trachea auch bei kurzer Überlebenszeit ganz erheblich zur Lebensqualität beitragen, indem sie den Atemweg und die Schluckfähigkeit erhält oder zumindest verbessert.

Ist die Dekompression der Trachea nicht möglich, muss eine Lösung per Stent oder die Anlage eines Tracheostomas angedacht werden. Das Einbringen eines Stents wird aber aufgrund der Nähe zum Kehlkopf und dem entstehenden Fremdkörperreiz häufig vom Patienten nicht toleriert und ist nur für das mittlere Tracheadrittel geeignet. Laut Leitlinie soll auf die Anlage einer prophylaktischen Tracheostomie aufgrund der eingeschränkten Lebensqualität verzichtet werden

◻ Abb. 22.6 a–c Eine 79-jährige multimorbide Patientin stellte sich mit spontan aufgetretener und rasch progredienter Dyspnoe in der Sprechstunde vor. Die klinische Untersuchung zeigte einen derben Tumor am Hals mit Verlagerung der Trachea. Das durchgeführte native CT zeigt einen großen inhomogenen Schilddrüsentumor mit deutlicher Trachealverlagerung, einem Einbruch in die V. cava superior mit kardialer Thrombenbildung. Aufgrund der Multimorbidität der Patientin und der fortgeschrittenen Tumorerkrankung konnte das Tumorboard nur ein „best supportive care" empfehlen. **a** Im koronaren Schnittbild deutlich inhomogene Tumormassen mit unscharfer Begrenzung bis ins subkutane Gewebe. **b** Im queren Schnittbild: Tracheaeinengung durch Einklemmung der umgebenden Struma an der oberen Thoraxapertur. **c** Im queren Schnittbild mit Anschnitt der Lungenspitze: retrosternale Verlagerung der Struma mit Pleuraerguss links

(Dralle et al. 2013; Sk2-Leitlinie zur operativen Therapie maligner Schilddrüsenerkrankungen 2012).

Über das Tracheostoma kann es zum Einwachsen des Tumors nach intratracheal kommen. Zusätzlich können Wundheilungsstörungen oder Trachealnekrosen als Komplikation der Tracheostomaanlage zur Verzögerung der Bestrahlung und damit zur Prognoseverschlechterung beitragen (Sk2-Leitlinie zur operativen Therapie maligner Schilddrüsenerkrankungen 2012).

Unter bestrahlungstechnischen Aspekten sollte allerdings bei Patienten, die bereits prätherapeutisch eine Atemwegbeeinträchtigung zeigen, eine Tracheostomie angelegt werden, da unter der Bestrahlung ein Ödem und eine Mukosaverdickung entstehen und die Situation verschärfen können (Cabanillas et al. 2016b).

Insgesamt treten die chirurgischen Optionen bei lokal fortgeschrittenen und fernmetastasierten Fällen in den Hintergrund, um dem Patienten eine basale Lebensqualität zu erhalten und ein Leiden zu ersparen.

Dem dargestellten klassischen multimodalen Ansatz mit Operation und neoadjuvanter oder adjuvante Radiochemotherapie unter Verwendung von Cisplatin/Doxorubicin oder Paclitaxel/Carboplatin (Perri et al. 2011) stehen zielgerichtete molekulare Therapien in Abhängigkeit spezifischer Mutationen gegenüber (Tiedje et al. 2017).

22.4.2.1 Zielgerichtete molekulare und Immuntherapien

Die häufigsten Mutationen des ATC, die aggressive und metastatische Wuchsformen unterstützen, sind t p53 (59 %) (Xu et al. 2016c), BRAFV600E (33,3 %), RAS (23 %) (Xu et al. 2016c) und PIK3CA (18 %) (Gibson et al. 2017; Xu et al. 2016c). Eine weitere häufige Mutation ereignet sich im TERT-Gen (73 %) (Xu et al. 2016c). Diese Mutation wird von BRAF/RAS getriggert und ist ebenso wie die Mutation im PIK3CA ein Meilenstein in der Dedifferenzierung des papillären Schilddrüsenkarzinoms zum ATC (Tiedje et al. 2017; Xu et al. 2016c). Die Mutation des Tumorsuppressorgens tp53 ereignet sich ebenfalls spät im Rahmen der Dedifferenzierung. Zur zielgerichteten Therapie eignen sich die früh auftretenden und aktivierenden Mutationen an z. B. BRAF und PIK3K.

Die *BRAFV600E-Mutation* zeigt bereits beim papillären Schilddrüsenkarzinom eine aggressive Form an (▶ Abschn. 22.2.3). In einer kleinen Fallserie von 7 Patienten führte die Therapie mit einem BRAF-Inhibitor bei 2 Patienten zu einer messbaren Reduktion der Tumormasse (Rosove et al. 2013). Aktuell rekrutieren eine Studie mit Vemurafenib (NCT02091141) und eine Studie, die Dabrafenib in Kombination mit dem MEK-Inhibitor (Mitogeninduzierte Extrazelluläre Kinase, MEK) Trametinib anwendet (NCT02034110) (Prasongsook et al. 2017).

Weitere mutationsspezifische Therapien nutzen den *PI3K/AKT/mTOR-Weg*:

- Eine Phase-II-Studie schloss 5 Patienten ein. Sie erhielten 10 mg Everolimus täglich oral bis zum Eintreten einer Toxizität oder eines Progresses. Drei Patienten zeigten einen Progress, einer eine Remission, und einer erlebte eine nahezu vollständige Remission (Wagle et al. 2014).
- Eine andere Phase-II-Studie untersuchte an 40 Patienten mit jodrefraktärem, nicht resektablem Schilddrüsenkarzinom. Sechs davon hatten ein anaplastisches Schilddrüsenkarzinom. Diese Subgruppe zeigte nach Behandlung mit Everolimus ein krankheitsfreies Überleben von 10 Wochen und ein Gesamtüberleben von 13 Wochen (Lim et al. 2013) (NCT01164176). Aufgrund der geringen Ansprechrate wird Everolimus allein nicht zur Therapie des ATC angewendet.

Auf der Basis von Mausmodellen wurde die Mutationsdichte im MAPK- und PIK3K-Weg des ATC gesichert. Hauptsächlich verantwortlich sind die Mutationen von BRAF und RAS, die von (Xu et al. 2016c) mit 29 und 23 % angegeben werden. Eine Mutation von BRAF wird von Gibons et al. sogar mit 33 % notiert (Gibson et al. 2017). Eine simultane Mutation beider Wege, entsprechend dem Vorliegen von BRAFV600E und PIK3CA, wurde von Gibson et al. mit 10,3 % angegeben (Gibson et al. 2017). Die ebenfalls häufig vorliegende RAS-Mutation bedient beide Wege. Daher scheint eine Kombination von BRAF- und mTOR-Inhibitoren der logische Schluss zu sein. In aktuellen Einzelfallbeschreibungen wurde diese Kombination „off-label" erfolgreich angewandt. Weitere Studien diesbezüglich sind notwendig.

Tyrosinkinasen sind in den intra- und extrazellulären Signalübertragungsweg eingebunden. *Tyrosinkinaseinhibitoren* (TKI) greifen in diese Signalübertragung entweder durch kompetitive Effekte oder durch allosterische Veränderungen an Rezeptoren ein. Ihre Effektivität wird in vielen Bereichen der Onkologie erforscht, ebenso im palliativen Setting des ATC:

- *Lenvatinib* ist bereits aus der palliativen Therapie des fortgeschrittenen, jodrefraktären, differenzierten Schilddrüsenkarzinoms bekannt (SELECT; ▶ Abschn. 22.2.4) (Schlumberger et al. 2015). Eine Phase-II-Studie, die anaplastische, schlecht differenzierte und medulläre Schilddrüsenkarzinome im palliativen Setting einschloss, erbrachte für die Subgruppe der ATC (n = 15) ein medianes krankheitsfreies Überleben von 7,4 Monaten und ein medianes Gesamtüberleben von 10,6 Monaten (Schlumberger et al. 2015). Zwei weitere Studien rekrutieren gerade bezüglich der Sicherheit und Wirksamkeit beim ATC (NCT02657369 und NCT02726503).
- *Sorafenib* wird bezüglich der Wirksamkeit beim anaplastischen Schilddrüsenkarzinom unterschiedlich beurteilt. In den meisten Studien zeigte sich jedoch kein ausreichendes Ansprechen (Ito et al. 2017b; Cabanillas et al. 2016b).

Ein weiterer Angriffspunkt ist *PPARgamma* (Peroxisom-Proliferator-aktivierter Rezeptor gamma). Efatutazone ist ein oral verfügbarer Rezeptoragonist, der die PPRAgamma vermittelte transkriptionale Aktivität stimuliert und damit im Mausmodell einen antitumoralen Effekt hat (Copland et al. 2006). Eine Phase-I-Studie an 15 Patienten mit fortgeschrittenem ATC testete den Agonisten (2-mal täglich oral 0,15 mg, 0,3 mg oder 0,5 mg) in Kombination mit Paclitaxel (alle 3 Wochen). Es zeigte sich eine gute Verträglichkeit und eine dosisabhängige Beziehung zur Expression von Biomarkern (Smallridge et al. 2013). Eine Phase-II-Studie rekrutiert aktuell (Efatutazone in Kombination mit Paclitaxel, NCT02152137).

Viele Hoffnungen ruhen auf den Entwicklungen der *Immuntherapie*. Checkpoint-Inhibitoren zeigen eine ausgeprägte Effektivität bei vielen soliden Tumoren (Melanom, Ovarialkarzinom), die eine hohe PDL1-Expression (Programmed Death Ligand 1) zeigen. PDL1 beeinflusst die Funktion von T-Zellen über eine antigenvermittelte Stimulation. Eine Inhibition des PDL1 stärkt die Tumorabwehr und führt zu verlängertem Gesamt- und krankheitsfreiem Überleben. Differenzierte und anaplastische Schilddrüsenkarzinome verfügen über eine starke Expression von PDL1 (Moli-naro et al. 2017). Der Nachweis von >33 % PDL1-Expression in Tumorzellen von multimodal behandelten ATC-Patienten korrelierte mit schlechtem krankheitsfreiem und Gesamtüberleben (Chintakuntlawar et al. 2017).

Sämtliche Studien zum ATC haben Rekrutierungsprobleme aufgrund der Seltenheit des Tumors, der wenigen Patienten, die früh genug diagnostiziert werden, um für diese Studien geeignet zu sein, aber auch aufgrund der Unwissenheit über moderne Therapieansätze. Trotzdem zeigen die vielen Aktivitäten, dass zukünftig die Erstellung von Molekular- und Immunprofilen den Weg für zielgerichtete Therapien öffnen werden (Cabanillas et al. 2016b; Tiedje et al. 2017).

> Das Vorliegen eines ATC allein bedingt noch keine palliative Situation. Ein multidisziplinäres onkologisches Team muss ein korrektes Staging durchführen und die Ergebnisse beurteilen. Bei frühen Tumorstadien und geeigneten Patienten sollte ein Einschluss in eine studienkontrollierte Therapieform an einem Zentrum erfolgen. Jede Form der palliativen Chirurgie sollte durchgeführt werden, wenn sie eine realistische Chance auf Verbesserung der Lebensqualität bietet und dem Patientenwunsch entspricht.

Literatur

Agrawal N et al (2017) Indications and extent of central neck dissection for papillary thyroid cancer: an American head and neck society consensus statement. Head Neck 39(7):1269–1279

Ahmadi S et al (2016) Hürthle cell carcinoma: current perspectives. Onco Targets Ther 9:6873–6884

Ahmend et al (2011) Analysis of the efficacy and toxicity of sorafenib in thyroid cancer: a phase II study in a UK based population. Eur J Endocrinol 165:315–322

Brose MS et al (2014) Sorafenib in radioactive iodine-refractory, locally advanced, double-blind, phase 3 trial. Lancet 384(9940):319–328

Cabanillas ME et al (2016a) Thyroid cancer. Lancet 388(10061):2783–2795

Cabanillas ME et al (2016b) Anaplastic thyroid carcinoma: treatment in the age of molecular targeted therapy. J Oncol Pract 12(6):511–519

Chintakuntlawar AV et al (2017) Expression of PD-1 and PD-L1 in anaplastic thyroid cancer patients treated with multimodal therapy: results from a retrospective study. J Clin Endocrinol Metab 102(6):1943–1950

Copland JA et al (2006) Novel high-affinity PPARgamma agonist alone and in combination with paclitaxel inhibits human anaplastic thyroid carcinoma tumor growth via p21WAF1/CIP1. Oncogene 25:2304–2317

Dralle H (2014) Endokrine Chirurgie. Evidenz und Erfahrung – Individualisierte Medizin in der klinischen Praxis. Schattauer, Stuttgart

Dralle H et al (2013) German association of endocrine surgeons practice guideline for the surgical management of malignant thyroid tumors. Langenbecks Arch Surg 398(3):403–409

Durante C et al (2006) Long-term outcome of 444 patients with distant metastases from papillary and follicular thyroid carcinoma: benefits and limits of radioiodine therapy. J Clin Endocrinol Metab 91(8):2892–2899

Elisei R et al (2013) Cabozantinib in progressive medullary thyroid cancer. J Clin Oncol 31:3639–3646

Ernani V et al (2016) Systemic treatment and management approaches for medullary thyroid cancer. Cancer Treat Rev 50:89–98

Fialkowsky E et al (2008) Long-term outcome of reoperations for medullary thyroid carcinoma. World J Surg 32:754–765

Gibson W et al (2017) Genomic heterogeneity and exceptional response to dual pathway inhibition in anaplastic thyroid cancer. Clin Cancer Res 23(9):2367–2373

Haigh PI et al (2001) Completely resected anaplastic thyroid carcinoma combined with adjuvant chemotherapy and irridation is associated with prolonged survival. Cancer 91(12):2335–2342

Haugen BR et al (2016) 2015 American Thyroid Association management guidelines for adult patients with thyroid nodules and differentiated thyroid cancer: the American Thyroid Association guidelines task force on thyroid nodules and differentiated thyroid cancer. Thyroid 26(1):1–133

Higashiyama T et al (2010) Induction chemotherapy with weekly paclitaxel administration for anaplastic thyroid carcinoma. Thyroid 20(1):7–14

Ito Y et al (2017a) Prognostic significance of the proportion of all cell components in papillary thyroid carcinoma. World J Surg 41:742–747

Ito Y et al (2017b) Sorafenib in Japanese patients with locally advanced or metastatic medullary thyroid carcinoma and Anaplastic thyroid carcinoma. Thyroid 27(9):1142–1148

Jin LX et al (2016) Surgery for lymph node metastases of medullary thyroid carcinoma: a review. Cancer 122(3):358–366

Kebebew E et al (2005) Anaplastic thyroid carcinoma. Treatment outcome and prognostic factors. Cancer 103(7):1330–1335

Keutgen XM et al (2015) Management of anaplastic thyroid cancer. Gland Surg 4(1):44–51

Kim BH et al (2016) Recent updates on the management of medullary thyroid carcinoma. Endocrinol Metab (Seoul) 31(3):392–399

Kim SW et al (2017) Intraoperative real-time localization of parathyroid gland with near infrared fluorescence imaging. Gland Surg 6(5):516–524

Lavazza M et al (2016) Indocaynine green-enhanced fluorescence for assessing parathyroid perfusion during thyroidectomy. Gland Surg 5(5):512–521

Leite AK et al (2017) Death related to pulmonary metastasis in patients with differentiated thyroid cancer. Endocr Pract 23(1):72–78

Li F et al (2015) BRAFV600E mutation in papillary thyroid microcarcinoma: a meta-analysis. Endocr Relat Cancer 22(2):159–168

Lim SM et al (2013) A multicenter phase II trial of everolimus in locally advanced or metastatic thyroid cancer of all histologic subtypes. Ann Oncol 24(12):3089–3094

Liu et al (2014) TERT promoter mutations and their associations with BRAFV600E mutation and aggressive clinicopathological characteristics of thyroid cancer. J Clin Endocrinol Metab 99(6):1130–1136

Lorusso L et al (2016) Lenvatinib and other tyrosine kinase inhibitors for the treatment of radioiodine refractory, advanced and progressive thyroid cancer. Onco Targets Ther 9:6467–6477

Lubitz CC et al (2014) Hobnail variant of papillary thyroid carcinoma: an institutional case series and molecular profile. Thyroid 24(6):958–965

Mazzaferri EL et al (1994) Long-term impact of initial surgical and medical therapy on papillary and follicular thyroid cancer. Am J Med 97(5):418–428

Meijer JA et al (2010) Calcitonin and carcinoembryonic antigen doubling times as prognostic factors in medullary thyroid carcinoma: a structured meta-analysis. Clin Endocrinol 72:534–542

Mitchell AL et al (2016) Management of thyroid cancer: United Kingdom national multidisciplinary guidelines. J Laryngol Otol 130(S2):S150–S160

Molinaro E et al (2017) Anaplastic thyroid carcinoma: from clinicopathology to genetics and advanced therapies. Nature Rev, advanced online publication. https://doi.org/10.1038/nrendo.2017.76

Nixon IJ et al (2012) The impact of distant metastases at presentation on prognosis in patients with differentiated carcinoma of the thyroid gland. Thyroid 22:884–889

Onoda N et al (2016) The safety and efficacy of weekly paclitaxel administration for anaplastic thyroid cancer patients: a nationwide prospective study. Thyroid 26(9):1293–1299

Pantvaidya G et al (2017) Morbidity of central compartment clearance: comparison of lesser versus complete clearance in patients with thyroid cancer. J Cancer Res Ther 13(1):102–106

Perri F et al (2011) Anaplastic thyroid carcinoma: a comprehensive review of current and future therapeutic options. World J Clin Oncol 2(3):150–157

Poisson T et al (2010) 18F-fluorodeoxyglucose positron emission tomography and computed tomography in anaplastic thyroid cancer. Eur J Nucl Med Mol Imaging 37:2277–2285

Porterfield JR et al (2009) Thoracic metastasectomy for thyroid malignancies. Eur J Cardiothorac Surg 36(1):155–158

Prasongsook N et al (2017) Survival in response to multimodal therapy in anaplastic thyroid cancer. J Clin Endocrinol Metab 102(12):4506–4514

Pusztaszeri M et al (2017) Update on the cytologic features of papillary thyroid carcinoma variants. Diagn Cytopathol 45(8):714–730

Randle RW et al (2017) Trends in the presentation, treatment and survival of patients with medullary thyroid cancer over the past 30 years. Surgery 161(1):137–146

Robenshtok E et al (2012) Suspicious cervical lymph nodes detected after thyroidectomy for papillary thyroid cancer usually remain stable over years in properly selected patients. J Clin Endocrinol Metab 97(8):2706–2713

Roh JL et al (2011) Central compartment reoperation for recurrent/persistent differentiated thyroid cancer: patterns of recurrence, morbidity, and prediction of postoperative hypocalcemia. Ann Surg Oncol 18:1312–1318

Rondeau G, Fish S, Hann LE et al (2011) Ultrasonographically detected small thyroid bed nodules identified after total thyroidectomy for differentiated thyroid cancer seldom show clinically significant structural progression. Thyroid 21:845–853

Rosove MH et al (2013) BRAF V600E inhibition in anaplastic thyroid cancer. NEJM 368(7):684–685

Sabra MM et al (2013) Clinical outcomes and molecular profile of differentiated thyroid cancers with radioiodine-avid distant metastases. J Clin Endicrinol Metab 98(5):E829–E836

Schlumberger M et al (2015) Lenvatinib versus placebo in radioiodine-refractory thyroid cancer. NEJM 372(7): 621–630

Schmid KW et al (2015) Lymphknoten- und Organmetastasen des Schilddrüsenkarzinoms. Pathologe 36:171–175

Shaha AR et al (1997) Differentiated thyroid cancer presenting initially with distant metastasis. Am J Surg 174: 474–476

Shen X et al (2017) A six-genotype genetic prognostic model for papillary thyroid cancer. Endocr Relat Cancer 24(1):41–52

Shi X et al (2016) Differential clinicopathological risk and prognosis of major papillary thyroid cancer variants. J Clin Endocrinol Metab 101(1):264–274

Shin DH et al (1993) Pathologic staging of papillary carcinoma of the thyroid with airway invasion based on the anatomic manner of extension to the trachea: a clinicopathologic study based on 22 patients who underwent thyroidectomy and airway resection. Hum Pathol 24:866–870

Shirley LA et al (2017) The role of central neck lymph node dissection in the management of papillary thyroid cancer. Front Oncol 7(122):1–7

Sk2-Leitlinie zur operativen Therapie maligner Schilddrüsenerkrankungen (2012). https://www.dgav.de/fileadmin/media/texte_pdf/caek/Leitlinie_Maligne_Schilddruesenerkrankungen_Operative_Therapie_2012-11.pdf. Zugegriffen am 27.11.2018

Smallridge RC et al (2013) Efatutazone, an oral PPRA-Gamma agonist, in combination with paclitaxel in anaplastic thyroid cancer: results of a multicenter phase 1 trial. J Clin Endocrinol Metab 98(6):2392 ff

Sound S et al (2015) Utility of indocyanine green fluorescence imaging for intraoperative localization in reoperative parathyroid surgery. Surg Innov Oct:1–6

Su SY et al (2016) Well-differentiated thyroid cancer with aerodigestive tract invasion: long-term control and functional outcomes. Head Neck 38(1):72–78

Su A et al (2018) Effect of autotransplantation of a parathyroid gland on hypoparathyroidism after total thyroidectomy. Endocr Connect 7(2):286–294

Tiedje V et al (2017) NGS based identification of mutational hotspots for targeted therapy in anaplastic thyroid carcinoma. Oncotarget 8(26):42613–42620

Wagle N et al (2014) Response and acquired resistance to everolimus in anaplastic thyroid cancer. NEJM 371(15):1426–1433

Wang LY et al (2016) Operative management of locally advanced, differentiated thyroid cancer. Surgery 160(3):738–746

Wells SA et al (2012) Vandetanib inpatients with locally advanced or metastatic medullary thyroid cancer: a randomized, double-blind phase III trial. J Clin Oncol 30:134–141

Wells SA et al (2015) Revised American thyroid association guidelines for the management of medullary thyroid carcinoma. Thyroid 25(6):567–610

Wendler J et al (2016) Clinical presentation, treatment and outcome of anaplastic thyroid carcinoma: a result of a multicenter study in Germany. Eur J Endocrinol 175:521–529

Xu et al (2016a) Clinicopathologic features of fatal non-anaplastic follicular cell-derived thyroid carcinomas. Thyroid 26(11):1588–1597

Xu JY et al (2016b) Bone metastases and skeletal-related events in medullary thyroid carcinoma. J Clin Endocrinol Metab 101(12):4871–4877

Xu B et al (2016c) Genomic landscape of poorly differentiated and anaplastic thyroid carcinoma. Endocr Pathol 27:205–2012

Yang Z et al (2017a) Comparison of survival outcomes following postsurgical radioactive iodine versus external beam radiation in stage IV differentiated thyroid carcinoma. Thyroid 27(7):944–952

Yang X et al (2017b) TERT Promoter mutation predicts radioiodine-refractory character in distant metastatic differentiated thyroid cancer. J Nucl Med 58(2):258–265

Palliative Chirurgie maligner Nebennierentumoren

Stefan Fichtner-Feigl

© Springer-Verlag GmbH Deutschland, ein Teil von Springer Nature 2019
M. Ghadimi et al. (Hrsg.), *Palliative Viszeralchirurgie*,
https://doi.org/10.1007/978-3-662-57362-4_23

Maligne Nebennierentumoren sind selten, jedoch oftmals hochaggressiv. Die Diagnosestellung erfolgt häufig erst im fortgeschrittenen Stadium, sodass die Invasion von Nachbarorganen oder hämatogene Metastasen bereits vorliegen. Die Prognose der Erkrankung ist mit einer durchschnittlichen 5-Jahres-Überlebensrate von 20 % ungünstig. Die chirurgische Therapie in der Palliativsituation ist immer eine individuelle Entscheidung, die auf interdisziplinärer Diskussion basieren soll.

23.1 Epidemiologie

In der Nebenniere können zwei verschiedene primär bösartige Erkrankungen entstehen:
- Nebennierenrindenkarzinom
- Malignes Phäochromozytom aus dem Nebennierenmark

Beide Malignome sind extrem selten.

Das maligne Nebennierenkarzinom hat eine geschätzte Inzidenz von 0,5–2 neuen Fällen pro Mio. Menschen pro Jahr. Es folgt einer biphasischen Altersverteilung, mit Spitzen in der Kindheit und in der 4.–5. Lebensdekade. Das maligne Nebennierenkarzinom ist 1,5-mal häufiger bei Frauen als bei Männern. Die Mehrheit der malignen Nebennierenkarzinome ist sporadisch.

In manchen Fällen sind diese Malignome jedoch Teil von erblichen Syndromen wie dem Li-Fraumeni-Syndrom, dem Beckwith-Wiedeman-Syndrom, der multiplen endokrinen Neoplasie 1 (MEN1), der kongenitalen Nebennierenhyperplasie und der familiären Polyposis coli (Berruti et al. 2012; Fassnacht et al. 2011).

23.1.1 Phäochromozytom

Phäochromozytome sind Katecholamin produzierende neuroendokrine Tumoren (NET), die aus chromaffinen Zellen des Nebennierenmarks oder extraadrenalen Paraganglien entstehen. Ihre Inzidenz beträgt 2–8 pro Mio. Menschen pro Jahr (Pacak et al. 2007). Problematisch ist, dass es keine zuverlässigen histologischen Kriterien gibt, die eine Unterscheidung eines gutartigen von einem bösartigen Tumor ermöglichen.

Charakteristika wie die lokale Infiltration des umliegenden Gewebes und der Blutgefäße, ein Tumordurchmesser von mehr als 5 cm und DNA-

Ploidie sprechen beim Phäochromozytom für Malignität. Eine endgültige Unterscheidung zwischen sicher benignen und malignen Tumoren ist jedoch nicht möglich (Fassnacht et al. 2011). Es fehlen bis dato sichere Prädiktoren für Malignität, jedoch ist das Vorhandensein von Fernmetastasen, einschließlich lokoregionärer Lymphknoten, ein klinisches Kriterium für Malignität.

Bis zu 30 % der Phäochromozytome sind mit einer Reihe von Erbkrankheiten assoziiert, darunter die multiple endokrine Neoplasie 2 (MEN2), das Von-Hippel-Lindau-(VHL-)Syndrom, die Neurofibromatose Typ 1 und das hereditäre Paragangliomsyndrom. 10–20 % der Phäochromozytome müssen als maligne eingestuft werden.

Es bestehen große Unterschiede zwischen den familiären Syndromen und ihrem Malignitätsrisiko (Berruti et al. 2012). Beispielsweise zeigen nur 3–5 % der Phäochromozytome, bezogen auf eine MEN2 und eine Mutation des RET-Onkogens (REarranged during Transfection), eine maligne Transformation. Im Gegensatz dazu wurde bei Patienten mit PGL4 fast 50 % metastatische Tumoren gefunden (Adjallé et al. 2009). Dieses hohe Malignitätsrisiko bei Patienten mit dem Phäochromozytom-Paragangliom-Syndrom-Typ 4 (PGL4) wird durch eine Keimbahnmutation des Gens für die Untereinheit B der Succinat-Dehydrogenase (SDHB) verursacht.

Die malignen Phäochromozytome aus großen pleomorphen Chromaffinzellen können in der Nebenniere, aber auch in den extraadrenalen Paragangliomen des sympathischen Grenzstrangs gefunden werden, wobei die Metastasierung als das Auftreten chromaffinen Gewebes an nicht chromaffinen Stellen, die vom Primärtumor entfernt sind, definiert ist (Schteingart et al. 2005). Eine Metastasierung tritt am häufigsten in Lymphknoten, Knochen (50 %), Leber (50 %) und Lunge (30 %) auf und kann bis zu 20 Jahre nach Primärdiagnose auftreten (Capella et al. 1988; Neumann et al. 1993; Tanaka et al. 1993).

Es scheint Unterschiede im malignen Potenzial von Phäochromozytomen und extraadrenalen Paragangliomen zu geben. Paragangliome haben in der Regel eine schlechtere Prognose als Phäochromozytome.

23.2 Stadieneinteilung

Die Stadieneinteilung des *malignen Nebennierenkarzinoms* kann durch die TNM-Klassifizierung des

◻ Tab. 23.1 TNM-Klassifizierung des European Network for the Study of Adrenal Tumours (ENSAT)

ENSAT-Stufe	TNM-Kriterien	Beschreibung
I	T1, N0, M0	Tumor ≤5 cm
II	T2, N0, M0	Tumor >5 cm
III	T1–T2, N1, M0	Lymphknotenbefall
	T3–T4, N0–N1, M0	Tumorinfiltration in umgebendes Gewebe und/oder Tumorthrombus in V. cava und/oder Nierenvene
IV	T1–T4, N0–N1, M1	Metastatische Erkrankung

European Network for the Study of Adrenal Tumours (ENSAT) vorgenommen werden (◻ Tab. 23.1; Fassnacht et al. 2009).

Es gibt bis dato kein Stagingsystem für das *maligne Phäochromozytom*. Die Prognose definiert sich hauptsächlich durch die Tumorgröße, die Lokalisation des Primärtumors und dem SDHB-Mutationsstatus. (SDHB-Mutationen sprechen für eine schlechte Prognose.)

23.3 Chirurgische Therapie

Für die lokal begrenzten malignen Nebennierentumoren, die in sano reseziert werden können, ist die chirurgische R0-Resektion die Therapie der Wahl und sollte in einem Zentrum mit Expertise in dieser Erkrankung durchgeführt werden.

Der Resektionsstatus (R0, R1, R2) ist ein wichtiger Prädiktor für die Prognose maligner Nebennierentumoren. Eine R0-Resektion bietet die einzige Möglichkeit langfristiges tumorfreies Überleben zu erreichen (Libé 2015). Obwohl keine operative Standardherangehensweise bezüglich des Ausmaßes der ersten Operation etabliert ist, insbesondere hinsichtlich einer Lymphadenektomie, erscheint eine lokoregionäre Lymphadenektomie das langfristige onkologische Ergebnis zu verbessern, um Tumorfreiheit erreichen zu können (Reibetanz et al. 2012). Hinsicht-

lich der Erweiterung des Resektionsausmaßes der Primäroperation scheint die systematische ipsilaterale Nephrektomie bei fehlender lokaler Makroinvasion keinen Benefit zu haben (Gaujoux et al. 2012). Um jedoch die vollständige R0-Resektion erreichen zu können, sollte bei Organinvasion eine En-bloc-Resektion einschließlich der infiltrierten Organe durchgeführt werden.

Obwohl die Operation beim nicht metastasierten malignen Nebennierentumor die Therapie der Wahl ist, muss die Entscheidung für eine Resektion des Primärtumors bei Stadium IV individuell gestellt werden. Im Allgemeinen sollten Patienten mit einer Fernmetastasierung in multiplen Organen oder solchen mit multiplen metastatischen Ablagerungen in einem Organsystem, die nicht vollständig reseziert werden können, keiner primären Adrenalektomie unterzogen werden. Bei langsamem Krankheitsprogress – ggf. auch unter medikamentöser Therapie – kann in diesen Situationen eine Reduktion der Tumorlast durch eine chirurgische Resektion im Verlauf erreicht werden.

Chirurgisches Debulking zur Kontrolle der exzessiven Hormonproduktion bei bekannter metastatischer Erkrankung kann individuell indiziert sein. Hierbei ist jedoch eine langfristige Kontrolle der Hormonproduktion in der Regel schwer zu erreichen. Die Vorteile vom Debulking müssen die Risiken einer Operation bei diesen Patienten überwiegen, die aufgrund vorbestehender tumorbedingter Kachexie oftmals schlechte Wundheilung und lange Erholungsphasen haben. Zusätzlich ist es notwendig, die postoperative Lebensqualität in Bezug auf die geschätzte verbleibende Lebenszeit sorgfältig zu berücksichtigen.

Die erste Operation ist die beste Möglichkeit zur langfristigen lokalen Kontrolle der Tumorerkrankung. Eine schlechte initiale chirurgische Behandlung kann selten korrigiert werden, sei es durch Reoperation, Strahlen- oder Chemotherapie.

> Lokal begrenzte maligne Nebennierentumoren sollen R0 reseziert werden.

23.3.1 Rezidivierende maligne Nebennierentumoren

Lokalrezidive oder Metastasen treten bei bis zu 75 % der Patienten nach der Operation auf – auch

23

nach R0-Resektionen – und werden in der Regel innerhalb der ersten 2 postoperativen Jahre detektiert. Das mittlere Intervall zwischen Resektion und erstem Rezidiv beträgt ca. 1 Jahr. Ungefähr 20–60 % der Rezidive sind lokoregionär und können prinzipiell einer erneuten Resektion zugeführt werden. Die Resektion metastasierter maligner Nebennierentumoren ist selten kurativ, kann jedoch mit einem verlängerten Überleben verbunden sein.

Das Ausmaß der Erkrankung und die zeitliche Dynamik der Tumorprogression beeinflussen die Entscheidung für eine erneute Operation bei einem rezidivierenden malignen Nebennierentumor. Die Anzahl der Metastasen tragenden Organe, die zum Zeitpunkt der ersten Metastasierung betroffen sind, ist ein Prädiktor für das Überleben (Assié et al. 2007; Erdogan et al. 2013). Auch die Lokalisation der ersten Metastasierung kann als Prädiktor für postoperatives Überleben verwendet werden, wobei das peritoneale Tumorrezidiv außerhalb des initialen Tumorbetts das schlechteste Überleben hat.

Die chirurgische Resektion ist bei begrenzter Metastasierung in einem Organ oder bei einem Lokalrezidiv ohne Peritonealkarzinose indiziert. Jedoch müssen auch bei diesen Situationen die Resektionsentscheidungen individuell getroffen werden

Das Grading des Tumors beeinflusst die Entscheidung für eine operative Therapie des Rezidivs eines malignen Nebennierentumors, da das Grading mit dem Überleben korreliert (Assié et al. 2007; Else et al. 2014; Miller et al. 2010):

- Bei Patienten mit gut differenzierten Tumoren kann die Dynamik der Krankheitsprogression langsam sein und zu einem längeren Überleben nach Rezidiv- oder Metastasenresektion führen.
- Patienten mit schlecht differenzierten Tumoren profitieren weniger von einer Resektion in der Rezidiv- oder Palliativsituation.

Die Resektion eines Lokalrezidivs eines malignen Nebennierenkarzinoms oder eines malignen Phäochromozytoms (lokal und/oder mit geringer metastatischer Tumorlast) kann zur Verbesserung der Überlebenszeit führen, wenn eine R0-Resektion möglich ist, das tumorfreie Intervall von Primäroperation bis zum Rezidiv länger als 12 Monate beträgt und der Proliferationsindex gering ist.

Fernmetastasen treten bei Patienten mit malignen Nebennierentumoren häufig auf, wobei etwa ein Drittel der Patienten eine synchrone Metastasierung bei der Diagnose haben. Mehr als die Hälfte der Patienten wird trotz vollständiger Resektion des Primärtumors Fernmetastasen entwickeln. Die Gesamtüberlebensrate von 5 Jahren bei Patienten mit metastasierter Erkrankung beträgt weniger als 20 %, wobei das mediane Überleben zwischen 6 und 20 Monaten liegt.

Eine Operation bei synchroner Fernmetastasierung sollte nur erwogen werden, wenn eine R0-Resektion sowohl an den primären als auch an den metastatischen Stellen mit niedrigen Morbiditäts- und Mortalitätsraten erreichbar ist. Wie beim Lokalrezidiv sollte die Entscheidung, bei einem metastasierten malignen Nebennierentumor zu operieren, individuell diskutiert werden und vor allem bei Patienten mit einem krankheitsfreien Intervall von mehr als 1 Jahr bei metachronen Metastasen, bei einem niedrigen Ki-67-Pro-liferationsindex der primären Läsion oder Metastasierung und bei Ansprechen auf eine neoadjuvante Chemotherapie basieren.

Das Wiederauftreten von Lungen- oder Lebermetastasen sollte eine wiederholte chirurgische Resektion nicht ausschließen, wenn eine erneute R0-Resektion möglich ist. Hierbei können Ablationstechniken wie Mikrowellen- (MWA) oder Radiofrequenzablation (RFA) mit einer Operation kombiniert werden, um eine vollständige Tumorfreiheit zu erreichen (Berruti et al. 2012; Gaujoux et al. 2017; Libé 2015; Schteingart et al. 2005).

Die zytoreduktive (R2-)Resektion bei malignen Phäochromozytomen in der palliativen Situation kann die Lebensqualität und das Überleben verbessern, indem sie die Tumorlast senkt und die hormonale Hypersekretion kontrolliert (Berruti et al. 2012; Gaujoux et al. 2017; Henry et al. 2012; Pacak et al. 2007). Eine Operation ist auch bei einzelnen Patienten mit malignem Nebennierenkarzinom im fortgeschrittenen Stadium und bei ausgeprägtem symptomatischem Hormonüberschuss indiziert, wenn die medikamentöse Therapie die endokrinen Symptome nicht kontrollieren kann und die Lebenserwartung 6 Monate übersteigt. Die Resektion des Rezidivtumors oder der Metastasierung bei einem malignen Phäochromozytom kann hormonelle Auswirkungen auf das kardiovaskuläre System reduzieren und sollte in Einzelfällen durchgeführt werden. Ob ein chirurgisches Debulking zu einem verbesserten Überleben oder zur reduzierten Symptomatik führt, ist bis dato nicht gänzlich geklärt.

> **Die Resektion eines Lokalrezidivs kann zur Verbesserung der Überlebenszeit führen, wenn eine R0-Resektion möglich ist, das tumorfreie Intervall von Primäroperation bis zum Rezidiv länger als 12 Monate beträgt und der Proliferationsindex gering ist.**

Literatur

Adjallé R, Plouin PF, Pacak K, Lehnert H (2009) Treatment of malignant pheochromocytoma. Horm Metab Res Horm Stoffwechselforschung Horm Metab 41:687–696

Assié G, Antoni G, Tissier F et al (2007) Prognostic parameters of metastatic adrenocortical carcinoma. J Clin Endocrinol Metab 92:148–154

Berruti A, Baudin E, Gelderblom H, ESMO Guidelines Working Group et al (2012) Adrenal cancer: ESMO clinical practice guidelines for diagnosis, treatment and follow-up. Ann Oncol 23(Suppl 7):vii131–vii138

Capella C, Riva C, Cornaggia M et al (1988) Histopathology, cytology and cytochemistry of pheochromocytomas and paragangliomas including chemodectomas. Pathol Res Pract 183:176–187

Else T, Kim AC, Sabolch A et al (2014) Adrenocortical carcinoma. Endocr Rev 35:282–326

Erdogan I, Deutschbein T, Jurowich C et al (2013) The role of surgery in the management of recurrent adrenocortical carcinoma. J Clin Endocrinol Metab 98: 181–191

Fassnacht M, Johanssen S, Quinkler M et al (2009) Limited prognostic value of the 2004 International Union Against Cancer staging classification for adrenocortical carcinoma: proposal for a revised TNM classification. Cancer 115:243–250

Fassnacht M, Libé R, Kroiss M, Allolio B (2011) Adrenocortical carcinoma: a clinician's update. Nat Rev Endocrinol 7:323–335

Gaujoux S, Al-Ahmadie H, Allen PJ et al (2012) Resection of adrenocortical carcinoma liver metastasis: is it justified? Ann Surg Oncol 19:2643–2651

Gaujoux S, Mihai R, Joint Working Group of ESES and ENSAT (2017) European Society of Endocrine Surgeons (ESES) and European Network for the Study of Adrenal Tumours (ENSAT) recommendations for the surgical management of adrenocortical carcinoma. Br J Surg 104:358–376

Henry J-F, Peix J-L, Kraimps J-L (2012) Positional statement of the European Society of Endocrine Surgeons (ESES) on malignant adrenal tumors. Langenbecks Arch Surg 397:145–146

Libé R (2015) Adrenocortical carcinoma (ACC): diagnosis, prognosis, and treatment. Front Cell Dev Biol 3:45

Miller BS, Gauger PG, Hammer GD et al (2010) Proposal for modification of the ENSAT staging system for adrenocortical carcinoma using tumor grade. Langenbecks Arch Surg 395:955–961

Neumann HP, Berger DP, Sigmund G et al (1993) Pheochromocytomas, multiple endocrine neoplasia type 2, and von Hippel-Lindau disease. N Engl J Med 329:1531–1538

Pacak K, Eisenhofer G, Ahlman H et al (2007) Pheochromocytoma: recommendations for clinical practice from the First International Symposium. Nat Clin Pract Endocrinol Metab 3:92–102

Reibetanz J, Jurowich C, Erdogan I, German ACC Study Group et al (2012) Impact of lymphadenectomy on the oncologic outcome of patients with adrenocortical carcinoma. Ann Surg 255:363–369

Schteingart DE, Doherty GM, Gauger PG et al (2005) Management of patients with adrenal cancer: recommendations of an international consensus conference. Endocr Relat Cancer 12:667–680

Tanaka S, Ito T, Tomoda J et al (1993) Malignant pheochromocytoma with hepatic metastasis diagnosed 20 years after resection of the primary adrenal lesion. Intern Med Tokyo Jpn 32:789–794

Behandlung der Peritonealkarzinose

Pompiliu Piso und Hubert Leebmann

© Springer-Verlag GmbH Deutschland, ein Teil von Springer Nature 2019
M. Ghadimi et al. (Hrsg.), *Palliative Viszeralchirurgie*,
https://doi.org/10.1007/978-3-662-57362-4_24

24

Die Behandlung einer Peritonealkarzinose stellt eine große Herausforderung in der palliativmedizinisch-onkologischen Therapie dar. Das klinische Bild einer progredienten Peritonealkarzinose wird meist bestimmt durch eine Vielzahl schwer zu therapierender Symptome wie malignem Aszites, Bauchschmerz, Motilitätsstörungen, Darmobstruktion und Gewichtsverlust bis zur Kachexie. Für die meisten Patienten mit Peritonealkarzinose besteht das Therapieziel in der Vermeidung, Linderung oder Verzögerung tumorassoziierter Beschwerden. Bei selektionierten Patienten kann die intraperitoneale Chemotherapie, ggf. in Kombination mit einer zytoreduktiven Operation, hierzu einen wichtigen Beitrag leisten.

24.1 Zytoreduktive Chirurgie und hypertherme intraperitoneale Chemotherapie (HIPEC)

Die Kombination von zytoreduktiver Chirurgie („cytoreductive surgery", CRS) und hyperthermer intraperitonealer Chemotherapie (HIPEC) ist ein multimodales, gegen eine peritoneal metastasierte maligne Grunderkrankung gerichtetes Therapieverfahren mit dem primären Ziel der Lebenszeitverlängerung (▶ Abschn. 18.2.1).

Das Outcome der Patienten korreliert mit der Tumorbiologie und -dynamik sowie der intraperitonealen Tumorlast und -verteilung. In Abhängigkeit von den genannten Parametern kann die Kombination aus radikaler Operation und lokaler hyperthermer Chemotherapie palliativen oder aber auch kurativen Charakter haben (Elias et al. 2010; Goere et al. 2013).

Neben der chirurgisch-operativen Expertise ist der wichtigste Faktor für Erfolg und Sicherheit dieses häufig sehr komplexen Verfahrens die Identifikation geeigneter Patienten. Die Diskussion aller potenziell geeigneten Patienten in einer interdisziplinären Tumorkonferenz – unter besonderer Berücksichtigung des klinischen Eindrucks eines langjährig erfahrenen onkologischen Chirurgen – ist deshalb obligat. Die prognostisch relevanten Selektionskriterien für eine CRS und HIPEC sind inzwischen relativ gut definiert.

Die Sicherstellung einer guten Lebensqualität ist ein weiteres zentrales Behandlungsziel des multimodalen Therapieverfahrens. Außer den Gegebenheiten der Tumorerkrankung und nicht

◻ Tab. 24.1   Completeness-of-Cytoreduction-(CC-)Score

Klassifikation	Tumorrest	Definition
CC0	Kein sichtbarer	Komplette Resektion
CC1	<2,5 mm	Inkomplette Tumorresektion
CC2	<2,5 cm	
CC3	>2,5 cm	

operativen Therapiealternativen sind deshalb bei der Indikationsstellung vor allem das individuelle Risiko und die Erwartungshaltung des Patienten zu berücksichtigen.

Wichtigste Komponente der multimodalen Therapie der Peritonealkarzinose ist die *zytoreduktive Operation* (CRS). Die chirurgische Technik der CRS wurde von Paul Sugarbaker standardisiert und 1995 detailliert beschrieben (Sugarbaker 1995). Je nach Tumorausdehnung und -lokalisation werden unterschiedlich aufwendige parietale Peritonektomieprozeduren mit z. T. multiviszeralen Resektionen kombiniert.

Die postoperativ verbliebene Tumorrestmasse wird mit dem *Completeness of Cytoreduction-Score* (*CC-Score*) dokumentiert. Der Score ist in 4 Kategorien unterteilt und definiert die Grenze zwischen optimaler und unvollständiger Zytoreduktion (◻ Tab. 24.1).

> ❯ Voraussetzung für eine substanzielle Verbesserung der Prognose ist die makroskopisch vollständige Resektion jeglicher Tumormanifestation, entsprechend einer CC0-Resektion.

Die prognostische Relevanz des CC-Wertes ist inzwischen gut belegt (Elias et al. 2010; Glehen et al. 2010b; Jimenez et al. 2014). Bezüglich des Operationsziels bestehen damit grundlegende Unterschiede zwischen einer zytoreduktiven Operation und einer Debulking-Operation.

Nach Abschluss der CRS wird die hyperthermische intraperitoneale Chemotherapie (HIPEC) durchgeführt. Ziel ist dabei, mikroskopische Tumorreste zu eliminieren und das Ergebnis der CRS zu konsolidieren. Operationszeiten von 6–10 Stunden für das kombinierte Verfahren sind hierbei eher die Regel als die Ausnahme.

Diese sehr komplexen Operationen gehen selbst in High-volume-Zentren mit einer Grad-III/IV-Morbidität und Mortalität von ca. 30 bzw. 3 % einher (Chua et al. 2009).

Komplikationen kompromittieren die postoperative Lebensqualität und haben einen negativen prognostischen Einfluss auf das onkologische Outcome (Baratti et al. 2014). Aber auch bei gänzlich ungestörtem postoperativem Verlauf führen die häufig sehr ausgedehnten Operationen zu einer zumindest passageren Einschränkung der Lebensqualität (Tsilimparis et al. 2013). Die Indikation zu CRS und HIPEC muss deshalb mit Augenmaß gestellt werden. Vor dem Hintergrund einer meist vorliegenden Palliativsituation muss hierbei unter besonderer Berücksichtigung des Gesamtzustands des Patienten zunächst die Frage nach der onkologischen Sinnhaftigkeit geklärt werden. Erst im zweiten Schritt stellt sich dann die Frage nach der technischen Machbarkeit.

24.2 Tumorentitäten und Tumorbiologie

Tumormanifestationen auf dem parietalen oder viszeralen Peritoneum werden als Peritonealkarzinose bezeichnet.

Eine *primäre* Peritonealkarzinose liegt vor, wenn das Bauchfell selbst Ursprungsorgan des Tumorleidens ist. Sehr viel häufiger ist die *sekundäre* Peritonealkarzinose. Der Primarius ist bei dieser Form der Peritonealkarzinose meist ein Karzinom des Gastrointestinal- oder Urogenitaltrakts. Tumorentität, -biologie und -dynamik spielen für die Indikationsstellung eine wesentliche Rolle.

> **Für das multimodale Therapieverfahren geeignet sind vor allem biologisch wenig aggressive Tumoren mit guter Differenzierung und der Tendenz zur überwiegend lokalisierten Ausbreitung (■ Tab. 24.2).**

Gering differenzierte und undifferenzierte Karzinome weisen häufig ein diffuses und eher infiltratives Wachstumsmuster auf und sind deshalb weniger gut geeignet. Tumoren mit Siegelringzellkomponente stellen in der Regel eine Kontraindikation für eine CRS und HIPEC dar (van Oudheusden et al. 2015; Winer et al. 2014).

■ Tab. 24.2 Für CRS und HIPEC geeignete Tumorentitäten

Primäre peritoneale Neoplasien	Sekundäre peritoneale Neoplasien
Malignes peritoneales Mesotheliom	Pseudomyxoma peritonei
Primäres peritoneales Karzinom	Kolorektales Karzinom (CRC)
	Appendixtumoren
	Dünndarmkarzinom
	Ovarialkarzinom
	Magenkarzinom

24.3 Selektionskriterien

In Anlehnung an ein Konsensusstatement der Peritoneal Surface Malignancy Group (PSMG) können absolute und relative Kontraindikationen für eine CRS und HIPEC definiert werden (■ Tab. 24.3; Esquivel et al. 2007; Brucher et al. 2012). Das Konsensusstatement bezieht sich nur auf kolorektale Karzinome. Unter Beachtung tu-

■ Tab. 24.3 Absolute und relative Kontraindikationen für eine CRS und HIPEC in Anlehnung an ein Konsensusstatement der Peritoneal Surface Malignancy Group (PSMG) (Esquivel et al. 2007; Brucher et al. 2012)

Absolute Kontraindikationen	Relative Kontraindikationen
Infiltration des Retroperitoneums	Adipositas permagna
Multilokulärer Dünndarmbefall (Dünndarm-PCI > 3) oder mehrsegmentaler Befall des Dünndarmmesenteriums (wenn eine radikale Resektion zum Kurzdarmsyndrom führen würde)	Kardiale Vorerkrankungen
Nicht resektable intra- und/oder extraabdominelle Metastasen	Leberinsuffizienz
Inkurables Zweitmalignom	Niereninsuffizienz
Mehr als 1 Darmstenose	Manifester Ileus
ECOG-Performance-Status > 2	

morspezifischer Besonderheiten haben die genannten Kriterien jedoch auch bei anderen Tumorentitäten Gültigkeit.

24.4 Allgemeinzustand des Patienten und Alter

Aufgrund des meist sehr umfangreichen Eingriffs ist ein guter Allgemeinzustand Voraussetzung für eine erfolgreiche und sinnvolle Therapie. Ein ECOG-Perfomance-Status >2 gilt deshalb als absolutes Ausschlusskriterium für die multimodale Therapie.

Ein höheres Lebensalter per se ist keine Kontraindikation für eine CRS und HIPEC (Beckert et al. 2015). Im Vergleich zu jungen Patienten ist bei über 70-jährigen die Rate medizinischer Komplikationen jedoch erhöht (bei vergleichbarer chirurgischer Komplikationsrate) und die postoperative Rekonvaleszenz verlängert. Vor allem im höheren Lebensalter ist die Sicherstellung der bestmöglichen Lebensqualität wichtiger als der mögliche Prognosegewinn.

> In der Nutzen-Risiko-Abwägung erscheinen deshalb vor allem verhältnismäßig unkomplizierte Eingriffe bei geringer Tumorlast und lokalisierter Peritonealkarzinose sinnvoll (Alyami et al. 2016).

24.5 Präoperative Diagnostik

In frühen Stadien verursacht eine Peritonealkarzinose in den meisten Fällen nur unspezifische Beschwerden oder ist gänzlich asymptomatisch. In 34 % ist die Diagnose einer Peritonealkarzinose ein intraoperativer Zufallsbefund, entweder im Rahmen der Operation des Primärtumors oder einer Laparotomie bzw. Laparoskopie aus anderen Gründen. In nur ca. 10 % basiert die Diagnose auf einer radiologischen Untersuchung (Glehen et al. 2010b).

Schon der Nachweis einer peritonealen Tumormanifestation mittels bildgebender Verfahren ist in frühen Stadien schwierig. Eine exakte Beurteilung der tatsächlichen Tumorausdehnung und -verteilung übersteigt auch die Möglichkeiten moderner Schnittbildverfahren. Die Sensitivität der Computertomografie für Tumorknoten < 0,5 cm liegt bei nur 11 %. Auch für Metastasen mit einer Größe zwischen 0,5 und 5 cm ist die CT-Sensitivität mit nur 37 % unzureichend.

Vor allem eine korrekte Beurteilung des Dünndarms und seines Mesenteriums, wo sich häufig multilokuläre bzw. disseminierte kleine Tumorknoten finden, gelingt computertomografisch nur in 8–17 % (Koh et al. 2009). Auch die Kombination mehrerer Schnittbildverfahren (CT, MRT und PET-CT) weist hinsichtlich der Prädiktion des Operationsergebnisses keine ausreichende Sicherheit auf (Mohkam et al. 2016). So wird der Eingriff auch nach optimaler präoperativer bildgebender Diagnostik in ca. 20 % als explorative Laparotomie beendet (Mohkam et al. 2016). Der präoperativ nicht diagnostizierte Dünndarmbefall ist dabei die häufigste Ursache für den Operationsabbruch.

Obwohl die präoperativ in der Bildgebung gemessene Tumorausdehnung und -verteilung meist nicht mit dem intraoperativen Befund korreliert (Rivard et al. 2014), bleibt die Computertomografie von Thorax und Abdomen/Becken mit oraler, rektaler und i. v. Kontrastierung fester Bestandteil des präoperativen Work-up, da wesentliche Ausschlusskriterien für eine erfolgreiche Zytoreduktion in der bildgebenden Diagnostik detektiert werden können (Esquivel et al. 2007).

Die Indikation zur *diagnostischen Laparoskopie* vor geplanter CRS und HIPEC wird in den letzten Jahren zunehmend großzügiger gestellt. Durch diese minimal invasive Untersuchung kann die Rate der explorativen Laparotomien signifikant gesenkt werden (Garofalo et al. 2009; Iversen et al. 2013; Jayakrishnan et al. 2014). Im eigenen Vorgehen wird diese Untersuchung bei allen Patienten mit unklaren Befunden und fortgeschrittener Peritonealkarzinose durchgeführt. Außerdem werden alle Patienten nach neoadjuvanter Therapie, mit gering differenzierten Tumoren und mit Peritonealkarzinose eines Magenkarzinoms laparoskopiert.

24.6 Peritonealkarzinoseindex nach Sugarbaker

Zur Quantifizierung der Peritonealkarzinose hat sich international der Peritonealkarzinoseindex nach Sugarbaker (PCI) durchgesetzt. Der PCI-Wert wird aus Tumorgröße und- lokalisation berechnet und kann Werte zwischen 0 und 39 erreichen.

Der PCI-Wert konnte in mehreren Untersuchungen als unabhängiger prognostischer Parameter identifiziert werden (Elias et al. 2010; Glehen et al. 2010a). Trotzdem besteht keine Einigkeit hinsichtlich eines PCI-Wertes, oberhalb dessen keine Peritonektomie mehr durchgeführt werden sollte. Selbst beim kolorektalen Karzinom, dem bislang am besten untersuchten Tumor, besteht kein Konsens bezüglich eines als Selektionskriterium geeigneten PCI-Wertes (Cashin et al. 2014; da Silva et al. 2006; Goere et al. 2015; Yan et al. 2008).

> ❯ **Faustformel: Je aggressiver die Tumorbiologie und je schlechter die Tumordifferenzierung, desto niedriger ist der PCI-Cut-off-Wert anzusetzen.**

Je höher der PCI-Wert, desto unwahrscheinlichen ist eine komplette Zytoreduktion und desto schlechter die Prognose. Der Umkehrschluss ist jedoch nicht zulässig. Auch bei niedrigen PCI-Werten kann bei ungünstiger Tumorlokalisation (z. B. Dünndarmbefall) eine vollständige Resektion unmöglich sein. Die Prognose ist dann trotz niedriger PCI-Werte schlecht.

Aktuell gibt es außer der operativen Exploration kein etabliertes Verfahren, dass eine definitive Aussage bezüglich der beiden wichtigsten Selektionskriterien (CC-Score und PCI-Wert) zulässt. Trotz umfangreicher präoperativer Diagnostik und interdisziplinärer Indikationsstellung bleibt die letzte Entscheidung über das weitere Prozedere beim Operateur. Häufig sind dies Entscheidungen im Grenzbereich. Konstant gute Ergebnisse nach CRS und HIPEC werden erst nach einer Lernkurve von ca. 140 Prozeduren erreicht (Kusamura et al. 2012). Einen relevanten Anteil dieser Lernkurve macht sicherlich die Indikationsstellung aus.

24.7 Lebensqualität nach CRS und HIPEC

Der Parameter Lebensqualität stellt vor allem in der Palliativmedizin ein wesentliches Kriterium für den Nutzen eines Therapieregimes dar. Lebensqualität ist grundsätzlich eine subjektive Wahrnehmung. Fremd- und Selbstbeurteilung der Lebensqualität divergieren gelegentlich erheblich. Dabei tendieren Ärzte dazu, die Lebensqualität der Patienten schlechter einzuschätzen als die Patienten selbst. Eine Einbeziehung des Patienten in den medizinischen Entscheidungsprozess ist deshalb unumgänglich.

Da Therapieentscheidungen aber immer auch vor dem Hintergrund des zukünftigen, prognostizierten Verlaufs getroffen werden, ist es die Aufgabe des Arztes, mit dem Patienten Risiken und Chancen verschiedener Therapieoptionen zu diskutieren. Bereits 2008 war die Analyse der Lebensqualität nach CRS und HIPEC ein Themenschwerpunkt eines internationalen Symposiums in Regensburg (Piso et al. 2009). Auch hier wurde die Bedeutung der Lebensqualitätsanalyse bei Patienten mit eingeschränkter Lebenserwartung unterstrichen und gefordert, dass der Parameter Lebensqualität in allen laufenden und künftigen Studien zum Thema peritoneale Metastasen untersucht werden soll.

Die postoperativ zu erwartende Lebensqualität nach CRS und HIPEC wurde inzwischen von mehreren Arbeitsgruppen untersucht (Tsilimparis et al. 2013; McQuellon et al. 2001, 2003; Chia et al. 2014; Passot et al. 2014). Trotz des bezüglich Tumorentitäten und Resektionsausmaß sehr heterogenen Patientengutes sowie unterschiedlicher Messinstrumente (FACT-C, FACT-G, TOI, ECOG, EORTC QLQ-C30, GIQLI) kommen die Autoren zu folgender einheitlichen Bewertung der allgemeine Lebensqualität (Global Health Score) als wichtigstem Parameter (◻ Abb. 24.1):

- Diese fällt im Vergleich zum Ausgangswert unmittelbar postoperativ zunächst erwartungsgemäß steil ab.
- Nach ca. 3–6 Monaten ist dieses Tal durchschritten, und es kommt zu einem stetigen

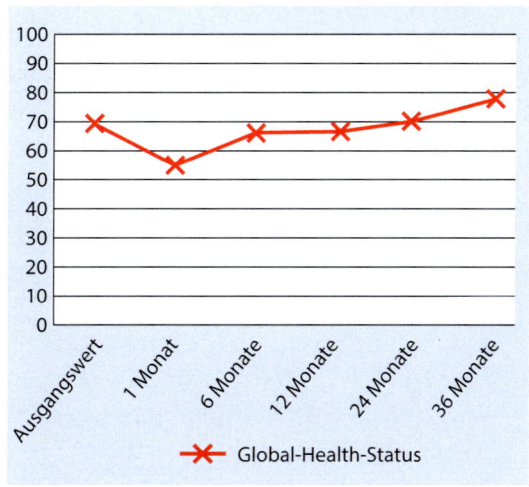

◻ **Abb. 24.1** Allgemeine Lebensqualität nach CRS und HIPEC (modif. nach Tsilimparis et al. 2013)

24

Anstieg der Lebensqualität, bis nach etwa 1 Jahr der Ausgangswert wieder erreicht oder sogar überschritten ist.

— Im weiteren Verlauf weisen tumorfreie Patienten eine mit der gesunden Normalbevölkerung vergleichbare allgemeine Lebensqualität auf.

Auch die weiteren untersuchten Lebensqualitätsparameter (physische, kognitive, soziale und emotionale Funktionsfähigkeit) weisen ähnliche Kurvenverläufe auf. Die Zeit bis zum Erreichen des Ausgangswertes ist jedoch im Vergleich zum Global Health Score verlängert.

Zusammenfassend zeigen alle bisher vorliegenden Daten, dass CRS und HIPEC trotz hoher Morbidität und Mortalität eine *nur passagere Beeinträchtigung der Lebensqualität* bedingt. Bei Patienten mit günstigen prognostischen Parametern (s. o.) können durch CRS und HIPEC tumorassoziierte Komplikationen wie Darmobstruktion, abdominelle Schmerzen, Aszitesbildung etc. vermieden oder verzögert werden.

> Gut selektionierte Patienten profitieren mittel- und langfristig sowohl hinsichtlich Lebenszeit als auch Lebensqualität von CRS und HIPEC.

Damit erfüllt dieses Verfahren die beiden wesentlichen Behandlungsziele bei fortgeschrittenen Tumorleiden (Dizon et al. 2016).

24.8 Entstehung und Therapie des malignen Aszites

Die der Entstehung eines malignen Aszites zugrunde liegende Pathophysiologie ist bislang nur unzureichend verstanden. Bei Vorliegen einer Peritonealkarzinose ist die Aszitesbildung bedingt durch ein komplexes, multifaktorielles Geschehen, das unter anderem zu einer erhöhten Gefäßpermeabilität und gestörten Lymphdrainage führt. Als Konsequenz resultiert eine Akkumulation zell- und proteinreicher intraperitonealer Flüssigkeit.

Maligner Aszites kann aber auch durch viele weitere Faktoren verursacht sein wie Proteinmangel bei gestörter Lebersynthese (infolge Lebermetastasierung) oder ungenügender Nahrungsaufnahme, portale Hypertension aufgrund von Lebermetastasierung und renalem Eiweißverlust.

Aszites infolge einer Peritonealkarzinose ist ein häufiges Phänomen. Bis vor wenigen Jahren war maligner Aszites in rund 50 % das erste Symptom einer Peritonealkarzinose (Garrison et al. 1986; Ayantunde et al. 2007). Bedingt durch verbesserte Diagnostik ist Aszites aktuell nur noch in knapp 10 % erster Hinweis auf eine Peritonealkarzinose (Glehen et al. 2010b).

> Obwohl maligner Aszites in vielen Fällen das erste Symptom einer Peritonealkarzinose ist, ist er zugleich auch Zeichen einer Tumorerkrankung im terminalen Stadium.

Die Lebenserwartung in dieser Situation beträgt in Abhängigkeit vom zugrunde liegenden Primarius meist nur 3–4 Monate (Randle et al. 2014).

Beim Großteil der Patienten beschränken sich die therapeutischen Optionen auf eine symptomatische Behandlung. In der terminalen Lebensphase bei Patienten mit Peritonealkarzinose sind Aszitesmengen von bis zu mehreren Litern täglich keine Ausnahme. Entsprechend reduziert ist die Lebensqualität. ◘ Tab. 24.4 listet die Optionen zur Behandlung des malignen Aszites auf.

◘ **Tab. 24.4**   Therapieoptionen bei malignem Aszites, geordnet nach Anwendungshäufigkeit

Sehr häufig	Trotz hoher Effektivität nur im Einzelfall	Selten	Derzeit nicht verfügbar
Diuretische Therapie	Laparoskopische HIPEC	Peritoneovenöser Shunt	Intraperitoneale Antikörpertherapie (Catumaxomab)
Therapeutische Parazentese	Pressurized Intraperitoneal Aerosol Chemotherapy (PIPAC)	Intraperitoneale radioaktive Instillation	
Palliative systemische Chemotherapie			

24.8.1 Palliative Chemotherapie

Die Behandlung des malignen Aszites ist sehr schwierig. Die meisten Patienten erhalten bereits eine palliative systemische Chemotherapie, gewählt in Abhängigkeit vom Primärtumor. Der Effekt einer systemischen Therapie auf malignen Aszites infolge einer Peritonealkarzinose ist bislang kaum untersucht.

Durch eine systemische Chemotherapie können peritoneale Metastasen vermutlich jedoch nicht in vergleichbarem Maße beeinflusst werden wie Organmetastasen anderer Lokalisation. So konnte für das kolorektale Karzinom inzwischen eine um ca. 30 % geringere Effektivität der systemischen Chemotherapie auf peritoneale Metastasen im Vergleich zu anderen Organmetastasen (Lunge, Leber) nachgewiesen werden (Franko et al. 2016). Maligner Aszites ist deshalb durch systemische Chemotherapie wahrscheinlich nur sehr begrenzt therapierbar.

24.8.2 Therapeutische Parazentese

Das neben der systemischen Chemotherapie am häufigsten durchgeführte Therapieverfahren ist die wiederholte Parazentese. Eine therapeutische Parazentese führt bei über 90 % der Patienten zu einer raschen und guten Beschwerdelinderung und wird deshalb häufig als Standardtherapie bei malignem Aszites empfohlen (Lee et al. 1998). Der Behandlungserfolg ist jedoch zeitlich sehr begrenzt. Viele Patienten sind bereits 72 Stunden nach Punktion erneut symptomatisch.

Die wiederholte Parazentese führt zu den bekannten klinischen Problemen wie Flüssigkeits- und Albuminverlusten sowie Blutungs- und Infektionsrisiko. Außerdem erfordert die wiederholte Parazentese eine Hospitalisierung in relativ kurzen Intervallen und führt damit zur Herabsetzung der emotionalen und kognitiven Lebensqualität (Husain et al. 2010).

24.8.3 Diuretika

Diuretika werden regelhaft zur Behandlung des malignen Aszites eingesetzt. Eine Beschwerdelinderung durch Diuretika konnte jedoch nur bei weniger als der Hälfte der Patienten erreicht werden (Becker et al. 2006). Die Wirkung von Diuretika ist insbesondere bei normaler Leberfunktion und normalem Pfortaderdruck limitiert (Lambert et al. 2018). Patienten mit malignem Aszites infolge einer Peritonealkarzinose profitieren deshalb kaum von einer Diuretikatherapie.

24.8.4 Laparoskopische HIPEC

Wie bereits oben dargestellt, ist das Vorhandensein von malignem Aszites bei den meisten Tumoren gleichbedeutend mit einer sehr eingeschränkten Lebenserwartung im Bereich von Wochen bis wenigen Monaten.

Eine Ausnahmestellung nehmen Patientinnen mit Ovarialkarzinomen ein, die auch in weit fortgeschrittenen Tumorstadien hinsichtlich Lebenszeit und -qualität von einer Debulking-Operation und Chemotherapie profitierten können (Sangisetty et al. 2012) (► Kap. 25).

Für alle anderen Tumorentitäten konnte bei Vorliegen von malignem Aszites durch eine Debulking-Operation kein Benefit hinsichtlich der Überlebenszeit erreicht werden. Auch die Kombination von Debulking (inkomplette Zytoreduktion) und HIPEC hatte keinen Einfluss auf die Überlebenszeit (Randle et al. 2014). Unabhängig von der Tumorentität (Appendixkarzinom, kolorektales Karzinom, Magenkarzinom, Ovarialkarzinom, Mesotheliom) konnte jedoch in über 90 % eine dauerhafte Asziteskontrolle erreicht werden.

Da die guten Resultate für die Asziteskontrolle unabhängig vom Resektionsstatus erreicht wurden, ist dieser Erfolg in erster Linie eine Funktion der hyperthermen intraperitonealen Chemotherapie. Dies bestätigen auch die bislang publizierten Ergebnisse zum Einsatz der laparoskopischen HIPEC bei malignem Aszites (Ba et al. 2014; de Mestier et al. 2012; Facchiano et al. 2008; Garofalo et al. 2006; Valle et al. 2009; Facchiano et al. 2012). Hierbei konnten für unterschiedliche Tumorentitäten bei geringer Komplikationsrate und wenigen Nebenwirkungen erstaunlich gute Resultate bezüglich Asziteskontrolle realisiert werden. Die Reduktion des Aszites und der Kompressionsbeschwerden führt naturgemäß zu einer Verbesserung der Lebensqualität der Patienten.

Inwiefern auch andere Komplikationen der Peritonealkarzinose, wie z. B. das Auftreten eines Ileus dadurch verzögert werden können, ist unklar. Trotz aller positiven Argumente für die la-

24

paroskopische HIPEC liegen noch keine prospektiv randomisierten Studien vor, die grundsätzlich die Methode flächendeckend als Therapie der Wahl empfehlen können. Außerdem setzt die Behandlung eine gewisse technische Ausstattung (vor allem eine spezielle Rollerpumpe mit Wärmetauscher) und Erfahrung mit der HIPEC voraus.

> Gute Ergebnisse bezüglich der Symptomkontrolle peritonealkarzinoseassoziierter Beschwerden (60 % Asziteskontrolle) wurden zuletzt auch nach wiederholter Anwendung der Pressurized Intraperitoneal Aerosol Chemotherapy (PIPAC) berichtet (Alyami et al. 2017).

Diese ist ein relativ neues Verfahren mit entsprechend geringer Evidenz. Sofern sich die guten Resultate reproduzieren lassen, könnte PIPAC in Zukunft eine interessante Alternative zur technisch deutlich aufwendigeren laparoskopischen HIPEC werden.

24.8.5 Andere Methoden und Fazit

Viele Patienten erhalten wie erwähnt begleitend eine palliative systemische Chemotherapie. Andere Therapieoptionen wie z. B. peritoneovenöser Shunts (LeVeen/Denver) oder die intraperitoneale Applikation radioaktiver Substanzen (^{198}Au; ^{32}P) sind entweder sehr umstritten oder werden nur noch selten eingesetzt (Adam et al. 2004).

> Es gibt keine ideale Therapie für die Behandlung des malignen Aszites. Am häufigsten werden Diuretika und Parazentese eingesetzt. Erlaubt es der Allgemeinzustand und ist eine entsprechende Expertise des Behandlungsteams vorhanden, kann eine laparoskopisch durchgeführte HIPEC eine sehr gute Remission des Aszites induzieren.

Literatur

Adam RA et al (2004) Malignant ascites: past, present, and future. J Am College Surg 198(6):999–1011

Alyami M et al (2016) Cytoreductive surgery and hyperthermic intraperitoneal chemotherapy for peritoneal carcinomatosis in the elderly: a case-controlled, multicenter study. Ann Surg Oncol 23(Suppl 5):737–745

Alyami M et al (2017) Multicentric initial experience with the use of the pressurized intraperitoneal aerosol chemotherapy (PIPAC) in the management of unresectable peritoneal carcinomatosis. Eur J Surg Oncol 43(11):2178–2183

Ayantunde AA et al (2007) Pattern and prognostic factors in patients with malignant ascites: a retrospective study. Ann Oncol 18(5):945–949

Ba M et al (2014) Different sequential approaches of cytoreductive surgery and hyperthermic intraperitoneal chemotherapy in treating ovarian cancer with malignant ascites. J Cancer Res Clin Oncol 140(9):1497–1506

Baratti D et al (2014) Postoperative complications after cytoreductive surgery and hyperthermic intraperitoneal chemotherapy affect long-term outcome of patients with peritoneal metastases from colorectal cancer: a two-center study of 101 patients. Dis Colon Rectum 57(7):858–868

Becker G et al (2006) Malignant ascites: systematic review and guideline for treatment. Eur J Cancer 42(5):589–597

Beckert S et al (2015) Overall morbidity but not mortality is increased in elderly patients following cytoreductive surgery and HIPEC. Langenbeck's Arch Surg 400(6):693–698

Brucher BL et al (2012) Peritoneal carcinomatosis: cytoreductive surgery and HIPEC – overview and basics. Cancer Investig 30(3):209–224

Cashin PH et al (2014) Cytoreductive surgery and hyperthermic intra-peritoneal chemotherapy treatment of colorectal peritoneal metastases: cohort analysis of high volume disease and cure rate. J Surg Oncol 110(2):203–206

Chia CS et al (2014) Quality of life in patients with peritoneal surface malignancies after cytoreductive surgery and hyperthermic intraperitoneal chemotherapy. Eur J Surg Oncol 40(8):909–916

Chua TC et al (2009) Should the treatment of peritoneal carcinomatosis by cytoreductive surgery and hyperthermic intraperitoneal chemotherapy still be regarded as a highly morbid procedure?: a systematic review of morbidity and mortality. Ann Surg 249(6):900–907

Dizon DS et al (2016) Clinical cancer advances 2016: annual report on progress against cancer from the American society of clinical oncology. J Clin Oncol 34(9):987–1011

Elias D, Gilly F, Boutitie F et al (2010) Peritoneal colorectal carcinomatosis treated with surgery and perioperative intraperitoneal chemotherapy: retrospective analysis of 523 patients from a multicentric French study. J Clin Oncol 28(1):63–68

Esquivel J et al (2007) Cytoreductive surgery and hyperthermic intraperitoneal chemotherapy in the management of peritoneal surface malignancies of colonic origin: a consensus statement. Society of surgical oncology. Ann Surg Oncol 14(1):128–133

Facchiano E et al (2008) Laparoscopic hyperthermic intraperitoneal chemotherapy (HIPEC) for the treatment of malignant ascites secondary to unresectable peritoneal carcinomatosis from advanced gastric cancer. Eur J Surg Oncol 34(2):154–158

Facchiano E et al (2012) Laparoscopic hyperthermic intraperitoneal chemotherapy: indications, aims, and results: a systematic review of the literature. Ann Surg Oncol 19(9):2946–2950

Franko J et al (2016) Prognosis of patients with peritoneal metastatic colorectal cancer given systemic therapy: an analysis of individual patient data from prospective randomised trials from the Analysis and Research in Cancers of the Digestive System (ARCAD) database. Lancet Oncol 17(12):1709–1719

Garofalo A et al (2006) Laparoscopic intraperitoneal hyperthermic chemotherapy for palliation of debilitating malignant ascites. Eur J Surg Oncol 32(6):682–685

Garofalo A et al (2009) Laparoscopy in the management of peritoneal carcinomatosis. Cancer J 15(3):190–195

Garrison RN et al (1986) Malignant ascites. Clinical and experimental observations. Ann Surg 203(6):644–651

Glehen O, Gilly FN, Arvieux C, Association Française de Chirurgie et al (2010a) Peritoneal carcinomatosis from gastric cancer: a multi-institutional study of 159 patients treated by cytoreductive surgery combined with perioperative intraperitoneal chemotherapy. Ann Surg Oncol 17(9):2370–2377

Glehen O, Gilly FN, Boutitie F et al (2010b) Association Française de Chirurgie. Toward curative treatment of peritoneal carcinomatosis from nonovarian origin by cytoreductive surgery combined with perioperative intraperitoneal chemotherapy: a multi-institutional study of 1290 patients. Cancer 116(24):5608–5618

Goere D, Malka D, Tzanis D et al (2013) Is there a possibility of a cure in patients with colorectal peritoneal carcinomatosis amenable to complete cytoreductive surgery and intraperitoneal chemotherapy? Ann Surg 257(6): 1065–1071. https://doi.org/10.1097/SLA.0b013e31827e 9289

Goere D et al (2015) Extent of colorectal peritoneal carcinomatosis: attempt to define a threshold above which HIPEC does not offer survival benefit: a comparative study. Ann Surg Oncol 22(9):2958–2964

Husain A et al (2010) Malignant ascites symptom cluster in patients referred for paracentesis. Ann Surg Oncol 17(2):461–469

Iversen LH et al (2013) Value of laparoscopy before cytoreductive surgery and hyperthermic intraperitoneal chemotherapy for peritoneal carcinomatosis. Br J Surg 100(2):285–292

Jayakrishnan TT et al (2014) Role of laparoscopy in patients with peritoneal metastases considered for cytoreductive surgery and hyperthermic intraperitoneal chemotherapy (HIPEC). World J Surg Oncol 12:270

Jimenez W, Sardi A, Nieroda C et al (2014) Predictive and prognostic survival factors in peritoneal carcinomatosis from appendiceal cancer after cytoreductive surgery with hyperthermic intraperitoneal chemotherapy. Ann Surg Oncol 21(13):4218–4225. https://doi. org/10.1245/s10434-014-3869-1. [Epub 2014 Jul 2]

Koh JL et al (2009) Evaluation of preoperative computed tomography in estimating peritoneal cancer index in colorectal peritoneal carcinomatosis. Ann Surg Oncol 16(2):327–333

Kusamura S et al (2012) Multidimensional analysis of the learning curve for cytoreductive surgery and hyperthermic intraperitoneal chemotherapy in peritoneal surface malignancies. Ann Surg 255(2):348–356

Lambert LA et al (2018) Palliative management of peritoneal metastases. Ann Surg Oncol 25(8):2165–2171

Lee CW et al (1998) A survey of practice in management of malignant ascites. J Pain Symptom Manag 16(2):96–101

McQuellon RP et al (2001) Quality of life after intraperitoneal hyperthermic chemotherapy (IPHC) for peritoneal carcinomatosis. Eur J Surg Oncol 27(1):65–73

McQuellon RP et al (2003) Long-term survivorship and quality of life after cytoreductive surgery plus intraperitoneal hyperthermic chemotherapy for peritoneal carcinomatosis. Ann Surg Oncol 10(2):155–162

de Mestier L et al (2012) Is palliative laparoscopic hyperthermic intraperitoneal chemotherapy effective in patients with malignant hemorrhagic ascites? Case Rep Gastroenterol 6(1):166–170

Mohkam K et al (2016) Resectability of peritoneal carcinomatosis: learnings from a prospective cohort of 533 consecutive patients selected for cytoreductive surgery. Ann Surg Oncol 23(4):1261–1270

van Oudheusden TR et al (2015) Poor outcome after cytoreductive surgery and HIPEC for colorectal peritoneal carcinomatosis with signet ring cell histology. J Surg Oncol 111(2):237–242

Passot G et al (2014) Quality of life after cytoreductive surgery plus hyperthermic intraperitoneal chemotherapy: a prospective study of 216 patients. Eur J Surg Oncol 40(5):529–535

Piso P et al (2009) Quality of life after cytoreductive surgery and hyperthermic intraperitoneal chemotherapy for peritoneal surface malignancies. J Surg Oncol 100(4):317–320

Randle RW et al (2014) Efficacy of cytoreductive surgery with hyperthermic intraperitoneal chemotherapy in the management of malignant ascites. Ann Surg Oncol 21(5):1474–1479

Rivard JD et al (2014) Preoperative computed tomography does not predict resectability in peritoneal carcinomatosis. Am J Surg 207(5):760–764; discussion 764–765

Sangisetty SL et al (2012) Malignant ascites: a review of prognostic factors, pathophysiology and therapeutic measures. World J Gastrointest Surg 4(4):87–95

da Silva RG et al (2006) Analysis of prognostic factors in seventy patients having a complete cytoreduction plus perioperative intraperitoneal chemotherapy for carcinomatosis from colorectal cancer. J Am College Surg 203(6):878–886

Sugarbaker PH (1995) Peritonectomy procedures. Ann Surg 221(1):29–42

Tsilimparis N et al (2013) Quality of life in patients after cytoreductive surgery and hyperthermic intraperitoneal chemotherapy: is it worth the risk? Ann Surg Oncol 20(1):226–232

Valle M et al (2009) Laparoscopic hyperthermic intraperitoneal peroperative chemotherapy (HIPEC) in the management of refractory malignant ascites: a multi-institutional retrospective analysis in 52 patients. J Surg Oncol 100(4):331–334

Winer J et al (2014) Impact of aggressive histology and location of primary tumor on the efficacy of surgical therapy for peritoneal carcinomatosis of colorectal origin. Ann Surg Oncol 21(5):1456–1462

Yan TD et al (2008) Cytoreductive surgery and perioperative intraperitoneal chemotherapy for isolated colorectal peritoneal carcinomatosis: experimental therapy or standard of care? Ann Surg 248(5):829–835

Palliative Chirurgie des Ovarialkarzinoms

Walther Kuhn und Mignon-Denise Keyver-Paik

© Springer-Verlag GmbH Deutschland, ein Teil von Springer Nature 2019
M. Ghadimi et al. (Hrsg.), *Palliative Viszeralchirurgie*,
https://doi.org/10.1007/978-3-662-57362-4_25

Das Ovarialkarzinom ist das sechsthäufigste Karzinom der Frau und wird in der Mehrzahl der Fälle erst diagnostiziert, wenn eine Peritonealkarzinose im gesamten Abdomen aufgetreten ist. Die Therapie besteht aus einer platinbasierten Chemotherapie und einer radikalen operativen Intervention mit dem Ziel einer vollständigen makroskopischen Tumorfreiheit. Nur wenn dies gelingt, ist auch im fortgeschrittenen Stadium eine Heilung möglich. Patientinnen, die nach mehr als 6 Monaten nach Abschluss der Therapie ein Rezidiv erleiden, profitieren von einer erneuten operativen Intervention bei postoperativer Tumorfreiheit, Patientinnen mit Tumorrest nach der Rezidivoperation profitieren nicht. Es ist daher entscheidend, einen radikalen operativen Ansatz zu verfolgen, wenn hierdurch eine Prognoseverbesserung erreicht werden kann, der Patientin aber die Morbidität eines radikalen Eingriffs zu ersparen, wenn dies nicht der Fall ist. Hiervon zu trennen sind palliative Eingriffe, die zur Symptomkontrolle notwendig sind. Hierzu gehören eine Stomaanlage zur Palliation bei Ileus und die Anlage von permanenten Drainagen bei Magenpassagestörungen, Aszites und Pleuraerguss.

25.1 Einführung

25.1.1 Ovarialkarzinom

Patientinnen mit einem Ovarialkarzinom stellen sich bei Ersterkrankung in der Regel bereits in einem peritoneal metastasierten Stadium vor. Dennoch ist das Ziel der operativen Therapie die radikale Entfernung des sichtbaren Tumors im gesamten Abdomen, da dieses Vorgehen die Prognose signifikant verbessert.

Die Prognose dieser Patientinnen ist jedoch weiterhin eingeschränkt, sodass die Übergänge zwischen adjuvanter Situation und palliativchirurgischem Eingriff fließend sind. Die operative Therapie der Patientin mit fortgeschrittenem Ovarialkarzinom nimmt damit eine Sonderstellung zu den anderen Organentitäten ein, daher wird im Folgenden auch zur operativen Therapie der Primärerkrankung Stellung genommen.

25.1.2 Diagnostik und Therapie bei Ersterkrankung

Das Ovarialkarzinom ist die sechsthäufigste Krebserkrankung der Frau und wird in Deutschland mit einer *Häufigkeit* von etwa 8000 Fällen pro Jahr angegeben. In der Regel erfolgt die *Diagnose spät* im Krankheitsverlauf, wenn die Peritonealkarzinose organüberschreitend das gesamte Abdomen erreicht hat und sich Aszites und Pleuraergüsse einstellen. Dies entspricht in der Klassifikation nach FIGO (Fédération Internationale de Gynécologie et d'Obstétrique) einem Stadium IIIC oder IVA. Diese Stadien repräsentieren 75 % der neu diagnostizierten Ovarialkarzinome (Heintz et al. 2006).

Hierbei respektiert das Ovarialkarzinom sehr lange die Grenze des Peritoneums und metastasiert zunächst auf den Oberflächen. Eine lymphogene *Metastasierung* entwickelt sich sowohl über die Lymphabflussgefäße entlang der Beckengefäße als auch entlang der Ovarialgefäße nach kranial in den Bereich unterhalb der Nierengefäße paraaortal. Hier ist mit etwa 32 % die Mehrzahl der positiven Lymphknoten nachzuweisen, unabhängig vom Status der pelvinen Lymphknoten (Harter et al. 2007). Lymphogene Metastasen können aufgrund der Anastomosen entlang der uterinen Gefäße bei einseitigem Ovarialbefall sowohl kontralateral als auch beidseits auftreten. Eine hämatogene Metastasierung tritt im Krankheitsverlauf erst sehr spät auf (di Re et al. 1996).

Die *Histologie* des Ovarialkarzinoms entspricht in der europäischen Bevölkerung überwiegend in etwa 80 % dem serösen Ovarialkarzinom, muzinöse, endometrioide oder klarzellige Formen kommen vor. Das klassische „G1-3-Grading" wurde in den letzten Jahren zugunsten einer vereinfachten Einteilung in „High-" und „Lowgrade"-Karzinome verlassen.

Das mittlere Erkrankungsalter beträgt 63 Lebensjahre. Die *Prognose* der Patientin mit Ovarialkarzinom ist stadienabhängig und für Karzinome im fortgeschrittenen Stadium (FIGO IIB–IV) mit einem progressionsfreien Überleben von etwa 24 Monaten und einem Gesamtüberleben (Overall Survival; OS) von etwa 54 Monaten eingeschränkt.

Prognosebestimmend ist neben dem Alter der Patientin, dem Grading, dem histologischen Subtyp und dem Nodalstatus die vollständige Resektion des sichtbaren Tumors (Winter et al. 2007). Deutsche Daten aus einem Patientenpool von über 1000 Patientinnen zufolge verlängerte sich auch außerhalb von Studien das Gesamtüberleben einer Patientin mit FIGO-IIIC-Karzinom von etwa 34 auf 65 Monate, wenn der Tumor in der Operation makroskopisch vollständig entfernt werden konnte (Keyver-Paik et al. 2015).

Die *Operation* des Ovarialkarzinoms besteht *in den früheren Stadien* aus Hysterektomie, Adnektomie beidseits, infragastraler Omentektomie, Lymphadenektomie zwischen den Nierengefäßabgängen an V. cava und Bauchaorta, entlang der Beckengefäße bis in die Obturatorlogen beidseits und einer Zytologieentnahme der Zwerchfelle sowie einer Peritonealprobenentnahme in den Kolonrinnen.

In höheren Tumorstadien ist darüber hinaus die vollständige Entfernung jedes sichtbaren Tumors Ziel der Operation:

- Dies umfasst eine (sub)totale Peritonektomie des Peritoneum parietale und des viszeralen Peritoneums soweit möglich sowie die Resektion von Organen, die durch die Peritonealkarzinose betroffen sind (◙ Abb. 25.1a–c).
- Etwa zwei Drittel der Patientinnen mit fortgeschrittener Peritonealkarzinose erhalten eine Resektion des rektosigmoidalen Übergangs mit tiefer anteriorer Rektumanastomose (TAR).
- Oberbaucheingriffe wie Splenektomie, atypische Leberteilresektion, Cholezystektomie, atypische Magenteilresektion, Pankreasschwanzresektion oder Resektion von Zwerchfellanteilen sind Teil der operativen Versorgung, wenn sich hierdurch eine makroskopische Tumorfreiheit erreichen lässt.
- Ultraradikale Eingriffe, in einzelnen Fällen im Sinne von Zweihöhleneingriffen mit Pleurateilresektionen mit 8–10 Stunden

Operationszeit, werden vor diesem Hintergrund ebenfalls akzeptiert.

Die perioperative Morbidität wird mit insgesamt etwa 30 % angegeben, etwa 10–12 % hiervon sind schwerwiegende Komplikationen, die einer operativen Intervention bedürfen oder zu bleibender Schädigung der Patientin führen. Anastomoseninsuffizienzen repräsentieren hiervon etwa die Hälfte der Fälle. Die Mortalitätsrate wird zwischen 1 und 2 % angegeben (Giorda et al. 2014; Sehouli et al. 2010; Keyver-Paik et al. 2013).

Neben der operativen Therapie ist die zweite Säule der Patientenversorgung die platinbasierte Chemotherapie, bestehend aus 6 Zyklen Carboplatin AUC 5 und Paclitaxel 175 mg/qm Körperoberfläche (KOF), alternativ Docetaxel 75 mg/qm KOF in 3 wöchentlichen Abständen oder in einem modifizierten wöchentlichen Schema. Die Kombination mit dem VEGF-Antikörper Bevacizumab ist ab einem Tumorstadium IIB zugelassen, die Daten zeigen einen Vorteil des progressionsfreien Überlebens allerdings insbesondere für Patientinnen mit einem verbliebenen Tumorrest nach der Operation, das Gesamtüberleben bleibt unbeeinflusst von dieser Therapie.

Patientinnen, die sich zum Zeitpunkt der Erstdiagnose aufgrund eines weit fortgeschrittenen Befundes oder einer vorbestehenden Grunderkrankung in einem eingeschränkten Zustand befinden, und Patientinnen, die durch den behandelnden gynäkologischen Onkologen so eingeschätzt werden müssen, dass eine vollständige Tumorentfernung nicht primär möglich erscheint, sollten eine präoperative Chemotherapie mit 2–3 Zyklen der oben genannten 3 wöchentli-

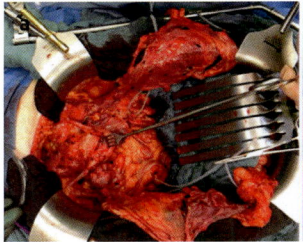
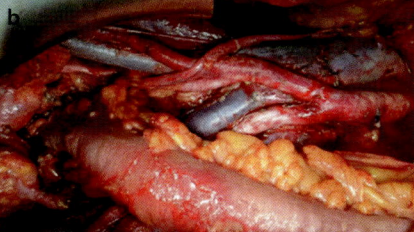
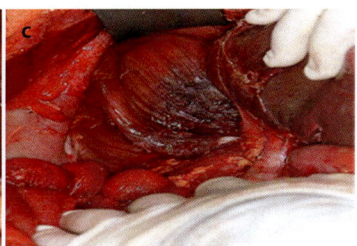

◙ **Abb. 25.1 a–c** Intra- und postoperativer Situs nach vollständiger Tumorresektion. **a** Intraoperative Situation mit Vorbereitung einer En-bloc-Resektion des parietalen Peritoneums von beiden Zwerchfellen, Kolonrinnen und Beckenperitoneum. Uterus und Sigma werden typischerweise nach Mobilisierung des Peritoneums von Blase und Douglas ebenfalls extraperitoneal abgesetzt. **b** Postoperative Situation nach TAR (tiefer anteriorer Rektumresektion) und Lymphadenektomie. **c** Deperitonealisierung des rechten Zwerchfells

chen Schemata erhalten und die Chemotherapie nach einem „Intervall-Debulking" auf 6 Zyklen komplettieren. Dieses Vorgehen reduziert die perioperative Morbidität der Patientin und verschlechtert die Prognose nicht, wenn die Operation mit der gebotenen Radikalität durchgeführt wird (Wright et al. 2016).

Lediglich die Kombination aus einer leiliniengerecht durchgeführten Chemotherapie und einer vollständigen Operation führt zu einer Prognoseverbesserung der Patientin. Das seröse Ovarialkarzinom ist ein sehr chemotherapiesensibles Karzinom, etwa 80 % der Patientinnen zeigen initial ein gutes Ansprechen auf die Chemotherapie (▶ Abschn. 25.5). Dennoch erleiden etwa 75 % der Patientinnen innerhalb der ersten 5 Jahre ein Rezidiv. Untersuchungen an Tumorproben von Patientinnen nach präoperativer Chemotherapie fanden eine Anreicherung von Zellen mit positiven Stammzellmarkern, sodass zu vermuten ist, dass die operative Entfernung und Chemotherapie zwar zu einer Depletierung der Gesamtzahl der malignen Zellen führt, in der Mehrzahl der Fälle jedoch resistente Zellen zurückbleiben, die Ausgangspunkt des Rezidivs sind (Ayub et al. 2015).

Vor dem Hintergrund der signifikanten Gesamtmorbidität der radikalen Ovarialkarzinomchirurgie und des Wissens, dass sich das Rezidiv über verbleibende resistente Zellen im Abdomen entwickelt, wurde in einer großen internationalen Phase-III-Studie aktuell gezeigt, dass klinisch nicht manifeste Metastasen in Lymphknoten des Retroperitoneums bei Patientinnen mit makroskopisch vollständiger Tumorentfernung den Krankheitsverlauf nicht negativ beeinflussen (Harter et al. 2017). Daher ist zu diskutieren, ob in Zukunft auf die durch vermehrten Blutverlust, verlängerte Operationszeit und postoperative Komplikationen (Lymphozelen/infizierte Lymphozelen) gekennzeichnete systematische Lymphadenektomie verzichtet werden kann. Ausgenommen von dieser Überlegung sind klinisch manifeste Lymphknotenmetastasen, die im Sinne der angestrebten makroskopischen Tumorfreiheit immer entfernt sollten.

Eine Strahlentherapie des Ovarialkarzinoms ist grundsätzlich möglich und wurde historisch im Sinne einer adjuvanten Ganzabdomenbestrahlung eingesetzt. Diese führt jedoch zu vermehrter Langzeitmorbidität durch die Schädigung des Intestinums, daher wurde diese Methode verlassen. In neuerer Zeit ist eine Ganzabdomenbestrahlung in schonender intensitätsmodulierter

Radio-Therapie (IMRT) noch einmal untersucht worden. Die Ergebnisse dieser Studie stehen allerdings noch aus (Chundury et al. 2016).

Eine weitere Überlegung zur direkten Therapie der Peritonealkarzinose und der verbleibenden mikroskopischen Metastasen auf den Oberflächen des Abdomens ist die lokale Chemotherapie, die über einen Peritonealkatheter adjuvant in Kombination mit einer intravenösen (i. v.) Chemotherapie appliziert wird. Die Kombination aus intraperitonealer (i. p.) und i. v. Chemotherapie ist der alleinigen Chemotherapie signifikant überlegen, wird jedoch aufgrund einer hohen Komplikationsrate bedingt durch katheterassoziierte Morbidität wie Katheterabriss oder Darmperforationen sowie Infektionen des Peritoneums und abdominelle Schmerzen der Patientin während der Therapie nur in spezialisierten Zentren durchgeführt (Alberts et al. 1996; Markman et al. 2001; Armstrong et al. 2006; Helm 2012). Die Deutsche Arbeitsgemeinschaft für Gynäkologische Onkologie (AGO) hat zur i. p. Therapie eine negative Einschätzung des Nutzen-Risiko-Verhältnisses abgegeben, sodass diese Therapieform in Deutschland selten durchgeführt wird (du Bois et al. 2006).

Eine Sonderform der intraperitonealen Chemotherapie ist die intraoperative hypertherme intraperitoneale Chemotherapie (HIPEC), bei der der Effekt der lokalen Therapie mit der eigenen zytotoxischen Wirkung der Hyperthermie kombiniert wird. Hierbei wird eine auf 42–43 °C erwärmte Chemotherapie, zumeist Cisplatin, über 30–90 Minuten am Ende der Tumoroperation in das Abdomen der Patientin eingebracht. Die so verabreichte Chemotherapie hat eine Eindringtiefe von etwa 2 mm und lässt sich in den nächsten 2–3 Tagen pharmakologisch auch im Serum der Patientin nachweisen, da ein Teil über Diffusion in den Blutkreislauf aufgenommen wird (Los et al. 1990).

Die Leitlinie zum Kolorektalkarzinom hat die HIPEC für Patienten mit Peritonealkarzinose bereits als mögliche Therapieoption aufgenommen (▶ Abschn. 21.3.4), die AGO Ovar hat die HIPEC-Therapie beim Ovarialkarzinom in einer letzten Stellungnahme als experimentell eingestuft und empfiehlt die Teilnahme an Studien (Harter et al. 2013).

> **Entscheidend für die Prognose der Patientin mit Ovarialkarzinom ist die radikale Entfernung des sichtbaren Tumors in Kombination mit einer Chemotherapie. Eine**

intraperitoneale Chemotherapie ist hochwirksam, aber mit Nebenwirkungen assoziiert. Eine präoperative Chemotherapie kann indiziert sein, um das Ziel einer vollständigen Tumorresektion zu erreichen.

25.1.3 Ovarialkarzinomrezidiv

Die Mehrzahl der Patientinnen mit einem „High-grade-"Ovarialkarzinom erleidet bereits in den ersten 5 Jahren ein Rezidiv, dabei richtet sich die Therapie des Rezidivs nach dem Zeitpunkt des Auftretens (Heintz et al. 2006).

- Patientinnen, bei denen bereits nach weniger als 6 Monaten nach Beendigung der primären Therapie ein Rezidiv auftritt, werden als *nicht platinsensibel* (platinrefraktär) eingestuft. Es ist zu vermuten, dass bei ihnen eine primäre Platin- beziehungsweise Chemotherapieresistenz vorliegt, sodass die Prognose als sehr eingeschränkt zu betrachten ist. Die Therapiestrategie für diese Patientinnen besteht aus einer Zweitlinien-Monochemotherapie zur Palliation, etwa mit liposomalem pegylierten Doxorubicin, Gemcitabine oder Topotecan und einer an den Symptomen der Patientin orientierten Versorgung im Sinne eines „Best-palliative-care"-Konzepts.
- Patientinnen mit längerer Remission werden als *platinsensibel* eingestuft und chemotherapeutisch mit einer Carboplatin-Monotherapie oder einer erneuten platinbasierten Kombinationstherapie mit den oben genannten Chemotherapeutika behandelt.

Eine erneute operative Versorgung verlängert das Überleben der Patientin, wenn eine erneute makroskopische Tumorfreiheit erreicht werden kann. Patientinnen, die bei einer Rezidivoperation nicht tumorfrei operiert werden können, profitieren nicht von dem Eingriff, daher ist die Auswahl der richtigen Patientinnen für eine erneute Operation von größter Bedeutung (du Bois und Harter 2006).

Die AGO konnte in der DESKTOP-Studienserie (Studie I–III) einen Score entwickeln, anhand dessen die Wahrscheinlichkeit, erneut Tumorfreiheit zu erreichen, vorhergesagt werden kann. Hiernach sollten diese Patientinnen bereits in der Erstdiagnose eine makroskopische Tumorfreiheit erreicht haben, bei Rezidivdiagnose keinen signifikanten (> 500 ml) Aszites aufweisen und in einem guten Allgemeinzustand sein (Harter et al. 2006, 2011; du Bois und Harter 2006).

Die HIPEC-Therapie kommt bei Rezidivoperationen im Einzelfall zum Einsatz (Zivanovic et al. 2014). Daten hinsichtlich der Zeit bis zur erneuten Progression oder zum Gesamtüberleben nach HIPEC im platinsensiblen Rezidiv fehlen jedoch weitgehend (Helm 2009).

Wenig Daten liegen im Hinblick auf eine erneute Operation bei Zweit- oder Drittrezidiv vor. Diese operativen Eingriffe sollten individuell indiziert werden, können in Einzelfällen jedoch sinnvoll sein.

Davon zu unterscheiden sind operative Eingriffe, die zur Symptomkontrolle notwendig sind, wie die palliative Anlage eines Anus praeter (AP) bei Ileussymptomatik oder eine Ableitung über perkutane endoskopische Gastrostomie-(PEG-) Sonde bei Magenentleerungsstörung.

> In der Rezidivsituation profitiert die Patientin von einer erneuten radikalen Chirurgie, wenn eine makroskopische Tumorfreiheit erreicht werden kann.

25.2 Spezielle chirurgische Aspekte bei Erstdiagnose eines fortgeschrittenen Ovarialkarzinoms

25.2.1 Operativer Ersteingriff nach präoperativer Chemotherapie

Eine Heilung des Ovarialkarzinoms ist nur dann möglich, wenn eine makroskopische Tumorfreiheit in der Operation erreicht werden kann. Bei Patientinnen, die bei Erstoperation eine diffuse Ausdehnung der Peritonealkarzinose über alle intestinalen Bereiche des viszeralen Peritoneums aufweisen, kann dieses Ziel nicht erreicht werden: Da die Peritonealkarzinose häufig mit einer (Sub-) Ileussymptomatik, einer ausgedehnten Aszitesbildung und Malnutrition einhergeht, befinden sich diese Patientinnen in einem *deutlich reduzierten Allgemeinzustand*, der als Ausgangspunkt für eine radikale Tumorchirurgie limitierend ist.

Sie profitieren von einer histologischen Diagnosesicherung „per laparoscopiam" zur Einschätzung der Ausdehnung des Peritonealbefalls und zum Ausschluss sekundärer peritonealer Neubildungen anderer Malignome vor Beginn einer Therapie. Etwa 10 % der klinisch als an einem Ovarialkarzinom erkrankt diagnostizierten Patientinnen müssen nach histologischer Sicherung einer anderen Diagnose zugeordnet werden. Daher sollte dieser Schritt bei diesen Patientinnen nicht entfallen (Schroder et al. 2016).

Eine Besserung des Allgemeinzustands unter Rückgang des Aszites als Surrogatmarker für einen peritonealen Befall ist im Allgemeinen nach etwa 2 *präoperativen* Chemotherapiezyklen erreicht, ein 3. Zyklus erreicht keine signifikante Verbesserung mehr (Polcher et al. 2009). Intraoperativ ist es notwendig, eine vollständige Resektion des Tumors unter Erweiterung der Operation um darmchirurgische und Oberbaucheingriffe durchzuführen. Die präoperative Therapie ersetzt damit nicht die Radikalität der Operation und ist kein Ersatz für eine fehlende operative Expertise (Keyver-Paik et al. 2013).

Patientinnen, die nach 2–3 Zyklen Chemotherapie in einem Zentrum mit Erfahrung in der operativen Versorgung in Zusammenarbeit aus gynäkologischem Onkologen und Viszeralchirurgen tumorfrei operiert werden, haben ein gleiches Überleben wie Patientinnen nach Primäroperation mit adjuvanter Chemotherapie (Keyver-Paik et al. 2013; Kehoe et al. 2015; Vergote et al. 2010).

Sollte ein Ansprechen auf die präoperative Chemotherapie nicht gegeben sein, muss die Patientin als platinrefraktär und damit palliativ eingestuft werden und sollte einer Operation nur dann zugeführt werden, wenn hierdurch eine Symptomkontrolle erreicht werden soll. Ein radikaler tumorchirurgischer Eingriff sollte der Patientin dann möglichst erspart werden.

Zur Konsolidierung des Operationsergebnisses wird die Chemotherapie *postoperativ* bis zur Gabe von insgesamt 6 Zyklen fortgesetzt, die Gabe von mehr als 3 Zyklen präoperativ erlaubt keine ausreichende postoperative Konsolidierung mehr und scheint mit einer schlechteren Prognose der Patientin einherzugehen.

Ziel der präoperativen Chemotherapie ist es daher, durch die Verbesserung des Allgemeinzustands einen radikalen Eingriff für Patientinnen mit gutem Ansprechen und damit günstigerer Prognose zu ermöglichen und die palliative operative Therapie auf Patientinnen zu beschränken, deren Allgemeinzustand und Tumoransprechen keine Heilung zulassen (Wright et al. 2016).

> **Bei fortgeschrittener Tumorerkrankung mit großvolumigem Aszites und eingeschränktem Allgemeinzustand erhöht die präoperative Chemotherapie die Chance auf eine vollständige chirurgische Entfernung des Tumors.**

Patientinnen, die in einem nicht optimalen Rahmen primär laparotomiert wurden und postoperativ makroskopische Tumorreste haben, sollten nach etwa 2–3 Zyklen einen 2. Versuch der Tumorresektion in einem Expertenzentrum erhalten, da dies zu einer Prognoseverbesserung führt.

Konnte dagegen in einem Zentrum mit ausgewiesener Expertise für die operative Therapie des Ovarialkarzinoms bei primärer Laparotomie keine makroskopische Tumorfreiheit erreicht werden, liegt eine palliative Situation der Patientin vor, ein weiterer Versuch der chirurgischen Tumortherapie ist dann nicht indiziert (van der Burg 2001; Rose et al. 2004).

25.2.2 Tumorresektion im Oberbauch

Die operative Therapie des Ovarialkarzinoms nimmt in der chirurgischen Versorgung von Tumorpatienten eine Sonderstellung ein, da auch bei Ausdehnung der Krebserkrankung in andere Organe eine Palliativsituation vermieden werden kann, wenn eine radikale Resektion erfolgt (Chi et al. 2006a). In der Rezidivsituation konnte ebenfalls gezeigt werden, dass die Entfernung allen sichtbaren Tumors unter Einbeziehung der Oberbauchchirurgie die Prognose der Patientin verbessert (Chi et al. 2006b).

Anders als bei anderen Organentitäten verbessert die aggressive operative Entfernung von Tumor nach Ausbreitung über das Peritoneum oder auf hämatogenem Weg, etwa in Leber oder Milz, die Prognose der Patientin signifikant. Regelhaft werden daher sowohl bei der Erstoperation als auch im Falle eines Rezidivs eine atypische Leber- oder Magenteilresektion, Pankreasschwanzresektion, Zwerchfellteilresektion oder Splenektomie durchgeführt.

Die Morbidität dieser Eingriffe wird akzeptiert, wenn hierdurch die Prognose verbessert werden kann (Chi et al. 2010). Zurückhaltung ist bei Resektionen gegeben, die ausgedehnte rekonstruktive Anastomosen nach sich ziehen (Pankreaskopfresektion, vollständige Magenresektion), da die hiermit verbundene Morbidität vor dem Hintergrund der insgesamt eingeschränkten Prognose der Patientin selbst bei Vermeidung einer primären Palliativsituation, selten zu rechtfertigen ist.

> **Die Radikalität der Tumorresektion im Oberbauch sollte zurückgenommen werden, wenn die zu erwartende Morbidität**

aufwendiger Rekonstruktionen vor dem Hintergrund der eingeschränkten Prognose nicht zu rechtfertigen ist.

25.3 Indikation und Ausdehnung palliativer darmchirurgischer Eingriffe

25.3.1 Darmchirurgie im Rahmen der gynäkologischen Tumoroperation

Etwa 50–60 % der Patientinnen mit einer fortgeschrittenen Ovarialkarzinomerkrankung benötigen während der Erstoperation eine Darmanastomose. Dabei entfällt der größte Anteil auf die Resektion des rektosigmoidalen Übergangs mit der Anlage einer TAR (Keyver-Paik et al. 2013). Aus gynäkologisch-onkologischer Sicht kann es vorteilhaft sein, diese Resektion als En-bloc-Resektion mit dem tumorös veränderten Peritoneum des Douglas-Raumes, der Blase und des Beckenperitoneums sowie des retroperitoneal entfernten Uterus mit anhängenden Adnexen, adnexaler Gefäßversorgung und parietalem Peritoneum des Restabdomens durchzuführen, um eine möglichst vollständige Tumorresektion zu erreichen.

Die Anastomoseninsuffizienzraten bei diesen Patientinnen werden mit bis zu 5 % angegeben und unterscheiden sich nicht zwischen Patientinnen, bei denen diese Resektion „en bloc" durchgeführt wurde im Vergleich zu einer einzeitig angelegten TAR nach Absetzen der Organe in getrennter Präparation (Grimm et al. 2017; Oseledchyk et al. 2016).

Da die Ausbreitung des Ovarialkarzinoms die Grenzen des Peritoneums weitgehend respektiert, ist in der Erstoperation der aborale retroperitoneale Resektionsrand in der Regel tumorfrei. Im Gegensatz hierzu sollte der orale Absetzungsort vor der Anastomose sehr kritisch beurteilt werden, da eine miliare Karzinose klinisch oft schwer zu erkennen ist. Bei Risikoanastomosen (sehr tiefer Sitz, Komorbidität der Patientin oder lokale Risikofaktoren an der Anastomose) kann die Anlage eines protektiven Anus praeter erwogen werden.

Sollte mehr als eine Anastomose angelegt werden, steigt das Risiko einer Anastomoseninsuffizienz signifikant. Bei mehr als 2 Anastomosen steigt auch das Risiko der perioperativen Mortalität messbar (Oseledchyk et al. 2016). Vor dem Hintergrund des Ziels der Tumorfreiheit kann dieses Risiko eingegangen werden, wenn durch die Resektion Tumorfreiheit sicher erreicht werden kann.

Eigene Untersuchungen hierzu zeigen jedoch auch, dass die Durchführung von Darmresektionen, unabhängig vom resezierten Darmabschnitt oder der Technik der Resektion, bei gleichzeitig signifikant erhöhter Morbidität und Mortalität das Überleben der Patientin nicht mehr positiv beeinflussen, wenn eine Tumorfreiheit zum Abschluss der Operation nicht erreicht wird. Patientinnen, die absehbar nicht tumorfrei zu resezieren sind, sollten daher Darmresektionen nur dann erhalten, wenn bei palliativer Intention unmittelbar eine vollständige Stenosierung mit Ileus droht (Oseledchyk et al. 2016).

In einigen Fällen ist eine Teilresektion des Kolons nicht möglich, etwa bei Lokalisation stenosierender Tumorformationen in mehreren Darmabschnitten oder bei Befall des Mesenteriums in einer Weise, die eine Mobilisation und Anastomosierung nicht zulässt. Es gibt keine zuverlässigen Daten, ob eine totale oder subtotale Kolektomie sinnvoll ist. Die Kolektomie ist ein einschneidender Eingriff in die Lebensqualität der Patientin, die sich postoperativ bis zu ihrem Lebensende mit einem Wasserverlust und häufigen Stuhlabgängen auseinandersetzen muss. Untersuchungen zur totalen und subtotalen Kolektomie auch bei anderen Tumorentitäten beschreiben Morbiditätsraten zwischen 5 und 49 % sowie eine Mortalitätsrate von etwa 5–15 % (Oseledchyk et al. 2014; Hope und Pothuri 2013).

Für Patientinnen mit Erstdiagnose eines Ovarialkarzinoms oder mit einem Ovarialkarzinomrezidiv ist dieses Vorgehen noch weniger untersucht. Eigene Analysen erhoben eine Morbiditätsrate von 27 % bei einer Mortalitätsrate von 9 %. Kann hierdurch eine Tumorfreiheit bei der Patientin erreicht werden, erscheinen diese Raten tolerabel, da auch bei Patientinnen mit einem Rezidiv die postoperative Tumorfreiheit das Überleben signifikant beeinflusst. Bei palliativen Patientinnen mit eingeschränkter Prognose sollte diese Prozedur nach Möglichkeit vermieden werden (Oseledchyk et al. 2014).

25.3.2 Ableitende palliative Eingriffe außerhalb einer onkologisch orientierten Operation

Die Peritonealkarzinose führt im fortgeschrittenen Stadium sowohl zur mechanischen Kompression des Darmlumens als auch zum Erliegen der normalen propulsiven Tätigkeit der Magen- und Darmwand in allen Bereichen, sowohl durch lokale Infiltration des Peritoneum viscerale als auch durch Infiltration des Mesenteriums. Patientinnen stellen sich daher regelhaft mit (Sub-)Ileussymptomatik vor. Der behandlungsführende gynäkologische Onkologe sollte in diesen Fällen in enger Zusammenarbeit mit den Kollegen der Palliativmedizin und der Viszeralchirurgie ein individuelles therapeutisches Konzept für die Patientin erstellen.

Bei akuter mechanischer Obstruktion des Kolons ist eine operative Therapie mit Behebung der Obstruktion unumgänglich. Es sollte der kleinstmögliche Eingriff mit dem niedrigsten Risiko für die Patientin gewählt werden, da sich die Erkrankung selten auf einen einzelnen Ort im Abdomen beschränkt. Die Systemtherapie steht daher im Vordergrund. Die einfachste Versorgung wird daher eine Anus-praeter-Anlage vor der Stenose sein, auf eine ausgedehnte Laparotomie mit Darmanastomosen und dem Risiko der Insuffizienz oder eine onkologisch orientierte Tumorreduktion muss in dieser Situation verzichtet werden. Nach Ansprechen der Patientin auf eine systemische Therapie kann eine erneute Evaluation erfolgen.

Passagestörungen im Bereich des Dünndarms sind fast immer Mischformen aus Obstruktion und Paralyse, wobei die Obstruktion aufgrund des Ödems häufig der Paralyse folgt. In diesen Fällen kann eine ableitende Therapie mittels Magensonde und eine Karenz der peroralen Nahrungsaufnahme zu einem ausreichenden Rückgang des Darmwandödems und dem Wiedereintreten einer Passage führen. Diese Patientinnen profitieren ebenfalls vorzugsweise von einer systemischen Therapie, die durch einen Rückgang der Tumormassen und des Aszites zu einem Rückgang der Darmparalyse führen kann. Zu beachten ist hierbei, dass jede Operation zur Behebung eines Ileus den Beginn der notwendigen Chemotherapie verzögert und daher die Indikation sehr zurückhaltend gestellt werden sollte.

Die Parese des Magens mit konsekutiver Entleerungsstörung und Erbrechen tritt nahezu regelhaft in späten Stadien der Erkrankung und bei systemischem Therapieversagen auf. Da dies schon in kurzer Zeit mit einer Kachexie der Patientin und mit dem Verlust der Lebensqualität einhergeht, sollte vor einem erneuten medikamentösen Therapieversuch eine palliative hohe Ableitung angestrebt sowie die Ernährung parenteral gesichert

werden. Da in diesem Krankheitsstadium eine operative Therapie zu vermeiden ist, sollte eine PEG-Anlage angestrebt oder bei Verlust der Diaphanoskopie aufgrund der Peritonealkarzinose interventionell radiologisch die Gastrostomie erfolgen. Von einer Eröffnung des Abdomens sollte nach Möglichkeit abgesehen werden.

> **Mehr als die Hälfte der Patientinnen mit fortgeschrittenem Ovarialkarzinom benötigen bereits bei Ersteingriff eine Darmanastomose. Die Anzahl der Anastomosen korreliert mit dem Risiko der Anastomoseninsuffizienz. Unabhängig hiervon ist die Darmresektion indiziert, wenn eine Obstruktion vorliegt oder hierdurch eine makroskopische Tumorfreiheit erreicht wird. Bei verbleibendem Resttumor sollte eine Resektion von Darm vermieden werden, da sie die Prognose nicht verbessert. Bei Darmpassagestörungen unter fortschreitender Peritonealkarzinose sollte der kleinstmögliche operative Eingriff gewählt werden.**

25.4 Palliativ-chirurgischer Eingriff und HIPEC-Therapie

Indikation und Therapieprinzip der HIPEC werden in ▶ Kap. 24 gesondert behandelt. Die Daten zur Verwendung der HIPEC-Therapie bei Patientinnen mit Ovarialkarzinom sind in Zahl und Qualität noch eingeschränkt und lehnen sich an die S3-Leitlinie der Kolorektalchirurgie an (▶ Abschn. 21.3.4).

Bei Patientinnen mit Ovarialkarzinom konnte eine eigene Dosisfindungsstudie zeigen, dass die HIPEC-Therapie mit Cisplatin 100 mg/qm KOF sicher und durchführbar ist (Zivanovic et al. 2014). In der Literatur werden insbesondere die zu erwartenden Komorbiditäten kontrovers diskutiert:

- Einige Veröffentlichungen, meist retrospektive Auswertungen, zeigen erhöhte Raten von Sekundärheilungen und Anastomoseninsuffizienzen, daher wird von einigen Autoren die großzügige Indikation zur Anlage eines protektiven Anus praeter bei Darmresektion empfohlen
- Eigene prospektive Phase-I-Daten und eine kürzlich veröffentliche Phase-III-Studie konnten dies nicht bestätigen und zeigen

keine erhöhten Morbiditätsraten oder Raten von Anastomoseninsuffizienz (Zivanovic et al. 2014; Van Driel et al. 2017).

Es erscheint daher sinnvoll, die Indikation zur Darmchirurgie und zur Radikalität des operativen Eingriffs zunächst einmal unabhängig von einer durchzuführenden HIPEC zu betrachten.

> Wird eine HIPEC indiziert, sollte dies nicht zu einem Rückgang der Radikalität des Eingriffs führen. Das wichtigste Ziel der Operation bleibt die makroskopische Tumorfreiheit.

25.5 Palliativchirurgische Therapieansätze bei malignem Aszites

Maligner Aszites ist ein Leitsymptom des fortgeschrittenen Ovarialkarzinoms und tritt nach initial gutem Ansprechen im Verlauf der Erkrankung bei der Mehrzahl der Patientinnen erneut auf. Der großvolumige Aszites führt zu einer Drucksymptomatik abdominell mit Schmerzen in der Bauchdecke, lagerungsabhängigen Beschwerden und Subileussymptomatik sowie Magenpassagestörung. Zudem kann der zunehmende Zwerchfellhochstand eine Dyspnoe der Patientin auslösen.

Die kausale Therapie des Aszites ist die Reduktion der Peritonealkarzinose durch eine erneute Chemotherapie. Großvolumiger Aszites bei der Erstdiagnose sollte zu einer präoperativen Chemotherapie mit 2–3 Zyklen einer Carboplatinbasierten (Kombinations-)Chemotherapie führen. Die initialen Ansprechraten sind mit 80 % sehr hoch, sodass die Mehrzahl dieser Patientinnen nach 6 Wochen in deutlich gebessertem Allgemeinzustand der operativen Therapie zugeführt werden kann (Kuhn et al. 2001).

Bei Patientinnen mit einem Rezidiv des bekannten Ovarialkarzinoms nach mehr als 6 Monaten nach Abschluss der initialen Therapie ist ein erneutes Ansprechen auf eine platinbasierte Chemotherapie ebenfalls wahrscheinlich, und diese profitieren von einer erneuten Operation, wenn erneut eine makroskopische Tumorfreiheit erreicht wird (Bristow et al. 2009). Patientinnen mit einem Resttumor zum Abschluss der Operation profitieren nicht von der Operation (du Bois et al. 2017). Patientinnen mit großvolumigem Aszites als Surrogatmarker

für eine ausgedehnte Peritonealkarzinose werden daher zumeist im Rezidiv ausschließlich chemotherapiert, auf eine Operation wird verzichtet. Bei fehlendem Ansprechen oder Therapieversagen in einer späteren Therapielinie kann der Aszites nur noch symptomatisch therapiert werden.

Die symptomatische Therapie der Wahl ist die Parazentese, die in einfacher Form als Punktion am Bett mit einer Einmalkanüle mit Schlauchsystem oder einem kleinvolumigen Parazentesekatheter durchgeführt wird. Ein Ersatz von Albumin nach Drainage des Aszites ist nicht notwendig. Eine Hypotension von Patientinnen mit malignem Aszites wurde in Studien auch unter Verzicht auf eine Mengenbeschränkung und ohne intravenöse Gabe von Flüssigkeit nicht beobachtet. Trotzdem ist bei akuter Drainage von großvolumigem Aszites eine Überwachung der Patientin ratsam (Stephenson und Gilbert 2002).

Patientinnen mit kurzen Punktionsintervallen können von einer peritonealen Implantation eines getunnelten Drainagekatheters profitieren, die ein Drainieren des Aszites ohne wiederholte Punktion im ambulanten Umfeld erlaubt. Die Komplikationsraten sind niedrig, Infektionen, Leckage und nicht prognosebestimmende Bauchdeckenmetastasen im Bereich der Implantationsstelle können auftreten (Coupe et al. 2013; Wong et al. 2015). Verschiedene Implantationssysteme sind erhältlich, teilweise werden auch Implantationssysteme zur Pleuradrainage in der Aszitesdrainage verwendet und scheinen hierfür sicher und effizient anwendbar zu sein (Narayanan et al. 2014).

Da der maligne Aszites bei Patientinnen mit Peritonealkarzinose große Mengen Tumorzellen enthält, ist die innere Ableitung nach intravenös oder zur Blase kontraindiziert.

Außerhalb der kausalen medikamentösen Therapie zur Behandlung von malignem Aszites mittels Chemotherapie ist der EpCam-Antikörper Catumaxomab zur symptomatischen Therapie des malignen Aszites zugelassen. Catumaxomab kann über eine liegende Drainage in das Abdomen instilliert werden und führt zu einer verminderten Produktion von Aszites und damit zu verlängerten Punktionsintervallen bei Patientinnen mit Ovarialkarzinom (Heiss et al. 2010). Als Nebenwirkungen der Therapie können insbesondere abdominelle Beschwerden und Fieber auftreten. Catumaxomab ist zurzeit in Deutschland nicht erhältlich.

25

> ❯ Die kausale Therapie des malignen Aszites ist die medikamentöse Tumortherapie. Eine operative Therapie ist nur in individuellen Fällen indiziert. Die symptomatische Therapie besteht aus der wiederholten Drainage des Aszites über Punktion oder Kathetersysteme.

25.6 Palliativchirurgische Therapieansätze bei malignem Pleuraerguss

Im Laufe der Erkrankung entwickeln viele Patientinnen mit Ovarialkarzinom eine Pleurakarzinose. Die Therapie besteht in erster Linie aus einer systemischen Chemotherapie. Kleine Ergussmengen, die asymptomatisch bleiben, sollten nicht drainiert werden, hier kann das Ansprechen auf eine systemische Therapie abgewartet werden. Einige Patientinnen entwickeln jedoch symptomatische Ergüsse, die eine Drainage erfordern.

Im einfachsten Sinne kann die Entleerung des Pleuraergusses über eine Drainage erfolgen, die am Bett durchgeführt werden kann. Obwohl viele Zentren die Entleerung über eine Einmalkanüle mit Schlauchsystem favorisieren, ist unserer Erfahrung nach die Anlage eines kleinen Pleurakathetersystems nach Lokalanästhesie eine zuverlässigere Lösung. Patientinnen mit ausgedehnten Pleuraergüssen können so die Drainage des Ergusses in mehreren Fraktionen erhalten.

Es gibt keine sichere Grenze, ab der ein Lungenödem nach Pleuradrainage gehäuft auftritt, wir bevorzugen eine Obergrenze von etwa 1500 ml pro Drainagetag, wobei im Einzelfall bei persistierender Symptomatik die Drainage größerer Ergussmengen pro Tag unter stationärer Überwachung möglich ist (Feller-Kopman et al. 2007).

Tritt der Pleuraerguss in kurzem zeitlichen Verlauf auf und ist er durch eine Systemtherapie nicht beeinflussbar, muss die symptomatische palliative Therapie einerseits und die eingeschränkte Prognose der Patientin andererseits zu einer definitiven Drainage führen, um rezidivierende stationäre Aufenthalte und Punktionen mit dem Risiko von Infektionen und Bildung von abgeklebtem, nicht mehr gut zu drainierendem Erguss zu vermeiden. Eine einfache Methode ist ein implantierter, in der Regel getunnelter Katheter, der in Lokalanästhesie gesetzt werden kann und der eine ambulante Führung der Patientin

mit Drainage nach Bedarf durch geschulte Angehörige oder einen ambulanten (Palliativ-)Pflegedienst erlaubt. Die Komplikationsraten dieser Katheter sind gering, die Infektionsraten werden mit etwa 5 % angegeben. Bei bis zu 70 % der Patientinnen tritt nach wiederholter Drainage mit einem einliegenden Katheter eine spontane Pleurodese auf (Tremblay et al. 2007).

Es wurden in den letzten 10 Jahren vermehrt Studien zu getunnelten implantierten Kathetersystemen publiziert, die diese mit einer (Talkum-)Pleurodese und anderen Methoden vergleichen (Davies et al. 2012; Hunt et al. 2012; Sabur et al. 2013). Die Versorgung der Palliativpatientin mit einem implantierten Katheter reduziert die durch die Prozedur bedingte Anzahl an Tagen, die die Patientin im Krankenhaus verbringt und zieht bei gleicher Lebensqualität weniger erneute Eingriffe ipsilateral nach sich als andere Verfahren. Insgesamt ist die Studienlage zum Vergleich verschiedener Methoden der Pleuradrainage jedoch unübersichtlich, eine Cochrane-Analyse von 2016 zu diesem Thema konnte kein sicheres Ergebnis finden (Clive et al. 2016).

Tritt durch eine Infektion, wiederholte Drainage oder die Pleurakarzinose selbst ein mehrfach gekammerter Pleuraerguss auf, kann bei Dyspnoe der Patientin eine Erleichterung durch gezielte Drainage erschwert sein. In Einzelfällen muss entschieden werden, ob Prognose und Symptomatik sowie der Allgemeinzustand der Patientin einen thorakoskopischen Eingriff mit Eröffnung der Septen und einer Pleurodese rechtfertigen.

Eine Pleurodese kommt im Allgemeinen für Patientinnen infrage, die innerhalb der palliativen Patientengruppe als stabil eingeschätzt werden und deren Prognose zumindest einige Monate umfasst. Zudem sollte die Patientin selbst den Versuch einer Verklebung der Pleurablätter vorziehen, da die Prozedur mit einer vergleichsweise größeren Morbidität verbunden ist. Es besteht die Möglichkeit, eine solche Pleurodese über einen liegenden klein- oder großlumigen Pleurakatheter oder im Rahmen der Thorakoskopie durchzuführen. In Studien waren alle Vorgehensweisen etwa gleichwertig, wobei kleinlumigere Katheter von den Patientinnen besser toleriert werden. Eine randomisierte Studie konnte allerdings die Nicht-Unterlegenheit des kleinlumigeren Katheters nicht sicher nachweisen (Rahman et al. 2015).

Die Verklebung der Pleurablätter wird über die Induktion einer Sklerosierung am häufigsten mit Talkum durchgeführt, aber auch Doxycyclin oder Bleomycin können verwendet werden. Für eine Verwendung von Talkum werden die höchsten Erfolgsraten berichtet, diese werden mit etwa 90 % angegeben. Im längeren Verlauf tritt jedoch bei etwa 50 % der Patientinnen ein Rezidiverguss auf (Shaw und Agarwal 2004).

Eine Pleurektomie ist aufgrund der eingeschränkten Prognose nur in den seltensten Fällen zu rechtfertigen. In Einzelfällen kann eine thorakoskopische Dekortikation sinnvoll sein, wie bei Patientinnen mit einem „Low-grade"-Ovarialkarzinom, die ausschließlich unter den fibrös-tumorösen Verklebungen der Pleura leiden und darüber hinaus asymptomatisch sind, eine lange Remissionszeit erwarten dürfen und aufgrund der niedrigen Proliferationsrate auf eine systemische Chemotherapie nur schwach ansprechen. Diese Vorgehensweise ist jedoch eine Einzelfallentscheidung und kann aufgrund der Morbiditätsrisiken des Eingriffs nicht als allgemeines Vorgehen empfohlen werden.

> ❯ **Im Krankheitsverlauf rücken palliative Eingriffe bei Ileussymptomatik und Pleuraergüssen in den Vordergrund. Die Symptome sollten mit dem kleinstmöglichen Eingriff, etwa durch Einlage eines ableitenden Katheters, kontrolliert werden.**

Literatur

Alberts DS, Liu PY, Hannigan EV et al (1996) Intraperitoneal cisplatin plus intravenous cyclophosphamide versus intravenous cisplatin plus intravenous cyclophosphamide for stage III ovarian cancer. N Engl J Med 335(26):1950–1955. https://doi.org/10.1056/NEJM199612263352603

Armstrong DK, Bundy B, Wenzel L et al (2006) Intraperitoneal cisplatin and paclitaxel in ovarian cancer. N Engl J Med 354(1):34–43. https://doi.org/10.1056/NEJMoa052985

Ayub TH, Keyver-Paik MD, Debald M et al (2015) Accumulation of ALDH1-positive cells after neoadjuvant chemotherapy predicts treatment resistance and prognosticates poor outcome in ovarian cancer. Oncotarget 6(18):16437–16448. https://doi.org/10.18632/oncotarget.4103

du Bois A, Harter P (2006) The role of surgery in advanced and recurrent ovarian cancer. Ann Oncol 17(Suppl 10):x235–x240. https://doi.org/10.1093/annonc/mdl266

du Bois ASB, Meier W, Sehouli J, Pfisterer J (2006) Kommission Ovar der AGO dA-SO, NOGGO A-Oud. Ovarialkarzinom: Intraperitoneale Therapie ist nicht der neue Standard. Frauenarzt 47(6):510–512

du Bois AVI, Ferron G, Reuss A, et al (2017) The role of secondary cytoreductive surgery in recurrent ovarian cancer (OC) has not been defined by level-1 evidence. J Clin Oncol 35(suppl; abstr 5501)

Bristow RE, Puri I, Chi DS (2009) Cytoreductive surgery for recurrent ovarian cancer: a meta-analysis. Gynecol Oncol 112(1):265–274. https://doi.org/10.1016/j.ygyno.2008.08.033

van der Burg ME (2001) Advanced ovarian cancer. Curr Treat Options in Oncol 2(2):109–118

Chi DS, Eisenhauer EL, Lang J et al (2006a) What is the optimal goal of primary cytoreductive surgery for bulky stage IIIC epithelial ovarian carcinoma (EOC)? Gynecol Oncol 103(2):559–564. https://doi.org/10.1016/j.ygyno.2006.03.051

Chi DS, McCaughty K, Diaz JP et al (2006b) Guidelines and selection criteria for secondary cytoreductive surgery in patients with recurrent, platinum-sensitive epithelial ovarian carcinoma. Cancer 106(9):1933–1939. https://doi.org/10.1002/cncr.21845

Chi DS, Zivanovic O, Levinson KL et al (2010) The incidence of major complications after the performance of extensive upper abdominal surgical procedures during primary cytoreduction of advanced ovarian, tubal, and peritoneal carcinomas. Gynecol Oncol 119(1):38–42. https://doi.org/10.1016/j.ygyno.2010.05.031

Chundury A, Apicelli A, DeWees T et al (2016) Intensity modulated radiation therapy for recurrent ovarian cancer refractory to chemotherapy. Gynecol Oncol 141(1):134–139. https://doi.org/10.1016/j.ygyno.2016.02.005

Clive AO, Jones HE, Bhatnagar R, Preston NJ, Maskell N (2016) Interventions for the management of malignant pleural effusions: a network meta-analysis. Cochrane Database Syst Rev (5):CD010529. https://doi.org/10.1002/14651858.CD010529.pub2

Coupe NA, Cox K, Clark K et al (2013) Outcomes of permanent peritoneal ports for the management of recurrent malignant ascites. J Palliat Med 16(8):938–940. https://doi.org/10.1089/jpm.2012.0535

Davies HE, Mishra EK, Kahan BC et al (2012) Effect of an indwelling pleural catheter vs chest tube and talc pleurodesis for relieving dyspnea in patients with malignant pleural effusion: the TIME2 randomized controlled trial. JAMA 307(22):2383–2389. https://doi.org/10.1001/jama.2012.5535

Feller-Kopman D, Berkowitz D et al (2007) Large-volume thoracentesis and the risk of reexpansion pulmonary edema. Ann Thorac Surg 84(5):1656–1661. https://doi.org/10.1016/j.athoracsur.2007.06.038

Giorda G, Gadducci A, Lucia E et al (2014) Prognostic role of bowel involvement in optimally cytoreduced advanced ovarian cancer: a retrospective study. J Ovarian Res 7:72. https://doi.org/10.1186/1757-2215-7-72

Grimm C, Harter P, Alesina PF et al (2017) The impact of type and number of bowel resections on anastomotic leakage risk in advanced ovarian cancer surgery. Gynecol Oncol. https://doi.org/10.1016/j.ygyno.2017.06.007

Harter P, du Bois A, Hahmann M et al (2006) Surgery in recurrent ovarian cancer: the Arbeitsgemeinschaft Gynaekologische Onkologie (AGO) DESKTOP OVAR trial. Ann Surg Oncol 13(12):1702–1710. https://doi.org/10.1245/s10434-006-9058-0

Harter P, Gnauert K, Hils R et al (2007) Pattern and clinical predictors of lymph node metastases in epithelial ovarian cancer. Int J Gynecol Cancer 17(6):1238–1244. https://doi.org/10.1111/j.1525-1438.2007.00931.x

25

Harter P, Sehouli J, Reuss A et al (2011) Prospective validation study of a predictive score for operability of recurrent ovarian cancer: the Multicenter Intergroup Study DESK-TOP II. A project of the AGO Kommission OVAR, AGO Study Group, NOGGO, AGO-Austria, and MITO. Int J Gynecol Cancer 21(2):289–295. https://doi.org/10.1097/IGC.0b013e31820aaafd

Harter P, Mahner S, Hilpert F et al (2013) Statement by the Kommission OVAR of the AGO Study Group on the Use of HIPEC (Hyperthermic Intraperitoneal Chemotherapy) to treat primary and recurrent ovarian cancer. Geburtsh Frauenheilkd 73(3):221–223. https://doi.org/10.1055/s-0032-1328320

Harter PSJ, Lorusso D, Reuss A, et al (2017) LION: Lympha-denectomy In Ovarian Neoplasms. A prospective randomized AGO study group led gynecologic cancer intergroup trial. J Clin Oncol 35(suppl; abstr 5500)

Heintz AP, Odicino F, Maisonneuve P et al (2006) Carcinoma of the ovary. FIGO 6th annual report on the results of treatment in gynecological cancer. Int J Gynaecol Obstet 95(Suppl 1):S161–S192. https://doi.org/10.1016/S0020-7292(06)60033-7

Heiss MM, Murawa P, Koralewski P et al (2010) The trifunctional antibody catumaxomab for the treatment of malignant ascites due to epithelial cancer: results of a prospective randomized phase II/III trial. Int J Cancer 127(9):2209–2221. https://doi.org/10.1002/ijc.25423

Helm CW (2009) The role of hyperthermic intraperitoneal chemotherapy (HIPEC) in ovarian cancer. Oncologist 14(7):683–694. https://doi.org/10.1634/theoncologist.2008-0275. theoncologist.2008-0275 [pii]

Helm CW (2012) Ports and complications for intraperitoneal chemotherapy delivery. BJOG 119(2):150–159. https://doi.org/10.1111/j.1471-0528.2011.03179.x

Hope JM, Pothuri B (2013) The role of palliative surgery in gynecologic cancer cases. Oncologist 18(1):73–79. https://doi.org/10.1634/theoncologist.2012-0328

Hunt BM, Farivar AS, Vallieres E et al (2012) Thoracoscopic talc versus tunneled pleural catheters for palliation of malignant pleural effusions. Ann Thorac Surg 94(4):1053–1057; discussion 7–9. https://doi.org/10.1016/j.athoracsur.2012.01.103

Kehoe S, Hook J, Nankivell M et al (2015) Primary chemotherapy versus primary surgery for newly diagnosed advanced ovarian cancer (CHORUS): an open-label, randomised, controlled, non-inferiority trial. Lancet 386(9990):249–257. https://doi.org/10.1016/S0140-6736(14)62223-6

Keyver-Paik MD, Zivanovic O, Rudlowski C et al (2013) Interval debulking surgery in patients with Federation of Gynecology and Obstetrics (FIGO) stage IIIC and IV ovarian cancer. Onkologie 36(6):324–332. https://doi.org/10.1159/000351256 000351256

Keyver-Paik MD, Abramian A, Domrose C et al (2015) Integrated care in ovarian cancer „IgV Ovar": results of a German pilot for higher quality in treatment of ovarian cancer. J Cancer Res Clin Oncol. https://doi.org/10.1007/s00432-015-2055-6

Kuhn W, Rutke S, Spathe K et al (2001) Neoadjuvant chemotherapy followed by tumor debulking prolongs survival for patients with poor prognosis in International Federation of Gynecology and Obstetrics Stage IIIC ovarian carcinoma. Cancer 92(10):2585–2591. https://doi.org/10.1002/1097-0142(20011115)92

Los G, Mutsaers PH, Lenglet WJ et al (1990) Platinum distribution in intraperitoneal tumors after intraperitoneal cisplatin treatment. Cancer Chemother Pharmacol 25(6):389–394

Markman M, Bundy BN, Alberts DS, Fowler JM, Clark-Pearson DL, Carson LF et al (2001) Phase III trial of standard-dose intravenous cisplatin plus paclitaxel versus moderately high-dose carboplatin followed by intravenous paclitaxel and intraperitoneal cisplatin in small-volume stage III ovarian carcinoma: an intergroup study of the Gynecologic Oncology Group, Southwestern Oncology Group, and Eastern Cooperative Oncology Group. J Clin Oncol 19(4):1001–1007

Narayanan G, Pezeshkmehr A, Venkat S et al (2014) Safety and efficacy of the PleurX catheter for the treatment of malignant ascites. J Palliat Med 17(8):906–912. https://doi.org/10.1089/jpm.2013.0427

Oseledchyk A, Abramian A, Kaiser C et al (2014) Total or subtotal colectomy in patients undergoing surgery for primary or recurrent epithelial ovarian cancer. Oncol Res treat 37(9):448–454. https://doi.org/10.1159/000366249

Oseledchyk A, Hunold LE, Mallmann MR et al (2016) Impact of extended primary surgery on suboptimally operable patients with advanced ovarian cancer. Int J Gynecol Cancer 26(5):873–883. https://doi.org/10.1097/IGC.0000000000000707

Polcher M, Mahner S, Ortmann O et al (2009) Neoadjuvant chemotherapy with carboplatin and docetaxel in advanced ovarian cancer – a prospective multicenter phase II trial (PRIMOVAR). Oncol Rep 22(3):605–613

Rahman NM, Pepperell J, Rehal S et al (2015) Effect of opioids vs NSAIDs and larger vs smaller chest tube size on pain control and pleurodesis efficacy among patients with malignant pleural effusion: the TIME1 randomized clinical trial. JAMA 314(24):2641–2653. https://doi.org/10.1001/jama.2015.16840

di Re F, Baiocchi G, Fontanelli R et al (1996) Systematic pelvic and paraaortic lymphadenectomy for advanced ovarian cancer: prognostic significance of node metastases. Gynecol Oncol 62(3):360–365. https://doi.org/10.1006/gyno.1996.0249

Rose PG, Nerenstone S, Brady MF et al (2004) Secondary surgical cytoreduction for advanced ovarian carcinoma. N Engl J Med 351(24):2489–2497. https://doi.org/10.1056/NEJMoa041125

Sabur NF, Chee A, Stather DR et al (2013) The impact of tunneled pleural catheters on the quality of life of patients with malignant pleural effusions. Respiration 85(1):36–42. https://doi.org/10.1159/000342343

Schroder L, Rudlowski C, Kutkuhn P et al (2016) Impact of open laparoscopy in patients under suspicion of ovarian cancer. Anticancer Res 36(7):3459–3464

Sehouli J, Savvatis K, Braicu EI, Schmidt SC, Lichtenegger W, Fotopoulou C (2010) Primary versus interval debulking surgery in advanced ovarian cancer: results from a systematic single-center analysis. Int J Gynecol Cancer 20(8):1331–1340. https://doi.org/10.1111/IGC.0b013e3181f15714

Shaw P, Agarwal R (2004) Pleurodesis for malignant pleural effusions. Cochrane Database Syst Rev (1):CD002916. https://doi.org/10.1002/14651858.CD002916.pub2.

Stephenson J, Gilbert J (2002) The development of clinical guidelines on paracentesis for ascites related to malignancy. Palliat Med 16(3):213–218. https://doi.org/10.1191/0269216302pm509oa

Tremblay A, Mason C, Michaud G (2007) Use of tunnelled catheters for malignant pleural effusions in patients fit for pleurodesis. Eur Respir J 30(4):759–762. https://doi.org/10.1183/09031936.00164706

Van Driel WSK, Schagen van Leeuwen J., Schreuder H., et al (2017) A phase 3 trial of hyperthermic intraperitoneal chemotherapy (HIPEC) for ovarian cancer. J Clin Oncol 35(suppl; abstr 5519)

Vergote I, Trope CG, Amant F et al (2010) Neoadjuvant chemotherapy or primary surgery in stage IIIC or IV ovarian cancer. N Engl J Med 363(10):943–953. https://doi.org/10.1056/NEJMoa0908806

Winter WE 3rd, Maxwell GL, Tian C et al (2007) Prognostic factors for stage III epithelial ovarian cancer: a Gynecologic Oncology Group Study. J Clin Oncol 25(24):3621–3627. https://doi.org/10.1200/JCO.2006.10.2517

Wong BC, Cake L, Kachuik L, Amjadi K (2015) Indwelling peritoneal catheters for managing malignancy-associated ascites. J Palliat Care 31(4):243–249. https://doi.org/10.1177/082585971503100406

Wright AA, Bohlke K, Armstrong DK et al (2016) Neoadjuvant chemotherapy for newly diagnosed, advanced ovarian cancer: Society of Gynecologic Oncology and American Society of Clinical Oncology Clinical Practice Guideline. J Clin Oncol 34(28):3460–3473. https://doi.org/10.1200/JCO.2016.68.6907

Zivanovic O, Abramian A, Kullmann M et al (2014) HIPEC ROC I: a phase I study of cisplatin administered as hyperthermic intraoperative intraperitoneal chemoperfusion followed by postoperative intravenous platinum-based chemotherapy in patients with platinum-sensitive recurrent epithelial ovarian cancer. Int J Cancer. https://doi.org/10.1002/ijc.29011

Serviceteil

Stichwortverzeichnis